《临床药学监护》丛书

国家卫生健康委医院管理研究所药事管理研究部
国家医院药事管理质量控制中心 　组织编写

吴永佩　颜青　高申　　　　　总主编

静脉药物
临床应用药学监护

主　编　张　健
副主编　李莉霞

人民卫生出版社
·北　京·

图书在版编目（CIP）数据

静脉药物临床应用药学监护 / 张健主编. —北京：人民卫生出版社，2021.4

（《临床药学监护》丛书）

ISBN 978-7-117-30485-6

Ⅰ.①静… Ⅱ.①张… Ⅲ.①静脉疾病 - 临床药学 Ⅳ.①R543.605

中国版本图书馆 CIP 数据核字（2020）第 181578 号

人卫智网	**www.ipmph.com**	医学教育、学术、考试、健康，购书智慧智能综合服务平台
人卫官网	**www.pmph.com**	人卫官方资讯发布平台

静脉药物临床应用药学监护
Jingmai Yaowu Linchuang Yingyong Yaoxue Jianhu

主　　编：张　健
出版发行：人民卫生出版社（中继线 010-59780011）
地　　址：北京市朝阳区潘家园南里 19 号
邮　　编：100021
E - mail：pmph @ pmph.com
购书热线：010-59787592　010-59787584　010-65264830
印　　刷：三河市延风印装有限公司
经　　销：新华书店
开　　本：710×1000　1/16　**印张：**27
字　　数：499 千字
版　　次：2021 年 4 月第 1 版
印　　次：2021 年 6 月第 1 次印刷
标准书号：ISBN 978-7-117-30485-6
定　　价：79.00 元

打击盗版举报电话：010-59787491　E-mail：WQ @ pmph.com
质量问题联系电话：010-59787234　E-mail：zhiliang @ pmph.com

静脉药物临床应用药学监护

编 者（以姓氏笔画为序）

卜书红（上海交通大学医学院附属新华医院）

王 卓（海军军医大学第一附属医院）

付文焕（复旦大学附属华山医院）

朱 瑜（上海市第一妇婴保健院）

苏 瑞（上海交通大学医学院附属同仁医院）

李 丹（海军军医大学第一附属医院）

李 方（上海交通大学医学院附属新华医院）

李 平（上海交通大学医学院附属新华医院）

李 洁（华中科技大学同济医学院附属同济医院）

李莉霞（上海交通大学医学院附属新华医院）

余 波（复旦大学附属肿瘤医院）

沈甫明（上海市第十人民医院）

张 健（上海交通大学医学院附属新华医院）

张 海（上海市第一妇婴保健院）

陆晓彤（上海交通大学医学院附属新华医院）

金 岚（上海交通大学医学院附属新华医院）

费轶博（上海市第十人民医院）

顾圣莹（上海市第一人民医院）

倪琳杰（上海交通大学医学院附属瑞金医院）

徐 嵘（上海市第六人民医院）

黄金路（上海市第六人民医院）

曹文佳（上海交通大学医学院附属瑞金医院）

韩 璐（上海交通大学医学院附属第九人民医院）

温 燕（海军军医大学第二附属医院）

《临床药学监护》丛书
编委会

总 主 编　吴永佩　颜　青　高　申

副总主编　缪丽燕　王长连

编 委 会 （以姓氏笔画为序）：

丁　新　卜一珊　万自芬　王建华

卢晓阳　包明晶　冯　欣　齐晓涟

闫峻峰　劳海燕　苏乐群　杜　光

李　妍　李喜西　李智平　杨　敏

杨婉花　张　峻　张　健　张毕奎

陆　进　陆方林　陈　英　林英忠

罗　莉　胡　欣　姜　玲　高红梅

游一中　谢　娟　裘云庆　翟晓文

樊碧发

《临床药学监护》丛书
分 册 目 录

丛 书 序

第二次世界大战后，欧美各国现代经济和制药工业迅速发展，大量新药被开发、生产并应用于临床。随着药品品种和药品临床使用量的增加，不合理用药现象也逐趋加重，严重的药物毒副作用和过敏反应也不断增多，患者用药风险增加。同时，人类面临的疾病负担愈加严峻，慢性病及其他疾病的药物应用问题更加复杂，合理用药成为人类共同关心的重大民生问题。为充分发挥临床药师在药物治疗和药事管理中的专业技术作用，提升药物治疗水平，促进药物安全、有效、经济、适当的合理使用，西方国家于 20 世纪中叶前后在高等医药院校设置 6 年制临床药学专业 Pharm, D. 课程教育，培养临床型药学专业技术人才。同期，在医院建设临床药师制度，建立药师与医师、护士合作共同参加临床药物治疗，共同为患者临床药物治疗负责，共同防范医疗风险，提高医疗工作质量，保障患者健康的优良工作模式，这在西方国家已成为临床药物治疗常规，并得到社会和医药护理学界的共识。

1997 年我们受卫生部委托起草《医疗机构药事管理暂行规定》，经对国内外医院药学技术服务情况调研分析，提出了我国"医院药学部门工作应该转型""药师观念与职责必须转变"和医院药学专业技术服务扩展发展方向，并向卫生部和教育部提出三点具体建议：一是高等医药院校设置临床药学专业教学，培养临床应用型药学专业技术人才；二是在医院建立临床药师制，药师要直接参与临床药物治疗，促进合理用药；三是为提高成品输液质量、保障患者用药安全和保护护理人员免受职业暴露，建议对静脉输液实行由药学部门管理、药学人员负责的集中统一调配与供应模式。卫生部接受了此建议，在2002 年 1 月卫生部公布《医疗机构药事管理暂行规定》，首次规定要在医院"逐步建立临床药师制"。为此，在 2005 年和 2007 年卫生部先后启动"临床药师培训基地"和"临床药师制"建设两项试点工作，并于 2009 年和 2010 年作了总结，取得了很大的成功，目前临床药师岗位培训制度和临床药师制建设已日趋规范化和常态化。随着临床药学学科的发展和临床药师制体系建设的深化,临床药师队伍迅速成长,专业技术作用逐渐明显,但临床药师普遍深感临床药学专业系统知识的不足,临床用药实践技能的不足。为提升临床药师参加临床药物治疗工作的药学监护能力,我们邀请临床药学专家和临床药师以及临床医学专家共同编写了《临床药学监护》丛书。本丛书将临床药物治疗学理论与药物治疗监护实践相结合,反映各分册临床疾病药物治疗的最新进展,以帮助临床药师在药物治疗实践活动中实施药学监护措施,提升运用临床药学专业知识解决临床用药中实际问题的能力。本丛书主要内容为依据不同疾病的药物治疗方案,设计药学监护措施,明确药学监护重点:对药物治疗方案的评价与正确实施;遴选药品的适宜性和随着疾病治疗的进展调整药物治疗意见;对药物治疗效果的评价;监测与杜绝用药错误;监测与防范药品不良反应;对患者进行用药教育等。

《临床药学监护》丛书的编写与出版,体现了国内外临床药物治疗学和临床实践活动最新发展趋势,反映了国际上临床药学领域的新的药学监护技术。本丛书可满足广大医疗机构药师学习、实践工作的需要,也可作为医疗机构医护人员和高等医药院校学员的参考用书,但撰写一部系统的《临床药学监护》丛书我们尚缺乏经验,不足之处在所难免,希望临床药师和广大读者批评指正,为再版的修订与完善提供条件。

我们衷心感谢为本丛书编写和出版付出辛勤劳动的专家、临床药师和相关人员并向其致以崇高的敬意!

吴永佩 颜 青 高 申

2018 年 3 月

前　言

随着临床药学的发展和进步，合理用药越来越得到医疗机构以及临床医师的重视，临床治疗团队中临床药师的地位与作用日渐提高。静脉药物在住院患者和重症患者中的使用频率极高，但其使用安全方面的问题也引起了国家药品不良反应监测中心和临床医师、药学专家的关注。临床药师在临床实践中，通过参与临床治疗工作，对指导临床静脉药物合理使用发挥了积极的作用。

本书概述了静脉药物治疗的现状、常见的并发症以及药学监护的意义，阐述了静脉药物的药学监护原则、特殊人群及中药注射剂的药学监护要点，体现了临床药学的关注视角。本书重点介绍了临床常见病的静脉用药治疗原则、静脉药物启用时机、常用的静脉治疗药物使用特点与注意事项，以及不同系统疾病静脉药物治疗的整体监护计划和要点，体现了临床药师在疾病治疗过程中，结合疾病特点，对静脉药物在用药方案、用药疗程、配伍禁忌、严重不良反应及药物相互作用等方面的关注重点。临床药师参考本书，可将药物治疗理论知识结合系统性疾病临床实际情况，制订不同疾病静脉药物治疗的个体化监护计划，指导临床合理规范地使用静脉药物。本书在总体上也概述了不同种类的常用静脉药物信息，总结和归纳了每种静脉药物在使用中的注意事项，重点突出静脉用药监护要点，而非泛泛参考药品说明书。目前，临床药师开展静脉药物治疗的监护模式尚处于探索阶段，经验不足，撰写本书的目的是通过对临床药师的实践经验总结，为提高静脉用药的医疗安全，降低不良反应发生率，为科学化、规范化的静脉药物治疗提供借鉴和参考。

本书由上海市 13 家医院经验丰富的专科临床药师共同编写完成，体现了各学科的药学专业特长。在编写过程中，编者收集和查阅了大量的国内外指南、专家共识及文献资料，由于编者水平有限，书中如有疏漏，敬请广大读者批评指正。

张　健

2021 年 2 月

目　录

第一章 总 论

第一节 概 述

　　静脉药物治疗是将有治疗和营养支持作用的药物，如电解质液、抗菌药、细胞毒性药物、血液、血液制品、血浆代用品制剂、中药注射剂、营养物质等通过静脉注射方式或加入载体输液中静脉滴注，使疾病得以治疗，达到缓解、好转或痊愈的目的，是临床药物治疗的重要方式之一。静脉药物滴注治疗的方法称为输液治疗，使患者的体液容量、成分、渗透浓度维持或恢复正常，使机体需要的营养物质得到补充，疾病得以治疗。在实施静脉药物治疗时应防治其引起的并发症，确保治疗安全。静脉药物治疗的核心内容是维持体液容量、成分及渗透浓度平衡。

　　静脉药物治疗按照药物的种类分为全静脉营养治疗、细胞毒性药物治疗、抗菌药治疗、普通输液药物治疗和中药注射剂静脉输液治疗等。

一、静脉药物治疗的发展

　　静脉输液技术的发展经历了近 500 年的历程，在 20 世纪逐渐形成了一套完整的体系，成为最常用、最直接有效的临床治疗手段之一。William Harvey于 1628 年提出关于血液循环的理论，为后人开展静脉药物治疗奠定了理论基础，被称为静脉药物治疗的鼻祖。1656 年，英国医师 Christopher 和 Robert将药物用羽毛管为针头注入狗的静脉内，开创了静脉药物治疗的先河。1831年，正当霍乱肆虐西欧之际，苏格兰人 Thomas Latta 用煮沸后的食盐水注入患者静脉，补充因霍乱上吐下泻而丢失的体液。由此，Thomas Latta 被认为是第一位成功地奠定人体静脉药物治疗模式的医师，随后人体静脉输液进入快速发展时期。1907 年，捷克人 John Jansky 确定 ABO 血型系统，使得静脉输血成为安全的急救手段。但是，当时困扰医师、药师的是静脉药物治疗当中的感染和热原反应问题。所以在 1930 年之前静脉输液仍只能被用于急症患者，且规定护理人员只能协助准备静脉输液所需的耗材。而真正执行静脉穿刺操作的只限于医师，所有输液用液体均为医院自行制备。1931 年，美国人Dr. Baxter 与同伴合作在改造后的汽车库内生产出世界上第一瓶商业用输液产品——5% 葡萄糖注射液，这种工业化生产的输液产品在第二次世界大战中被大量应用于伤病员的抢救。此后，静脉输液产品的模式经历了 3 个阶段的变迁。

20 世纪 50 年代之前第一代全开放式静脉输液系统一直广泛应用于临床，它是由广口玻璃瓶和天然橡胶材质制造的输液管路所组成的系统。第二代静脉输液系统属于半开放式输液系统，它是由玻璃或硬塑料容器与带有滤膜的一次性输液管路构成的。它改进了输液管路，减少了污染机会，溶液的生产变得集中，工业化程度高，质量和安全性得到很大提高。第三代静脉输液系统又名全密闭静脉输液系统，它是将输液容器替换为塑料材质的软袋，在重力滴注过程中软袋受外界大气压力会逐渐扁瘪，不必用进气针使袋内外气体相连，同时软袋一次成型，进针和加药阀均为双层结构，避免了溶液与外界或橡胶的直接接触，因而具有非常优越的防止污染的作用。同时由于它是一个封闭系统，无外界空气进入，避免了玻璃瓶和塑料瓶输液滴注时必须导入的空气而可能引起的污染。

静脉药物治疗在国内的发展源于 20 世纪 20 年代以后，随着特效化疗药物和抗生素以及有效疫苗的相继问世，防治感染性疾病研究在不发达国家广泛开展，中国也开始接触注射药物的使用。在 20 世纪 50 年代初、中期，注射药物首先是由医院药剂科和医院药师研究配制的，推动了我国临床输液治疗的发展，治愈和挽救了很多受伤的战士和其他患者。

二、静脉药物治疗的使用现状

（一）静脉药物治疗在国内外的使用情况

通过静脉输液滴注的给药途径是治疗疾病的重要手段，静脉注射用药物在临床治疗工作中占有特殊地位。近几十年来由于静脉用药剂型生产工艺的不断提高、高新包装材料的应用，临床静脉用药的剂型和品种大幅增加，药品的质量也更有保证；并且随着输液器的改进和输液技术的发展，临床静脉给药途径的应用越来越广泛。吴永佩、颜青、张健主编的《全国静脉用药集中调配工作模式与验收管理培训教材》中提到，近年来我国输液用量不断增加，住院患者输液使用率已达 80%~90%，每人每日平均使用 3.5~5.0 袋，静脉输液使用量约为西方发达国家的 3 倍，静脉滴注葡萄糖注射液成为一般疾患的普遍治疗方式，抗生素、解热镇痛药、维生素以及激素等注射药物过度使用及过度使用静脉输液治疗的不合理用药现象严重。

吴永佩、焦雅辉主编的《临床静脉用药调配与使用指南》中提到，在美国，医疗错误每年导致 4.8 万~9.6 万名患者死亡，其中 70% 可以预防，有可能预防的占 6%，不可预防的占 24%。在所有医疗错误中，给药错误最为常见。医疗错误来自医师的占 56%、来自护士的占 34%、来自药剂师的占 10%，发生错误主要是因为医师、护士对药品及患者的信息掌握不充分。

（二）我国医疗机构静脉药物治疗的不合理使用情况

在我国医院，诸如随意改变药品用法用量、抗生素过度使用等导致不合理用药的情况十分严重。注射的目的在于提高药物的吸收率和利用率，保证足够的药物浓度，提高临床疗效，然而注射有其适应证，药物并非都需要注射，有时注射也非一定比其他给药途径好。

在静脉用药安全性的认知方面迫切需要加强以下知识的普及和宣传：

1. 药物注射可能造成的损害　注射给药时药物出现毒性和副作用的频率和严重程度都比口服给药要高。例如，激素有免疫抑制作用，许多感染属于禁忌；对不明原因的发热，激素可掩盖病情、贻误诊断，而且有些人短期应用即可引起肾上腺皮质功能不全。过度使用抗生素注射不仅能导致耐药菌株增长，而且出现不良反应亦较口服给药常见。

2. 操作不当可能造成的危害　医护人员注射操作不慎，轻者增加患者的痛苦，重者可造成死亡。例如，静脉注射操作疏忽使空气进入血液循环，可引起肺、脑或其他器官血管的栓塞。打开安瓿产生的细小玻璃碎片或者用粗大针头穿刺瓶盖造成的橡皮碎屑可随滴注药液进入人体，虽然未见引起明显临床后果的报告，但产生轻度组织反应和微小栓塞的可能性是存在的。

3. 浪费资源医疗　卫生部门不适当地投入静脉注射治疗，增加医院的工作负担和医疗费用，浪费人力和物力。

（三）我国百姓对静脉药物治疗的观念误区

我国百姓的用药习惯和安全用药认知也存在观念误区，治疗疾病必须使用静脉输液成为一种常规，过度静脉注射药物的现象普遍存在。原因如下：首先，注射被大众视为现代医疗的一种标志，认为注射具有疗效好、作用快的优点；其次，还有些人认为注射较口服方便，农村的家长尤其愿意患病儿童接受注射治疗。

过度使用输液不仅被患者和社会大众所认同，而且已经习以为常，成为一种医疗文化，以致不少人一感到不适、疲劳、食欲不好或者发热、感冒，甚至有些学生在考试之前都要输液。有些患者将医师未按自己的意愿给予输液看成是一种怠慢，这种不合理的要求很难说服和拒绝，坚持原则的医师可能反而不受欢迎，因此形成一种环境压力，导致医师也趋同从众。

三、静脉药物治疗药学监护的意义

静脉药物治疗的过程包括开具处方、药物调剂、临床给药、药物使用监测4个方面，这个过程由医师、药师、护士、患者共同完成。药师应发挥其药学专业特长,与医师、护士协作,介入静脉药物治疗的全过程,开展静脉药物治疗监护,提高静脉药物治疗的有效性、安全性。

(一)开展静脉药物处方审核

通过静脉途径给药开具的处方应当经药师审核通过后方可进入调配环节。

1. 静脉用药调配中心的处方审核流程

(1)临床医师开具静脉输液治疗处方,处方信息传输至静脉用药调配中心,药师接收待审核处方,对处方进行合法性、规范性、适宜性、临床应用安全性审核。

(2)若经审核判定为合理处方,则进入处方收费、静脉输液标签打印和调配环节。

(3)若经审核判定为不合理处方,由药师负责及时联系处方医师,给出合理用药建议,请其确认或重新开具处方,并再次进入处方审核流程。对严重用药错误或不能保证成品输液质量的处方应当拒绝调配,并做好相关记录。

2. 静脉用药处方审核内容 药师应对处方的合法性、规范性和适宜性进行审核。

(1)合法性审核:审核处方开具人是否根据《执业医师法》取得医师资格,并执业注册。处方开具时,处方医师是否根据《处方管理办法》在执业地点取得处方权。麻醉药品、第一类精神药品、医疗用毒性药品、抗菌药等药品处方是否由具有相应处方权的医师开具。

(2)规范性审核:审核静脉用药医嘱接收信息是否完整,包括病区,床位号,患者姓名、性别、年龄、住院号,药品名称、规格、剂量、用药频率、执行时间等。

(3)适宜性审核:审核所选的药品是否有临床应用适应证;选用的药品品种、规格、用法用量及剂型、给药途径是否适宜,是否有使用静脉药物指征;是否有重复用药;是否存在配伍禁忌;选用的溶媒种类和用量是否适宜;联合用药是否合理,是否存在有临床意义的药物相互作用;药物辅料对静脉用药是否有影响,根据药物辅料对机体的作用影响,提示临床应用加强用药监护,避免不良反应的发生;用药疗程是否适宜等。

3. 加强对危害药物、肠外营养液、抗菌药、中药注射剂的处方审核 危害药物的毒性大、不良反应多且较重,所以使用过程中要严格按照药品说明书中的用法用量使用,保证药物稳定性、安全性,避免加重不良反应的发生。审核肠外营养液处方时,应根据患者的营养筛查、风险评估,审核是否适宜肠外营养支持,并注意营养液的配伍,肠外营养液中不建议添加与营养无关的治疗性药物。审核抗菌药处方需确认是否有使用抗菌药的临床应用指征,审核药品品种、用法用量、给药频次、药物浓度等的正确性与适宜性。对中药注射剂处方应审核是否具有适宜的适应证,不得超功能主治用药,中药注射剂应单独使用,禁忌与其他药物混合配伍使用,谨慎联合用药。

(二)开展静脉药物临床使用安全性监护

药师应参与静脉药物治疗过程,提供临床安全合理用药建议。静脉药物在使用过程中有很多方面需要注意,比如对光敏感的药物滴注时,应使用遮光袋和避光输液器进行避光。根据药物的安全性和稳定性,应在静脉药物输液配制后的适宜时间范围内滴注完毕,避免因贮存时间过长引起药物的药效降解和理化性质的变化。应注意药物的滴注速度,抗肿瘤药和抗菌药一般都对滴注速度有较高要求,例如克林霉素的最快滴注速度不得超过每分钟30mg、万古霉素的滴注速度如果超过每小时 15~20mg 可致血栓性静脉炎。另外,可综合考虑患者的年龄、身体状况、肝肾功能和是否患有心脏疾病,以及药物性质等选择适宜的滴注速度。

应注意静脉用药的输液包装材料和输液器的适宜性。输液中应用较多的软袋,其采用的高分子材料主要有聚氯乙烯(PVC)、聚乙烯(PP)和聚碳酸酯(PC)等。高分子软袋对静脉用药的影响主要表现在对药物的吸附、使添加剂、产生降解产物等,因此应考虑输液包装材料的适宜性。另外,输液器对药物的影响也需关注,建议临床静脉用药选择适宜的输液器,避免输液器对药物的吸附而导致的药物浓度不足对治疗的影响。

在静脉药物滴注过程中,应注意观察是否有液体外渗、药物热等输液反应,一旦发生,立即停止滴注,并及时采取处理措施。

(三)开展患者静脉药物合理应用宣教

药师是合理用药的宣传者,应对患者进行输液的必要性、如何正确配合输液等知识的宣教,患者不得随意中止输液或调节输液滴注速度。指导患者如何识别输液反应,以及一旦发生输液反应,护理人员可能会采取的措施。

药师应重点关注儿童、老年人、孕妇及哺乳期妇女、脏器功能不全患者等特殊病理生理患者的静脉药物治疗全过程。因这些特殊人群的药动学和药效学有其特殊性,在选择适宜的药品、药物剂量、剂型和给药途径方面,应严格审核是否有用药禁忌、是否有食物及药物过敏史禁忌证、是否有年龄与性别禁忌证。

第二节 静脉药物治疗的药学特点

一、静脉药物的特点

(一)静脉治疗药物的主要用途

药物快速进入人体达到疗效浓度,起效迅速。对肌内注射或皮下注射有强制激性的药物,如可经静脉给予,就能克服此不足。静脉治疗药物可迅速补充身体所丧失的液体或血液,调节酸碱平衡。不能进食的患者通过输液来补充必需的营养素、电解质、水分和热量。

（二）通过静脉滴注途径给药的特点

因药物直接滴入人体血液,不经过跨膜转运吸收,因此生物利用度高,药物在血液中的浓度迅速达到峰值,具有起效快、给药剂量准确等诸多优点,是临床抢救和治疗患者的重要措施之一。但由于给药后药物作用快速且难以逆转等原因,这种给药方法如果使用不当也可能给患者带来较大的风险,不良反应的发生率大大增加,不良反应的发生率比口服等其他给药途径明显高而且严重。根据调查,因药物过敏性休克导致患者死亡的病例中,85% 以上是静脉给药所致,这也证明静脉给药是高风险因素。

二、静脉药物制剂的质量要求

《中华人民共和国药典》(简称《中国药典》)将可用于静脉滴注的大体积注射剂(一般不小于 100ml)称为静脉输液。静脉输液由于直接输入静脉,分布很快,30 秒内即可遍布全身,输入静脉的物质对人体来说均属异物,常会引起一些反应。对于静脉用制剂需要具备无细菌、无热原、含不溶性微粒量最少、包装应有利于全封闭式输液的质量要求。

三、静脉药物治疗的分类

（一）按药物的种类分类

静脉药物治疗按照药物的种类分为全静脉营养治疗、细胞毒性药物治疗、抗菌药物治疗、普通输液药物治疗和中药注射剂静脉输液治疗等。静脉使用药物的种类有电解质液、抗菌药、细胞毒性药物、血液、血液制品、血浆代用品制剂、中药注射剂、营养物质等,通过静脉注射方式或加入于载体输液中静脉滴注,使疾病得以治疗,达到缓解、好转或痊愈的目的。

（二）按照给药途径分类

静脉药物治疗按照给药途径分为静脉滴注和静脉注射 2 种主要治疗方式。2 种方式在药物的起效时间和药物作用的持续时间上有区别,可根据患者疾病的治疗需要进行选择。静脉滴注时,常将 1 种或数种药物溶解稀释于适当体积的载体输液中给予;静脉注射时,药物通过注射器给予。混合在一起的药物品种越多、浓度越高,其发生配伍禁忌或相互作用的概率就越大。

四、静脉药物治疗的风险

静脉药物治疗安全用药的关键:由于其不经过胃肠道吸收这一环节,疾病治疗过程中给予患者静脉用药物,应依据患者病情、脏器功能状态、经验性治疗方案、药理作用和药物安全性、药物体内相互作用、个体化的药动学参数、静脉用药物配伍等因素选择适宜的药物,确定个体化的给药剂量,设计适宜的给药方法,正确给药,给药后应监测患者对治疗的反应,根据病情变化调整给药方案。

静脉给药过程最易发生差错,其发生率在临床药物治疗工作中占很大的比例。要做到临床静脉用药安全有效,必须加强护士、医师、药师 3 个环节的管理。需要特别指出的是,药师在安全使用静脉药物中应承担重要的角色。

输液并发症是静脉输液治疗中最常见的风险点,一般来自静脉输液固有性质、劣质输液、输液技术操作及管理不当 3 个方面。

(一)与输液固有性质有关的并发症

1. 稀释性酸中毒 每输血、输液 1L,为防止血液 pH 下降,需补充 5% $NaHCO_3$ 液 40~60ml。

2. 稀释性低蛋白血症 在大量输入晶体液时,应确保血浆蛋白在 55~60g/L 为宜,或晶体液与血浆代用品制剂按 3∶1 的比例输入。

3. 稀释性低血钾 当输入大量不含钾的液体时,不可避免地会使血浆钾稀释性降低,如同时伴有排尿量增多,能很快导致低血钾,因此不含钾的输液剂中应加入钾 4mmol/L。

(二)与劣质输液有关的并发症

1. 细菌污染反应。

2. 热原反应。

3. 不溶性微粒污染反应。

(三)与技术操作生疏有关的并发症

1. 空气栓塞。

2. 气胸。

(四)与管理不当有关的并发症

1. 局部消毒不合格引起感染。

2. 高钾输液输入过速引起心脏停搏。

3. 5% $NaHCO_3$ 液输入过速引起严重心律失常。

4. 大量输入葡萄糖注射液引起低钾血症及高血糖。

5. 老年人或心脏功能不全患者输液过速及输液量过多引起急性肺水肿等。

第三节 静脉用药的调配要求

静脉用药调配质量管理(quality management of intravenous drug admixture)是指对静脉用药集中调配全过程的标准化、规范化质量管理,并建立持续改进措施。

一、静脉用药调配质量管理

静脉用药混合调配是指静脉用药混合调配人员根据通过用药医嘱审核的输液标签,严格按照无菌操作技术进行混合调配的技术服务过程。

(一)药学专业技术人员配备与技术要求

1. 混合调配人员需由经过规范化培训并考核合格的专业技术人员担任,对混合调配的质量负责。

2. 负责摆药贴签核对、加药混合调配的人员,应当具有药士及以上专业技术职务任职资格;负责成品输液核对的人员,应当具有药师及以上专业技术职务任职资格。

(二)药学专业技术人员岗位培训与继续教育

1. 从事静脉用药混合调配工作的药学专业技术人员,均应当经岗位专业知识和技术操作规范培训并考核合格。

2. 从事静脉用药混合调配工作的药学专业技术人员,每年应当接受与其岗位相适应的继续医学教育。

(三)混合调配规范化技术操作

加药混合调配应严格遵循无菌操作流程与操作规程。

1. 调配前准备与操作 桌面消毒、用药医嘱适宜性审核、调配时核对药品与抽取的用量、调配完成后复核、在输液标签上签名后从传递窗送出。危害药物复核后,应在调配间内完成双层包装再从传递窗送出。

2. 调配过程中应当始终保持操作台清洁与整齐,每完成一个批次的输液调配后,应立即清场和擦拭清洁或消毒操作台面,不得留有与下批输液调配无关的药物、余液、注射器或其他物品。

3. 混合调配前须核对调剂药品与输液标签是否一致、药品批号是否一致。调配操作时,应当按照药品说明书和药品性质等顺序加入,对肠外营养液、高危药品和某些特殊药品的调配,应按照规定的加药顺序进行调配,发现质量问题集中上报审方人员或组长统一处理。

4. 药护技术人员在操作过程中无特殊情况严禁随意走动或离开调配间。调配结束后,脱下洁净区专用鞋、洁净隔离衣进行常规清洁或按规定进行清洗与消毒。

5. 混合调配完成的成品输液严格按核对包装顺序摆放,传出调配间。对调配间内环境按操作规程进行彻底清场、清洁、消毒,保证混合调配环境安全洁净,值日人员负责用具的洗涤、清洁、消毒工作,调配间内不得留有上批药物、药液、空西林瓶、安瓿等,上班或下班前按规范开放或关闭净化空调系统。

定期对调配间进行细菌监测。

6. 混合调配人员应按规定时间完成任务，每日对混合调配工作进行交接班，认真做好各项文字记录并签名。定期汇总混合调配踪近差错，并对踪近差错内容进行统计分析。

（四）危害药物、高风险药物等质量控制重点

调配危害药物及高风险药物（如抗生素）时，生物安全柜防护窗玻璃应设置于安全警戒线，危害药物的空西林瓶、安瓿应单独置于规定的包装中，使用过的注射器、手套、口罩等物品应按规定由本医疗机构统一处理。

二、电解质药物的调配

电解质的主要作用是维持血液酸碱平衡和水盐平衡，维持正常渗透压和机体细胞的正常生理功能，保持机体内环境恒定。电解质药物包括钠、钾、镁、钙、磷、氯。

（一）浓氯化钠

1. 适应证　各种原因所致的水中毒及严重的低钠血症。

2. 给药途径　静脉滴注。

3. 配制方法　临用前用稀释液稀释。

4. 注意事项

（1）禁用于水肿性疾病；急性肾衰竭及少尿期，慢性肾衰竭尿量减少而对利尿药反应不佳者；高血压、低钾血症；高渗性或等渗性失水。

（2）儿童及老年人的补液量和补液速度应严格控制。

（3）输液过多、过快可致水钠潴留，引起水肿、血压升高、心率加快、胸闷、呼吸困难。

（4）需检查血清中的钠、钾、氯浓度，血液中的酸碱浓度平衡指标，肾功能及血压和心肺功能。

（二）氯化钾

1. 适应证

（1）各种原因引起的低钾血症。

（2）预防低钾血症。

（3）洋地黄中毒引起的频发性、多源性期前收缩或快速型心律失常。

2. 给药途径　静脉滴注，不能静脉注射。

3. 配制方法　可将本品 10~15ml 加入 5% 葡萄糖注射液 500ml 中稀释。

4. 注意事项

（1）禁用于高钾血症、急性肾功能不全、慢性肾功能不全者。

（2）本品未经稀释不得进行静脉滴注。

（3）滴注速度较快或原有肾功能损害时应注意可发生高钾血症。

5. 配伍禁忌

（1）溶媒配伍禁忌

溶媒	可配伍	忌配伍	不确定
5%葡萄糖注射液	√		
10%葡萄糖注射液	√		
5%葡萄糖氯化钠注射液	√		
0.9%氯化钠注射液	√		
林格注射液	√		
乳酸钠林格注射液	√		

（2）药品配伍禁忌：促皮质素、依他尼酸钠、呋塞米、盐酸肾上腺素、硫喷妥钠、地西泮、盐酸阿糖胞苷、硫酸长春新碱、磺胺嘧啶钠、两性霉素 B、头孢匹胺钠、乳糖酸红霉素、盐酸去甲万古霉素、乳酸氟哌啶醇、甘露醇、盐酸异丙嗪、盐酸多巴酚丁胺、卡铂、安吖啶、环孢素、丹参、氨力农、异戊巴比妥钠。

（三）门冬氨酸钾镁

1. 适应证　电解质补充药，用于低钾血症、低钾及洋地黄中毒引起的心律失常、病毒性肝炎、肝硬化和肝性脑病的治疗。

2. 给药途径　静脉滴注，不能静脉注射。

3. 配制方法　加入 5%或 10%葡萄糖注射液 500ml 中。

4. 给药说明　缓慢滴注。

5. 注意事项

（1）慎用于高血钾、高血镁、肾功能不全及房室传导阻滞者；用于防治低钾血症时，需同时随访血镁浓度。

（2）未经稀释，不得滴注；滴注速度应缓慢。

（3）不宜与留钾利尿药合用。

6. 配伍禁忌

（1）溶媒配伍禁忌

溶媒	可配伍	忌配伍	不确定
5%葡萄糖注射液	√		
10%葡萄糖注射液	√		
5%葡萄糖氯化钠注射液	√		

0.9% 氯化钠注射液	√		
林格注射液	√		
乳酸钠林格注射液			√

（2）药品配伍禁忌：氨茶碱、谷氨酸钙、依他尼酸钠、溴化钙、氢化可的松、葡萄糖酸钙、盐酸四环素、二氮嗪、亚叶酸钙、甲氨蝶呤、头孢哌酮钠、大观霉素、利血平、甘露醇、头孢他啶、硫酸妥布霉素、盐酸吗啡、碳酸氢钠。

（四）葡萄糖酸钙

1. 适应证　治疗钙缺乏、急性血钙过低、碱中毒；过敏性疾患；镁中毒时的解救；氟中毒时的解救；心脏复苏时应用。

2. 给药途径　静脉注射。

3. 配制方法　用 10% 葡萄糖注射液稀释。

4. 给药说明　缓慢注射，每分钟不超过 5ml。

5. 注意事项

（1）静脉注射时如漏出血管外，可致注射部位皮肤发红、皮疹和疼痛，并可随后出现脱皮和组织坏死。若发现药液漏出血管外，应立即停止注射，用氯化钠注射液局部冲洗注射，局部给予氢化可的松、1% 利多卡因和透明质酸，并抬高局部肢体及热敷。

（2）静脉注射可出现全身发热，静脉注射过快可产生心律失常甚至心脏停搏、呕吐、恶心。

（3）不宜用于肾功能不全与呼吸性酸中毒患者。

（4）应用强心苷期间禁止静脉注射本品。

6. 配伍禁忌

（1）溶媒配伍禁忌

溶媒	可配伍	忌配伍	不确定
5% 葡萄糖注射液	√		
10% 葡萄糖注射液	√		
5% 葡萄糖氯化钠注射液	√		
0.9% 氯化钠注射液	√		
林格注射液	√		
乳酸钠林格注射液	√		

（2）药品配伍禁忌：氧化剂、枸橼酸盐、可溶性碳酸盐、磷酸盐及硫酸盐。

（五）氯化钙

1. 适应证　治疗钙缺乏，急性血钙过低、碱中毒及甲状旁腺功能低下所致的手足搐搦症，维生素 D 缺乏症等；治疗过敏性疾患；镁中毒时的解救；氟中毒时的解救；心脏复苏时应用。

2. 给药途径　静脉注射、静脉滴注。

3. 配制方法　用 0.9% 氯化钠注射液稀释。

4. 注意事项

（1）静脉注射时如漏出血管外，可引起组织坏死，一般不用于小儿。

（2）静脉注射可有全身发热，静脉注射过快可产生恶心、呕吐、心律失常甚至心脏停搏。

（3）应用强心苷期间禁止静脉注射本品。

（4）不宜用于肾功能不全低钙患者及呼吸性酸中毒患者。

5. 配伍禁忌

（1）溶媒配伍禁忌

溶媒	可配伍	忌配伍	不确定
5% 葡萄糖注射液	√		
10% 葡萄糖注射液	√		
5% 葡萄糖氯化钠注射液	√		
0.9% 氯化钠注射液	√		
林格注射液	√		
乳酸钠林格注射液	√		

（2）药品配伍禁忌：碳酸氢钠、促皮质素、氢化可的松琥珀酸钠、地塞米松、依他尼酸钠、呋塞米、硫酸镁、巴比妥类钠盐、盐酸罗通定、盐酸阿糖胞苷、硫酸长春新碱、磺胺嘧啶钠、两性霉素 B、头孢孟多酯钠、头孢曲松钠、氨苄西林钠舒巴坦、头孢唑林钠、头孢拉定、头孢呋辛钠、头孢哌酮钠、头孢他啶、拉氧头孢钠、硫酸妥布霉素、乳糖酸红霉素、阿奇霉素、酒石酸吉他霉素、盐酸四环素、磷霉素钠、盐酸去甲万古霉素、乳酸环丙沙星、加替沙星、对氨基水杨酸钠、乙胺硫脲、乳酸氟哌啶醇、苯妥英钠、依达拉奉、丙泊酚、溴苄铵、盐酸维拉帕米、利血平、果糖二磷酸盐、氨茶碱、盐酸昂丹司琼、三磷酸腺苷、甘露醇、硫酸美芬丁胺、盐酸博来霉素、卡铂、安吖啶、环孢素、双黄连、氨苄西林钠、头孢匹胺钠、头孢吡肟、头孢米诺钠、硫酸阿米卡星、硫酸多黏菌素

B、甲硝唑、盐酸肾上腺素、盐酸多巴酚丁胺、泮库溴铵。

（六）硫酸镁

1. 适应证 常用于妊娠高血压；降低血压，治疗先兆子痫和子痫；也可用于治疗早产。

2. 给药途径 静脉注射、静脉滴注。

3. 配制方法 用5%葡萄糖注射液稀释。

4. 注意事项

（1）禁用于严重心、肾功能不全和呼吸系统疾病者，以及哺乳期妇女。

（2）有心肌损害、心脏传导阻滞时应慎用或不用，孕妇及老年患者慎用。

（3）注射前应检查肾功能，如肾功能不全应慎用，用药量应减少。

（4）如出现急性镁中毒现象，可用10%葡萄糖酸钙注射液10ml缓慢注射解救。

5. 配伍禁忌

（1）溶媒配伍禁忌

溶媒	可配伍	忌配伍	不确定
5%葡萄糖注射液	√		
10%葡萄糖注射液	√		
5%葡萄糖氯化钠注射液	√		
0.9%氯化钠注射液	√		
林格注射液	√		
乳酸钠林格注射液	√		

（2）药品配伍禁忌：硫酸多黏菌素B、葡萄糖酸钙、盐酸多巴酚丁胺、盐酸普鲁卡因、四环素、青霉素、氯化钙、碳酸氢钠。

三、危害药物的调配

静脉用危害药物按标准操作流程与操作规程进行调配可保证成品输液质量，保障患者合理用药，并防止危害药物对调配操作人员的职业暴露和对环境的污染。

（一）人员要求

1. 负责危害药物用药医嘱或处方适宜性审核的人员应当具有药学专业本科以上学历、5年以上临床用药或调剂工作经验、药师以上专业技术职务任职资格。

2. 从事危害药物调配工作的药学或护理专业技术人员应当接受药学专业知识与技能和岗位职责、调配操作流程与操作规程、应急处理技能、法律法规与规章制度等相关内容培训，经考核合格后上岗，并应定期接受医药学专业继续教育。

3. 从事危害药物混合调配工作相关的人员应定期轮岗，每年至少进行1次健康检查，建立健康档案。如出现危害药物毒副作用的症状及体征，应当及时调离工作岗位。

（二）混合调配操作流程和要求

危害药物混合调配操作流程为：开启空调净化系统和生物安全柜风机—洁净控制区穿戴—穿戴个人防护设备—物品准备—清洁消毒—加药混合调配—成品输液核对—成品输液包装—废弃物处置—清场。

1. 调配操作前的准备工作

（1）调配操作前30分钟按操作规程启动洁净控制区的空调净化系统和生物安全柜风机，并确认其处于正常工作状态。每天上午和下午记录洁净控制区的温湿度及压力参数，如技术参数不符合规范要求应及时报告负责人，并采取措施或报修。

（2）危害药物的加药混合调配须设立独立物理隔断的调配操作间，且在指定的、独立的Ⅱ级A2型生物安全柜中进行操作，并且生物安全柜只有处于正常工作状态时才能使用，确保柜内压力保持在60~170Pa安全范围。使用时前挡玻璃开启高度不超过安全警戒线18cm处，确保负压，以防止危害药物气溶胶向外扩散。柜内只放置混合调配的必需物品，以免物品过多干扰气流循环。回风槽的空气循环不得受阻，以免混合调配操作人员遭受危害药物职业暴露伤害。

（3）混合调配操作人员在进入洁净调配间调配危害药物前，应正确佩戴双层医用口罩或者N-95型口罩、戴一次性帽子、穿连体洁净服，避免毛发暴露及皮肤暴露；再穿一次性无纤维脱落、非渗透性材料制成的防护衣，穿一次性鞋套；然后进入调配间。使用后的一次性防护衣和鞋套不得穿出危害药物混合调配区外。

（4）戴双层无粉灭菌橡胶手套或丁基橡胶手套，戴手套前应对手套进行安全性检查，如有破损不得使用。戴双层手套时，内层手套应戴在防护衣袖口内，外层手套应戴在防护衣袖口外，应确保手套和防护衣之间没有任何手腕皮肤的暴露。连续工作30分钟更换1次手套，连续工作超过3小时更换1次防护衣。操作过程中出现手套破损或被污染时，应立即更换手套。

（5）调配开始前准备好混合调配所需的物品，包括无菌纱布、砂轮、签字笔、75%乙醇、酒精喷壶、利器盒、专用密封袋和黄色垃圾袋。按操作规程进行生物安全柜的清洁和消毒。

2. 混合调配中的操作要求

（1）在操作台中央铺上一块一次性医用吸附垫单，防止危害药物滴漏而污染台面。混合调配前再次核对药品名称、规格、数量、有效期等信息和药品完好性，确认无误后，进入加药混合调配操作程序。

（2）西林瓶型混合调配操作

1）使用蘸有75%乙醇的纱布擦拭西林瓶的表面，以除去表面的危害药物残留物。使用后的纱布放入密封袋内密封处理。选择适宜的一次性加药注射器，检查外包装和有效期，确认无误后方可使用。注射器应与针头连接牢固，防止抽吸药液时针头脱离针座。用适宜的消毒剂对西林瓶胶塞、输液加药口进行消毒。

2）将西林瓶垂直放在操作台面上，用加药注射器抽取适量溶媒，穿刺时应将针头斜面朝上，以45°将针头插入西林瓶胶塞内，直至斜面有一半覆盖，将针头垂直插入西林瓶胶塞。保持注射器与西林瓶胶塞垂直。使用侧孔加药注射器时可以垂直穿刺。回拉注射器活塞，将西林瓶内的空气抽入注射器内，使西林瓶内产生负压。在不推动注射器活塞的情况下，使注射器内的溶媒因负压自动流入西林瓶内；如果必须加推活塞，应缓慢操作，以免药液泄漏。重复以上步骤，直至所有溶媒全部注入西林瓶内，且空气被抽入注射器内。

3）将针头完全没入西林瓶内，握紧注射器和西林瓶，缓慢转动西林瓶，直至所有药品粉末完全溶解。保持针头完全没入西林瓶内，将西林瓶倒置，回拉注射器活塞，将药液抽入注射器内，使西林瓶内产生负压。继续回拉注射器活塞，将液体和空气进行交换，直至西林瓶内的药液全部抽入注射器内。回拉活塞，使空气进入注射器内，旋转注射器，使所有气泡位于注射器顶部。手持注射器呈90°，小心地将所有多余的空气注回西林瓶。抽吸药液时应确保注射器内的液体容量不超过注射器容量的3/4，并且药液中不得出现任何气泡。

4）当注射器内抽入需要的剂量后，紧握注射器和活塞，将西林瓶竖直放在操作台面上，将注射器抽出，直至只有针头的一小部分留在西林瓶内，回拉注射器活塞，将西林瓶内的少量空气抽入注射器内，直至回拉至注射器手柄末端。将注射器和针头完全拔出西林瓶，将抽取的药液加入稀释液中即可。

（3）安瓿型混合调配操作

1）将安瓿放在生物安全柜操作台面上，轻拍安瓿颈部，清空安瓿颈的液体。用适宜的消毒剂进行安瓿颈部、输液加药口的消毒。

2）快速折断安瓿颈部，将安瓿颈部置于密封袋内；略微倾斜安瓿，插入针头，回拉活塞，抽取所需剂量的药液。移除针头，并将针头放入利器盒内。在注射器上连接一个新的针头,将注射器内药液加入稀释液中即可。

3. 混合调配后的操作要求

(1)每袋输液混合调配完成后,再次核对输液标签、药品名称、规格、剂量,准确无误后,操作人员和核对人员在输液标签上签名或盖章,并再次清洁输液袋外表面和加药口,将危害药物成品输液用专用密封袋单独包装并密封后传出。

(2)如有剩余的药液需要再次使用,则应在西林瓶上标明药品名称、溶媒、浓度、日期、有效期以及相关人员的签字等,用密封袋密封并妥善储存。

(3)调配完毕及时清场,不得留有与下一袋输液调配无关的任何药品与物品。废弃物应按危害药物废弃物处置原则进行处置。

(三)混合调配注意事项

1. 危害药物混合调配操作完成后,应在调配操作间完成成品检查校对工作,由第 2 位药学专业技术人员按照危害药物成品输液核对规程和检查校对内容进行核对,危害药物废弃物按医疗废弃物处理规定处置。

2. 妊娠期和哺乳期人员应避免危害药物的加药混合调配操作。

3. 涉及自动化加药混合调配设备的使用,应做好前期的设备验证工作,包括设备稳定性、加药剂量的准确性、药品残留量等,并制定完善的工作制度和操作规程。

四、抗生素的调配

静脉用抗生素的混合调配需按标准操作流程与操作规程进行。

(一)基本要求

1. 负责摆药、加药混合调配工作的药学专业技术人员应具有药士及以上专业技术职务。加药混合调配工作的护理人员应具有护士及以上专业技术职务任职资格,在静脉用药调配中心工作岗位应是固定或至少 1 年以上方准轮岗。

2. 个人防护用品包括洁净区用鞋、洁净隔离服、一次性口罩与帽子、无粉灭菌乳胶(丁基)手套、手消毒液等。抗生素的调配操作应在生物安全柜内进行,选用的型号为 II 级 A2 型,外径为 1.8m。

(二)调配操作前的准备工作

在调配操作前 30 分钟按操作规程启动洁净间和层流工作台净化系统,并确认其处于正常工作状态。按照更衣操作规程洗手更衣后进入调配间,将摆有药品的药车推至洁净工作台附近的指定位置;并准备调配操作用物品:注射器、75% 乙醇或碘伏、无纺布、利器盒、医疗废弃袋、笔等。用蘸有 75% 乙醇的无纺布从上到下、从内到外擦拭洁净工作台内部的各个部位。

（三）混合调配操作

1. 调配前的校对。调配药学专业技术人员应当按输液标签核对药品名称、规格、数量、有效期等和药品完好性，确认无误后，进行加药混合调配。

2. 选用适宜的一次性注射器，检查并拆除外包装，旋转针头连接注射器并固定，确保针尖斜面与注射器刻度处于不同侧。将药品放置于洁净工作台的操作区域，用75%乙醇或碘伏消毒基础输液袋/瓶的加药处、药品安瓿瓶颈或西林瓶胶塞。

3. 调配注射液，应当在洁净工作台侧壁打开安瓿，要避免朝向高效过滤器方向打开，以防药液喷溅到高效过滤器上，用注射器抽取所需的药液量，注入基础输液袋/瓶内轻轻摇匀。

4. 调配粉针剂，用注射器抽取适量溶媒注入西林瓶内，轻轻摇动或置于振荡器上助溶，待完全溶解后，抽出所需的药液量，注入基础输液袋/瓶内轻轻摇匀。

（四）调配结束后的操作要求

1. 再次核对输液标签上的药品名称、规格、剂量、有效期，以及须特别注意的事项已做的提示性注解或标识等，准确无误后，在输液标签的相应位置签名或盖章。将调配好的成品输液以及空安瓿和西林瓶传送至成品输液核对包装区，进入成品输液核对包装程序。

2. 每日调配结束后，应立即全面清场，物品归回原存放处，清除废弃物，按清洁、消毒操作规程进行全面的清洁、消毒，做好登记与交接班工作。按照更衣操作规程出调配间。

（五）混合调配注意事项

1. 混合调配时不得采用交叉调配操作，不得在同一操作台面上一人同时进行2组或2组以上混合调配的操作。严格执行无菌操作规程，按照规范的洗手流程洗手，无菌手套不能代替洗手流程。混合调配所用的药品，如果不是整支/瓶的用量，必须在输液标签上明确标注计算方式与实际用量，以便校对。

2. 操作台中的物品摆放应当规范，避免跨越无菌区域。生物安全柜内的所有操作在离工作台外沿20cm、内沿8~10cm并离台面10~15cm的区域内进行，药品或物品不得阻挡生物安全柜的散流孔，操作前将防护玻璃下拉至指定位置。调配操作以及清洁、消毒过程应防止任何药液溅入高效过滤器，以免损坏器件或引起微生物滋生。

3. 每完成一组混合调配操作后，应当立即清场，用蘸有75%乙醇的无纺布擦拭台面，不得留有与下批调配无关的药物、余液、用过的注射器和其他物品。

4. 抽吸药液时，抽液量不得超过注射器容量的3/4，防止针筒脱栓。操作用品、药品有污染或疑似污染时应当立即更换。调配过程中,输液出现异常或对药品配伍、操作程序有疑点时应当停止调配,报告当班药师,确认无误后方可重新调配并记录。

5. 在摆药或者加药混合调配时,从事操作的药学或护理人员应将需特别注意的事项做提示性注解,为负责成品输液核对的药师提供依据,如用药浓度换算、非整瓶/支使用药品的实际用量等。

6. 输液标签对护士临床给药过程中需特别注意的事项应做提示,如特殊滴注速度的用药监护等。

7. 静脉滴注用药物与输液包装容器的相容性。

8. 确认患者的药物皮试结果为阴性、患者体质与用药史,以及某些药品的严重或者特殊不良反应等重要信息。选用适宜的抗生素溶媒。确认开具特殊级抗生素使用的医师是否具有相应资质。

五、肠外营养液的调配

规范的肠外营养液操作流程与操作规程可保证成品质量,保障患者肠外营养治疗的安全、有效、经济、适宜和合理。

(一)调配操作人员资质

肠外营养液的调配操作人员为经过药学专业知识和静脉用药集中调配操作岗位责任制规范化培训,并经考核合格的药护专业技术人员。

(二)调配前的操作流程与操作规程

1. 调配前的操作流程 进入一更更换专用拖鞋,按七步洗手法洗手并烘干双手。用肘部推开二更门,进入二更穿一次性连体带鞋套洁净隔离服、戴口罩、戴一次性无粉灭菌乳胶手套。用肘部推开门进入调配间,确保手套不被污染。用蘸有75%乙醇的无纺纱布从上到下、从内到外擦拭水平层流洁净台内部。

2. 调配前的操作规程

(1)环境准备和人员准备:按"抗生素的调配"要求中的环境和人员准备操作。

(2)用物准备:除按"抗生素的调配"操作规定外,尚应准备一次性静脉营养输液袋、挂钩、网套。

(三)混合调配中的操作流程与操作规程

1. 肠外营养液必须按顺序进行混合调配操作

(1)将磷酸盐、微量元素分别加入氨基酸溶液中,充分混匀,以避免局部浓度过高;将电解质及胰岛素分别加入葡萄糖或糖盐溶液中,充分混匀;用脂溶性维生素溶解水溶性维生素后加入脂肪乳中,充分混匀。

（2）灌装前关闭三升袋的所有输液管夹；灌装时先灌装葡萄糖或糖盐溶液和氨基酸溶液，将氨基酸溶液套入网套，分别连接三升袋的2根管路并倒转这2种溶液，悬挂在水平层流洁净台的挂杆上，打开输液管夹，缓慢按压，充分混匀，待葡萄糖或糖盐溶液和氨基酸溶液全部流入三升袋后，及时关闭相应的输液管夹，防止进入过多的空气。

（3）最后灌入脂肪乳，先套入网套，连接三升袋的第3根管路并倒转脂肪乳溶液，悬挂在水平层流洁净台的挂杆上，打开输液管夹，缓慢按压，充分混匀，待脂肪乳全部流入三升袋后，及时关闭相应输液管夹，防止进入过多的空气。

（4）拆除输液管，使三升袋口向上，将袋中多余的空气排出后关闭截流夹，再将输液管口套上无菌帽；挤压三升袋，观察是否有液体渗出，如有渗出则应报损并重新调配。

2. 混合调配中的操作规程

（1）检查混合调配用物料，除常规有效期、包装密封性、有无潮湿外，还应检查一次性静脉营养输液袋有无裂纹，输液管夹、截流夹的性能等是否完好。

（2）核对输液标签上的患者年龄、药品名称、规格、用量、用药时间、用药频次、药品有效期和完好性等信息的准确性，并再次检查选用的溶媒与基础输液的适宜性、静脉用药品配伍以及剂量的合理性，确认无误后按输液标签将药品有序摆放于水平层流洁净台操作台面，针剂在上，液体在下，然后按规定对药品西林瓶/安瓿及基础输液袋/瓶操作部位进行消毒。

（3）根据调配任务及药品特点选用适宜的一次性注射器，从开口处撕开，旋转针头连接注射器，固定针头，确保针尖斜面与注射器刻度处于相反方向，拉动针栓检查有无漏气。混合调配中随时固定针栓，防针栓脱落。微量元素、水溶性维生素、脂溶性维生素、磷酸盐溶液及其他电解质溶液的注射器应分别独立使用并做好相应标识。50ml注射器用于混合调配电解质；20ml注射器用于混合调配微量元素、水溶性维生素、脂溶性维生素、磷酸盐溶液；10ml注射器用于混合调配25%硫酸镁；1ml注射器用于混合调配胰岛素。

（4）混合调配操作前、中、后均应当核对输液标签上的患者和药品的基本信息的准确性、完好性；严格执行调配操作规程与无菌操作规范，按流程逐一抽吸药品，药液务必抽吸干净、残留液符合规定。

3. 工业化三腔袋 脂肪乳、氨基酸、葡萄糖注射液按顺序进行混合调配。

（1）工业化三腔袋水平放置，沿着上边缘撕掉紧挨端口的凹槽，轻轻撕开长边，去除外包装；将工业化三腔袋放置于操作台台面，从把手边向端口边紧紧卷起，首先用右手握住，然后左手持续给力，直到垂直密封条被挤压打开；颠倒3次，可以使三腔袋内的液体充分混合；除去钢针口的防破坏标签并消毒。

（2）根据输液标签先抽吸需要量的胰岛素加入三腔袋内，缓慢按压，充分混匀；用脂溶性维生素溶解水溶性维生素后加入三腔袋内，缓慢按压，充分混匀；将磷酸盐、微量元素分别加入三腔袋内，缓慢按压，充分混匀，以避免局部浓度过高；最后将电解质加入三腔袋内，缓慢按压，充分混匀。

（3）根据输液标签将规格较大的丙氨酰谷氨酰胺注射液和 / 或 ω-3 鱼油脂肪乳使用灌装通路灌入三腔袋内，缓慢按压，充分混匀。

4. 操作人员应自行审核输液标签上的患者和药品信息以及用量、用法、用量计算等信息与调配所用过的药品空西林瓶、空安瓿的相关信息相一致，准确无误后在贴于三升袋的输液标签上签名。

5. 校对人员应再次进行校对，保证输液标签上的患者和药品信息以及用量、用法、用量计算等信息与调配所用过的药品空西林瓶或安瓿的相关信息相一致，检查截流夹是否关闭，确认正确无误后，通过传递窗将成品肠外营养液与相关的空西林瓶、空安瓿等传送至校对包装区。

6. 每批次操作完成后应立即整理、清洁台面，用蘸有 75% 乙醇的无纺纱布擦拭台面，不得留有与下批输液混合调配无关的药物、余液、用过的注射器和其他物品。

7. 混合调配过程中如有疑问，应立即停止操作，报告当班负责人，确认无误后方可重新混合调配并记录。

8. 辅助人员将混合调配完的成品输液传出调配间。

（四）混合调配后的操作流程与操作规程

1. 清场　清除操作区台面上的物品，将损伤性废物如针头放入到利器盒中，针筒、辅料等其他医疗废物置于黄色废物包装袋中，封口并传出混合调配间；脱手套，关闭水平层流洁净台。

2. 清洁　用蘸有清水的无纺纱布由污染相对轻的区域到污染相对较重的区域清洁，先清洁玻璃、墙壁、传递窗、转运车，然后清洁操作台外壁—内侧顶部—内壁四周—台面，最后擦拭操作台对应的地面，用蘸有清水的专用拖布拖地，保证地面无玻璃碎屑等。

3. 消毒　用蘸有 75% 乙醇的纱布由无菌要求相对高的区域到无菌要求相对低的区域消毒，依次消毒操作台台面—内壁四周—内侧顶部—外壁、转运车、传递窗、墙壁、玻璃等，注意纱布专区使用，开启操作台风机及紫外线灯，1 小时后关闭。

4. 脱衣换鞋　进入二更脱一次性洁净隔离服与口罩，进入一更更换拖鞋，七步洗手法洗手，出调配间。

（五）混合调配注意事项

1. 严格执行规范的洗手操作流程，手套有破裂、渗透性时应立即更换。

2. 规范无菌物品管理,储存应符合要求,无菌物品保存合格证留样。

3. 混合调配操作应严格按照无菌技术在水平层流洁净台上进行。无菌技术是一个完整的、系统的操作体系,包括无菌环境设施,无菌设备器材、物品及人员的无菌操作等。

4. 所有的无菌物品或操作关键部位须暴露在最洁净的空气中,即"开放窗口",也就是水平层流洁净台内侧至少 15cm 处,水平层流洁净台外沿是万级、百级空气交汇处,不得进行混合调配操作。同时操作台物品的摆放不能阻挡洁净层流,且至少距离层流洁净台后壁 8cm。

5. 操作及清洁消毒过程避免任何液体溅入高效过滤器,以免损坏器件或引起微生物滋生。安瓿在层流洁净台侧壁打开,应当避免朝向高效过滤器方向打开,以防药液喷溅到高效过滤器上。

6. 西林瓶类粉针剂药品需抽吸适量液体充分溶解后再稀释。

7. 玻璃碎屑、丁基胶塞脱落。调配过程中脱落的微小玻璃碎屑、丁基胶塞不容易肉眼观察,应规范调配手法,加强查对。

8. 严格按照流程和规程进行混合调配操作,确保肠外营养液的稳定性。

(1)磷与钙不可加入同一载体中,以防止生成磷酸钙沉淀。

(2)葡萄糖的 pH 为 3.5~5,脂肪乳剂的 pH < 5 时容易影响稳定性,故不宜直接与脂肪乳剂混合。

(3)电解质不应直接加至脂肪乳剂中,以避免破坏脂肪乳剂的分子结构,导致破乳。

(4)多种微量元素注射液与甘油磷酸钠注射液应分别加入 2 瓶氨基酸,避免局部浓度过高发生变色反应。

9. 混合调配所用的药物如果不是整瓶 / 支用量,应有第二者校对,并在输液标签上有明显标识,以便成品核对者校对。

10. 胰岛素可被聚氯乙烯滴注管吸附,建议使用胰岛素泵给药。

11. 成品肠外营养液传递至病房(区)宜立即使用,如需存放,应置于 2~8℃处,放置时间不得超过 16 小时。

(六)各关键环节的操作注意事项

调配肠外营养液时,以下环节尚应特别关注:

1. **审核用药医嘱** 审核肠外营养液用药医嘱除按照《静脉用药集中调配质量管理规范》中"审核处方或用药医嘱操作规程"进行审核之外,尚应特别关注液体量、总热量、渗透压、一价和二价离子浓度、糖脂比、热氮比等。

2. **核对输液标签** 由于肠外营养液输液标签组分多、一般为两联,应确认审核校对患者、药品等各项信息的完整性、正确性、清晰度,并应核对无信息遗漏。必须向病房(区)药疗护士特别交代的有关事项,应在输液标签或书面咨询书写清楚。

3. 摆药贴签核对　须冷藏的药品如脂溶性维生素、胰岛素，摆药后应存放于冷藏冰箱指定位置，并登记温度，次日混合调配前再传至调配间。采用工业化三腔袋调配脂肪乳氨基酸葡萄糖注射液，为防止氨基酸变色，摆药后外包装不得提前拆除，应在混合调配操作时现场拆除。

4. 成品肠外营养液核对　应重点核对成品肠外营养液的质量，有无变色、分层破乳。核对输液夹、截流夹是否关闭，是否套无菌帽，输液袋有无渗漏。非整瓶/支用量药品标记是否完整清楚、清晰，计算是否正确。须向病房（区）药疗护士特别交代的有关事项是否已在输液标签或书面咨询书交代清楚。

5. 成品输液发放及运送　肠外营养液应用专用包装袋单独核对包装以避免交叉污染，应轻拿轻放，包装时一般以每包 2~3 袋为宜，要避免重压。用固定转运箱，以 8~10 袋为宜，避免重压，避免剧烈晃动转运箱，以防输液夹与截流夹松动。

6. 交接成品肠外营养液与滴注给药　与治疗护士交接时注意输液夹、截流夹是否处于关闭状态，液体有无渗漏。

第四节　静脉药物治疗常见的并发症

一、输液反应的预防和治疗

输液反应是指由静脉以及胃肠以外的其他途径滴注入机体内的大剂量注射剂所引起的不良反应。输液反应可分为全身反应和局部反应。全身反应有发热反应、过敏反应、急性心力衰竭和肺水肿等。全身反应一般比较严重，处理不及时常可加重病情，甚至危及生命。局部反应有血栓性静脉炎、局部漏液肿胀和局部组织坏死，一般反应较轻，很少危及患者生命。因此，了解输液反应的发病机制和产生原因，掌握输液反应的治疗和护理方法极为重要。预防输液反应的发生必须严格执行以下内容：

（一）严格掌握输液的适应证和禁忌证

预防输液反应首先是要严格掌握输液的适应证和禁忌证。

1. 在临床上，输液的适应证主要有以下几点：

（1）各种原因引起的脱水、休克。

（2）各种原因引起的电解质和酸碱平衡紊乱。

（3）昏迷、禁食及其他原因不能进食或饮食不足。

（4）某些抗生素、抗肿瘤药、激素、升压药等需要加入输液中以静脉滴注方式给药者。

（5）大中手术前、术中及术后。

2. 输液的禁忌证主要有以下几种情况：

（1）新生儿由于肾脏稀释能力低，不应输入不含电解质的葡萄糖注射液，否则可致水中毒。

（2）休克早期，宜少用等渗葡萄糖注射液，多用电解质或低分子右旋糖酐，以补充血容量；血压回升后，可用乳酸钠林格注射液或复方氯化钠注射液；肝功能明显损害合并严重血容量降低者，可用碳酸氢钠等渗液或复方氯化钠注射液。

（3）重症肺炎合并心功能不全者，因有水钠潴留，体内液量已经增加，特别是间质液明显增多，故不宜再输液；对肺气肿、硅沉着病等有肺功能不全者，输液过程中也应防止输液过多、过速，并应加强输液监护。

（4）对心脏病患者确实需要输液时，要根据病情轻重严格控制输液量和输液速度，以防增加心脏负荷，诱发和加重心力衰竭和肺水肿；无心力衰竭者的输液总量不宜超过 2 000ml/d，心力衰竭者的输液总量不超过 1 200ml/d。此外，对心脏病患者输液还应注意钠盐的输入量，轻度心力衰竭者最多输入 0.9% 氯化钠注射液或复方氯化钠注射液 500ml/d，重症则几乎不能输入含钠液体。

（二）输液前要认真检查输液剂的质量

输液剂虽然在配制后已经过严格检查，符合质量要求，但由于贮运不当等原因可引起药液混浊、沉淀、变质等。因此在给患者输液前，应先检查瓶塞是否松动，瓶身是否有裂纹，药液有无异物、混浊或长霉。当发现上述情况时均不得使用。

（三）输液时要严格掌握无菌操作规程

1. 首先要查看一次性输液器的质量。一次性输液器有消毒灭菌有效期限，过期不得使用。检查包装封口是否严密，如果漏气，微生物易随空气进入而污染输液器。

2. 输液前操作人员应戴好洁净口罩、帽子，做到一人次一洗手，或用 1：1 000 过氧乙酸或 0.1% 苯扎溴铵溶液或 1：1 000 氯己定消毒双手，防止人员对输液的污染。

3. 注射部位要严格消毒，常用 2% 碘酊及 75% 乙醇消毒。开瓶后的瓶口或橡胶塞可用 2% 碘酊及 75% 乙醇消毒，向橡胶塞插针头时要尽量深入，不要露出塞外。为防止消毒剂失效，应定期更换消毒剂。

4. 注射前应将输液管及针头内的空气排尽，以免空气进入血管。穿刺静脉后注射部位及穿刺针外露处应以无菌纱布盖好，并以胶布固定，以防污染。

5. 输液一经启用，应一次滴注完毕，滴注时间一般控制在 4~6 小时，特殊情况除外,超过 24 小时者绝对不能再用。

6. 输液前一般应先放掉少许液体(20~30ml),目的是带出可能附着在输液管道和针头内的少量热原及输液管中可能附着的微粒。

7. 如需连续滴注 1 瓶以上时,应待滴完一瓶再加入另一瓶,并且严格消毒瓶口和橡胶塞,拔插针头迅速,重新调整滴注速度。

8. 溶解或稀释药物应在洁净条件下进行,不得在病房内操作。注射用粉针剂由于溶解后的稳定性问题,宜在临用时配制。溶解后的药物应保持在无菌状态下,避免污染。向输液剂中添加其他药液时,应仔细检查混合后的溶液澄明度,如有混浊、沉淀、结晶、变色等现象不得使用。

9. 在输液过程中要密切观察患者的反应,随时检查输液情况,如滴注速度快慢、针头有无移动和脱出,并注意不可使瓶内溶液走空。密切观察患者有无畏寒、发热、荨麻疹及血压下降等输液反应,一旦发现,立即停止输液,及时采取治疗措施。

(四)微粒的预防

1. 操作不当,输液器、注射器带入的微粒不容忽视。微粒异物注入人体后,就会造成血管栓塞发生静脉炎;当微粒滞留于肺内,可因微粒异物刺激引起巨噬细胞增殖形成肺内肉芽肿,还有可能引起热原样反应、过敏反应,甚至危及生命。

2. 微粒污染的途径主要为输液器、配液操作和环境空气污染。在静脉滴注药物前的配液操作中造成的微粒污染包括①通过开启安瓿时落下的玻璃屑:砂轮与玻璃摩擦会产生玻璃碎屑和脱落砂粒,割锯越长,碎屑越多,不溶性大颗粒也随之增多;②加药时穿刺橡皮塞切下的橡皮屑:静脉给药治疗常需要多种药物联合应用,尤其是抗生素的广泛、大量应用,在溶解加药过程中反复穿刺瓶塞,会导致塞屑微粒进入药液。静脉给药时,带入人体内的微粒作为一种异物,既不能被机体代谢吸收,也不受体内抗凝系统的影响,所以其危害是严重和持久的。进入体内的微粒越大、数量越多,对人体的危害越严重。

3. 微粒可直接阻塞血管引起局部组织缺血和水肿;微粒滞留在肺部由巨噬细胞包围和增殖形成肉芽肿;红细胞聚在微粒上形成血栓或引起静脉炎;微粒碰撞血小板,使血小板减少,甚至造成出血;某些微粒刺激组织而产生炎症性肿块;引起热原反应。

4. 微粒的预防措施

(1)改进输液加药针头:将针头的尖端做成封闭圆锥形,在针头旁侧开方形针孔,可一定程度地避免穿刺胶塞时带微粒,但需进一步积累这方面的资料加以证实。

(2)装输液终端滤器以截留各种途径来源的微粒:这是目前预防和减少微

粒侵入人体内的最理想的有效措施。但静脉注射药物时就很难避免将微粒带入体内,为此,有人建议厂家生产头皮针时直接安装上过滤器或将需要静脉注射的药物改为加入少量液体内静脉滴注。

(3)规范操作:溶解药物和抽药时,注意选择锐利不带钩的针头,并尽量减少对瓶塞的穿刺次数和避免加药空针反复多次使用。

(4)注意冲洗输液管道:输液器中的微粒大部分存在于最初流出的30ml药液中,而到100ml时几乎已全部流出。

(5)输液过程中尽量减少液体瓶的晃动:这样可使瓶内的较大微粒平稳地沉积于瓶口周边,以减少微粒输入人体。

(6)首选易折型安瓿:因为易折型安瓿颈端具有割痕,在开启操作过程中不需用砂轮割锯,不仅操作简便和省时省力,而且能使微粒量减少。

(7)应用正确的安瓿开启方法:安瓿开启前,分别用2%碘酒和75%乙醇棉签沿纵轴绕安瓿颈端1周擦拭1次,徒手掰开安瓿,能有效去除局部污染的部分微粒。现在有人认为安瓿割锯用乙醇纱布或棉签包裹掰开的方法并不合理,该方法易导致微粒对安瓿内药液的污染。

(8)减少人员流动:进行静脉输液的地方应尽量减少人员流动,减少人员的各种活动。

(9)空气消毒:这是有效的重要措施之一,可采用紫外线照射、喷洒消毒液,有条件可采用电子灭菌灯或气溶胶喷雾消毒。目前减少输液环境污染的最有效的方法是采用净化技术,如设置层流罩或使用超净工作台进行静脉输液调配。

(五)严格掌握输液速度

输液速度一定要适宜,不能过快或过慢,应根据病情需要以及年龄、心肺肾有无疾病及身体健康情况、药液性质和输入途径而定。输液速度过快会使心脏负担过重,导致肺水肿,或机体一时适应不了而产生寒战;过慢则达不到抢救治疗的目的。一般在重度脱水或紧急抢救时,开始速度要快,使有效血容量迅速恢复,以后视病情可适当减慢。儿童和体弱患者静脉滴注含高钾输液剂时速度不宜过快,以免引起血钾过高,使心脏受抑制而致心脏停搏。

1. 静脉输液速度一般为20~60滴/min,紧急情况下加快至80~120滴/min,但要密切观察患者的反应。

2. 重症心脏病患者的输液速度以15~20滴/min为宜,轻者及无心力衰竭者以50~60滴/min为宜。

3. 儿童按2~3滴/(kg·min)计算,一般不超过40滴/min。12岁以下除大量失水外,一般速度不宜过快,幼儿为15~20滴/min,6个月以内为8~15滴/min。

（六）注意药液温度与体温的差别

输液时必须注意药液温度与体温相差不能太大，温度过低，输液剂可引起血管收缩，对于体质较差的患者常会引起寒战和不适。因此，应该根据患者体质、病情以及输液量、室温等适当给输液剂加温，一般以维持在 20~30℃ 为宜。

（七）注意个体差异，密切观察输液反应

由于个体差异，患者对热原的反应性也有不同。在临床上，高热患者、重症患者和机体衰弱的患者往往容易发生热原反应。因此，对此类患者在输液早期，特别在开始输液的 30 分钟内速度不应过快，并应注意观察患者的状况。

（八）注意药物配伍禁忌

在临床治疗中常将 1 种或数种药物加入输液中进行静脉滴注，然而，几种药物在一起配伍因其理化性质各不相同，应特别注意配伍禁忌而引起的输液不良反应。

（九）急性肺水肿的治疗

输液过多、速度过快时可引起急性肺水肿，特别是小儿、胸部外伤、心力衰竭和肺炎患者更易发生，可成为致命性的严重反应。当急性肺水肿发生后，可采取如下治疗和护理措施：

1. 立即停止输液；患者取半卧位或坐位，两腿下垂，减少静脉回流；阻断肢体血液回流：用血压计袖带或止血带扎紧肢体上端，使静脉血回流受阻，切勿阻断动脉血流，每个肢体绑扎 15 分钟后松解 1 次，每次 2~3 分钟，直至肺水肿控制为止。

2. 吸氧。面罩吸氧较鼻导管给氧效果好，氧流量可用至 4~6L/min。

3. 应用利尿药和镇静药。多选用快速高效的强力利尿药如依地尼酸、呋塞米等，以减少血容量，并减轻心脏负荷。在应用利尿药的同时，慎防电解质紊乱，尤其是钾盐的补充。皮下注射吗啡或哌替啶可使患者安静，并使肌肉松弛，减少静脉回心血量。但对支气管哮喘、肺心病、脑血管意外者不宜应用吗啡。

4. 应用强心药。出现急性心力衰竭症状时应迅速给予快速强心药，如毒毛花苷 K 0.125~0.25mg 或毒毛花苷 G 0.2~0.4mg 加入 50% 葡萄糖注射液 40ml 中缓慢静脉注射，以加强心肌收缩力，减少心脏后负荷及增加肾血流，控制心力衰竭。

5. 扩张冠状动脉，增加心肌供氧量，松弛支气管平滑肌。可应用氨茶碱 0.25~0.5g 加入 50% 葡萄糖注射液 20~40ml 中缓慢静脉注射。

6. 应用血管扩张药。常用酚妥拉明对抗儿茶酚胺的加压反应，扩张外周血管，增加心肌收缩力，使肺循环内的血液转向体循环，而且最好与强心苷

类药物及强效利尿药合并使用。对伴有咯血的患者，可应用氢化可的松 100~200mg 加入 10% 葡萄糖注射液 500ml 中静脉滴注。对上述处理无效者可行静脉放血术，一般一次放血 300~500ml，这是一种减少静脉血量的直接方法，但此法仅用于无贫血和休克患者。整个治疗期间应严格监测呼吸、血压和脉率。

二、静脉炎的预防和治疗

(一)静脉炎的病因

静脉炎的病因包括静脉输入强刺激性、高浓度的药物或使用时间较长，损伤静脉内皮细胞；浅表静脉曲张、血液淤滞；肥胖、吸烟、外伤造成静脉内皮损伤；细菌感染等。静脉血管内膜损伤后形成血栓，迅速导致整条浅静脉壁的炎症反应，甚至累及静脉周围组织，并有渗出液，局部表现有疼痛、肿胀和压痛的索状硬条或串珠状硬结，全身反应不明显。输液性静脉炎患者血管内膜增生，血流缓慢，周围皮肤可呈充血性红斑，有时伴有水肿，以后逐渐消退，充血被色素沉着代替，红斑转变为褐色；少数患者可有发冷、发热、疼痛肿胀等反应。

(二)静脉炎的预防

穿弹力袜改善下肢静脉曲张。对于血液高凝状态的患者在积极纠正基础疾病的同时，应注意避免四肢、躯干等好发部位的外伤。针对输液性静脉炎，在静脉穿刺过程中避免同一部位反复穿刺及使用强刺激性药物。同时严格无菌操作，防止静脉植入物造成的感染。

(三)静脉炎的治疗

1. 一般治疗 去除导致静脉炎的病因，如静脉导管等。如合并细菌感染，可酌情予以抗生素。局部可采用热敷、物理治疗等促进炎症吸收、止痛，例如红外线照射能预防经外周静脉穿刺的中心静脉导管置管术后机械性静脉炎的发生，红外线照射时表浅组织产热后经血液传递或热传导，能使较深层组织的温度升高，血管扩张，改善局部血液循环，增强组织代谢，促进局部渗出物的吸收，具有解痉、消炎、镇痛作用。也可采用冷敷使血管收缩，减少药物吸收，可促进有些药物的局部灭活作用。局限于损伤部位的冷敷可使神经末梢的敏感性降低，从而减轻疼痛，常用于刺激性药物外渗、泄漏的早期处理。

2. 药物治疗 外用类肝素软膏、抗炎药物软膏，25% 硫酸镁湿敷；内服促进静脉回流等活血化瘀药物。对位于大腿根部及膝关节周围的病变，需要采用低分子量肝素或普通肝素抗凝治疗。对合并细菌感染者，需根据感染细菌类型使用抗生素。

3. 手术治疗 局部血栓性静脉炎在炎症期消退后如仍有条索状硬物伴

疼痛,可考虑手术切除。如下肢静脉曲张合并血栓形成浅静脉炎,可于炎症消退后行手术治疗。

三、药物外渗的预防和处理

(一)药物外渗的鉴别

告知患者有些药物滴注时沿静脉管有灼痛感是正常现象。检查注射或滴注部位邻近组织是否苍白、肿胀或发凉;若用注射液泵,则每 30 分钟或更频繁地进行检查。

(二)药物外渗的预防

尽可能选择较大的静脉管注射,并选用大小合适的针头或插管;如果以滴注法给药,应避免用头皮针头注射;较为理想的是滴注针头应远离肘关节、腕关节等部位,这些部位活动易使插管脱出;婴儿应避免使用头皮静脉;在开始滴注药物前,必须肯定插管或针头已插入静脉管腔内,静脉血回流顺利,用0.9% 氯化钠注射液或其他等渗液滴注不致产生疼痛或肿胀;如药液滴注在进行,滴注插管必须用带子固定以免移动。若不得不使用靠近关节处的静脉,则用夹板固定,避免牵拉插管;绕扎带时应让穿刺部位周围的静脉和皮肤暴露可见。尽可能嘱咐患者滴注药物的重要性及药物外渗的危害,使他们能与医务人员共同防止外渗发生。

(三)药物外渗的处理

如怀疑药物外渗,则立即停止滴注或注射;若所输的药物是维持生命所必需的,则立即更换输液部位,否则可停药;抬高该患肢;立即通知医师,在药物外渗确定后尽快进行处理;准备对所用药物有特异性的治疗措施。处理以后,继续观察受累局部组织损伤的症状和体征:持续疼痛或麻木;皮肤暗红色;肿胀;发绀或持续苍白;受累远端无脉搏;大疱形成或组织腐烂;防止局部进一步创伤及发生感染。

四、药物热的鉴别和治疗

(一)药物热的鉴别

发热反应包括热原反应、热原样反应、细菌污染反应及过敏反应,是一种最常见的输液反应,发生于输液过程之中或输液结束以后,具有寒战、发热、血压下降等特点。热原反应是指输液过程中由于热原进入人体后,作用于体温调节中枢而引起的发热或寒战反应。热原反应作用的强弱与输入的热原量有关。

如有的药物本身有药物热反应,有的药液温度过低或药物浓度过高,有时也可引起发热样反应,但这些不属于热原反应。

（二）输液热原反应的发病机制和临床表现

1. 输液热原反应的发病机制 输液热原反应多数发生在输液 20 分钟左右。由于外源性热原进入人体后激活血液循环中的巨噬细胞和单核细胞，使其释放内源性致热原，促使前列腺素 E 释放刺激下丘脑冷觉感受器和温度感受器。首先交感神经兴奋，外周血管收缩，皮肤血流量减少，散热减少，皮温下降，易发生寒战、怕冷、面色苍白、四肢厥冷。继之外周血管舒张，散热亦增加，体温升高。有时体温甚至可高达 40℃，致使脑细胞通透性增强，细胞外液进入细胞内引起脑水肿，表现为头痛、恶心、呕吐、抽搐，甚至昏迷。由于机体代谢大为亢进，耗氧量增加，造成相对缺氧，并可累及循环系统和呼吸系统。前者导致心肌收缩力减弱，心输出量降低，微循环障碍，引起心力衰竭或血压下降；后者可导致二氧化碳积聚，引起烦躁不安和呼吸困难。

2. 输液热原反应的主要表现及常见的主要症状 包括高热、寒战、怕冷、头痛、恶心、呕吐等。输液热原反应所致的并发症主要有心脏负荷过重引起心力衰竭、肺水肿、静脉炎、空气栓塞、渗漏、坏死、血栓。热原反应轻者给患者增加痛苦；重者可能使病情加重，甚至危及生命。临床症状大致可分为 3 期：

（1）寒战期：一般发生在输液 10~30 分钟，患者突然感到畏寒，继之寒战、口唇发绀、面色苍白、四肢发冷、呼吸急促、脉搏细弱。

（2）发热期：患者的体温迅速上升，轻者体温可高达 38.9℃左右，严重者可达 40℃以上，面色潮红、头痛、恶心，甚至可出现谵妄、抽搐，严重者可引起循环衰竭及肾衰竭，若不及时抢救可危及患者的生命。

（3）恢复期：患者的体温迅速下降，大汗淋漓，疲乏无力。整个输液反应过程持续约 1 小时。

（三）引起输液热原反应的主要因素

1. 药品质量问题 输液原料药本身含有热原，输液生产过程中被细菌污染而产生热原，属不合格药品。

2. 输液器质量问题 输液器及各种接触输液用具含有热原，属不合格输液被污染。

3. 输液给药过程中污染 输液给药前液体调配及输液滴注时的操作不规范，也可能输液被污染。

（四）输液热原反应的处理原则

输液热原反应多数发生在输液 20 分钟左右，在用药过程中应密切观察患者的用药反应，特别是开始的 30 分钟。一旦发生输液热原反应，要及时进行适宜、正确的处置，并对患者给予安慰，使他们紧张的心理状态得以放松，从而减轻心理压力。对反应轻者减慢输液速度，密切观察；反应较重者应立即停止输液，采取相应的对症治疗措施，同时检查发生反应的原因。对反应早期和症状较轻者可适当应用镇静安定药和抗过敏药,如肌内注射苯巴比妥 0.1~0.2g、苯海拉明 40mg 或异丙嗪 25~50mg、氯丙嗪 25~50mg 等,缓慢静脉注射 10% 葡萄糖酸钙 10ml,静脉滴注氢化可的松 25~50mg,静脉注射山莨菪碱 20~30mg(小儿每次 0.5mg/kg),一般可以奏效。但是对于反应严重者,必须采取如下综合措施,以防病情恶化。

1. 对反应重者应立即停止输液,并检查发生的原因。如经风险评估后仍必须继续输液者,应重新更换输液器及药液。

2. 寒战期给予保暖,饮热开水,安慰患者积极配合医务人员治疗。

3. 对反应早期者,应用山莨菪碱 10mg 肌内注射或加入 25% 葡萄糖注射液 20ml 中缓慢静脉注射,5 分钟左右寒战多可消失。该药可缓解平常肌痉挛,改善微循环,扩张外周血管,尤其对有动脉硬化、高脂血症、高血糖、血液黏稠度高的老年患者有益。但对有消化道出血、胃幽门梗阻和肠梗阻、急腹症诊断未明、颅内出血、前列腺肥大患者慎用,青光眼患者禁用。可静脉滴注地塞米松 5~10mg 或使用异丙嗪 25mg 肌内注射进行抗过敏治疗,反应严重者可皮下注射 0.1% 肾上腺素 0.2~0.5mg。

4. 对有呼吸困难者给予吸氧,出现烦躁、谵妄者给予地西泮 10mg 或苯巴比妥 0.1g 肌内注射等对症处置。

5. 发热期给予复方氨基比林 2ml 肌内注射,根据病情轻重和发热程度,可同时给予地塞米松 5~10mg 加入 25% 葡萄糖注射液 20ml 中静脉注射或加入输液中滴注。经上述处置后发热持续不退,特别是高热(40℃)患者如不及时使其降温,可因脑水肿导致病情恶化,应迅速将患者的体温降至 38℃ 以下。这时可用物理降温与药物降温相结合,物理降温如采用冷毛巾、冰帽、冰袋,也可用 25%~50% 乙醇擦浴;另外尚可采用冰盐水灌肠或将患者置于空调房内。药物降温可适当选用冬眠疗法,具有控制下丘脑体温调节中枢的作用,有利于降温、镇静、抗休克(对血压偏低者慎用,尤其老年患者慎用,以防脑梗死)。方法为氯丙嗪 25mg 溶于 0.9% 氯化钠注射液 500ml 中缓慢静脉滴注,1~2 小时滴完,严密观察患者的血压、脉搏、呼吸等。对物理降温和药物降温等常规治疗无效者可应用硝普钠,开始每分钟 0.5μg/kg,15 分钟后加至每分钟 1.0μg/kg,热退至正常后停用(严密观察患者的血压,及时调整滴注速度)。

6. 注意患者全身情况的变化,仔细观察患者的体温、脉搏、呼吸、血压、神志及精神状况的变化。若出现肺水肿症状,应立即将患者端坐,双下肢下垂,并加压给氧。若患者感到呼吸困难、严重发绀,应立即将患者置于左侧卧位和头低足高位,以减少空气进入静脉。对患有高血压、脑血管意外等的患者应特别注意观察血压、神志及瞳孔变化,因寒战可使血压迅速升高,不及时处理将加重原有病情,进而导致脑出血、脑梗死。对冠心病患者应使用心电监护或心电图检查,必要时尽快处理。

7. 其他应急措施,如出现抽搐时给予 20% 甘露醇快速静脉滴注,同时给予地西泮 10mg 肌内注射和氧气吸入;血压下降时给予多巴胺、间羟胺(阿拉明),视病情轻重程度确定剂量,加入 5% 葡萄糖注射液或 0.9% 氯化钠注射液 250ml 中静脉滴注;心力衰竭时给予毛花苷丙 0.4mg 加入 5% 葡萄糖注射液 20~40ml 中缓慢静脉注射;呼吸衰竭时视轻重程度给予尼可利米、洛贝林适当剂量肌内注射或加入 5% 葡萄糖注射液或 0.9% 氯化钠注射液 250ml 中缓慢静脉滴注。

8. 恢复期要鼓励患者多饮水,做好心理护理。

(五)发热反应的治疗

1. 物理降温　常用的方法有水(32~36℃)擦浴、25%~50% 乙醇擦浴、冰敷、冰水(4℃)洗胃或灌肠、冰化(4℃)输液等。在使用物理降温时,注意对高热伴有畏寒者禁用皮肤擦浴,以免过度散热使体温降低。降温时要密切观察体温变化,一般降至 36℃ 即可,避免降温过快而引起虚脱。

2. 药物降温　常选用解热镇痛抗炎药,如阿司匹林、对乙酰氨基酚等。对于高热昏迷者可应用冬眠疗法。药物降温时用药剂量不宜过大,亦不宜在短期内连续使用;冬眠药物降温必须在血容量充分补足的情况下使用,降温过程中应注意观察患者的体温、脉搏、血压等变化情况;发绀者给氧;虚脱者可针刺人中、十宣等穴,亦可用肾上腺素 0.5~1.0mg 肌内注射;休克者可用升压药,如间羟胺 10mg 或多巴胺 20mg 和地塞米松 2.5mg 加入 0.9% 氯化钠注射液 100~200ml 中缓慢静脉滴注;喉头水肿可用 1:1 000 异丙肾上腺素液喷雾吸入,必要时行气管切开。

3. 对症处理　高热时代谢增加,机体消耗较大。降温过程常伴有大量出汗,故应适当补充水分及 Na^+、K^+、维生素 C 和糖等物质。一般病情不重者最好鼓励其经口服给药,重症患者采用静脉给药。高热引起烦躁、惊厥者可给予镇静、抗惊厥药地西泮、苯巴比妥等。

4. 后期处理　如患者全身大汗淋漓,应及时擦干,避免受凉。如症状好转,但持续发热者应考虑菌血症,应立即抽血,并将余下的液体送细菌培养,反应消失后,如病情仍需继续输液,应改换液体及输液器后重新滴注。如疑与某种添加药物有关,不应再用该药物。重新输液时开始滴注速度应慢。

(六)输液热原反应的预防

1. 把好药品和输液器质量关　输液和输液器含有热原是发生输液热原反应的最直接、最主要的原因,应购买生产条件好、重视产品质量企业生产的,符合国家质量标准的输液和输液器,杜绝购进伪劣产品。输液器及药品的保管要做到专人专管,按有效期先后使用。使用前严格检查包装及输液器外形是否完好,如发现过期或破损以及其他质量问题,坚决不用。宜采用一次性输液用具,否则输液器应按规范冲洗和灭菌,达到无菌、无热原,对连续24小时输液的患者要及时更换新的输液用具。

2. 准确使用输液 严格掌握输液的适应证和禁忌证,根据患者病情和药物性质选择合理的给药途径,能选用其他给药途径的尽量不用输液治疗,调配好的药液不可放置时间过长。对年老体弱、过敏体质,严重感染患者或心、肺、脑、肾功能欠佳者,输液前可给予异丙嗪25mg肌内注射或者地塞米松5~10mg静脉注射,可起到预防作用。

3. 密切观察特殊人群 老年人、儿童、肝肾功能异常患者由于体质、年龄、病理状态等不同,对药物作用的敏感性不一致,从而对药物产生不同的反应,应加强监测。

4. 改善静脉输液混合调配的环境条件 静脉输液调配室是指医疗单位通过处方从药房领取的药品经护理人员调配后给患者静脉滴注的工作场所(简称输液调配室或治疗室)。该室的护理人员按医嘱将静脉用药物溶解、调配、稀释后,将药液直接滴注到患者体内,达到治疗、诊断疾病的目的。

第五节 静脉药物的护理操作要求

在护理工作中选择合适的静脉,建立有效的静脉通路,选择清洁的穿刺部位,调节滴注速度,监护输液反应都是保证静脉药物滴注有效、安全的重要环节。

一、建立有效的静脉通路

1. 迅速建立有效的静脉通路对患者的治疗和护理非常关键。

2. 严格区分动脉和静脉,遇有危险患者时如区分不好,注射或滴注药物时误入动脉,有些药物可以引起动脉坏死,造成不可逆性的损失。

二、选择最佳的穿刺给药部位

1. 老年患者的机体活性下降,静脉穿刺条件不好,在具体操作中应慎重选择穿刺部位,关节或关节附近的区域、患侧肢体、下肢(静脉血流慢的静脉瓣多)、尺侧(前臂下端)均不要轻易选择穿刺。

2. 应避免反复穿刺而破坏静脉,必要时可选用静脉留置针,它具有操作简单、对血管的刺激性小、易固定等优点。

三、调节滴注速度，监护输液反应

1. 输液时应按计划进行，晶体、胶体水分按比例交替进行。根据液体的性质、作用及患者体质调整输液速度，并严密观察患者的尿量。

2. 患者尿少、血压偏低、血容量不足时应加速补充胶体液。

3. 心肺功能良好者滴注速度可稍快。严重脱水休克患者及应用甘露醇等脱水药时输入速度应快。

4. 对于心肺疾病患者，一般改善心功能或通血管的血管活性药的输入速度宜慢。

5. 高渗盐水、含钾药物的输入速度也应慢一些，见尿补钾，注意临床观察。输液过程中加强巡视，保持输液通畅，防止液体滴空、针头堵塞及脱出，从而影响或延误治疗。

6. 有的药物见光会变色而影响质量，在滴注时应采取避光措施。

（卜书红 金 岚）

参 考 文 献

[1] 吴永佩，颜青，张健. 全国静脉用药集中调配工作模式与验收管理培训教材. 北京：科学技术文献出版社，2016.

[2] 吴永佩，焦雅辉. 临床静脉用药调配与使用指南. 北京：人民卫生出版社，2010.

[3] 李方，张健. 临床静脉输注药物使用手册. 北京：人民军医出版社，2009.

第二章 静脉用药的药学监护原则和要点

第一节 静脉用药的药学监护原则

药学监护是指药师应用药学专业知识向患者提供直接的、负责任的、与药物使用有关的药学监护，包括疗效监护、防范用药错误监护、不良反应监护、适宜的用药指导等内容，促进安全、有效和经济的合理用药，提高药物治疗水平。实施静脉用药的药学监护主要是针对通过静脉途径尤其是静脉滴注给药的药物，通过对患者的个体化评估，发现临床潜在的或实际存在的静脉用药使用问题，制定药学监护计划，并采取积极有效的干预与监护措施，解决实际发生的用药问题，并防止潜在的用药问题发生。

（一）适宜的适应证

静脉给药无吸收过程，可使药物直接进入血液，具有起效迅速、药效可靠的特点。选择静脉用药需根据临床治疗需要，充分考虑疾病的性质和特点，以及患者的病理生理情况和疾病状态来综合评估。静脉给药常用于危重患者抢救时给药；不能口服或胃肠吸收障碍或胃肠不能耐受患者的给药；不宜口服、皮下注射或肌内注射药物的给药；高渗溶液的给药；为了减少血药浓度波动，维持平稳治疗效果的给药。

（二）溶媒选择

可供静脉滴注的注射剂，有些需要溶媒溶解和稀释后滴注。如果溶媒选择不适当，会影响药物的稳定性和发生理化反应，致使药物疗效降低或发生不良反应，严重的还会危及患者的生命安全。输液溶媒选择的基本原则首先是依据药品说明书选用溶媒，药品说明书记载的可配伍溶媒是根据药品与溶媒的理化性质、配伍的相容性、配伍后的稳定性，通过科学验证的。有一部分注射用无菌粉末因药品稳定性或溶解度原因配有专用溶剂，临床使用时要注意先用所附的专用溶剂溶解后再扩容至指定输液中，按常规使用。其次是依据患者的病理情况选择溶媒。如患者有高血压、冠心病及心功能不全，应减少氯化钠的摄入，以减轻心脏负担；如果患者肾功能不全，须减少氯化钠的摄入，减轻水钠潴留。但临床上常会出现治疗矛盾，如药品说明书需要葡萄糖注射液作为溶媒，但是患者有糖尿病须避免糖的摄入的矛盾，此时可用胰岛素来兑冲输液中的葡萄糖，注意应用过程中监测血糖。

（三）配液浓度

药物稀释时溶媒量的多少直接影响药物浓度，应依据药品说明书配制成适宜的稀释药液。药物浓度与药效、不良反应、刺激性、溶解性等相关，稀释过度或溶媒量偏少都不恰当。如 β- 内酰胺类抗生素的滴注浓度一般为 1%~2%，滴注时间以控制在 0.5~1 小时为宜，溶媒量过大、滴注时间长易发生水解和分子重排，导致其活性、疗效降低，分解出更多的致敏物质，增加致敏概率；溶媒量过小时药物浓度过高、刺激性强，可引起注射部位疼痛，导致静脉炎和血栓。溶解性能不好的药物如果溶媒量过少，会造成溶解不完全，产生大量微粒，当超标的微粒进入血液时，可发生致热样反应、小动脉炎、微栓塞、血栓形成、异物肉芽肿等。

（四）液体量

液体量应根据患者的每日情况计算提供。综合评估患者的心脏、肾脏功能，密切关注体重变化、出入量平衡（包括经口或经静脉补充的液体和尿量、其他途径的液体丢失等情况），监护患者是否存在脱水、水肿或腔内液体积聚。高热量摄入、妊娠、发热、大量出汗、腹泻、烧伤、外科引流等情况下，机体对水的需要量增加；心、肾功能不全时，常需限制液体供给。

（五）给药剂量

药物的不同剂量可产生不同的作用，同一种药品在治疗不同疾病时剂量可能差异较大。疾病严重程度不同，所需的给药剂量也有不同。应严格遵照药品说明书规定的剂量给药，对于儿童应根据年龄、体重计算适宜的给药剂量。对作用强、治疗指数小的药物，必须按照个体化原则给药，制订初始剂量和推荐剂量，有条件的情况下应当进行血药浓度监测。监护时应及时根据患者的临床症状改善情况、实验室检查结果、影像学检查结果等评估疗效和不良反应，及时调整给药剂量。

（六）给药频次

根据药物的药动学特点，制订合理的给药频次，可得到良好的治疗效果，减少不良反应的发生。对于抗菌药的使用，还需根据其药动学/药效学（PK/PD）特性制订抗菌治疗方案，以使抗菌药在人体内达到最大杀菌活性和最佳临床疗效与安全性，并减少细菌耐药性的发生和发展。给药间隔时间对于维持稳定的有效血药浓度甚为重要，如不按规定的间隔时间给药，可使血药浓度发生很大的波动，血药浓度过高时可能发生毒性反应，过低时有可能治疗无效。对于血药浓度与疗效关系密切的药物，毒性反应强、治疗指数低的药物,如茶碱、氨基糖苷类抗生素、抗癫痫药等,应进行治疗药物监测(TDM),使给药方案个体化。

(七)滴注速度

静脉滴注速度不仅关系到患者的心脏负荷,有的还会影响药物的疗效、稳定性,甚至有的患者因滴注速度过快导致严重的过敏反应。控制好静脉滴注速度可大大减少这些不良因素。临床用药时,需根据药品说明书推荐的滴注速度执行。监护过程中应指导患者不要随意调节滴注速度,以免发生不良反应。滴注速度一般以 ml/min 为单位,毫升与滴的换算关系为等渗溶液 1ml ≈ 20 滴,高渗溶液略多。

(八)输液调配后的放置时限

输液的稳定性与其本身以及加入药物的理化性质等因素密切相关,有些药物加入输液后放置时间过长,不仅容易分解降效,且易受环境温度、光线等影响,发生理化性质改变,直接影响疗效及使用安全。因此临床输液尽可能临用调配,如需放置,应依据药物的理化性质以及说明书规定的贮存条件,不超过规定的有效时长。

(九)输液调配应遵循的原则

1. 新药使用前应仔细阅读使用说明书,全面了解新药的特性,避免盲目配伍。

2. 在不了解其他药液对某药的影响时,应单独使用该药。

3. 患者采用输液治疗时,如有几种静脉药物需滴注治疗时,应依据这几种药物的理化性质,凡能混合调配的应混合配伍于一袋/瓶基础输液内,防止由于不当调配与静脉滴注而影响电解质和酸碱平衡等用药错误。

4. 有色液体应最后加入输液瓶中,以避免瓶中有细小沉淀不易被发现。

5. 根据药物性质选择溶媒,避免发生理化反应。

6. 根据药物的药理性质合理安排输液顺序,对存在配伍禁忌的 2 组药液在使用时应间隔给药;如需序贯给药,则在 2 组药液之间应以葡萄糖注射液或 0.9% 氯化钠注射液冲洗输液管过渡。

7. 在更换补液时如发现输液管内出现配伍反应,应立即夹管,重新更换输液器,再次检查输液瓶及输液管内有无异常。滴注过程中注意观察患者的反应,有无不适表现。

(十)药物相互作用

药物相互作用主要指一种药物在体内对另一种药物的药动学或药效学的影响,从而使之减效、失效或增效及引起各种不良反应,是联合用药时不容忽视的问题。从临床应用角度需要确定是否具有临床意义:①临床应该避免合用;②临床应该调整给药方案,密切监测,谨慎合用;③相互作用后果不具有临床意义,临床可以合用。判断一个药物相互作用是否具有临床意义,需要结合以下因素综合判断:①药物的安全性。②药物相互作用的严重程度,可根据"肇事"药物对敏感底物的抑制或诱导程度,分为强、中、弱3个层次。如果一个敏感的底物与一个强抑制剂或强诱导剂合用,就可能存在具有临床意义的药物相互作用。③对于某些治疗窗窄的药物,一般常规进行血药浓度监测,如地高辛、环孢素、他克莫司和一些抗癫痫药。而华法林可以通过监测国际标准化比值(INR)调整剂量。因此,对于这些药物,即使和其他药物存在具有临床意义的相互作用,也是可以通过调整治疗方法(给药剂量和给药间隔等)谨慎合用的。

(十一)光敏感性药物

光敏感性药物可汇集于皮内,其本身或代谢物发生光动力学影响,一是形成抗原,在敏感体内产生效应抗体;二是药品吸收光源后,将其能量传递至细胞而产生伤害,呈现迟发型变态反应。可致光敏感性的药物有喹诺酮类抗菌药,四环素类抗菌药,抗肿瘤药如柔红霉素、甲氨蝶呤、长春碱等。使用光敏感性药物期间,晒太阳可能出现皮炎,症状与晒伤相似,应避免日晒。对日光敏感体质者宜注意采取遮光措施(外出时避免强光照射,穿防护服、帽,涂敷防护膏)或变换给药时间(睡前服药)。

(十二)输液器

药物与输液器可能发生反应,及输液器对药物可能存在吸附作用。如盐酸多柔比星注射液会与注射器针头发生反应,出现沉淀变色。铂类抗肿瘤药与铝接触会产生黑色沉淀与气体,故不能接触含铝器具。紫杉醇应采用非聚氯乙烯材料的输液器,并使用孔径< 0.22μm 的微孔膜过滤器。临床常用的一次性输液器如聚氯乙烯材质,对尼莫地平、硝酸甘油、胺碘酮、胰岛素等药物均有不同程度的吸附作用,尤其对含量低微的药物,被吸附后治疗效果大大减弱。

(十三)用药疗程

用药疗程需根据临床具体情况综合评估而定,根据患者的病理生理情况、疾病的发病时间、用药情况,有针对性地制订个体化的方案。对于药物而言,需要根据药物的特性以及药物的代谢等多个方面的因素综合考虑,确定合理的治疗疗程。

(十四)疗效监护

临床药师应参与临床药物治疗,监测患者用药的全过程,通过每日查房、观察应用药物治疗后患者的临床症状、实验室检查指标、影像学检查结果等有无改善,对药物治疗方案作出疗效评价,为临床的下一步药物治疗方案提出建议。

（十五）安全性监护

在合理使用静脉输液的同时，应加强不良反应监测，一旦出现药品不良反应，应立即停药，并采取相应措施。临床药师应及时评估药品不良反应，最大限度地降低药品不良反应及有害的药物相互作用的发生，减少和避免药源性伤害。

第二节　特殊人群使用静脉输液药学监护要点

一、儿童患者使用静脉输液药学监护要点

静脉输液是临床疾病治疗中的常规手段，目前也是儿科住院治疗中的常用给药方式。随着药物品种的不断增多，静脉输液中多种药液混合滴注、多组输液序贯联用，都增加了输液治疗中的不安全因素，静脉输液安全越来越引起人们的关注。此外，静脉补液也是快速纠正儿童水、电解质失衡的关键手段。

由于儿童对药物的吸收、分布和代谢与成人不同，肝肾等脏器功能发育不全，加之婴幼儿的语言表达能力不足，因此儿童在进行静脉药物治疗过程中必须加强药学监护。药学监护主要体现在以下几点：

1. 根据患儿的病情、年龄、药物特性、用药方式、既往输液史、皮肤和静脉状况进行输液治疗的综合评估。

2. 对医师的用药医嘱进行审核，调配时应对静脉滴注用的药品、溶媒以及浓度等进行核对，对有滴注时间要求、避光要求等特殊要求的药品在输液标签上进行备注说明。

3. 儿童静脉输液治疗药学监护应注意以下几个方面：

（1）必须仔细监测体重和出入量、评估患儿的体液状况以及正确选择液体，以避免造成死亡及神经系统永久性损害等严重的并发症。

（2）为了提高患儿对抽血化验的依从性，尽量减少其焦虑，应向家长以及年长的患儿解释抽血化验的必要性。

（3）对于低龄患儿，可采用分散注意力和安抚措施。

（4）儿童静脉输液过程中如出现恶心、呕吐、嗜睡、意识模糊、易激惹症状，提示可能出现低钠血症，必须及时通知医师给予紧急治疗处理。

4. 滴注过程中的监护

（1）输液渗漏的监测。因婴幼儿肢体固定困难，6个月以下的小儿常发生输液外渗，且外渗后患儿难以用语言表达疼痛的感受，常容易造成严重的外渗。因此，应加强监测或对家长进行静脉用药的宣教，有助于及时发现输液外渗。

（2）输液过程中还应注意观察患儿的生命体征如体温、血压、心跳、呼吸等，精神状态如患儿是否有烦躁、嗜睡、乏力等情况。

二、老年患者使用静脉输液药学监护要点

老年人的视力、听力、记忆等功能下降，可能导致在使用药物时出现失误，且因机体衰老或多种慢性疾病的存在使药物的体内过程复杂化。静脉输液是临床上为患者给药的主要方法，虽然具有起效快等优势，但药物不良反应发生率增加且严重性往往也较高。因此，老年人作为一个特殊人群，静脉用药也更应慎重，应受到更多的药学监护。药学监护要点如下：

1. 评估与确认静脉输液治疗对老年患者的必要性、适宜性。明确应用每种静脉药物的目的，确认采用静脉滴注给药的必要性；掌握与评估患者的用药史、有无特殊禁忌证，包括用过的所有静脉、口服及非处方药；有无静脉药物疾病禁忌证或是否属不适宜预防性用药。

2. 评估静脉药物剂量和基础输液用量对老年患者肝肾功能的影响，甚至毒性等因素；关注明确与疗效相关的临床检验和实验室检查指标。

3. 评估与掌握所使用的静脉药物的理化特点。静脉滴注使用的各种静脉药物之间有无相互作用、配伍禁忌；评估饮食习惯及生活方式对药物治疗的影响。

4. 静脉滴注时应充分评估与考虑老年患者的特点。要尽量减少静脉滴注给药次数和滴注时间，以使老年患者有较多的活动时间，提高患者对治疗的依从性；输液滴注时要充分考虑老年患者的血管特点，选择最适宜的血管，且要注意静脉穿刺是否损害血管。

5. 评估滴注的静脉药物可能发生的不良反应及防范措施，对患者进行适宜的用药指导。

三、术中患者使用静脉输液药学监护要点

手术过程中主要涉及的药物有以下几大类：抗菌药、利尿药、止血药、血液制品、神经肌肉阻滞剂、静脉全麻诱导剂。下面分别从各类药物的使用过程中须关注的监护要点进行介绍。

（一）抗菌药

手术过程中抗菌药的使用主要是为了预防切口相关的感染，术前、术中或术后都会根据病情开具必要的抗菌药。对于医师来说，需要在操作过程中具备良好的采集病原学标本的意识，例如脓肿部位的切开和引流，采集组织标本，积极送检病原学标本进行相关检查。

根据 2015 年版《抗菌药物临床应用指导原则》，针对革兰氏阳性菌预防性使用第一和第二代头孢菌素，其中有循证证据的是头孢唑林、头孢呋辛；如

对 β- 内酰胺类抗菌药过敏，可用克林霉素、万古霉素等。针对革兰氏阴性菌感染预防可选用第一和第二代头孢菌素，其中有循证证据的是头孢唑林、头孢呋辛，对肝胆、肠道手术也可用头孢曲松；如对 β- 内酰胺类抗菌药过敏，可用氨曲南、磷霉素或氨基糖苷类。在这几类药物的使用过程中，监护要点如下：

1. 确保预防用药的给药时间正确。静脉滴注应在皮肤、黏膜切开前 0.5~1 小时或麻醉开始时给药，在滴注完毕后开始手术，保证手术部位暴露时局部组织中的抗菌药已达到足以杀灭手术过程中沾染的细菌的药物浓度。万古霉素或氟喹诺酮类等由于需滴注较长时间，应在手术前 1~2 小时开始给药。

2. 抗菌药的有效覆盖时间应包括整个手术过程。手术时间较短（< 2 小时）的清洁手术术前给药 1 次即可；如手术时间超过 3 小时或超过所用药物半衰期的 2 倍以上，或成人的出血量超过 1 500ml，术中应追加 1 次。

3. 注意药物过敏反应。由于抗生素皮试结果对于预测不良反应的意义有限，因此在用药过程中需要密切关注过敏相关的临床表现，例如严重的荨麻疹、血管神经性水肿、支气管痉挛导致呼吸困难等，尤其对于有过敏史的患者更需谨慎。如果出现异常，应及时处理。

4. 抗生素滴注过程中注意滴注部位有无药液外渗、有无静脉红肿等静脉炎的表现。

（二）利尿药

手术中在一些需要临时降低容量负荷的情况下会用到利尿药，从而达到降低眼压、颅内压，保护肾脏功能等治疗目的。具体来讲，在颅骨切开术中使用利尿药可以起到防止脑水肿的作用，尤其是在存在创伤引起组织受损的情况下。在一些靠近肾脏血管部位的血管手术中，利尿药的使用可以起到利尿效果，用来评估肾功能。以呋塞米为例，用药后起效很快，往往 5 分钟即可，药效可持续 2 小时。该类药物术中应用时的监护要点如下：

1. 在选用利尿药时需要注意，对于有慢性基础心脏疾病的临床情形需要慎用渗透性利尿药，因为这类利尿药将液体从组织间隙拉出来回到血管中，会增加循环血量，从而增加心脏负担。

2. 当利尿药短期用于上述临时性的临床情形时，发生低血钾的风险是非常小的。尽管如此，对于术中要用到利尿药的患者，术前即可考虑监测血钾，如有异常及时纠正。

3. 术中可以通过监测心电图，及时发现潜在低血钾的可能性。

4. 在短期术中使用利尿药时，建议术前给患者留置导尿管，并且将尿液收集到有刻度的引流袋中，便于定期结算尿量，评估肾功能。

（三）止血药

由于手术会造成出血，止血药是手术中会涉及的一类药物。

1. 止血药从作用机制上可以分为

（1）凝血因子制剂：主要用于替代和补充疗法，防治先天性凝血因子缺乏症。包括人凝血因子Ⅷ、凝血酶原复合物、凝血酶、人纤维蛋白原。

（2）促进凝血系统功能药：能促进肝脏合成凝血酶原和其他凝血因子，或提高它们的活性，或能促进凝血因子从贮存部位释放，进而加速血液凝固，包括凝血酶、酚磺乙胺、维生素K_1、醋酸去氨加压素（弥凝）。

（3）抑制纤维蛋白溶解系统药：亦称抗纤溶剂，包括氨甲苯酸、氨甲环酸、卡巴克洛、脑垂体后叶素。

2. 上述3类止血药的使用中，一方面严格把握好适应证，另一方面根据具体的药物品种掌握药学监护要点。

（1）凝血酶：用于结扎止血困难的小血管、毛细血管、实质性脏器出血及其他各种出血。局部止血可喷雾或喷洒于创面；消化道止血可口服或灌注。

（2）人纤维蛋白原：静脉或动脉血栓、血栓性静脉炎或无尿症者应慎用或禁用。滴注速度（建议＜5ml/min）快或剂量大可发生血管内凝血。

（3）酚磺乙胺：不要在使用前应用高分子量的血浆扩充剂，不要与氨基己酸注射液混合注射。

（4）维生素K：维生素K_1迅速静脉注射可出现面部潮红、出汗、胸闷等，甚至可致血压剧降而死亡。

（5）氨甲环酸：一般不单独用于弥散性血管内凝血（DIC）所致的继发性纤溶性出血，以防进一步的血栓形成，特别是急性肾衰竭，应在肝素化的基础上应用。DIC晚期以纤溶亢进为主时也可单独应用本品。如与其他凝血因子（如因子Ⅸ）等合用，应警惕血栓形成。应在凝血因子使用后的8小时再用本品较为妥善。由于本品可导致继发肾盂和输尿管凝血块阻塞，大量血尿患者禁用或慎用。

（四）血液制品

血液制品是手术过程中一类常用的药物，具体品种涉及全血、红细胞、血小板、血浆、冷沉淀等。对于术中滴注红细胞时需要注意监测患者的血红蛋白，术中患者的Hb＞100g/L，围手术期不需要滴注红细胞；血红蛋白在70~100g/L，根据患者的心肺代偿功能、有无代谢增高以及年龄等因素决定是否滴注红细胞。而以下情况需要滴注红细胞：①术中患者的Hb＜70g/L；②术前有症状的慢性贫血患者，包括心功能Ⅲ~Ⅳ级及铁剂、叶酸和维生素B_{12}治疗无效者；③术前心肺功能不全、代谢率增高的患者，应维持Hb＞100g/L。

输注新鲜冷冻血浆（FFP）时需要注意监测凝血指标，纠正凝血酶原时间

（PT）或活化部分凝血活酶时间（APTT）延长（＞正常值的 1.5 倍）或 INR ＞ 2.0 时的创面弥漫性渗血。通过滴注 FFP 使血浆凝血因子浓度恢复到正常水平的 30% 以上，根据临床症状和监测结果及时调整剂量，通常滴注 FFP 10~15ml/kg。如果输注血小板，则需要监测血小板计数：PLT ＜ 50×10^9/L 并伴有微血管渗血的外科和产科患者需输注血小板；PLT ＞ 100×10^9/L 时无须滴注；PLT 为（50~100）× 10^9/L 的患者，根据有无显著出血的风险决定是否输注血小板。输注冷沉淀时需要注意纤维蛋白原浓度 ＞ 1.5g/L，不需要输注冷沉淀；纤维蛋白原浓度在 1.0~1.5g/L，应根据伤口渗血及出血情况决定补充量。

（五）神经肌肉阻滞剂

神经肌肉阻滞剂的辅助全麻作用便于进行气管插管，在手术中也可以起到肌松的作用。常见的神经肌肉阻滞剂有阿曲库铵、罗库溴铵、维库溴铵、米库氯铵等，其中前 3 种是中效制剂，最后 1 种是短效制剂。根据《肌肉松弛药合理应用的专家共识（2017）》，在这类药物的使用中应注意吸入麻醉药与非去极化类肌松药有协同作用，吸入麻醉药维持麻醉时，应适当延长追加非去极化类肌松药的时间和减少其剂量。间断静脉注射肌松药时通常间隔 30 分钟追加初始剂量的 1/5~1/3 的中时效非去极化类肌松药，尽可能以最少量的肌松药达到临床对肌松的要求。持续静脉注射肌松药时按手术期间对肌松深度的不同要求，调整肌松药的静脉注射速度。肌松药的个体差异大，持续静脉注射时应监测肌力变化。可持续静脉注射短时效肌松药，应慎用持续静脉注射中时效肌松药，不宜持续静脉注射长时效肌松药。同时需注意，改变肌松药的静脉注射速度到出现肌松效应的变化有一个滞后过程。

（六）静脉全麻诱导剂

常用的静脉全麻诱导剂包括依托咪酯、丙泊酚、芬太尼、舒芬太尼、阿芬太尼、咪达唑仑。这些静脉全麻诱导剂的使用过程中，重点要监护药物的副作用。

1. 丙泊酚的潜在不良反应

（1）快速注射后有剂量依赖性的低血压。这主要是因为静脉及动脉扩张，以及心肌收缩力下降。由于压力感受器反射受到抑制，故丙泊酚对心率的影响极为轻微。

（2）剂量依赖性的呼吸抑制。包括呼吸频率和潮气量降低，以及对低氧和高碳酸血症的通气反应减弱。

（3）注射时疼痛。约 2/3 的患者可发生这种疼痛，由丙泊酚刺激静脉引起，而非其脂肪乳剂。通常情况下，可同时给予利多卡因和 / 或 1 种阿片类药物，可减轻疼痛。

2. 依托咪酯的潜在不良反应

（1）与丙泊酚相比，术后恶心、呕吐的发生率较高，约为 30%。

（2）约 80% 的患者在注射时有较强的疼痛感。宜选择较大的静脉或中心静脉注射，可减少或消除这种疼痛。虽然同时给予利多卡因或阿片类药物也可最大限度地减轻这种疼痛，但依托咪酯往往选用于血流动力学不稳定的患者的麻醉诱导，而在这些患者中这些药物通常应减量或者避免使用。

3. 阿片类药物的主要不良反应

（1）加重镇静催眠诱导药的低血压效应，有呼吸抑制和 / 或呼吸暂停反应。

（2）如果使用大剂量阿片类药物或者多次追加阿片类药物，则其他不良反应会在术后变得明显，包括恶心、呕吐、肠梗阻、便秘、尿潴留、瘙痒、谵妄、急性耐受和痛觉过敏。

4. 咪达唑仑在使用中需要监护的不良反应

（1）轻微扩张全身血管并降低心输出量，导致血压下降。在存有低血容量或血管扩张的患者，这种情况可能会很明显。

（2）剂量依赖性的呼吸抑制。如果同时给予阿片类药物可引起严重的呼吸抑制；静息每分钟通气量和机体对二氧化碳的通气反应降低；剂量 ≥ 0.15mg/kg 时可能会出现呼吸暂停。

四、肝、肾功能不全患者使用静脉输液药学监护要点

1. 避免使用具有肝、肾毒性的静脉药物　部分静脉药物具有一定的肝、肾毒性，对于肝、肾功能不全患者，使用具有肝、肾毒性的药物可能会进一步加重脏器损害，应根据肝、肾功能减退情况慎用或停用。在可选择的范围内，应为肝或肾功能减退患者优先选择非肝脏或肾脏主要代谢清除的静脉药物，或选用肝、肾双通道代谢的静脉药物，减轻对已受损靶器官的负担。

2. 注意调整给药剂量和频次　肝功能减退患者的蛋白质合成、代谢能力减退，对药物的分布和代谢产生影响，部分静脉药物虽然无显著的肝毒性，但其血浆蛋白结合率较高，或主要经肝脏代谢，如用于肝功能减退患者，可致血浆游离型药物增加或药物代谢减缓；肾功能减退患者对药物的排泄产生影响，部分静脉药物虽然无显著的肾毒性，但其主要经肾脏排泄，如用于肾功能减退患者，可致药物排泄减少。使用此类静脉药物，应根据患者的肝、肾功能减退情况调整给药剂量和给药频次，必要时应监测血药浓度。

3. 注意限制补液量　终末期肾病患者的尿液生成功能可能受损，引起体内液体蓄积过多，进而导致高血压、心力衰竭等一系列不良后果。对于此类患者，应该严格限制入液量，尤其是静脉补液量，并根据尿量调整补液量。终末期肝病患者由于肝硬化导致门静脉侧支循环丰富，血容量较多。对于此类患者，不可输血、输液过多，避免门静脉压力、曲张静脉内压均升高，激发出血，避免引起肺水肿；但也应避免补血补液量过少而致有效循环血容量不足。

此外，对于终末期肝病患者，因其继发性醛固酮增多和白蛋白降低，可导致低钠血症、水钠潴留和水肿，应避免大量输入含钠液体，加重水钠潴留，导致脑桥中央髓鞘溶解。

4. 注意保护相关静脉血管　对于晚期肾功能不全患者，可能要接受血液透析治疗，血液透析治疗前数月，患者需接受自体动静脉内瘘成形术，即将患者一侧腕部的桡动脉和头静脉相连接，使动脉血长期直接冲击进入静脉管腔，导致局部静脉压力升高、静脉管壁增厚扩张，静脉既能获得足够的血流量又能耐受反复穿刺，满足长期血液透析的需要。对于肝功能减退患者，静脉留置套管针穿刺技术适用于需要反复静脉穿刺、输液疗程长的急、慢性肝病患者，其优点是不需要每天反复进行静脉穿刺；锁骨下静脉穿刺置管适用于危重患者输液、输血、静脉内营养和血流动力学检测、人工肝治疗等重要诊治措施，其优点是输液迅速、局部感染少、置管保留时间长；经外周静脉穿刺的中心静脉导管置管术常用于肝硬化合并上消化道大量出血、肝性脑病患者，其优点是创伤小、并发症少、护理方便、感染率低。

五、孕妇或哺乳期妇女使用静脉输液药学监护要点

（一）妊娠期用药原则

1. 用药时须清楚地了解妊娠周数，妊娠早期要避免不必要的用药，尤其是已确定或怀疑有致畸作用的药物，如应用可能对胎儿有影响的药物时，要权衡利弊以后再决定是否用药。若病情急需，应用肯定对胎儿有危害的药物，则应先终止妊娠后再用药。

2. 可用可不用的药物不用，可以推迟治疗的则推迟治疗，小剂量有效的避免用大剂量，单药有效的避免联合用药。应采用疗效肯定、对药物代谢有清楚说明、不良反应小且已清楚的老药，避免使用尚难确定有无不良影响的新药，中药及两药同样有效的，应用西药。

3. 要重视药物的遴选。妊娠期用药应权衡利弊，必须用药时，应选用对孕妇及胎儿安全有效的药物，并且注意用药时间、疗程和剂量的个体化。

（二）哺乳期用药原则

1. 明确母体用药指征并选择疗效确定、代谢快的药物，减少药物在婴儿体内的蓄积。

2. 药物应用剂量较大或时间较长时，最好能监测乳儿的血药浓度，调整用药和哺乳的间隔时间。

3. 使用药物后密切观察乳儿的反应；如果病情需要必须使用对乳儿影响不明确的药物时，应停止母乳喂养或改为人工喂养。

第三节　中药注射剂的药学监护要点

一、概　　述

中药注射剂的实验研究尚有较多的难题,制备工艺尚较粗糙落后,较多质量问题尚未较好地解决。因此临床使用中药注射剂,特别是通过静脉滴注途径给药的输液,风险较大。

1. 由于中药的化学成分复杂,一种中药材往往会含有多种生物碱类,或黄酮类,或皂苷类,或挥发油类等作用很强的化学成分,以及多种无效或有害物质,制备工艺难度很大,特别是静脉途径给药的注射剂或静脉滴注途径给药的输液。

2. 现在医药市场上的中药注射剂基本都是某类化学成分的混合液或者总有效成分,且多数中药注射剂往往是由 2 种或 2 种以上中药材制备而成的提取物,化学成分更为复杂。

3. 我国现有的中药注射剂多属早期批准注册,且有很多都是从地方标准转为国家标准的。早期的中药注射剂未按照国家新药审批标准流程批准注册,多数未做 Ⅰ、Ⅱ 和 Ⅲ 期临床试验,多无药理学、毒理学以及临床试验数据,多无应用评价和安全性研究资料,缺乏实验或者文献依据,对有效成分、药理作用、不良反应、禁忌证等信息无法清晰表述,药品说明书中的众多项目常采用不科学的"尚不明确"来表达。

4. 中药注射剂多属从医院制剂转变为工业制剂,由多家药厂生产,无法评价确认原研药厂。如参麦注射液,共有 8 家药厂都是在 2007 年 3—6 月前后注册生产的。

由于上述原因,中药注射剂的不良反应相对较多,有可能发生严重不良反应。据国家药品不良反应监测中心多年的不良反应监测报告显示,中药注射剂的不良反应发生率一直居于前列。2012 年国家公布的报告中,前 20 位中成药不良反应都是中药注射剂。2017 年中药不良反应报告显示,静脉注射和静脉滴注途径给药占 54.0%,其他注射给药占 0.6%,口服给药占 39.4%,其他途径给药占 6.0%。2017 年严重中药不良反应中,静脉注射和静脉滴注途径给药占 84.1%,其他注射给药占 1.0%,口服给药占 13.2%,其他途径给药 1.7%。因上述原因,中药静脉药物治疗应重视以下使用原则。

二、使　用　原　则

1. 对没有明确单体有效成分、适应证和安全性的中药静脉用注射液,不主张在临床使用,特别是通过静脉滴注途径给药的输液。

2. 选用中药注射剂应严格掌握适应证,合理选择给药途径。应严格遵循能口服给药的不选用注射给药,能肌内注射给药的不选用静脉注射,更不主张静脉滴注给药。必须选用静脉注射或滴注给药的应严格加强用药监护。

3. 辨证施药,严格掌握功能主治。严格按照药品说明书规定的功能主治使用,禁止超功能主治用药。

4. 严格掌握用法用量及疗程。按照药品说明书推荐的剂量、调配要求、给药速度、疗程使用药品,不超剂量、过快滴注和长期连续用药。

5. 严禁混合配伍,谨慎联合用药。中药注射剂应单独使用,禁忌与其他药物混合配伍使用。谨慎联合用药,如确需联合使用其他药物时,应谨慎考虑与中药注射剂的间隔时间以及药物相互作用等问题。

6. 用药前应详细了解患者有无过敏史,过敏体质者应慎用。

7. 老年人、儿童、肝肾功能异常患者等特殊人群和初次使用中药注射剂的患者应慎重使用,加强监测。对长期使用的患者,在每个疗程间要有一定的时间间隔。

8. 加强用药监护。用药过程中应密切观察患者的用药反应,特别是开始的前30分钟。发现异常应立即停药,采用积极的措施救治患者。

三、使用注意要点

1. 辨证施药,因人制宜。遵循中医辨证施治原则,具有一定的中医辨证能力的医师应辨证使用,从"病"和"证"是否相符来选择适当的中药注射剂。

2. 使用前应详细了解该药物的使用方式,是采用静脉滴注还是静脉注射或肌内注射。

3. 使用前需详细阅读中药注射剂的说明书,严格按照说明书推荐的溶媒配制。药物浓度越高,药物不良反应(ADR)越严重,因此临床医师应根据患者的身体状况、合并基础疾病等酌情掌握用药剂量,严格控制药物浓度。

4. 掌握配制该中药注射剂的室温要求、从配制到使用的时间、滴注速度、注射部位;若用药前后使用了其他药物,应更换输液器或冲管。

5. 对变态反应高发的中药注射剂,尤其是标明必须进行皮试的药物,应在用药前进行皮试,皮试阴性方可使用。主要的过敏试验方法有划痕试验法、皮内试验(皮试)法、斑贴试验法、点刺试验法、眼结膜试验法。临床上以皮试法应用最为广泛。根据药物不同,皮试药液的配制也有区别,产生的阳性表现也不尽相同。

6. 单独使用中药注射剂,严禁混合配伍,谨慎联合用药,在联合使用中药注射剂,尤其是功能主治、药理作用相似的品种时,应严格把握。

四、药学监护重点

1. 对老年人、儿童、肝肾功能异常等特殊人群和初次使用中药注射剂的患者应慎重使用,可适当调整用量、减慢滴注速度以减少用药风险,密切观察并加强监测。一旦发生不良反应,应给予积极有效的处置。

2. 说明书未标明儿童剂量的中药注射剂儿童不宜使用,孕妇不适宜使用中药注射剂。

3. 使用中药注射剂期间应详细记录患者的 ADR 发生时间、表现、轻重程度、处理经过、持续时间、后遗症等。

4. 对已发生变态反应的患者,应告知患者及家属其过敏的药物,避免再次使用。

5. 中药注射剂说明书对禁忌证及 ADR 简而概之,因此在使用中药注射剂时要更加注意药物剂量、配制流程、用药时间及更换输液器或冲管等细节问题。本技术规范是结合临床实际制定的,较为详细地规定了中药注射剂临床合理使用的原则及注意事项,减少中药注射剂不合理用药造成的 ADR/AE,能为医护人员安全合理地使用中药注射剂提供有实际意义的指导。

五、中药注射剂不良反应产生原因及发生类型

(一)不良反应产生的原因和机制

由于中药注射剂的生产过程复杂,受多种条件影响,如中药原材料的品种、产地、杂质、有效成分等,再加上临床使用合理性、社会观念与文化背景的差异,使中药注射剂 ADR 产生的原因较为复杂,现从药物因素、使用因素、机体因素和社会因素 4 个方面加以阐释。

1. 药物因素

(1)中药成分:中药注射剂成分复杂,药材本身含有多种不同类型的化学物质,且中药注射剂多为复方制剂,其所含的化学物质种类远远多于单方注射剂。如此之多的成分,有的是有效药用成分,有的可能是引起 ADR 的物质。由于受到提取工艺方法的限制,一些引起 ADR 的物质会与有效成分同时被提取而被保留在注射剂中,注射后会引起 ADR。如动植物蛋白、多糖、鞣质等物质极易引起变态反应。此外,药物本身氧化、还原、分解、聚合等所形成的杂质也可形成变应原。清热解毒类中药如金银花、茵陈、鱼腥草等品种中几乎都含有绿原酸,且含量较高,绿原酸被认为是半抗原物质,与蛋白质结合后有致敏性。而某些中药成分如水牛角、鹿茸等含异性蛋白,具有抗原性,容易产生变态反应。中药注射剂中的某些有效成分具有溶血性,如三七皂苷、人参总皂苷、其他三萜皂苷等均可引起溶血反应。

（2）中药材质量：由于中药材产地不同，受土质、气候、采收季节等种植条件的影响，其中所含的活性成分可能有较大差异，不同基源的同一药材差别更大。由于中药材是中药注射剂的生产原料，药材质量的不稳定性往往造成中药注射剂批次间的质量差异，原料质量优劣直接影响中药注射剂的质量，是导致 ADR 发生的因素之一。如肝炎灵注射液是由豆科植物山豆根的根茎提取的有效成分制成的，而山豆根有广豆根和北豆根之分，北豆根无毒，广豆根易致呕吐，应使用北豆根制备肝炎灵注射液。

（3）生产工艺：生产制备工艺不合理，可能会使毒性增加。鞣质是生脉注射液在提取过程中未除尽的杂质之一，通过静脉输液进入体内后，可作为半抗原与血浆蛋白的氨基缔合成更大分子的复合物，从而引起变态反应，表现为皮肤瘙痒、皮疹以及全身性荨麻疹等，严重时会引起过敏性休克。生产同一种中药注射剂的不同企业由于工艺不同，药物疗效也有较大差异。如不同企业的双黄连注射液其生产工艺存在差异，黄芩苷和汉黄芩苷的含量不同，而黄芩苷可能与变态反应有关，汉黄芩苷可能与毒性有关。

（4）质量标准：中药的作用特点是多成分、多途径与多靶点，其毒性的表现不能简单地以 1 个或几个已知成分的含量来判断。注射剂的制备和质量控制有一定的难度，需要通过科学合理的实验设计和规范的实验研究才能得到有效的验证。由于中药注射剂起源于 20 世纪 40 年代，大多是由口服制剂发展而来的，水平参差不齐，有些品种缺乏原料标准，有些品种可测成分含量低，甚至有些品种没有含量测定，质量标准低下或缺乏造成相关物质（如鞣质、蛋白质等）的控制缺陷，在使用时易产生 ADR。国家食品药品监督管理部门从 2000 年起开始重视中药注射剂指纹图谱研究，要求建立中药注射剂指纹图谱监测标准。除少数新药外，大部分中药注射剂的质量标准还有待提高。

（5）附加成分：由于中药注射剂的特殊性，成分复杂，又缺乏统一的质量控制标准，生产企业在生产过程中为了提高有效成分的溶解度、稳定性等而加入一些稳定剂、助溶剂等；在提取制备工艺中，一些异性蛋白的沉淀及其他杂质没有完全除去。这些附加剂进入人体后，也可能会和机体产生反应，生成有害物质，都可引发 ADR。

（6）热原：热原是微生物的代谢产物，是一种内毒素，通常是由蛋白质、磷脂脂多糖等组成的复合物。在中药注射剂生产过程中，可能由于溶剂、原料或器具带入热原，灭菌不彻底等原因使热原检查项不符合要求。一旦热原随注射剂注入人体后，会产生发冷、发热、寒战、恶心、呕吐等 ADR，甚至危及生命。某学者依据文献和《中国药典》标准对复方丹参注射液进行细菌内毒素和有关物质检查，发现其所致的药物热与细菌内毒素相关。

（7）稳定性：注射剂的沉淀、结晶、变色等都可能导致药物疗效降低，ADR

的发生率提高。

（8）中药污染：中药材在种植、采收、晾晒、运输等过程中受污染，或贮藏、保管不善使其变质、霉变，或种植采收中农药有机磷污染、土壤中的汞含量高等均能引起 ADR。中药注射剂若运输和储存管理不当，也会引起 ADR。例如"刺五加事件"，就是药品在运输和储存过程中被污染而引起的严重不良事件。

（9）药理作用：药物的 ADR 由药物本身的药理活性和理化性质决定，药理作用强、安全范围小的药物较药理作用弱、安全范围大的药物容易出现 ADR。

2. 使用因素

（1）辨证用药：中药注射剂要遵循"辨证用药"的原则，严格掌握中药注射剂的适应证。《黄帝内经》中提出："寒者热之，热者寒之，虚则补之，实则泻之。"这些治则一直沿用至今，成为中医临床用药的原则，药证相符才能获得应有的疗效。如果违反辨证施治的原则，寒者用寒药，雪上加霜；热者用热药，火上浇油，则可引起各种 ADR。例如清开灵注射液适于热证发热，主要用于热病所致的神昏、上呼吸道感染、肺炎等，而对外感风寒发热者不适用，如果用于寒证发热，就违背了中医临床用药原则，容易发生 ADR。川芎嗪注射液对于心血瘀阻型的心脑血管疾病疗效较佳，但对痰浊壅塞型的心脑血管疾病疗效则较差。又如双黄连注射液适用于温病发热、湿热下利等，而风寒感冒、脾虚、泄泻等虚寒证禁用。

（2）给药途径：由于不同的滴注方式对中药注射剂的质量要求不同，因此不能随意变更给药途径。临床上有少数医师擅自将肌内注射的针剂改为静脉滴注，这是需要明确禁止的。曾报道由于临床医师疏忽，误将肌内注射的柴胡注射液用于静脉给药，从而造成不良后果。有些则是人为因素导致的，如有的企业在未经国家药品监督管理局审批的情况下随意在宣传彩页中增加给药途径，误导医务人员，最后产生不良事件而引发索赔事件的发生。

（3）溶媒：中药注射剂成分复杂，所含的蛋白质、酶等大分子物质容易发生变化，一旦溶媒选择不当，就可能产生一系列变化，要依据注射剂本身的酸碱性等特点来选择适宜的稀释溶媒。如参麦注射液、丹参注射液等中药注射剂的 pH 为 4~6.5，与 0.9% 氯化钠注射液配伍后可能会产生大量的不溶性微粒，因微粒不能在体内代谢，故可引发肉芽肿、肺水肿、静脉炎、血栓、组织坏死等，一般应用 5% 或 10% 葡萄糖注射液稀释后静脉滴注；复方苦参注射液的 pH 为 7.5~8.5，呈偏碱性，不宜选用 5% 葡萄糖注射液作溶媒；灯盏细辛注射液在酸性条件下其酚酸类成分可能游离析出，故必须用 0.9% 氯化钠注射液作溶媒稀释，而不能用偏酸性的葡萄糖注射液；双黄连注射液宜选用 0.9% 氯化钠注射液作溶媒和稀释液，并禁止与其他药物配伍；肿节风注射液的主要成分为倍半萜、黄酮及香豆素类化合物,静脉滴注时宜用 0.9% 氯化钠注射液或葡萄糖氯化钠注射液稀释。

（4）用药剂量和浓度:由于中药用药剂量的差异,其功效和适应证范围也不尽相同甚至完全相反,不适当地随意加大剂量会产生 ADR。如川芎嗪注射液具有抗血小板聚集作用,可用于治疗缺血性脑血管病,但大剂量给药则会抑制心脏、扩张血管、降低血压。ADR 的严重程度与注射剂的稀释度有一定关系,药物浓度越高,ADR 越重。中药注射剂的药物浓度过高亦可使不溶微粒在毛细血管内聚集、堵塞而引起 ADR,导致头晕、疼痛、刺激性皮炎等。如得力生注射液含斑蝥素和华蟾蜍次素,严禁未经适当稀释即加入滴瓶静脉滴注或静脉注射,稀释浓度一般不应低于 1∶10。如需避免进液量过大,最高稀释浓度不能低于 1∶5,并应在 1∶10 以上的浓度使用 2 天后无任何 ADR 发生,才能使用 1∶5 的浓度滴入,且以此高浓度的滴注速度不宜超过 50 滴 /min。

（5）滴注速度:给药速度与药理作用强度成正比,有些注射剂的给药速度过快,血药浓度可迅速上升,从而引起 ADR。因此,在滴注中药注射剂的过程中,要控制好滴注速度,密切观察患者的反应。部分中药注射剂在说明书中就明确规定要缓慢滴注,如痰热清注射剂说明书中规定"控制滴数在每分钟60 滴内"、刺五加注射液规定"以每分钟 30 滴为宜"、艾迪注射液规定"给药速度应控制在每分钟 50 滴"等,临床应用时应严格遵守。

（6）中西药联用不当:临床单独使用中药注射剂较少,多与其他药物(中药、西药)联合使用。由于中药注射剂成分复杂,在输液时与其他药物配伍不当会产生溶液 pH 改变、澄明度变化、絮状物或沉淀出现、颜色改变等一系列变化。如双黄连注射液与硫酸庆大霉素注射液或注射用氨苄西林钠或硫酸阿米卡星注射液配伍时颜色变深即刻出现混浊,疗效丧失;与红霉素同用,超过1.2g 即产生沉淀;与地塞米松同用治疗小儿病毒性肺炎时影响疗效,使病程延长。复方丹参注射液与乳酸环丙沙星配伍后溶液混浊产生沉淀,与氧氟沙星、培氟沙星配伍产生淡黄色沉淀,这些沉淀不易引起临床医护人员的注意,使用后容易造成患者滴注部位血管阻塞,局部组织发炎,引发过敏,对患者的心、肝、肾等器官造成损害,引起 ADR。有机酸含量高的注射液与磺胺类药合用,使尿液酸化,使磺胺类药特别是其乙酰化产物在尿液中的溶解度降低,易在肾小管中析出结晶,阻塞和损伤肾小管,会引起结晶尿、少尿、血尿甚至发生急性肾衰竭。含有黄芩、黄连的注射液与青霉素配伍后即出现沉淀。洋金花、华山参、曼陀罗可抑制胃肠蠕动及胃排空,与红霉素联用时会延长红霉素在胃内的停留时间,而被胃酸破坏,导致疗效降低。

3. 机体因素　除药物因素和使用因素外,机体因素也是发生 ADR 的影响因素之一,主要表现在性别因素、年龄因素、病理状态、个体差异、营养状况及饮食习惯等,临床在使用中药注射剂时也要考虑以上因素。

4. 社会因素 对中药的毒性认识不足。传统观念认为中药为天然物质,毒性较小,甚至没有毒副作用,使人们对中药安全性产生认识上的误区,缺乏对中药 ADR 的认识。一些人认为长期使用中药来调理身体(尤其是补益类中药注射剂),可以达到有病治病、无病健身的目的,如将黄芪注射液、人参糖肽注射液作为保健药品长期使用,甚至出现滥用。人参糖肽注射液可补气、生津、止渴,用于消渴病气阴两虚证,阴虚阳亢证和实证热盛者应慎用。长期过量使用人参糖肽会出现兴奋、焦虑、烦躁不安,严重者会出现精神错乱。

(二)中药注射剂不良反应发生类型

1. 全身性损害 主要症状为寒战、高热和过敏性休克。过敏性休克发生时表现为头晕、恶心、胸闷、气喘、面色苍白、四肢发冷、呼吸困难、神志不清、血压下降,若抢救不及时可导致死亡。如血塞通注射液、舒血宁注射液、痰热清注射液、刺五加注射液可引起寒战、高热;清开灵注射液和双黄连注射液可引起过敏性休克。

2. 皮肤及其附件损害 主要表现为出现过敏性药疹,常见的有荨麻疹、风疹块、全身瘙痒、大疱型多形红斑样药疹、红色丘疹、粟粒样红疹、猩红热样皮疹、剥脱性皮炎等;皮肤潮红;神经性水肿,如眼睑水肿、口唇水肿、喉水肿等。如红花注射液、痰热清注射液引起皮疹、瘙痒、面部潮红。药品不良反应信息通报中,清开灵注射液、双黄连粉针、葛根素注射液、穿琥宁注射液和生脉注射液等可导致变态反应。

3. 消化系统损害 此类症状在中药 ADR 中较常见,主要为药物副作用引起的,产生副作用的药理基础是药物作用的选择性低、作用范围广。表现为口干、口苦、恶心、呕吐、口腔溃疡、腹痛、腹泻或腹胀、黑粪、黄疸、肝功能异常、肝大、肝区疼痛、中毒性肝炎、肝硬化等。其中,肝损害占有较高的比例。肝功能异常的主要表现为类似于急性病毒性肝炎,出现恶心、厌油、畏食、胁痛等症状;严重者类似于急性、亚急性重型肝炎,有出血、腹水形成,甚至肝性脑病。如雷公藤片、感冒通片等引起肝损害、氨基转移酶升高;大戟、苦参等可引起恶心;甘遂、芫花、巴豆等引起腹泻式排便次数增多;长期服用含大黄的排毒养颜胶囊引起继发性便秘;长期服用壮骨关节丸引起肝损害;服用使君子、藜芦等引起呃逆。儿童滴注喜炎平注射液后当日出现阵发性哭闹不安、烦躁,年长儿自诉阵发性腹痛。

4. 心血管系统损害 中药注射剂引起的心血管系统 ADR 的临床表现复杂、多样、多变,主要症状为胸闷、心悸、气短、发绀、面色苍白、四肢厥冷、心律不齐、传导阻滞、心率过快或过慢、心音低钝减弱、血压下降或升高、心电图异常。如清开灵注射液致急性左心衰竭；复方桔梗片导致心房纤颤；乌头类引起心率加快、房室传导阻滞；雷公藤引起心肌损害等。某学者观察了使用丹参注射液治疗的 1 080 例患者，272 例出现低血钾，发生率为 25.2%。发现低钾血症后立即给予补钾、补镁，或在注射丹参注射液的同时加镁、加钾，其低血钾的症状及体征多在 3~7 天后消失。

5. 神经系统损害　神经系统 ADR 既可单独出现，也可伴随其他系统的 ADR 一起出现。主要临床表现有头晕、头痛、头胀、感觉异常（口唇、面部或指端麻木、疼痛及其他异样感觉）、嗜睡、兴奋、烦躁不安、手足麻木、记忆减退，严重者可出现痴呆、抽搐、惊厥、昏迷等症状。如洋金花、番木鳖引起头晕；超量服用川芎可致头痛；人参、麻黄引起失眠、兴奋；乌头类、天南星类引起头面部及四肢麻木等。文献报道脉络宁注射液治疗脑梗死有出现四肢不宁、痛苦难忍、乏力的现象。

6. 泌尿生殖系统损害　泌尿系统 ADR 可出现血尿、蛋白尿、腰痛、尿少、尿闭、尿失禁或尿崩症等，甚而出现急性肾衰竭、尿毒症等，此类 ADR 报道最多。如含汞类中药能引起急性毒性肾病；最严重的是已被禁用的含马兜铃酸的中药，主要有关木通，广防己、青木香等，国家药品监督管理部门取消了含有关木通、广防己、青木香的药用标准，并规定了替代品。生殖系统可出现月经失调、闭经、阳痿、早泄、不孕不育、精子畸形率升高、流产、畸胎等 ADR。

7. 呼吸系统损害　主要表现为呼吸急促、呼吸困难、呼吸减慢或急促、咳嗽、咳血、哮喘、呼吸困难、发绀，甚而引起急性肺水肿、呼吸肌麻痹或呼吸衰竭等。最常见的乌头类、曼陀罗等引起呼吸困难；苍耳子可致呼吸衰竭；肉桂导致肺水肿等。

8. 血液系统损害　主要表现为造血系统抑制现象，如血小板降低、白细胞降低、出血、贫血、过敏性紫癜、再生障碍性贫血等。如蟾蜍、夹竹桃、曼陀罗、斑蝥素、乌头类等。2003 年，国家药品不良反应监测中心在"药品不良反应信息通报"中对葛根素注射液可引起的急性血管内溶血等相关安全性问题进行了通报。葛根素注射液致血管内溶血的可能因素为葛根素注射液的质量以及患者过敏体质、年龄、用药时间或联合用药等，其发生机制可能与葛根素注射液引起的免疫性或非免疫性反应及其促氧化作用等有关。

9. 其他系统损害　眼、耳等五官功能障碍，视力降低，甚而视盲、复视，耳聋、耳鸣，还可出现头痛、脱发、水肿、胸膜炎、咽痛。如洋金花引起继发性青光眼；川乌、草乌引起视力丧失；天南星引起咽干、咽痛；紫杉醇引起脱发；肝炎灵注射液引起腱鞘炎等。

（陆晓彤　李　方）

参 考 文 献

[1] NEILSON J, O'NEILL F, DAWOUD D, et al. Intravenous fluids in children and young people: summary of NICE guidance[J]. BMJ, 2015, 9(351): h6388.

[2] 吴丹. 静脉治疗技术操作规范与管理. 合肥: 中国科学技术大学出版社, 2015: 112-121.

[3] 姜远英, 文爱东. 临床药物治疗学. 4版. 北京: 人民卫生出版社, 2016.

[4] 王永炎, 杜晓曦, 谢雁鸣. 中药注射剂临床安全性评价技术指南. 北京: 人民卫生出版社, 2013.

[5] 李方, 张健. 临床静脉输注药物使用手册. 北京: 人民军医出版社, 2009.

[6] 《抗菌药物临床应用指导原则》修订工作组. 抗菌药物临床应用指导原则. 2015年版. 北京: 人民卫生出版社, 2015.

[7] 中华医学会麻醉学分会. 肌肉松弛药合理应用的专家共识(2013). 中华麻醉学杂志, 2013, 33(7): 781-785.

[8] 中华人民共和国卫生部. 卫生部关于印发《麻醉药品临床应用指导原则》的通知. [2020-09-01]. http://www.nhc.gov.cn/wjw/gfxwj/201304/ee452fdcbf68424faa6826e12677c9cc.shtml.

第三章 常见病静脉药物治疗与药学监护

第一节 呼吸系统疾病静脉药物治疗与药学监护

一、肺源性心脏病

（一）概述

1. 定义和分型　肺源性心脏病简称肺心病，是由于呼吸系统疾病（包括支气管 - 肺组织、胸廓或肺血管病变）导致右心室结构和 / 或功能改变的疾病，肺血管阻力增加和肺动脉高压是其中的关键环节。根据起病缓急和病程长短，可分为急性肺源性心脏病和慢性肺源性心脏病两型。

急性肺源性心脏病是指由于急性肺动脉高压引起的右心室结构性改变和 / 或功能性损害。其典型症状为起病急骤，突发严重的呼吸困难，常伴胸痛、焦躁不安、晕厥、休克、猝死，可有发热、剧咳、咯血等。治疗以降低右心室后负荷即降低肺动脉压和优化右心室前负荷为目标，改善右心室收缩功能。

慢性肺源性心脏病是由肺组织、肺动脉血管或胸廓的慢性病变引起肺组织结构和功能异常，致肺血管阻力增加，肺动脉压力增高，使右心扩张、肥大，伴或不伴有右心衰竭的心脏病。肺、心功能代偿期（包括缓解期）的主要临床表现为慢性阻塞性肺气肿；肺、心功能失代偿期（包括急性加重期）的临床主要表现以呼吸衰竭为主，或有心力衰竭。治疗目标除治疗肺、胸基础疾病，改善肺心功能外，还需维护各系统器官的功能，控制感染，通畅呼吸道，改善呼吸功能，纠正缺氧和二氧化碳潴留，纠正呼吸和心力衰竭。

2. 发病机制和病理生理　由于长期肺病导致的心脏受累而引发肺心病。具体表现为随着长期的慢性肺病如肺气肿、肺栓塞、慢性阻塞性肺疾病的进展，出现肺内动脉压力增高，逐渐形成肺动脉高压，从而导致右心射血阻力增加，进而引起心脏扩大、心力衰竭。另外，由于慢性肺病患者会出现氧气和二氧化碳交换障碍，引起体内的二氧化碳升高而氧气含量降低，从而加重缺氧的表现。

肺源性心脏病按原发病的不同部位,可分为以下 3 类。

（1）支气管、肺疾病：以慢性支气管炎并发阻塞性肺气肿最为多见,占 80%~90%；其次为支气管哮喘、支气管扩张、重症肺结核、肺尘埃沉着病、慢性弥漫性肺间质纤维化、结节病、过敏性肺泡炎、嗜酸性肉芽肿等。

（2）胸廓运动障碍性疾病：较少见。严重的脊柱后凸、脊柱侧弯、脊椎结核、类风湿关节炎、胸膜广泛粘连及胸廓形成术后造成的严重胸廓或脊椎畸形,以及神经肌肉疾病如脊髓灰质炎可引起胸廓活动受限、肺受压、支气管扭曲或变形,导致肺功能受限,气道引流不畅,肺部反复感染,并发肺气肿或肺纤维化,缺氧,肺血管收缩、狭窄,使阻力增加,肺动脉高压,发展成肺源性心脏病。

（3）肺血管疾病：甚少见。累及肺动脉的过敏性肉芽肿病、广泛或反复发生的多发性肺小动脉栓塞及肺小动脉炎,以及原因不明的特发性肺动脉高压症均可使肺小动脉狭窄、阻塞,引起肺动脉血管阻力增加、肺动脉高压和右心室负荷加重,发展成肺源性心脏病。

（二）药物治疗原则

慢性肺心病的药物治疗原则包括：

1. **控制感染**　由于肺部感染是肺心病急性加重的常见原因,因此应及时控制肺部感染,使病情尽快好转。

2. **控制呼吸衰竭**　选用支气管扩张药对症治疗,改善症状,如选择性 β_2 受体激动剂、茶碱类药物；使用泼尼松、倍氯米松等消除气道非特异性炎症,皮质激素类药物的剂量因人而异,不宜过大,以免引起不良后果；使用呼吸兴奋剂如尼可刹米、洛贝林、多沙普仑等。

3. **控制心力衰竭**　慢性肺心病患者一般在积极控制感染、改善呼吸功能、纠正缺氧和二氧化碳潴留后,心力衰竭便能得到改善,患者的尿量增多、水肿消退,不需常规使用利尿药和正性肌力药。但对经上述治疗无效或严重心力衰竭患者,可适当选用利尿药、正性肌力药或血管扩张药。

4. **防治并发症**　如肺性脑病、酸碱平衡紊乱或心律失常、休克等。

急性肺心病的药物治疗包括溶栓治疗,常用链激酶、尿激酶等药物；抗凝治疗,常用肝素、华法林等药物。对已出现血流动力学不稳定的患者进行抢救治疗时,可选用多巴酚丁胺和米力农等药物。

（三）静脉药物启用时机

在心、肺功能代偿期,一般可采用中西医结合的治疗方式,延缓基础疾病进展,增强患者的免疫力,预防感染,减少或避免急性加重。如继发于慢性阻塞性肺疾病者,参照慢性阻塞性肺疾病治疗章节。

在心、肺功能失代偿期,如因呼吸系统感染导致肺心病急性加重,应积极控制感染,根据病情严重程度考虑是否选用静脉抗菌药。在应用抗菌药之前做培养及药敏试验,及时根据药敏试验结果及临床情况调整用药方案。呼吸衰竭患者根据病情,参照呼吸衰竭章节启用静脉药物。对严重心力衰竭患者,可适当选用利尿药、正性肌力药或血管扩张药。其中选用正性肌力药时,注意用药指征,建议小剂量静脉给药,用药前应纠正缺氧,防治低钾血症,以免发生药物毒性反应。

(四)常用的静脉治疗药物

1. 抗菌药 呼吸系统感染是引起慢性肺心病急性加重的常见原因,因此应积极控制感染。常用的初始经验性治疗建议如下:

(1)无铜绿假单胞菌感染高危因素者,病情较轻者推荐使用青霉素、阿莫西林克拉维酸、大环内酯类、氟喹诺酮类、第一或第二代头孢菌素,病情较重者可用β-内酰胺类/酶抑制剂、第二或第三代头孢菌素、氟喹诺酮类。

(2)对于频繁急性加重、重度气流受限和/或急性加重需机械通气的患者,需进行痰培养或其他肺部标本培养,可能存在对上述药物不敏感的革兰氏阴性菌(如假单胞菌属)或耐药病原体者,可选用环丙沙星、抗铜绿假单胞菌的β-内酰胺类加或不加酶抑制剂,同时可加用氨基糖苷类药物。

(3)应根据患者病情的严重程度和临床状况是否稳定选择使用口服或静脉用药,静脉用药3天以上,如病情稳定可改为口服(具体见抗菌药章节)。

2. 选择性 β_2 受体激动剂 选择性 β_2 受体激动剂选择性地激动 β_2 受体,激活腺苷酸环化酶,细胞内的 cAMP 合成增加并激活 cAMP 依赖的蛋白激酶,进而使支气管、子宫、骨骼肌和血管平滑肌松弛,有强大的解除支气管平滑肌痉挛的作用,与 β_1 受体激动剂相比无明显的心脏兴奋作用,但是多为气雾吸入或者口服给药。对于可以注射给药的非选择性 β_2 受体激动剂而言,肾上腺素皮下给药只适用于哮喘急性发作,异丙肾上腺素 0.5~1mg 加入 5% 葡萄糖注射液 200~300ml 中缓慢静脉滴注仅用于三度房室传导阻滞,心率不及 40 次 /min 时都逐渐被 β_2 受体激动剂取代。

3. 茶碱类 本类药物的作用较广,有平喘、强心、利尿、血管扩张、中枢兴奋等作用,作用机制主要包括抑制磷酸二酯酶、促进内源性肾上腺素释放和拮抗腺苷受体以扩张支气管平滑肌;抑制肥大细胞、巨噬细胞、嗜酸性粒细胞等炎症细胞的功能,减少呼吸道 T 细胞,降低微血管通透性,抑制支气管炎症,从而降低气管反应性;增强呼吸肌收缩力,减轻呼吸道阻塞和呼吸负荷增加造成的呼吸肌疲劳。对于 β_2 受体激动剂不能控制的急性哮喘,氨茶碱静脉注射可以获得满意的疗效。

(1)用法用量:氨茶碱的成人常用剂量为静脉注射,一次 0.125~0.25g 用 50% 葡萄糖注射液稀释至 20~40ml,一日 0.5~1g,注射时间不得短于 10 分钟;

静脉滴注，一次 0.25~0.5g 以 5%~10% 葡萄糖注射液稀释后缓慢滴注，一日 0.5~1g；注射给药的极量为一次 0.5g，一日 1g。对于小儿静脉注射常用剂量，一次 2~4mg/kg，以 5%~25% 葡萄糖注射液稀释后缓慢注射。二羟丙茶碱一次 0.25~0.75g，以 5% 或 10% 葡萄糖注射液稀释静脉滴注。多索茶碱成人一次 200mg，每 12 小时 1 次，以 25% 葡萄糖注射液稀释至 40ml 缓慢静脉注射，注射时间应在 20 分钟以上，5~10 日为 1 个疗程或遵医嘱；也可将本品 300mg 加入 5% 葡萄糖注射液或 0.9% 氯化钠注射液 100ml 中缓慢静脉滴注，一日 1 次。

（2）注意事项：氨茶碱静脉注射过快或者浓度过高可以引起心动过速、心律失常、血压骤降、谵妄、惊厥、昏迷等，甚至呼吸、心跳停止而死亡，因此静脉注射氨茶碱时应该充分稀释、缓慢注射，以防止急性毒性的发生。多索茶碱不得与其他黄嘌呤类药物同时使用，也不要同时饮用含咖啡因的饮料及同食含咖啡因的食品。与麻黄碱或其他肾上腺素类药物同用时须慎重。

（3）主要不良反应：茶碱类药物的不良反应发生率与其血药浓度密切相关，血药浓度超过 20μg/ml 时容易发生不良反应，所以及时调整剂量是避免茶碱类药物中毒的主要措施。常见不良反应为胃肠道反应、中枢兴奋和急性中毒。

4. 利尿药　原则上宜选用作用温和的利尿药，联合留钾利尿药，小剂量、短疗程使用，如氢氯噻嗪联用螺内酯。氢氯噻嗪主要是利尿作用，使尿钠、钾、氯、磷和镁等离子的排泄增加，对尿钙的排泄减少。本类药物的作用机制主要是抑制远端小管前段和近端小管（作用较轻）对氯化钠的重吸收，从而增加远端小管和集合管的 Na^+-K^+ 交换，K^+ 分泌增多。

（1）用法用量：一般为氢氯噻嗪 25mg/ 次，1~3 次 /d；联合使用螺内酯 20~40mg/ 次，1~2 次 /d。

（2）注意事项

1）交叉过敏：与磺胺类药物、呋塞米、布美他尼、碳酸酐酶抑制剂有交叉反应。

2）对诊断的干扰：可致糖耐量降低、血糖、尿糖、血胆红素、血钙、血尿酸、血胆固醇、甘油三酯、低密度脂蛋白浓度升高，血镁、钾、钠及尿降低。

3）下列情况慎用：无尿或严重肾功能减退者；糖尿病；高尿酸血症或有痛风病史者；严重肝功能受损者；高钙血症；低钠血症；红斑狼疮；胰腺炎；交感神经切除者（降压作用加强）；有黄疸的婴儿。

需随访检查：血电解质；血糖；血尿酸；血肌酐；尿素氮；血压。

4）应从最小有效剂量开始用药，以减少副作用的发生，减少反射性肾素和醛固酮分泌。

5）有低钾血症倾向的患者，应酌情补钾或与保钾利尿药合用。

6）用药期间如出现高钾血症,应立即停药。

7）运动员慎用。

8）应于进食时或餐后服药,以减少胃肠道反应,并可能提高本药的生物利用度。

（3）主要不良反应:易引起电解质紊乱、代谢性障碍及变态反应等,低血钾较多见。

5. 正性肌力药　强心苷类药物对心脏具有高度选择性,能显著加强衰竭心肌的收缩力,表现为心肌收缩时最高张力、左室内压最大上升速率 dp/dt_{max} 和最大缩短速率 V_{max} 提高,使心肌收缩有力而敏捷。其正性肌力作用有以下特点:①加快心肌纤维缩短速度,使心肌收缩敏捷,因此舒张期相对延长。②加强衰竭心肌收缩力的同时并不增加心肌耗氧量,甚至使心肌耗氧量有所降低。③增加充血性心力衰竭患者的心输出量。④强心苷不增加正常人的心输出量,因强心苷收缩血管而增加外周阻力,限制心输出量增加;而在充血性心力衰竭状态下,因强心苷可通过间接反射作用抑制正处于兴奋状态的交感神经活性,从而使外周阻力并不增加,得以保持心输出量增加。

（1）用法用量:原则上选用作用快、排泄快的洋地黄类药物,小剂量(常规剂量的 1/2 或 2/3)静脉给药。毒毛花苷 K 0.125~0.25mg 或毛花苷丙 0.2~0.4mg 加入 10% 葡萄糖注射液中缓慢静脉注射。该类药物绝大部分以原型经肾脏排出,显效快,作用维持时间短,属短效类。

（2）注意事项:应注意纠正缺氧,防治低钾血症,以免发生药物毒性反应。

（3）主要不良反应:该类药物的安全范围小,易中毒。常见胃肠道不良反应,如畏食、恶心、呕吐、腹泻、腹痛等;中枢神经系统症状可见头痛、疲乏、眩晕、噩梦、谵妄、幻觉等。

6. 血管扩张药　钙通道阻滞剂、一氧化氮(NO)、川芎嗪等有一定的降低肺动脉压的效果,对部分顽固性心力衰竭可能有一定效果,但并不像治疗其他心脏病那样效果明显。具体可参照心力衰竭章节。

（五）药学监护要点

1. 治疗开始前的用药评估　慢性肺心病是呼吸系统的常见疾病,多数继发于慢性支气管炎、肺疾病,尤其是慢性阻塞性肺疾病,本章主要讨论的是慢性阻塞性肺疾病所致的肺动脉高压和肺心病。各种病因造成的肺心病到失代偿期都可能出现呼吸衰竭或右心衰竭,应根据呼吸衰竭和右心衰竭的类型、发病机制和病因选择适当的药物。

（1）过敏:有无上述静脉药物过敏史,过敏者禁用。

（2）血药浓度监测:使用茶碱类、洋地黄类药物时需进行血药浓度监测。

（3）特殊人群给药:孕妇应根据具体情况及药品的分级谨慎用药。造成肺心病的病因多种多样,应根据不同的病因及临床表现,并对患者进行风险评估权衡利弊后综合各种情况选择适当的治疗方案。

2. 治疗过程监护

(1)最直观的是呼吸困难是否有缓解,呼吸频率、节律和幅度的改变都可以判断呼吸困难是否有改善。

(2)动脉血气分析对于判断呼吸衰竭和酸碱失衡的严重程度和疗效评价都有重要意义,pH 可以反映机体的代偿情况。但是需要注意的是,血气与年龄、海拔、氧疗等多种因素有关,分析时需要结合临床情况。

(3)关注肺通气功能,肺通气功能测试可以对通气和换气功能障碍的严重程度和缓解程度进行判断。

(4)关注心功能,根据心力衰竭分级予以相应的治疗。关注血压、心律等的变化情况。

(5)关注电解质是否紊乱,及时跟进,必要时加以纠正。因为电解质紊乱和酸碱平衡失调都会加重呼吸系统和其他系统脏器的功能障碍,所以应该密切关注。

3. 注意事项和药物相互作用

(1)应注意液体管理:防止血容量不足和液体负荷过大的情况发生,保持血细胞比容在正常水平对于维持氧输送能力和防止肺水过多有重要意义。

(2)必要时给予肠外营养药物支持:对于摄入不足或者代谢失衡的呼吸衰竭患者而言,需要保证营养和热量的供给。

(3)对药物和 / 或药物辅料过敏者禁用:特殊人群应在综合考量下选择药物治疗方案。

(4)注意药物相互作用以及血药浓度:对于有些药物还要关注配制浓度和滴注速度。以氨茶碱为例,氨茶碱与多种药物存在相互作用,地尔硫草、维拉帕米可干扰茶碱在肝内的代谢,增加氨茶碱的血药浓度和毒性;某些抗菌药可降低茶碱的清除率,增高其血药浓度,尤以红霉素和依诺沙星为著,当茶碱与上述药物伍用时应适当减量。所以使用该药时应该及时评估,避免发展成严重不良反应而造成严重后果。

(5)注意用药安全性监测:重点关注使用药物的严重不良反应或可能影响治疗持续的反应,应根据病情和不良反应严重程度及时调整用药,积极对症处理。

(6)用药教育:向患者及家属认真宣讲药品说明书,让患者及其家属正确认识药物的作用,了解相关副作用;另外,对该类患者除了去除诱发因素外,注意监测体重,调整生活方式,需限钠、限水,营养饮食,并注意休息和适度运动。

4. 药学监护表 见表 3-1。

表 3-1　肺心病患者药学监护表

姓名		年龄		性别		体重	
诊断							
基础疾病							
肝功能							
肾功能							

药物过敏史	□有　　　　　　　　　□无 药物						

既往使用静脉药物情况	药品名称	剂量	溶媒	使用时间	治疗目的、效果描述及有无不良反应		

入院第　　　天治疗评估

当前使用静脉药物情况	药品名称	剂量	溶媒	使用时间	治疗效果及有无不良反应		

目前联用的其他药物	药品名称	剂量	溶媒	使用时间	药师优化用药建议		

入院第　　　天治疗监护记录

疗效观察	症状 □呼吸道症状(喘息、气促、咳嗽加重、脓痰) □意识状态 □肢体温度 □脉搏和血压	其他 □运动耐力 □睡眠 □进食情况(流质、半流质)
	辅助检查 □肺功能 □动脉血气分析 □心功能 □胸部影像学 □血常规	疗效评价 □改善 □有效 □痊愈

不良反应与处理	

二、肺血栓栓塞症

(一)概述

1. 定义和分型　肺栓塞(pulmonary embolism,PE)是内源性或外源性栓子导致的一支或多支肺动脉阻塞而引起肺循环障碍的临床和病理生理综合征,包括肺血栓栓塞症、脂肪栓塞综合征、羊水栓塞、空气栓塞、肿瘤栓塞等。其中肺血栓栓塞症(pulmonary thromboembolism,PTE)是最常见的 PE 类型,指来自静脉系统或右心的血栓阻塞肺动脉或其分支所致的疾病,以肺循环和呼吸功能障碍为主要临床表现和病理生理特征,占 PE 的绝大多数,通常所称的 PE 即指 PTE。深静脉血栓形成(deep venous thrombosis,DVT)是引起 PTE 的主要血栓来源,DVT 多发于下肢或者骨盆大静脉,脱落后随血液循环进入肺动脉及其分支,PTE 常为 DVT 的合并症。由于 PTE 与 DVT 在发病机制上存在相互关联,是同一种疾病病程中 2 个不同阶段的临床表现,因此统称为静脉血栓栓塞症(venous thromboembolism,VTE)。

2. 发病机制和病理生理　引起 PTE 的血栓可来源于下腔静脉、上腔静脉或右心室,其中来源于下肢深静脉者居多。肺动脉的血栓栓塞可以是单一部位的,也可以是多部位的,其中多部位或双侧性的血栓栓塞更为多见,且栓塞更易发生于右侧和下肺叶。栓子阻塞肺动脉及其分支到一定程度后形成机械性阻塞作用,加之继发的神经体液因素和低氧引起的肺动脉收缩,导致肺循环阻力增加、肺动脉压力升高;右心室后负荷增高,右心室壁张力增高,达一定程度可引起急性肺心病,而右心室增大可出现右心功能不全,回心血量减少,静脉系统淤血;右心压力左移,使左心室功能受损,导致心输出量下降,进而可引起体循环低血压或休克;主动脉内低血压和右心房压升高,使冠状动脉灌注压下降,心肌供血量减少,特别是右心室内膜下心肌处于低灌注状态,加之 PTE 时心肌耗氧量增加,可致心肌缺血,诱发心绞痛。

栓塞部位的肺血流减少,肺泡死腔量增大;肺内血流重新分布,通气血流比例失调;右心房压升高甚至可引起功能性闭合的卵圆孔开放,产生心内右向左分流;神经体液因素可引起支气管痉挛;栓塞部位的肺泡表面活性物质分泌减少;毛细血管通透性增高,间质和肺泡内液体增多或出血;肺泡萎陷,呼吸面积减小;肺顺应性下降,肺体积缩小并可出现肺不张;如累及胸膜,则可出现胸腔积液。以上因素导致呼吸功能不全,出现低氧血症、代偿性过度通气(低碳酸血症)或相对性低肺泡通气。肺组织接受肺动脉、支气管动脉和肺泡内气体弥散等多重氧供,故 PTE 时很少出现肺梗死。

PTE 所致病情的严重程度取决于以上致病机制的综合作用。栓子的大小和数量、多个栓子的递次栓塞间隔时间、是否同时存在其他心肺疾病、个体反应的差异及血栓溶解的快慢对发病过程和预后有重要影响。

（二）药物治疗原则

高度疑诊或确诊 PTE 的患者排查抗凝绝对禁忌证后，应该立即予足量和足够时间的抗凝治疗。抗凝治疗为 PTE 的基础治疗方法，可以有效防止血栓再形成和复发，为机体发挥自身的纤溶机制溶解血栓创造条件。

溶栓治疗宜高度个体化。高危 PTE 即出现因栓塞所致的休克和 / 或低血压的病例、中危 PTE 即血压正常但超声心动图显示右室运动功能减退或临床上出现右心功能不全表现的病例若无禁忌证可以进行溶栓治疗，而对于血压和右室运动均正常的低危 PTE 患者则不推荐进行溶栓治疗。

（三）静脉药物启用时机

临床疑诊 PTE 时，如无出血风险，在等待明确诊断的过程中即应立即开始肠外抗凝治疗，包括静脉注射普通肝素（UFH）、皮下注射低分子量肝素（LMWH）或磺达肝癸钠等。抗凝治疗前应测定基线 APTT、PT 及血常规（含血小板计数、血红蛋白）；应注意是否存在抗凝的禁忌证，如活动性出血、凝血功能障碍、未予控制的严重高血压等。对于确诊的 PTE 病例，大部分禁忌证属相对禁忌证。

在急性 PE 起病 48 小时内即开始行溶栓治疗，能够取得最大的疗效。对于那些有症状的急性 PE 患者在 6~14 天内行溶栓治疗仍有一定作用，但若近期有新发 PTE 征象可适当延长。溶栓治疗应尽可能在 PTE 确诊的前提下慎重进行，对有明确溶栓指征的病例宜尽早开始溶栓治疗。

（四）常用的静脉治疗药物

临床常用的静脉抗凝血药主要有普通肝素（UFH）、低分子量肝素（LMWH）和磺达肝癸钠（fondaparinux sodium）等；常用的溶栓药包括链激酶（SK）、尿激酶（UK）和重组组织型纤溶酶原激活药（阿替普酶，rt-PA）。

1. 肝素类

（1）普通肝素

1）用法用量：首先给予负荷剂量 2 000~5 000IU 或按 80IU/kg 静脉注射，继之以 18IU/（kg·h）持续静脉滴注。抗凝必须充分，否则将严重影响疗效，导致血栓复发率明显增高。在初始 24 小时内需每 4~6 小时测定 1 次 APTT，并根据 APTT 调整普通肝素的剂量（表 3-2）。每次调整剂量后的 3 小时再测定 APTT，使 APTT 尽快达到并维持于正常值的 1.5~2.5 倍。治疗达到稳定水平后，改为每日测定 1 次 APTT。对于急性高危 PTE 患者，首选普通肝素进行初始抗凝治疗，以便及时转换到溶栓治疗。

表 3-2　根据 APTT 调整普通肝素剂量的方法

APTT	普通肝素剂量调整
< 35 秒（< 1.2 倍的正常对照值）	静脉注射 80IU/kg，然后静脉滴注剂量增加 4IU/（kg·h）
35~45 秒（1.2~1.5 倍的正常对照值）	静脉注射 40IU/kg，然后静脉滴注剂量增加 2IU/（kg·h）
46~70 秒（1.5~2.3 倍的正常对照值）	无须调整剂量
71~90 秒（2.3~3.0 倍的正常对照值）	静脉滴注剂量减少 2IU/（kg·h）
> 90 秒（> 3.0 倍的正常对照值）	停药 1 小时，然后静脉滴注剂量减少 3IU/（kg·h）

2）注意事项：普通肝素因不经肾脏代谢，适用于严重肾功能不全患者（肌酐清除率 < 30ml/min）。由于普通肝素可能会引起肝素诱导的血小板减少症（HIT），且发生率相对高，在使用普通肝素的第 3~5 天必须复查血小板计数。若需较长时间使用普通肝素，应在第 7~10 天和 14 天复查血小板计数，普通肝素使用 2 周后则相对较少出现 HIT。若患者出现血小板计数迅速或持续降低超过 50%，或血小板计数 < 100×10^9/L，应立即停用普通肝素，一般停用 10 天内血小板数量开始逐渐恢复。有些患者对肝素有抗药性，建议高剂量肝素治疗，同时每 4 小时监测 1 次。肝素过量应停止治疗，如需要，可使用 1% 硫酸鱼精蛋白稀释液以非常缓慢的速度静脉滴注，每 10 分钟内不超过 50mg。

3）主要不良反应：各种肝素都会引起出血、荨麻疹、HIT，使用肝素 5 天或更长时间的 HIT 发生率为 3%~5%。极少情况下可有血栓形成或过敏。长期使用可引起氨基转移酶升高、低钾血症和骨质疏松。应对患者进行连续多次全血细胞及粪便隐血检查以筛查有无出血。

（2）低分子量肝素

1）用法用量：所有低分子量肝素均应按照体重给药，皮下注射，2 次/d。皮下注射低分子量肝素的效果与普通肝素相当，但不易引起血小板减少，且因其半衰期长，方便用于门诊患者的治疗。对于继发于短暂的可逆性危险因素的 PTE 患者，推荐抗凝治疗 3 个月，后期可序贯口服抗凝血药；对于无诱因的 PE 患者，推荐口服抗凝治疗至少 3 个月，对于延长抗凝的患者，需要定期评估抗凝治疗的获益-风险比。依诺肝素钠的使用方法为 100U/kg，每 12 小时 1 次或 1.0mg/kg，每 12 小时 1 次，单日总量不大于 180mg。那曲肝素钙 86U/kg，每 12 小时 1 次或 0.1mg/10kg，每 12 小时 1 次，单日总量不大于 17 100U。达肝素钠 100U/kg，每 12 小时 1 次或 200U/kg，每天 1 次，单日总量不大于 18 000U。磺达肝癸钠是选择性 Xa 因子抑制剂，预防剂量 2.5mg 皮下注射，每天 1 次；治疗剂量需要根据体重调整，体重 < 50kg 者 5mg q.d.，50~100kg 者 7.5mg q.d.，> 100kg 者 10mg q.d.；严重肾功能不全患者（肌酐清除率 < 30ml/min）因其将在体内蓄积，增加出血风险，禁用磺达肝癸钠；对于中度肾功能不全患者（肌酐清除率为 30~50ml/min）应减量 50% 使用。

2）注意事项：必须皮下注射或静脉注射，不可肌内注射。不同的低分子量肝素不应同时或交替使用，一般不需常规监测 APTT。LMWH 由肾脏清除，肾功能不全者和老年人应减少剂量，严重肾功能不全（Ccr < 30ml/min）建议用普通肝素。使用时间 > 7 天，注意监测血小板和肝、肾功能。肝功能不全、未控制的高血压患者应慎用。慎与非甾体抗炎药、抗血小板药维生素 K 等合用。

3）主要不良反应：偶见血小板减少症，HIT 的发生率较普通肝素低（< 1%），肝功能异常，氨基转移酶及碱性磷酸酶升高，注射部位血肿或疼痛，出血及瘀斑。

2. 溶栓药

（1）用法用量

1）尿激酶：负荷剂量为 4 400IU/kg，静脉注射 10 分钟，随后以 4 400IU/（kg·h）持续静脉滴注 12~24 小时；另可考虑 2 小时溶栓方案，即 2 万 IU/kg 持续静脉滴注 2 小时。

2）链激酶：静脉负荷剂量为 25 万 IU/kg，给药时间为 30 分钟，随后以 10 万 IU/kg 持续静脉滴注 12~24 小时。链激酶具有抗原性，易引起过敏和发热反应，故用药前需肌内注射苯海拉明或地塞米松，以防止过敏反应，且需持续滴注，现已少用。

3）rt-PA：目前我国大多数医院采用的方案为 rt-PA 50~100mg 持续静脉滴注 2 小时，无须负荷剂量。体重 < 65kg 的患者其给药总剂量不应超过 1.5mg/kg。

（2）注意事项：溶栓治疗的主要并发症是出血，最严重的是颅内出血，发生率为 1%~2%，发生者近半数死亡。用药前应充分评估出血风险，必要时应配血，做好输血准备。出现主要部位出血要求停止使用溶栓药及肝素，给予鱼精蛋白逆转肝素的活性，并给予新鲜冷冻血浆。溶栓前宜留置外周静脉套管针，以方便溶栓中取血监测，避免反复穿刺血管。溶栓前检验血型和备血，查血小板计数，溶栓过程不用肝素，溶栓完成后测 PT 或 APTT，如 < 对照值的 2.5 倍（或 < 80 秒），开始应用肝素（不用负荷剂量）抗凝。溶栓治疗的绝对禁忌证包括近期活动性胃肠道大出血、2 个月内的脑血管意外、颅内或脊柱创伤或外科手术、活动性颅内病变（动脉瘤、血管畸形、肿瘤）。相对禁忌证包括 2 周内的大手术、分娩、有创检查如器官活检或不能压迫止血部位的血管穿刺；10 天内的胃肠道出血；15 天内的严重创伤；1 个月内的神经外科或眼科手

术；难于控制的重度高血压（收缩压＞180mmHg，舒张压＞110mmHg）；3个月内的缺血性脑卒中；创伤性心肺复苏；血小板计数＜$100×10^9$/L；抗凝过程中（如正在应用华法林）；心包炎或心包积液；妊娠；细菌性心内膜炎；严重肝、肾功能不全；糖尿病出血性视网膜病变等。对于致命性大面积PTE，上述绝对禁忌证亦应被视为相对禁忌证。

（3）主要不良反应：溶栓治疗最常见和主要的并发症为出血，以穿刺部位出血最常见，颅内出血的发生率为1%~9%。其他不良反应有发热、过敏反应及低血压，链激酶更易出现过敏。比较少见的不良反应有恶心、呕吐、肌痛和头痛，这些不良反应以UK更常见。为了防止出血等并发症，溶栓前应检查血型、Hb、血小板及凝血功能；溶栓过程中应密切监视有无出血表现，如有无穿刺部位、皮肤、齿龈、消化道出血，有无血尿、颅内出血的相关表现。一旦出现出血，应立即终止溶栓治疗，并给予相应处理。

（五）药学监护要点

1. 治疗开始前的用药评估

（1）有无上述静脉药物及制剂成分过敏史，过敏者禁用。心电图、血压、血氧饱和度持续监测可以帮助判断患者的血流动力学状况。

（2）肝功能评估：肝功能异常患者应酌情减量使用普通肝素、依诺肝素钠、达肝素钠和磺达肝癸钠，磺达肝癸钠在严重肝功能损害患者慎用，而那屈肝素钙尚无确切资料可查。严重肝损害者链激酶和阿替普酶禁用，尿激酶尚无确切资料可查。

（3）肾功能评估：严重肾损害者慎用普通肝素、达肝素钠；肌酐清除率＜30ml/min者减量使用依诺肝素钠，而禁用磺达肝癸钠。肾功能损害者慎用阿替普酶。

（4）孕妇、哺乳期妇女：普通肝素和低分子肝素（LMWH）均不通过胎盘，在妊娠期使用是安全的。由于妊娠期普通肝素和LMWH的$t_{1/2}$均会变短，血浆浓度的峰值均会降低，所以通常需要使用更高的剂量和频率以保证药物的有效浓度。在制定普通肝素或LMWH的治疗方案时，应根据活化部分凝血活酶时间（APTT）调整普通肝素的使用剂量，根据母体体重调整LMWH的使用剂量。LMWH是产前和产后预防血栓形成的首选药物，普通肝素的$t_{1/2}$短于LMWH，且与鱼精蛋白硫酸盐的结合完全可逆，若有出血风险升高的可能，则普通肝素优先用于产褥期。

2. 治疗过程监护

（1）治疗中观察评估出血情况，包括皮下黏膜瘀点、瘀斑，紫癜，鼻黏膜出血，口腔黏膜出血，呕血，尿液偏红，排便变黑等。

（2）消化道不适症状，包括恶心、呕吐、上腹部不适或疼痛、反酸、胃灼热等。

（3）检查指标方面,应关注血常规(红细胞计数和血红蛋白计数),尿常规和粪常规(大便隐血),肝、肾功能,凝血功能。

（4）观察血压、肢体温度等反映循环系统功能是否改善,关注凝血功能的变化,评估患者大出血的风险是否得到控制。

3. 注意事项和药物相互作用

（1）过敏者禁用,特殊人群应慎重使用。

（2）加强个体化用药指导,轻至中度肝功能不全无须调整剂量,重度肝功能不全需调整剂量。

（3）加强用药监测,注意药物相互作用,如抗凝血药、非甾体抗炎药、激素、活血化瘀药、肝药酶强抑制剂等药物之间的相互作用,及时评估,避免发展成严重不良反应而造成严重后果。

（4）注意疗效评价,病情稳定后及时改为口服用药,口服抗凝血药使用过程中仍需要及时全面的药学监护。

4. 药学监护表　见表3-3。

表3-3　肺血栓栓塞症患者药学监护表

姓名		年龄		性别		体重	
诊断							
基础疾病							
肝功能							
肾功能							
药物过敏史	□有 主要症状		□无 怀疑药物		相关性判断		
既往使用静脉药物情况	药品名称	剂量	溶媒	使用时间	治疗目的、效果描述及有无不良反应		
入院第　　天治疗评估							
当前使用静脉药物情况	药品名称	剂量	溶媒	使用时间	治疗效果及有无不良反应		

续表

	药品名称	剂量	溶媒	使用时间	药师优化用药建议
目前联用的其他药物					

入院第　　天治疗监护记录

疗效观察	症状 □咯血和黑粪情况（频度、颜色、性状、总量） □意识状态 □呼吸、脉搏和血压 □胸闷、胸痛	其他 □水肿 □禁食 □进食情况（流质、半流质）
	辅助检查 □大便隐血 □尿常规 □血常规 □肝功能 □肾功能 □凝血功能	疗效评价 □改善 □有效 □痊愈 依从性评价和疾病认识 □好 □较好 □一般 □较差
不良反应与处理		

三、重症肺炎

（一）概述

1. 定义和分型　肺炎是一种常见的呼吸道感染性疾病,因不同病因、不同病原菌、在不同场合所导致的肺组织(细支气管、肺泡、间质)炎症有相似或相同的病理生理过程,发展到一定的疾病阶段,均可恶化加重成重症肺炎(severe pneumonia,SP),引起器官功能障碍甚至危及生命。重症肺炎是近年来提出的一个概念,是为了区别于普通肺炎,它的提出强调患者病情的严重性以及积极治疗的迫切性。迄今为止,重症肺炎仍没有一个明确的定义,目前多数学者将其定义为因病情严重而需要进入重症医学科监护、治疗的肺炎。参考肺炎的分型,重症肺炎也分为重症社区获得性肺炎(severe community

acquired pneumonia，SCAP）和重症医院获得性肺炎（severe hospital acquired pneumonia，SHAP）。社区获得性肺炎是指在医院外罹患的感染性肺炎，包括具有明确潜伏期的病原体感染而在入院后平均潜伏期内发病的肺炎，其重症者称为重症社区获得性肺炎。医院获得性肺炎（HAP）是指患者入院时不存在，也不处于感染潜伏期内，而于入院48小时后在医院发生的肺炎，其重症者称为重症医院获得性肺炎。呼吸机相关性肺炎（VAP）是HAP的特殊类型，指气管插管或气管切开患者在接受机械通气48小时后发病的肺炎。国内2002年版《医院获得性肺炎诊断和治疗指南（草案）》指出SHAP标准同SCAP标准，但是HAP中、晚发性发病（入院＞5天、机械通气＞4天）和存在高危因素者，即使不完全符合重症肺炎的诊断标准，亦视为重症。

2. 发病机制和病理生理　病原体入侵肺，引起肺泡腔内充满炎症渗出物，肺泡壁充血水肿而增厚，支气管黏膜水肿，管腔狭窄，从而影响换气和通气，导致低氧血症及二氧化碳储留，为增加通气及呼吸深度，出现代偿性的呼吸与心率增快、鼻翼煽动和三凹征。重症肺炎可产生呼吸衰竭。由于病原体作用，重症肺炎常伴有毒血症，引起不同程度的感染中毒症状。缺氧、二氧化碳储留及毒血症可导致循环系统、消化系统、神经系统的一系列症状以及代谢性和呼吸性酸中毒、电解质紊乱。

（二）药物治疗原则

重症肺炎的治疗策略主要分为抗感染治疗和器官功能支持治疗两部分。重症肺炎的抗感染治疗十分重要，对患者的预后起决定性作用，延迟或不恰当的抗生素治疗均可使重症肺炎的病死率明显升高。重症肺炎的抗感染治疗原则主要包括以下几点：

1. 尽早进行恰当的经验性初始抗菌药治疗。

2. 根据临床和流行病学基础，充分了解当地的致病菌分布特点和药敏试验结果，参照药动学选用强力广谱抗生素经验性治疗，尽量覆盖可能的致病菌，给予足够的治疗剂量并提倡个体化用药。

3. 在抗生素治疗开始前送检下呼吸道病原学标本，一旦获得可靠的培养和药敏试验结果，及时换用有针对性的窄谱抗生素，即降阶梯治疗（de-escalation therapy）。

4. 根据临床治疗反应进行评估，控制抗生素使用疗程以防止过度用药，减少细菌耐药性发生。

5. 建议以下呼吸道标本培养结果作为判断最初经验性抗生素治疗是否恰当的依据。

（三）静脉药物启用时机

重症肺炎患者起病急，病情凶险，多数患者伴有基础疾病，并发症发生率高,临床策略性换药时机有限,初始治疗药物选择与病情是否反复及迁延、并发症发生率与死亡率等密切相关。控制感染是重症肺炎十分棘手的问题,尽早合理选择抗菌药,并推荐静脉给药,以确保药效,病情好转能口服时可换口服给药。

一旦考虑为重症肺炎,应立即采集下呼吸道标本进行培养和显微镜检,然后根据病原菌感染的危险因素、当地医疗机构的细菌耐药性监测资料开始抗菌药经验性治疗,首选广谱抗菌药,再根据培养结果、患者治疗后的反应及疗效调整治疗方案。48~72 小时病情有所改善的患者,如培养结果阳性,应针对培养结果在可能的情况下改用窄谱抗菌药,治疗 5~7 天后再次评价;如培养结果阴性,可视患者病情停用抗菌药或降阶梯治疗。48~72 小时病情无改善者,如培养结果阳性,应根据培养结果调整抗菌药并积极寻找原因;如培养结果阴性,应通过相关检查查找原因。不论是 SCAP 还是 SHAP,合理运用抗生素的关键是如何将初始的经验性治疗和后续的针对性治疗有机结合形成一个连续的整体,并适时实现转换,既能够改善临床治疗效果,同时也可避免广谱抗生素联合治疗方案可能导致的细菌耐药。

(四)常用的静脉治疗药物

1. 抗菌药

(1)抗菌药的选择及用法用量:由于 SCAP 和 SHAP 在致病菌谱、潜在耐药菌方面存在显著性差异,其抗感染初始经验性治疗方案也不同,现分别对这 2 种类型的抗菌药治疗做如下总结。

1)SCAP:2016 年《中国成人社区获得性肺炎诊断和治疗指南》对于重症社区获得性肺炎的抗菌药治疗推荐为①无铜绿假单胞菌感染的危险因素,常见病原体为肺炎链球菌、需氧革兰氏阴性杆菌、嗜肺军团杆菌、肺炎支原体、呼吸道病毒、流感嗜血杆菌等。可选择的抗菌药为头孢曲松 2.0g iv.gtt q.d. 或头孢噻肟 2.0g iv.gtt q.8h 联合静脉注射大环内酯类(如红霉素 0.5g iv.gtt q.6h)、静脉注射呼吸系统用喹诺酮类(如左氧氟沙星 0.5g iv.gtt q.d. 或莫西沙星 0.4g iv.gtt q.d. 等)联合氨基糖苷类(阿米卡星 0.4g iv.gtt q.d.)、静脉注射 β- 内酰胺类 /β- 内酰胺酶抑制剂(阿莫西林克拉维酸 1.2g iv.gtt q.8h 或氨苄西林舒巴坦 3.0g iv.gtt q.8h)联合静脉注射大环内酯类(如红霉素 0.5g iv.gtt q.6h)、厄他培南(1.0g iv.gtt q.d.)联合静脉注射大环内酯类(如红霉素 0.5g iv.gtt q.6h)。②有铜绿假单胞菌感染的危险因素,常见病原体为部分常见病原体 + 铜绿假单胞菌。可选用的抗菌药为具有抗假单胞菌活性的 β- 内酰胺类抗生素(如头孢他啶 2.0g iv.gtt q.12h、头孢吡肟 2.0g iv.gtt q.12h、哌拉西林他唑巴坦 4.5g iv.gtt q.8h、头孢哌酮舒巴坦钠 3.0g iv.gtt q.12h、亚胺培南西司他丁 0.5g iv.gtt q.8h、美罗培南 0.5g iv.gtt q.8h 等)联合静脉注射大环内酯类(如红霉素 0.5g iv.gtt q.6h),必要时还可同时联用氨基糖苷类；具有抗假单胞菌活性的 β- 内酰胺类抗生素联合静脉注射喹诺酮类、静脉注射环丙沙星 0.4g iv.gtt q.d. 或左氧氟沙星 0.4~0.75g iv.gtt q.d. 联合氨基糖苷类。重症 CAP 的一般疗程为 7~10 天，若是军团菌或铜绿假单胞菌感染，时间可延长至 10~21 天，可根据临床表现相应缩短静脉治疗时间。

2）SHAP：常见病原体为铜绿假单胞菌、耐甲氧西林金黄色葡萄球菌（MRSA）、不动杆菌、肠杆菌科细菌、厌氧菌。可选用的抗菌药为喹诺酮类或氨基糖苷类联合下列药物之一，包括具有抗假单胞菌活性的 β- 内酰胺类如头孢他啶、头孢吡肟，广谱 β- 内酰胺类 /β- 内酰胺酶抑制剂（头孢哌酮舒巴坦钠、哌拉西林他唑巴坦），碳青霉烯类（如亚胺培南、美罗培南等）；必要时联合使用万古霉素 15~30mg/kg iv.gtt q.8~12h 或替考拉宁 600mg iv.gtt q.12h（针对MRSA）；当估计真菌感染的可能性大时，应当用有效的抗真菌药，如三唑类的氟康唑 800mg/400mg iv.gtt q.d.、伏立康唑 6mg/kg iv.gtt q.12h 等；棘白菌素类的卡泊芬净首剂 70mg，维持 50mg q.d. 或米卡芬净 100mg q.d.。目标治疗病原菌一旦明确，选择抗生素就是针对该病原菌，即降阶梯治疗。

（2）注意事项：重症肺炎及脏器功能不全时，需要结合表观分布容积、蛋白结合率、药物清除率及 PK/PD 参数以优化抗菌治疗。肝、肾功能受损慎用肝、肾毒性药物，如有肝功能减退的患者应该避免氯霉素、利福平、红霉素酯化物等通过肝脏代谢的药物，肾功能减退时避免使用万古霉素、替考拉宁、阿米卡星、伊曲康唑等；如确有用药指征，需进行血药浓度监测，调整给药方案。孕妇和哺乳期妇女避免使用四环素类、喹诺酮类、氨基糖苷类等，可选毒性低的青霉素类、头孢菌素类等 β- 内酰胺类；喹诺酮类抗菌药对骨骼发育有不良影响，应避免用于 18 岁以下的未成年人；四环素能引起牙齿黄染，不可用于 8 岁以下的儿童；阿奇霉素可引起胃肠道的不良反应及严重的过敏反应，其静脉制剂在小儿 SP 中的使用应该严格控制。

（3）主要不良反应：重症肺炎患者的病情严重，抗菌药的使用剂量通常较大且多数情况是多种抗生素联合使用，因此有必要在治疗过程中对患者进行临床观察和必要的实验室检查，以便及时发现不良反应并予以处理。

2. 糖皮质激素

（1）用法用量：糖皮质激素在肺炎的治疗中是双刃剑，虽然可控制全身炎症反应，但在感染未得到控制的情况下可导致感染加重，并可能引起消化道出血、继发真菌感染等严重的并发症。仅限于严重的全身性感染合并感染性休克的患者，推荐小剂量（琥珀酸氢化可的松 200mg/d）使用，疗程不超过 7 天，能够停用血管活性药时即停用糖皮质激素类药物。虽然目前临床实践中激素对重症肺炎的抗炎作用已被部分研究所证实，但临床最终获益并不确定。

对于不合并感染性休克的重症肺炎患者,不常规建议糖皮质激素的使用。

（2）注意事项：重症肺炎患者使用糖皮质激素应避免长时间大剂量使用，不仅容易发生不良反应，且会加重感染；应密切观察病情变化，在短期用药后应迅速减量、停药。另有严重的精神病和癫痫、活动性消化性溃疡病等避免使用。

（3）主要不良反应：骨质疏松或骨折、消化性溃疡或穿孔、胰腺炎、精神症状变化、并发感染、停药综合征等。

3. 祛痰药

（1）用法用量：重症肺炎患者的常见临床表现为发热、咳嗽、咳痰、咯血、胸痛、呼吸困难等症状，必要时进行对症治疗。常用的静脉祛痰药有溴己新、氨溴索等黏痰溶解药，用于黏痰较多不易咳出的患者。

1）溴己新：一次 4mg，一日 8~12mg，静脉注射时用葡萄糖注射液稀释后使用。

2）氨溴索：成人及 12 岁以上的儿童一次 15mg，一日 2~3 次，严重者可增至一次 30mg，注射应缓慢；6~12 岁儿童一次 15mg，一日 2~3 次；2~6 岁一次 7.5mg，一日 3 次；2 岁以下一次 7.5mg，一日 2 次。以上注射均应缓慢。使用静脉滴注给药时一次 15~30mg，一日 2 次，用氯化钠注射液或 5% 葡萄糖注射液 100ml 稀释后 30 分钟内缓慢滴注。

（2）注意事项：祛痰药仅对咳痰症状有改善作用，在使用中还应注意咳嗽、咳痰的病因，如使用 7 日后未见好转，应谨慎继续用药。

（3）主要不良反应：支气管痉挛、直立性低血压、心动过速、心悸、颅内高压等。

4. 支气管扩张药

（1）用法用量：支气管扩张药可以缓解支气管痉挛，有助于排痰和改善通气功能。

1）β_2 受体激动剂：如沙丁胺醇一次 0.4mg，用 0.9% 氯化钠注射液 100ml 稀释，3~20μg/min；特布他林一次 0.25mg，必要时每隔 15~30 分钟给予 1 次，但 4 小时内用量不能超过 0.5mg。

2）黄嘌呤类药物：如氨茶碱，静脉注射时成人一次 0.125~0.25g，用 25% 葡萄糖注射液稀释后缓慢静脉注射，注射时间不得短于 10 分钟，注射速度不宜超过 0.6~0.8mg/（kg·h）；极量为一次 0.5g，一日 1g。儿童一次 2~4mg/kg，静脉滴注时一次 0.25~0.5g 用 5% 葡萄糖注射液 250ml 稀释后缓慢滴注。

（2）注意事项：β_2 受体激动剂只有在重症情况下才考虑静脉给药，长期应用会产生耐受性，使疗效降低；与茶碱类药合用时，心悸等不良反应会加重；氨茶碱的治疗量与中毒量接近，早晨 7 点左右吸收效果最好而毒性最低；不宜与青霉素类合用,会使其灭活或失效。

(3)主要不良反应:β_2受体激动剂的常见不良反应有低钾血症、神经紧张、头痛、肌肉痉挛和心悸;茶碱类的主要不良反应有过度兴奋、烦躁、心律失常加重、呼吸急促、震颤和眩晕等。

5. 血管活性药 作为循环支持治疗,常用于收缩血管的拟交感神经药有去甲肾上腺素、肾上腺素、多巴胺、间羟胺、异丙肾上腺素、甲氧明和多巴酚丁胺等。抗休克应立足于综合治疗,血管收缩药仅作应急用,尽量低浓度、小剂量、短时间,以维持收缩压为12kPa(90mmHg)左右为宜。停药时要逐渐减量,不宜骤停(具体见血管活性药章节)。

6. 丙种球蛋白 有研究表明,静脉注射丙种球蛋白(IVIG)可以辅助治疗重症肺炎患者;并且研究表明,其对肺炎或肺损伤的动物模型有改善预后的效果,以及在体外试验中发现有抗病毒活性。虽然国内外并无权威指南推荐,但其临床使用广泛并有一定的临床效果,应肯定其对免疫缺陷患者及病毒感染的作用。对细菌感染的作用尚有争论,对于细菌感染的重症肺炎患者的临床疗效有待进一步的循证证据。

(五)药学监护要点

1. 治疗开始前的用药评估

(1)有无上述静脉药物过敏史,过敏者禁用。心电图、血压、血氧饱和度、尿量、体温、呼吸频率、心率等持续监测可以帮助判断患者的循环状况。

(2)肝、肾功能评估:肝、肾功能轻度异常或严重异常患者的抗菌药使用方案应进行个体化剂量调整,尤其药物是通过肝、肾清除或代谢时,治疗过程中要严密监测肝、肾功能。

(3)孕妇及哺乳期妇女:妊娠期抗菌药物的应用需考虑药物对母体和胎儿两方面的影响。

1)对胎儿有致畸或明显毒性作用者,如利巴韦林,妊娠期禁用。

2)对母体和胎儿均有毒性作用者,如氨基糖苷类、四环素类等,妊娠期避免应用;但在有明确应用指征时,经权衡利弊,用药时患者的受益大于可能的风险时,也可在严密观察下慎用。氨基糖苷类等抗菌药物有条件时应进行血药浓度监测。

3)药物毒性低,对胎儿及母体均无明显影响,也无致畸作用者,妊娠期感染时可选用。如青霉素类、头孢菌素类等 β- 内酰胺类抗菌药物,其余药物也应按照说明书上要求谨慎使用。

2. 治疗过程监护

(1)治疗重症肺炎时,最初在致病菌未知的情况下,抗感染治疗都是经验性治疗,治疗的关键是抗菌药的选择,经抗菌治疗48~72小时应对病情进行评价,判断目前使用的方案是否可控制感染、治疗方案是否有效。

（2）合理使用抗菌药,重点关注抗菌药的选择及联合使用、药物剂型及给药途径、给药剂量、给药方法（溶媒选择、体积、用药先后顺序、给药速度等）、给药疗程,关注抗菌药的药效学、药动学、药物不良反应及相互作用。为保证抗菌药安全有效使用,重症肺炎患者能得到最佳有效治疗,应全面重点监护抗菌药的使用情况。

（3）关注患者的意识状态是否改变,观察体温、症状改变、临床状态、白细胞、X 线胸片病灶情况,以及其他重要指标如 PCT、CRT、D- 二聚体、血管紧张素Ⅱ等及时评估治疗效果。

（4）监护其他重要器官功能,重症肺炎患者的病情危重、进展迅速,通常可引起肾、消化道、肝、内分泌、血液等多器官或系统功能受损,应密切监测机体各器官功能状况。

（5）监测耐药菌株,有效地控制抗菌药的用量及使用时间,降低细菌耐药率。

3. 注意事项和药物相互作用

（1）过敏者禁用,特殊人群应慎重使用。

（2）加强个体化用药指导。轻至中度肝功能不全无须调整剂量,重度肝功能不全需调整剂量,治疗过程中需严密监测肝功能,如大环内酯类（不包括酯化物）、林可霉素、克林霉素等。肾毒性抗菌药避免用于肾功能减退者,如确有指征使用该类药物时,需进行血药浓度监测,据以调整给药方案,达到个体化给药;也可按照肾功能减退程度（以内生肌酐清除率为准）减量给药,如万古霉素、去甲万古霉素、替考拉宁等,治疗中需严密监测患者的肾功能。

（3）加强用药监测,重症肺炎治疗需要多种药物联合使用,除抗感染对因治疗外,还包括合并症和并发症的用药,这就可能存在药物相互作用,导致药物的血药浓度升高和降低,引起药效降低或不良反应增加,甚至出现毒性反应。如使用抗胆碱能神经药阿托品等可减少抗菌药在肺组织内的分布;相反,使用祛痰药如溴己新、氨溴索等则可增加抗菌药在肺组织内的分布浓度。因此要注意药物相互作用,尤其是抗菌药与其他药物的相互作用,及时评估,避免发展成严重不良反应而造成严重后果。

（4）注意疗效评价,重症肺炎治疗初期以静脉给药为主,初始经验性治疗 48~72 小时后应评估患者的治疗反应。明显改善且临床稳定,能接受口服药物治疗的患者可换口服药物序贯治疗,使用过程中需要及时全面的药学监护。

（5）注意用药安全性监测,重点关注使用药物的严重不良反应或可能影响治疗持续的反应,应根据病情和不良反应严重程度及时调整用药,积极对症处理。

（6）用药教育,向患者及家属认真宣讲药品说明书,让患者及其家属正确认识药物的作用,了解相关副作用;注意药物与食物的相互作用,如利奈唑胺可抑制酪胺的代谢,与富含酪胺的食物或饮料同服可引起显著的升压反应等;提倡戒烟、戒酒,避免出现双硫仑样反应。

4. 药学监护表　见表3-4。

表3-4　重症肺炎患者药学监护表

姓名		年龄		性别		手机号	
门诊号		住院号		住院日期		出院日期	
诊断							
基础疾病							
刚入院患者的基本情况							
药物过敏史	□有 药物			□无			
重点监护内容	针对下列药物制订初步药学监护计划 □抗菌药 □糖皮质激素 □祛痰药 □支气管扩张药 □其他			□患者病情及体征变化 □查看相关实验室及其他辅助检查结果 □患者用药的疗效评估 □不良反应监测 □检查患者服药情况 □药学查房、药历书写 □用药教育			

入院第　　天治疗评估

当前静脉药物使用情况	药品名称	剂量	溶媒	使用时间	治疗效果及有无不良反应
目前联用的其他药物	药品名称	剂量	溶媒	使用时间	药师优化用药建议

续表

入院第　　天治疗监护记录		
疗效观察	症状 □全身症状 □呼吸道症状 □肢体温度 □脉搏和血压	其他 □意识 □睡眠 □进食情况（流质、半流质）
	辅助检查 □血、尿、便常规 □生化检查 □动脉血气分析 □凝血功能 □微生物学评价 □影像学检测	疗效评估 □痊愈 □感染控制 □生命体征稳定 □无效 □严重
初始治疗失败的原因及处理	□与非感染性疾病鉴别诊断　　□耐药因素 □并发症或合并症因素　　□警惕特殊病原体感染 □病原体因素，调整抗菌药方案　　□二重感染 □未能覆盖致病病原体	
其他		

四、慢性阻塞性肺疾病急性加重

（一）概述

1. 定义　慢性阻塞性肺疾病（COPD）是一种常见的、可以预防和治疗的疾病，以持续的呼吸症状和气流受限为特征，通常是由于明显暴露于有毒颗粒或气体引起的气道和/或肺泡异常所导致。慢性阻塞性肺疾病急性加重（AECOPD）指的是临床上呼吸症状的急性加重，特别是呼吸困难、咳嗽、咳痰及咳脓性痰等症状加重，导致患者需在原有治疗方案的基础上增加额外的治疗措施。

2. 发病机制和病理生理　慢性阻塞性肺疾病急性加重的过程很复杂，与气道炎症增强、黏液分泌增多和显著的气体陷闭有关。造成患者急性加重的最常见的原因是呼吸道感染（病毒或细菌感染），并且AECOPD会严重影响患者的生活质量、加速疾病进展，患者有时需住院治疗，甚至会发生死亡。

（二）药物治疗原则

慢性阻塞性肺疾病急性加重的治疗目标为最小化本次急性加重的影响，预防再次急性加重的发生。根据慢性阻塞性肺疾病急性加重和/或伴随疾病的严重程度,常用的治疗药物主要有支气管扩张药、激素、抗菌药和辅助治疗药物。

推荐单用短效 β_2 受体激动剂,联用或不联用短效抗胆碱药,作为慢性阻塞性肺疾病急性加重期初始治疗的方案。患者全身应用糖皮质激素可以缩短康复时间,改善肺功能(FEV_1)和氧合,降低早期病情反复和治疗失败的风险,缩短住院时间,推荐应用泼尼松 40mg/d 治疗 5 天。有证据支持慢性阻塞性肺疾病急性加重患者存在细菌感染征象时需使用抗生素,如呼吸困难加重、痰量增多和咳脓性痰,或需要有创或无创机械通气治疗,推荐抗生素使用疗程为 5~7 天。

(三)静脉药物启用时机

慢性阻塞性肺疾病急性加重患者如果存在呼吸困难加重、痰量增多和咳脓性痰,或需要有创或无创机械通气治疗,或无法进食可考虑静脉给予抗菌药,病区较重的患者可考虑静脉给予激素改善肺功能(FEV_1)和氧合,降低早期病情反复和治疗失败的风险,缩短住院时间。

(四)常用的静脉治疗药物

1. 支气管扩张药

(1)用法用量:支气管扩张药可松弛支气管平滑肌、扩张支气管、缓解气流受限,是控制 AECOPD 症状的主要措施,短期按需应用可缓解症状,长期规则应用可预防和减轻症状。首选吸入剂,但临床上根据患者的个体情况,在口服和吸入剂无法耐受的情况下,可选用的静脉支气管扩张药包括①β_2 受体激动剂,如沙丁胺醇一次 0.4mg,用 0.9% 氯化钠注射液 100ml 稀释,3~20μg/min;特布他林一次 0.25mg,必要时每隔 15~30 分钟给予 1 次,但 4 小时内用量不能超过 0.5mg。②黄嘌呤类药物,如氨茶碱,静脉注射时成人一次 0.125~0.25g,用 25% 葡萄糖注射液稀释后缓慢静脉注射,注射时间不得短于 10 分钟;极量为一次 0.5g,一日 1g。儿童一次 2~4mg/kg,静脉滴注时一次 0.25~0.5g 用 5% 葡萄糖注射液 250ml 稀释后缓慢滴注。

(2)注意事项:与 COPD 稳定期不同,AECOPD 常选择单用短效 β_2 受体激动剂或联用短效抗胆碱药。短效制剂的优势为起效迅速、代谢较快,适合病情多变需要经常调整用药的加重期患者。β_2 受体激动剂只有在患者特殊情况下才考虑静脉给药,长期应用会产生耐受性,使疗效降低;与茶碱类药合用时,心悸等不良反应会加重;氨茶碱的治疗量与中毒量接近,监测茶碱类的血药浓度对评估疗效和不良反应有一定意义;不宜与青霉素类合用,会使其灭活或失效。

(3)主要不良反应:β_2 受体激动剂的常见不良反应有低钾血症、神经紧张、头痛、肌肉痉挛和心悸、骨骼肌震颤、高血糖;长期使用会出现受体敏感性下降,导致药物耐药性。茶碱类的主要不良反应有过度兴奋、烦躁、心律失常加重、呼吸急促、震颤和眩晕等。

2. 糖皮质激素　住院的 AECOPD 患者宜在应用支气管扩张药的基础上,口服或静脉滴注激素,能够缩短急性加重期,加快肺功能恢复,降低各种原因导致的 COPD 患者的病死率。AECOPD 静脉给予的糖皮质激素主要有甲泼尼龙。

（1）用法用量:静脉注射,每次 40mg,每天 1 次,疗程为 5 天。

（2）注意事项:全身性霉菌感染的患者禁用,禁止同时使用活疫苗或减毒活疫苗。糖皮质激素能引发或加重库欣病,所以应避免对库欣病患者使用糖皮质激素。《糖皮质激素类药物临床应用指导原则》(2011 版)均认为应避免长期全身使用糖皮质激素。

（3）主要不良反应

1）体液与电解质紊乱:钠潴留、体液潴留、某些敏感患者的充血性心力衰竭、钾离子丧失、低钾性碱中毒、高血压。

2）肌肉骨骼系统:肌无力、类固醇性肌病、骨质疏松、压迫性脊椎骨折、无菌性坏死、病理性骨折。

3）皮肤:妨碍伤口愈合,皮肤薄脆、瘀点和瘀斑;反复局部皮下注射可能引起局部皮肤萎缩。

4）神经系统:颅内压增高、假性脑肿瘤、癫痫发作。

5）胃肠道:可能穿孔或出血的消化道溃疡、消化道出血、胰腺炎、食管炎、肠穿孔。

6）精神异常:情感障碍(包括情绪不稳定、情绪低落、欣快、心理依赖、自杀意念)、精神病性异常 [包括躁狂、妄想、幻觉、精神分裂症(加重)]、意识模糊状态、精神障碍、焦虑、人格改变、情绪波动、行为异常、失眠、易激惹等。

7）会引起心律不齐和 / 或循环性虚脱和 / 或心脏停搏。另有报道显示大剂量糖皮质激素会引起心动过速。

3. 抗菌药　AECOPD 多为细菌感染诱发,当患者呼吸困难加重、咳嗽伴痰量增加、有脓性痰时,应根据患者所在地的常见病原菌及其药敏情况积极选用合适的抗生素进行治疗。常用的初始经验性治疗建议:①无铜绿假单胞菌高危因素者,病情较轻者推荐使用青霉素、阿莫西林克拉维酸、大环内酯类、氟喹诺酮类、第一或第二代头孢菌素,病情较重者可用 β- 内酰胺类 / 酶抑制剂、第二或第三代头孢菌素、氟喹诺酮类;②对于频繁急性加重、重度气流受限和 / 或急性加重需机械通气的患者,需进行痰培养或其他肺部标本培养,可能存在对上述药物不敏感的革兰氏阴性菌(如假单胞菌属)或耐药病原体者可选用环丙沙星、具有抗铜绿假单胞活性的 β- 内酰胺类加或不加酶抑制剂,同时可加用氨基糖苷类药物;③应根据患者病情的严重程度和临床状况是否稳定选择使用口服或静脉用药,静脉用药 3 天以上,如病情稳定可改为口服(具体见抗菌药章节)。

4. 祛痰药　在没有应用吸入糖皮质激素的慢性阻塞性肺疾病患者中,常规使用祛痰药(黏液促动剂、黏液调节剂)和抗氧剂(N-乙酰半胱氨酸、羧甲司坦)可以减少急性加重次数和适度提高健康状况。慢性阻塞性肺疾病患者的气道内产大量黏液分泌物,可促使其继发感染,并影响气道通畅,应用祛痰药似有利于气道引流通畅,改善通气功能。常用的静脉祛痰药有溴己新、氨溴索等黏痰溶解药,用于黏痰较多不易咳出的患者。

(1)用法用量

1)溴己新:一次 4mg,一日 8~12mg,静脉注射时用葡萄糖注射液稀释后使用。

2)氨溴索:成人及 12 岁以上的儿童一次 15mg,一日 2~3 次,严重者可增至一次 30mg,注射应缓慢;6~12 岁儿童一次 15mg,一日 2~3 次;2~6 岁一次7.5mg,一日 3 次;2 岁以下一次 7.5mg,一日 2 次。以上注射均应缓慢。使用静脉滴注给药时一次 15~30mg,一日 2 次,用氯化钠注射液或 5% 葡萄糖注射液 100ml 稀释后 30 分钟内缓慢滴注。

(2)注意事项:祛痰药仅对咳痰症状有改善作用,在使用中还应注意咳嗽、咳痰的病因,如使用 7 日后未见好转,应谨慎继续用药。

(3)主要不良反应:支气管痉挛、直立性低血压、心动过速、心悸、颅内高压等。

(五)药学监护要点

1. 治疗开始前的用药评估

(1)有上述静脉药物过敏史,过敏者禁用。心电图、血压、血氧饱和度、尿量、体温、呼吸频率、心率等持续监测可以帮助判断患者的循环状况。

(2)肝肾功能评估:肝、肾功能轻度异常或严重异常患者的抗菌药使用方案应进行个体化剂量调整,具体参照抗菌药章节。

(3)孕妇及哺乳期妇女:动物研究表明,妊娠期间使用大剂量的皮质激素可能会导致胎儿畸形。然而,孕妇使用皮质激素似乎并不会引起先天异常,因为人类研究并不能排除危害的可能性,所以应根据孕妇的具体情况谨慎用药。抗菌药选择也应权衡利弊。哺乳期妇女应慎用糖皮质激素及抗菌药,用药时应暂停哺乳。

2. 治疗过程监护

(1)对 AECOPD 是否应用抗菌药存在争议。治疗 AECOPD 时,最初在致病菌未知的情况下,抗感染治疗都是经验性治疗,应密切观察患者的治疗效果,同时也避免抗生素的滥用。

（2）关注相关药物使用情况,包括药物的选择及联合使用、药物剂型及给药途径、给药剂量、给药方法（溶媒选择、体积、用药先后顺序、给药速度等）、给药疗程,关注抗菌药的药效学、药动学、药物不良反应及相互作用等。

（3）关注患者的意识状态是否改变,观察体温、症状改变、临床状态、肺功能参数、血氧或动脉血气分析、X线胸片、CRP、白细胞计数、中性粒细胞计数等关键指标,及时评估治疗效果及进程。

（4）监护其他重要器官功能,AECOPD可引起或伴有肾、消化道、肝、内分泌、血液等多器官或系统功能受损,应密切监测机体各器官功能状况。

3. 注意事项和药物相互作用

（1）有药物过敏者禁用,特殊人群应慎重使用。

（2）加强个体化用药指导。抗菌药使用中有轻至中度肝功能不全无须调整剂量,重度肝功能不全需调整剂量,治疗过程中需严密监测肝功能,如大环内酯类（不包括酯化物）、林可霉素、克林霉素等。肾毒性抗菌药避免用于肾功能减退者,如确有指征使用该类药物时,需进行血药浓度监测,据以调整给药方案,达到个体化给药。

（3）加强用药监测,激素类药物应按需间歇使用,不宜长期、单一使用;AECOPD往往需要多种药物联合使用,除抗感染对因治疗外,还包括合并症和并发症的用药,这就可能存在药物相互作用,导致药物的血药浓度升高和降低,引起药效降低或不良反应增加,甚至出现毒性反应。如使用祛痰药如溴己新、氨溴索可增加抗菌药在肺组织内的分布浓度。因此有必要加强用药管理,及时评估,避免发展成严重不良反应而造成严重后果。

（4）注意疗效评价,应评估患者的治疗反应,深吸气量与肺总量比值可以反映使用支气管扩张药后患者的肺功能改变、症状改善;C反应蛋白升高者经糖皮质激素治疗后下降等。明显改善且临床稳定,能接受口服药物治疗的患者可换口服药物序贯治疗,使用过程中需要及时全面的药学监护。

（5）注意用药安全性监测,重点关注使用药物的严重不良反应或可能影响治疗持续的反应,应根据病情和不良反应严重程度及时调整用药,积极对症处理。

（6）用药教育,向患者及其家属认真宣讲药品说明书,让患者及其家属正确认识药物的作用,了解相关副作用;患者的病情稳定后,建议出院后避免吸入烟雾或者在有环境污染时外出,并对有吸烟史的患者进行戒烟教育,戒烟对COPD的自然病程影响巨大。另外告知AECOPD住院治疗患者出院后4~6周需进行复诊。

4. 药学监护表　见表3-5。

表 3-5　慢性阻塞性肺疾病急性加重期患者药学监护表

姓名		年龄		性别		体重	
诊断							
基础疾病							
肝功能							
肾功能							

药物过敏史	□有　　　　　　　　　　□无 药物						

既往使用静脉药物情况	药品名称	剂量	溶媒	使用时间	治疗目的、效果描述及有无不良反应

入院第　　天治疗评估

当前使用静脉药物情况	药品名称	剂量	溶媒	使用时间	治疗效果及有无不良反应

目前联用的其他药物	药品名称	剂量	溶媒	使用时间	药师优化用药建议

入院第　　天治疗监护记录

疗效观察	症状 □呼吸道症状（喘息、气促、咳嗽加重、脓痰） □意识状态 □肢体温度 □脉搏和血压	其他 □运动耐力 □睡眠 □进食情况（流质、半流质）
	辅助检查 □肺功能 □动脉血气分析 □肝功能 □肾功能 □胸部影像学 □血常规	疗效评价 □无效 □改善 □痊愈

不良反应与处理	

五、呼 吸 衰 竭

(一)概述

1. 定义和分型　呼吸衰竭(respiratory failure)是各种原因引起的肺通气和/或换气功能严重障碍,使静息状态下不能维持足够的气体交换,导致低氧血症伴(或不伴)高碳酸血症,进而引起一系列病理生理改变和相应临床表现的综合征;导致缺氧伴(或不伴)二氧化碳潴留,从而引起一系列生理功能和代谢紊乱的临床综合征。呼吸衰竭的临床表现缺乏特异性,明确诊断依赖动脉血气分析,即在海平面、静息状态、呼吸空气条件下动脉血氧分压(PaO_2)<60mmHg,伴或不伴二氧化碳分压($PaCO_2$)>50mmHg,便可诊断为呼吸衰竭。

按照发病急缓,呼吸衰竭可分为急性呼吸衰竭和慢性呼吸衰竭。呼吸系统疾病如严重呼吸系统疾患、创伤、休克、电击、急性气道阻塞等都可使肺通气和/或换气功能迅速出现严重障碍,短时间内即可发生呼吸衰竭,即急性呼吸衰竭。慢性呼吸衰竭多由支气管-肺疾病引起,如慢性阻塞性肺疾病、严重肺结核、间质性肺疾病等。胸廓和神经肌肉病变如胸部手术、外伤、胸廓畸形和脊髓侧索硬化症等也可导致慢性呼吸衰竭。临床上另一种常见的情况是在慢性呼吸衰竭的基础上,因合并呼吸系统感染、气道痉挛或并发气胸等情况,病情急性加重,在短时间内出现PaO_2显著下降和/或$PaCO_2$显著升高,称为慢性呼吸衰竭急性加重,它的病理生理学改变和临床表现兼具慢性呼吸衰竭和急性呼吸衰竭的特点。

而按照动脉血气类型,呼吸衰竭可分为Ⅰ型呼吸衰竭和Ⅱ型呼吸衰竭。Ⅰ型呼吸衰竭为低氧性呼吸衰竭,血气分析特点为PaO_2<60mmHg、$PaCO_2$降低或正常,主要见于严重肺部感染、急性肺栓塞、间质性肺疾病等导致的肺换气功能障碍;Ⅱ型呼吸衰竭为高碳酸性呼吸衰竭,血气分析特点为PaO_2<60mmHg,同时伴有$PaCO_2$>50mmHg,由肺泡通气不足所致。

按照发病机制,呼吸衰竭可分为通气性呼吸衰竭和换气性呼吸衰竭。通气性呼吸衰竭又称为泵衰竭,是由于多发性神经根炎、吉兰-巴雷综合征等疾病所致,表现为Ⅱ型呼吸衰竭;换气性呼吸衰竭是由于呼吸窘迫综合征、大面积肺炎、肺栓塞、肺梗死等疾病所致,表现为Ⅰ型呼吸衰竭。

2. 发病机制和病理生理　各种病因通过肺通气不足、弥散障碍、通气血流比例失调、肺内动静脉解剖分流增加、耗氧量增加5个主要机制使通气和/或换气过程发生障碍,从而导致呼吸衰竭。由于临床上大多是多种机制并存,所以单一机制引起的呼吸衰竭很少见。

呼吸衰竭可对中枢神经系统、循环系统、呼吸系统、肾功能、消化系统、酸碱平衡和电解质平衡造成影响。

大脑皮质的神经元细胞对缺氧最为敏感,故最易受损,完全停止供氧 4~5 分钟就可引起不可逆性的脑损害。PaO_2 为 8.0kPa(60mmHg)时可出现注意力不集中、智力和视力轻度减退;PaO_2 迅速降至 5.33~6.67kPa(40~50mmHg)以下时就会引起一系列神经精神症状,如头痛、不安、定向与记忆障碍、精神错乱、嗜睡;PaO_2 低于 2.67kPa(20mmHg)时,只需几分钟就可造成神经细胞的不可逆性损害。二氧化碳潴留发生迅速而严重时,也能引起严重的中枢神经系统功能障碍,称为二氧化碳麻醉。一般认为,当 $PaCO_2$ 超过 10.7kPa(80mmHg)时可引起头痛、头晕、烦躁不安、言语不清、扑翼样震颤、精神错乱、嗜睡、昏迷、抽搐等。

一定程度的缺氧,PaO_2 降低和 $PaCO_2$ 升高可反射性兴奋心血管运动中枢,从而使心率加快、心肌收缩力增强、心输出量增加、皮肤及腹腔内脏血管收缩。此外,缺氧时也可间接地因通气加强、胸腔负压增大、回心血量增加而影响循环功能。这种变化在急性呼吸衰竭时较为明显,且有代偿意义。严重低氧血症时,因循环中枢与心血管受损,可发生低血压、心肌收缩力降低、心律失常等后果。长期慢性缺氧可导致心肌纤维化和心肌硬化。

呼吸衰竭患者的呼吸变化受到 PaO_2 降低和 $PaCO_2$ 升高所引起的反射活动和原发疾病的影响。中枢性呼吸衰竭可出现呼吸浅慢,或出现潮式呼吸、间歇呼吸、抽泣样呼吸、吸气样呼吸、下颌呼吸等呼吸节律紊乱。二氧化碳是强有力的呼吸中枢兴奋剂,$PaCO_2$ 升高时呼气会加深加快,增加肺泡通气量。但 PaO_2 低于 4.0kPa(30mmHg)时或 $PaCO_2$ 超过 12.0kPa(90mmHg)时,将损害或抑制呼吸中枢。

呼吸衰竭时肾功能也可遭到损害,呼吸衰竭患者常常合并肾功能不全,严重时可发生急性肾衰竭,出现少尿、氮质血症和代谢性酸中毒等变化。此时肾脏结构往往无明显变化,故常为功能性肾衰竭。

呼吸衰竭患者常常合并消化道功能障碍,可出现胃肠道黏膜糜烂、坏死、出血与溃疡形成等变化。

(二)药物治疗原则

呼吸衰竭的总体治疗原则是加强呼吸支持,包括保持呼吸道通畅、纠正缺氧和改善通气等;呼吸衰竭病因和诱因的治疗;加强一般治疗支持以及对其他重要脏器功能的监测与支持。

(三)静脉药物启用时机

引起呼吸衰竭的原发疾病多种多样,在解决呼吸衰竭本身所致的危害的前提下,针对不同病因采取适当的治疗措施十分必要,也是治疗呼吸衰竭的前提。若患者有支气管痉挛,需要使用支气管扩张药,可选用 β_2 受体激动剂、抗胆碱药、糖皮质激素或茶碱类药物。在急性呼吸衰竭时,主要经静脉给药。

（四）常用的静脉治疗药物

1. 茶碱类药物　本类药物的作用较广,有平喘、强心、利尿、血管扩张、中枢兴奋等作用,作用机制主要包括抑制磷酸二酯酶、促进内源性肾上腺素释放和拮抗腺苷受体以扩张支气管平滑肌;抑制肥大细胞、巨噬细胞、嗜酸性粒细胞等炎症细胞的功能,减少呼吸道 T 细胞,降低微血管通透性,抑制支气管炎症,从而降低气管反应性;增强呼吸肌收缩力,减轻呼吸道阻塞和呼吸负荷增加造成的呼吸肌疲劳。对于 β_2 受体激动剂不能控制的急性哮喘,氨茶碱静脉注射可以获得满意的疗效。

（1）用法用量:氨茶碱的成人常用剂量为静脉注射,一次 0.125~0.25g 用 50% 葡萄糖注射液稀释至 20~40ml,一日 0.5~1g,注射时间不得短于 10 分钟;静脉滴注,一次 0.25~0.5g 以 5%~10% 葡萄糖注射液稀释后缓慢滴注,一日 0.5~1g;注射给药的极量为一次 0.5g,一日 1g。对于小儿静脉注射常用剂量,一次 2~4mg/kg,以 5%~25% 葡萄糖注射液稀释后缓慢注射。二羟丙茶碱一次 0.25~0.75g,以 5% 或 10% 葡萄糖注射液稀释静脉滴注。多索茶碱成人一次 200mg,每 12 小时 1 次,以 25% 葡萄糖注射液稀释至 40ml 缓慢静脉注射,注射时间应在 20 分钟以上,5~10 日为 1 个疗程或遵医嘱;也可将本品 300mg 加入 5% 葡萄糖注射液或 0.9% 氯化钠注射液 100ml 中缓慢静脉滴注,一日 1 次。

（2）注意事项:氨茶碱静脉注射过快或者浓度过高可以引起心动过速、心律失常、血压骤降、谵妄、惊厥、昏迷等,甚至呼吸、心跳停止而死亡,因此静脉注射氨茶碱时应该充分稀释、缓慢注射,以防止急性毒性的发生。多索茶碱不得与其他黄嘌呤类药物同时使用,与麻黄碱或其他肾上腺素类药物同用时须慎重。也不要同时饮用含咖啡因的饮料及同食含咖啡因的食品。

（3）主要不良反应:茶碱类药物的不良反应发生率与其血药浓度密切相关,血药浓度超过 20μg/ml 时容易发生不良反应,所以及时调整剂量是避免茶碱中毒的主要措施。常见不良反应为胃肠道反应、中枢兴奋和急性中毒。

2. 抗胆碱药　异丙托溴铵是阿托品的异丙基季铵化合物,在注射给药时会产生支气管扩张、心率加快、抑制唾液分泌等效果,肌内注射、静脉注射或静脉滴注,一次 20mg,间隔 20~30 分钟可再用 20mg。气雾吸入给药较多见,雾化吸入时作用限于口腔和呼吸道,对心率、血压、膀胱功能、眼压或瞳孔直径无影响,常见不良反应为口干,青光眼及前列腺肥大者禁用。

3. 呼吸兴奋剂

（1）多沙普仑对镇静催眠药过量引起的呼吸抑制和慢性阻塞性肺疾病并发急性呼吸衰竭者均有显著的呼吸兴奋效果。静脉注射一次 0.5~1.5mg/kg，如需重复给药，至少间隔 5 分钟，每小时用量不宜超过 300mg。静脉滴注一次 0.5~1.0mg/kg，临用前加葡萄糖氯化钠注射液稀释后使用，直至获得疗效，总量不超过 3g/d。静脉给药后 20~40 秒起效，1~2 分钟达到最大效应，效果持续 5~12 分钟。治疗性药物浓度为 1.5~3.7μg/ml，当血清药物浓度超过 9mg/L 时可出现严重不良反应。本药主要在肝脏代谢，0.4%~4% 经肾脏排泄，总体清除率为每分钟 5.6~5.9ml/kg。该药的不良反应少见，有引起头痛、无力、恶心、呕吐、呼吸困难、腹泻及尿潴留等情况。高血压、冠心病、脑水肿、甲亢、嗜铬细胞瘤及癫痫患者禁用。

（2）尼可刹米用于中枢性呼吸抑制及各种原因引起的呼吸抑制。皮下注射、肌内注射和静脉注射的成人常用剂量为一次 0.25~0.5g，必要时 1~2 小时重复用药，极量为一次 1.25g。作用时间短暂，应视病情间隔给药。抽搐及惊厥患者禁用。不良反应常见面部刺激征、烦躁不安、抽搐、恶心、呕吐等；大剂量时可出现血压升高、心悸、出汗、面部潮红、呕吐、震颤、心律失常、惊厥，甚至昏迷。

（3）洛贝林用于各种原因引起的中枢性呼吸抑制，多用于新生儿窒息、一氧化碳引起的窒息、吸入麻醉药和其他中枢神经抑制药（如阿片、巴比妥类）中毒及肺炎、白喉等疾病引起的呼吸衰竭。静脉注射的常用剂量为成人一次 3mg；极量为一次 6mg，一日 20mg。小儿一次 0.3~3mg，必要时每隔 30 分钟可重复使用；新生儿窒息可注入脐静脉 3mg。大剂量给药时能引起心动过速、传导阻滞、呼吸抑制，甚至惊厥。

4. β 受体激动剂

本类药物中的 $β_2$ 受体激动剂选择性地激动 $β_2$ 受体，激活腺苷酸环化酶，细胞内的 cAMP 合成增加并激活 cAMP 依赖的蛋白激酶，进而使支气管、子宫、骨骼肌和血管平滑肌松弛，有强大的解除支气管平滑肌痉挛的作用，与 $β_1$ 受体激动剂相比无明显的心脏兴奋作用，但是多为气雾吸入或者口服给药。对于可以注射给药的非选择性 $β_2$ 受体激动剂而言，肾上腺素皮下给药只适用于哮喘急性发作，异丙肾上腺素 0.5~1mg 加入 5% 葡萄糖注射液 200~300ml 内缓慢静脉滴注仅用于三度房室传导阻滞，心率不及 40 次 /min 时都逐渐被 $β_2$ 受体激动剂取代。

（五）药学监护要点

1. 治疗开始前的用药评估　临床上单一机制引起的呼吸衰竭很少见，往往是多种机制并存或者随着病情发展先后参与发挥作用。各种病因造成的呼吸衰竭都可能导致肺通气不足、弥散障碍、通气血流比例失调、肺内动静脉解剖分流增加、氧耗量增加5个机制之一启动,应根据呼吸衰竭的类型、发病机制和病因选择适当的药物。

（1）过敏:有无上述静脉药物过敏史,过敏者禁用。

（2）血药浓度监测:使用茶碱类药物时需要进行血药浓度监测。

（3）特殊人群给药:应根据孕妇的具体情况谨慎用药。造成呼吸衰竭的病因多种多样,但是能够静脉应用的可选择的药物并不多,应风险评估权衡利弊以及综合情况选择治疗方案。

2. 治疗过程监护

（1）最直观的是呼吸困难是否有缓解,呼吸频率、节律和幅度的改变都可以判断呼吸困难是否有改善。

（2）动脉血气分析对于判断呼吸衰竭和酸碱失衡的严重程度和疗效评价都有重要意义,pH可以反映机体的代偿情况。但是需要注意的是,血气与年龄、海拔、氧疗等多种因素有关,分析时需要结合临床情况。

（3）关注肺通气功能,肺通气功能测试可以对通气和换气功能障碍的严重程度和缓解程度进行判断。

（4）关注心功能,关注血压、心律等的变化情况。

（5）关注消化和泌尿系统功能,由于呼吸衰竭对肝、肾功能都有影响,所以可以关注谷丙转氨酶、血浆尿素氮等指标以及考虑是否需要预防应激性溃疡等。

（6）关注电解质是否紊乱,及时跟进,必要时加以纠正。因为电解质紊乱和酸碱平衡失调都会加重呼吸系统和其他系统脏器的功能障碍,所以应该密切关注。

（7）关注原发疾病的治疗进展和缓解程度。

3. 注意事项和药物相互作用

（1）应注意液体管理,防止血容量不足和液体负荷过大的情况发生,保持血细胞比容在正常水平对于维持氧输送能力和防止肺水过多有重要意义。

（2）肠外营养药物支持可能是必要的,对于摄入不足或者代谢失衡的呼吸衰竭患者而言,需要保证营养和热量的供给。

（3）对药物和/或药物辅料过敏者禁用,特殊人群应在综合考量下选择药物治疗方案。

（4）注意药物相互作用以及血药浓度,对于有些药物还要关注配制浓度和滴注速度。以氨茶碱为例,氨茶碱与多种药物存在相互作用,地尔硫䓬、维拉帕米可干扰茶碱在肝内的代谢,增加氨茶碱的血药浓度和毒性;西咪替丁可降低氨茶碱的肝清除率,合用时可增加茶碱的血清浓度或毒性;某些抗菌药如大环内酯类的红霉素、罗红霉素、克拉霉素,氟喹诺酮类的依诺沙星、环丙沙星、氧氟沙星、左氧氟沙星等可降低茶碱的清除率,增高其血药浓度,尤以红霉素和依诺沙星为著,当茶碱与上述药物伍用时应适当减量;苯巴比妥、苯妥英、利福平可诱导肝药酶,加快茶碱的肝清除率;茶碱也干扰苯妥英的吸收,两者的血浆浓度均下降,合用时应调整剂量;与锂盐合用可使锂的肾排泄增加,影响锂盐的作用;与美西律合用可降低茶碱的清除率,增加血浆中的茶碱浓度,需调整剂量;与咖啡因或其他黄嘌呤类药并用可增加其作用和毒性。所以使用该药时应该及时评估,避免发展成严重不良反应而造成严重后果。

（5）注意用药安全性监测,及时识别和处理各种并发症。

（6）注意疗效评价,关注病因和基础疾病,整个药物治疗过程中需要及时全面的药学监护。

4. 药学监护表　见表 3-6。

表 3-6　呼吸衰竭患者药学监护表

姓名		年龄		性别		体重	
诊断							
基础疾病							
呼吸功能							
肝功能							
肾功能							
药物过敏史	□有　　　　　　　　　　□无 药物						
既往使用静脉药物情况	药品名称	剂量	溶媒	使用时间	治疗目的、效果描述及有无不良反应		
入院第　　天治疗评估							
当前使用静脉药物情况	药品名称	剂量	溶媒	使用时间	治疗效果及有无不良反应		

续表

	药品名称	剂量	溶媒	使用时间	药师优化用药建议
目前联用的其他药物					

入院第　　　天治疗监护记录

	症状	其他
疗效观察	□呼吸表现 □心功能 □消化系统 □泌尿系统	□营养
	辅助检查 □血常规 □肝功能 □肾功能 □酸碱平衡 □电解质	疗效评价 □改善 □有效 □痊愈
不良反应与处理		

（温　燕）

第二节　心血管系统疾病静脉药物治疗与药学监护

一、急性心力衰竭

（一）概述

1. 定义和分型　急性心力衰竭（acute heart failure，AHF）是指继发于心脏功能异常而迅速发生或恶化的症状和体征并伴有血浆利钠肽水平升高，既可以是急性起病，也可以表现为慢性心力衰竭急性失代偿，其中后者更为多见，占 70%~80%。临床上最为常见的是急性左心衰竭，可表现为肺循环压力急性升高、周围循环阻力增加，引起急性肺淤血、肺水肿、组织器官灌注不良、心源性休克。

依据临床表现特征、血流动力学等进行 AHF 的临床分型，以便临床医师进行恰当的病情评估和制订个体化治疗方案。根据是否存在淤血和外周组织器官低灌注的临床表现,将 AHF 快速分为 4 型(表 3-7),其中以暖而湿型最常见。AHF 的"冷暖湿干"临床分型简洁,与血流动力学相对应,便于快速应用。

表 3-7　AHF 的临床分型

分型	外周低灌注	淤血
暖而干型	−	−
暖而湿型	−	+
冷而干型	+	−
冷而湿型	+	+

2. 发病机制和病理生理　各种可以导致左心收缩、舒张功能障碍或者左室前后负荷压力增加的因素皆可导致急性左心衰竭。心输出量在短时间内急剧下降,一方面导致肺静脉和肺毛细血管压力突然明显增高,当肺毛细血管渗透压超过 4.8kPa(36mmHg)时,则有大量浆液由毛细血管渗出至肺间质和肺泡内,发生急性肺水肿;另一方面左心室输出量严重下降可导致心源性休克、心搏骤停、晕厥等,最终死亡。急性左心衰竭的常见病因有急性心脏容量负荷加重、急性心脏压力负荷加重、急性心肌收缩无力、急性心室舒张受限。急性右心衰竭多继发于急性左心衰竭,很少单独出现,多见于急性大面积肺栓塞、急性右室心肌梗死、肺动脉瓣狭窄、特发性肺动脉高压等疾病。

（二）药物治疗原则

AHF 的治疗原则为减轻心脏前后负荷,改善心脏收缩与舒张功能,积极去除诱因以及治疗原发病变。早期急诊抢救阶段以迅速稳定血流动力学状态、纠正低氧、改善症状、维护重要脏器灌注和功能、预防血栓栓塞为主要治疗目标;后续阶段应进一步明确心力衰竭的病因和诱因并给予相应处理、控制症状和淤血,并优化血压,制订随访计划,改善远期预后。高血压导致速发型肺水肿的患者需要积极地进行扩血管、降压治疗。对于血压正常的容量超负荷患者,最佳治疗方案是利尿药联合血管扩张药。低血压的血管内容量超负荷患者无法耐受血管扩张药,单用利尿药或利尿药联合正性肌力药可能有效。

（三）静脉药物启用时机

1. 关于利尿药　无论病因为何,有容量超负荷证据的 AHF 患者均应在初始治疗中采用静脉利尿药,但对于有低灌注表现的 AHF 患者,在达到足够的灌注前应避免用利尿药;使用静脉利尿药时,还应注意由于过度利尿可能发生的低血容量、休克与电解质紊乱等。

2. 关于血管扩张药 血管扩张药通过降低静脉和动脉张力，治疗伴有高血压的 AHF 特别有效；SBP < 90mmHg 或有症状性低血压的患者应避免使用血管扩张药；有明显二尖瓣或主动脉瓣狭窄的患者应慎用血管扩张药；通常选择静脉用药，应谨慎控制剂量以免过度降压。

3. 关于正性肌力药 静脉使用正性肌力药限用于心输出量严重降低导致组织器官低灌注的患者。

（四）常用的静脉治疗药物

1. 利尿药 利尿药是治疗心力衰竭的基本用药，是缓解心力衰竭症状最快的药物。利尿药通过抑制肾小管特定部位钠或氯的重吸收，遏制心力衰竭时的钠潴留，减少静脉回流和降低前负荷，从而减轻肺淤血，有效缓解心力衰竭患者的呼吸困难及水肿，改善运动耐量。有体液潴留证据的急性心力衰竭患者均应使用利尿药。

（1）用法用量

1）呋塞米：用氯化钠注射液溶解后静脉注射或静脉滴注。起始 40mg 静脉注射，必要时每小时追加 80mg，直至出现满意的疗效。

2）托拉塞米：一般初始剂量为 5 或 10mg，每日 1 次，缓慢静脉注射，也可以 5% 葡萄糖注射液或 0.9% 氯化钠注射液稀释后进行静脉滴注；如疗效不满意可增加剂量至 20mg，每日 1 次，每次疗程不超过 1 周。

3）布美他尼：起始 0.5~1.0mg 静脉注射，必要时每隔 2~3 小时重复，最大剂量为 10mg/d。

（2）注意事项：有低灌注表现的患者应在纠正后再使用利尿药；如果疗效不佳或利尿药抵抗，则需要考虑纠正低血压、低氧血症、低蛋白血症等，尤其注意纠正低血容量；需要检测患者血压的变化，以防低血压的发生；在病情允许的情况下，每天在同样的情况下记录体重和 24 小时内每小时的尿量；监测血电解质，使用利尿药后尿量增加，应及时补钾等电解质；定期监测血尿酸；限制钠盐、水量的摄入，钠量 < 2g/d，水量 < 2L/d。

（3）主要不良反应：常见者与水、电解质紊乱有关，尤其是大剂量或长期应用时，如直立性低血压、休克、低钾血症、低氯血症、低氯性碱中毒、低钠血症、低钙血症以及与此有关的口渴、乏力、肌肉酸痛、心律失常等。

2. 血管扩张药 该类药物能在短时间内扩张血管，增加血管容量，降低外周循环阻力，从而降低前负荷。但是是否应用需要评估患者的血压，SBP > 90mmHg 的患者可使用，尤其适用于伴有高血压的急性心力衰竭患者；SBP < 90mmHg 者因外周血管扩张，导致血液回流减少，会产生严重低血压，甚至休克，故禁忌使用。有明显二尖瓣或主动脉瓣狭窄的患者应慎用。

（1）硝酸酯类

1）用法用量：硝酸甘油静脉给药，一般采用微量泵滴注，起始剂量为10~20μg/min，每5分钟以5~10μg/min递增剂量，直至心力衰竭的症状缓解或收缩压降至100mmHg左右；硝酸异山梨酯静脉滴注剂量为1mg/h，根据个体需要每5~15分钟以1mg/h调整剂量，最大剂量不超过10mg/h。

2）注意事项：病情稳定后逐步减量至停用，突然终止用药可能会出现反跳现象，硝酸酯类药物长期应用均可能产生耐药性。SBP＜90mmHg或较基础血压降低＞30%、严重心动过缓（＜40次/min）或心动过速（＞120次/min）患者不宜使用硝酸酯类药物。静脉使用硝酸甘油时需采用避光措施。如出现视物模糊或口干，应停药。

3）主要不良反应：头痛，可于用药后立即发生，可为剧痛和呈持续性；治疗剂量可发生明显的低血压反应，表现为恶心、呕吐、虚弱、出汗、苍白和虚脱。

（2）硝普钠

1）用法用量：用前将本品50mg溶解于5%葡萄糖注射液5ml中，再稀释于25%葡萄糖注射液250~1 000ml中。从小剂量10~20μg/min开始静脉滴注，以后酌情每5~10分钟递增5~10μg，直至症状缓解、血压由原水平下降30mmHg或血压降至100mmHg左右为止，通常疗程不超过72小时。

2）注意事项：由于具有强降压效应，用药过程中要密切监测血压，调整剂量；停药应逐渐减量，以免反跳。长期用药可引起氰化物和硫氰酸盐中毒，合并肾功能不全的患者尤应谨慎。静脉滴注时需要避光。溶液的保存与应用不应超过24小时。配制溶液只可缓慢静脉滴注，切不可直接静脉注射，最好使用微量输液泵。左心衰竭伴有低血压时，须同时加用正性肌力药。

3）主要不良反应：皮肤光敏感与疗程及剂量有关，皮肤呈石板蓝样色素沉着，停药后经较长时间（1~2年）才渐退。其他过敏性皮疹，停药后消退较快。血压降低过快、过剧，出现眩晕、大汗、头痛、肌肉颤搐等，症状的发生与静脉给药速度有关，与总量关系不大，减量给药或停止给药可好转。硫氰酸盐中毒或超量时可出现运动失调、视物模糊、谵妄、眩晕等，停止给药可好转。氰化物中毒或超量时可出现反射消失、昏迷、心音遥远、呼吸浅、瞳孔散大等，应停止给药并对症治疗。

（3）冻干重组人脑利钠肽

1）用法用量：采用按负荷剂量静脉注射本品，随后按维持剂量进行静脉滴注。推荐的常用剂量为首先以1.5μg/kg静脉冲击后，以0.007 5μg/（kg·min）的速度连续静脉滴注。本品国内临床采用连续静脉滴注24小时的给药方式。

2）注意事项：必须在24小时内使用溶解后的药液。在给药期间应密切监视血压变化。如果在给药期间发生低血压，则应降低给药剂量或停止给药并开始其他恢复血压的措施。由于重组人脑利钠肽引起的低血压作用的持续时间可能较长,所以在重新给药开始前,必须设置一个观察期。

3)主要不良反应:最常见的不良反应为低血压,其他不良反应多表现为头痛、恶心、室性心动过速、血肌酐升高等。

(4)乌拉地尔

1)用法用量:通常静脉注射 12.5~25mg,如血压无明显降低可重复注射,然后 50~100mg 于 100ml 液体中静脉滴注维持,速度为 0.4~2mg/min,根据血压调整速度。治疗期限一般不超过 7 天。

2)注意事项:静脉给药时患者应取卧位。不能与碱性液体混合,因其酸性性质可能引起溶液混浊或絮状物形成。血压骤然下降可能引起心动过缓,甚至心脏停搏。逾量可致低血压,可抬高下肢及增加血容量,必要时加升压药。

3)主要不良反应:可能出现头痛、头晕、恶心、呕吐、烦躁、乏力、心悸、心律失常或呼吸困难等症状,多为血压降得太快所致,通常在数分钟内即可消失,一般无须中断治疗。

3. 正性肌力药 临床上应用的正性肌力药主要包括多巴胺和多巴酚丁胺、磷酸二酯酶抑制剂、新型钙增敏剂,传统的洋地黄类制剂已很少作为正性肌力药用于 AHF 的治疗。对于收缩功能障碍的 ADHF 患者,如果存在低血压,或在采取吸氧、利尿和可耐受血管扩张药治疗的情况下仍有肺水肿,静脉给予正性肌力药以缓解症状。使用静脉正性肌力药时需要持续或频繁地监测血压,并持续监测心律。

(1)儿茶酚胺类——多巴胺和多巴酚丁胺

1)用法用量:多巴胺小剂量 1~4μg/(kg·min)时主要是多巴胺样激动剂作用,有轻度正性肌力和肾血管扩张作用;5~10μg/(kg·min)时主要兴奋 β 受体,可增加心肌收缩力和心输出量;10~20μg/(kg·min)时 α 受体激动效应占主导地位,使外周血管阻力增加。多巴酚丁胺的用法用量与多巴胺相似,一般为 2~20μg/(kg·min),但对急重症患者,药物反应的个体差异较大,老年患者对多巴酚丁胺的反应显著下降。

2)注意事项:小剂量起始,根据病情逐渐调节,最大剂量为 20μg/(kg·min);应用过程中需要严密检测血压变化和检测每小时尿量。本药不宜长期应用,可以产生耐药性。停药前可逐渐减量,并调节血管扩张药的剂量,以免病情反复。正在应用 β 受体拮抗剂的患者不推荐应用多巴酚丁胺和多巴胺。

3)主要不良反应:常见的有胸痛、呼吸困难、心律失常(尤其用大剂量)、心搏快而有力、全身软弱无力感;心跳缓慢、头痛、恶心、呕吐者少见。长期应用大剂量或小剂量用于外周血管病患者出现的反应有手足疼痛或手足发冷:

外周血管长时期收缩,可能导致局部坏死或坏疽。

(2)磷酸二酯酶抑制剂——米力农

1)用法用量:负荷剂量 25~75μg/kg 静脉注射(＞10 分钟),继以 0.375~0.75μg/(kg·min)静脉滴注维持,一般用药时间为 3~5 天。

2)注意事项:对低充盈压患者可能会引起低血压,此时不宜大剂量静脉注射,可采用静脉滴注。用药期间应监测心率、心律、血压,必要时调整剂量。与呋塞米混合立即产生沉淀,不可配伍使用;合用强效利尿药时可使左室充盈压过度下降,且易引起水、电解质失衡。对心房扑动、心房颤动患者,因可增加房室传导作用导致心室率增快,宜先用洋地黄类制剂控制心室率。

3)主要不良反应:少数有头痛、室性心律失常、无力、血小板计数减少等,过量时可有低血压、心动过速。

(3)新型钙增敏剂——左西孟旦

1)用法用量:左西孟旦宜在低心输出量或低灌注时尽早使用,负荷剂量 12μg/kg 静脉注射(＞10 分钟),继以 0.1~0.2μg/(kg·min)滴注,维持用药 24 小时;血压偏低的患者可不予负荷剂量,直接静脉滴注维持剂量 24 小时。应用期间一旦出现快速型心律失常应立即停药。

2)注意事项:用药前应纠正严重的血容量减少症状,如果出现血压或心率过度变化,应降低滴注速度或停止滴注。严重肾功能损伤(肌酐清除率＜30ml/min)和严重肝功能损伤患者禁止使用本品。用药前应纠正患者的血钾浓度异常且在治疗中监测血钾浓度。

3)主要不良反应:最常见的不良反应为头痛、低血压和室性心动过速,常见不良反应有低钾血症、失眠、头晕、心动过速、室性期前收缩、心肌缺血、恶心、呕吐、血红蛋白减少等。

(4)洋地黄类制剂——毛花苷丙

1)用法用量:主要用于心房颤动伴快速心室率(＞110 次/min)的 AHF 患者。可选用毛花苷丙 0.2~0.4mg 缓慢静脉注射,必要时 2~4 小时后再给 0.2~0.4mg,直至心室率控制在 80 次/min 左右或 24 小时总量达到 1.0~1.4mg。

2)注意事项:使用洋地黄之前应描记心电图确定心律,了解是否有急性心肌梗死早期(AMI)、心肌炎或低血钾等,AMI 后的 24 小时内应尽量避免用洋地黄类药物;单纯性二尖瓣狭窄合并急性肺水肿时,如为窦性心律则不宜使用洋地黄类制剂。

3)主要不良反应:常见不良反应包括心律失常、胃纳不佳或恶心、呕吐、下腹痛、异常无力、软弱。

(五)药学监护要点

1. 治疗开始前的用药评估 急性心力衰竭又分为急性左心衰竭和急性

右心衰竭,所以早期应进行心功能评估以确认为何种心力衰竭。对于急性心力衰竭患者,应积极查找病因和诱因。急性左心衰竭临床主要以"干暖""干冷""湿暖""湿冷"4种分型确认治疗方案,并治疗心力衰竭的病因。

(1)"干暖":是最轻的状态,机体的容量状态和外周组织灌注尚可,只要调整口服药物即可。

(2)"干冷":机体处于低血容量状态,出现外周组织低灌注,首先适当扩容,如低灌注仍无法纠正可予以正性肌力药。

(3)"湿暖":分为血管型和心脏型2种,前者由液体血管内再分布引起,高血压为主要表现,首选血管扩张药,其次为利尿药;后者由体液潴留引起,淤血为主要表现,首选利尿药,其次为血管扩张药,如利尿药抵抗可行超滤治疗。

(4)"湿冷":是最危险的状态,提示机体容量负荷重且外周组织灌注差,如收缩压≥90mmHg,则给予血管扩张药、利尿药,若治疗效果欠佳可考虑使用正性肌力药,若无效可考虑使用血管收缩药,当低灌注纠正后再使用利尿药。对药物治疗无效的患者,可行机械循环支持治疗。

2. 治疗过程监护

(1)有体液潴留的急性心力衰竭患者一般优先使用利尿药,需注意利尿药导致电解质失衡等不良反应,特别是K^+失衡。K^+失衡会导致心律失常,故需要监护血电解质平衡和心率,及时补充K^+。

(2)合并高血压的急性心力衰竭患者常使用血管扩张药,此类药物扩张外周血管,增加容量,使心脏前负荷减低,同时带来的副作用为低血压,需要监护患者的血压,可以调低滴注速度,呼吸困难时取半卧位或端坐位,可双腿下垂。

(3)使用有一定肝、肾毒性的药物如硝普钠的患者,需要检测肝、肾功能,日常监护需要仔细观测和询问患者是否发现异常或不适,及时反馈医师。

(4)严格控制与记录出入液量,每日称体质量,反复评估患者的容量状态、淤血证据。动态监测肾功能和电解质。

(5)肺淤血、体循环淤血及水肿明显者应严格限制饮水量和静脉输液速度。

(6)给予标准无创监测,指标包括心率和心律、呼吸频率、SpO_2和血压。

(7)出院前检测钠尿肽有助于制订出院后的治疗方案。

3. 注意事项和药物相互作用

(1)静脉使用正性肌力药限于心输出量严重降低导致组织器官低灌注的患者。

(2)心源性休克时,心脏泵功能及外周循环功能障碍并存,此时补液应严格掌握补液量及补液速度,最好在血流动力学监测下指导补液。

(3)先前未接受抗凝治疗或无抗凝禁忌证的患者应用低分子量肝素

（LMWH），以降低深静脉血栓形成（DVT）和肺血栓栓塞风险。

（4）心房颤动合并快速心室率的 AHF 患者，洋地黄和 / 或 β 受体拮抗剂是控制心率的一线选择；若无效或存在禁忌证，可用胺碘酮。

（5）联合使用不同种类的利尿剂，有协同作用，但增加低血容量、低血压、低血钾、肾功能损害风险，仅适合短期应用，需更严密地监测。

（6）呋塞米与多巴胺合用，利尿作用加强。

（7）左西孟旦有引起低血压的风险，与其他血管活性药物同时输注时应谨慎。

（8）米力农与硝酸酯类合用有相加效应；米力农有加强洋地黄的正性肌力的作用。

4. 药学监护表　见表 3-8。

表 3-8　急性心力衰竭患者药学监护表

姓名		年龄		性别		体重	
血压		尿量		心率		体温	
诊断							
基础疾病	□高血压　□冠心病　□心肌炎　□心脏瓣膜疾病　□慢性支气管炎 □心律失常 其他						
肝功能							
肾功能							
药物过敏史	□有　　　　　　　　　　　　　□无 药物						
既往使用静脉药物情况	药品名称	剂量	溶媒	使用时间	治疗目的、效果描述及有无不良反应		
入院第　　天治疗评估							
当前使用静脉药物情况	药品名称	剂量	溶媒	使用时间	治疗效果及有无不良反应		

续表

	药品名称	剂量	溶媒	使用时间	药师优化用药建议
目前联用的其他药物					

入院第　天治疗监护记录

	症状 □尿量情况 □意识状态 □呼吸频率 □心率和血压	其他 □心悸,心慌 □恶心,呕吐 □抽搐,癫痫
疗效观察		
	辅助检查 □心电图 □血常规 □肝功能 □肾功能 □利钠肽 □电解质	疗效评价 □改善 □有效 □痊愈
不良反应与处理		

二、心 律 失 常

(一)概述

1. 定义和分类　心律失常是指心脏激动的起源部位、心搏频率与节律及激动传导等任一项出现异常。心律失常可由冲动形成障碍和/或冲动传导障碍所引起。按起源部位可分为室上性心律失常和室性心律失常。按机制可分为快速型——期前收缩、心动过速、扑动/颤动;缓慢型——停搏、心动过缓以及传导阻滞。

2. 发病机制和病理生理　结构性心脏病和离子通道病是室性心律失常的常见原因,但在无结构性心脏病患者室性心律失常并非少见。室性期前收缩的本质是心室肌提前除极,任何可导致心室肌提前除极的因素均可成为室性期前收缩的病因。对于无结构性心脏病的普通人群,精神紧张、过度劳累及过量烟、酒、咖啡等均可诱发室性期前收缩,而各种结构性心脏病如冠心病、心肌病、瓣膜性心脏病、二尖瓣脱垂等亦是室性期前收缩的常见病因。其他如洋地黄、奎尼丁、三环类抗抑郁药中毒,电解质紊乱等也可诱发室性期前收缩。室性期前收缩的发生机制包括自律性异常、触发活动和折返三大类。各种原因导致心室肌异常的自律性增高、早期或晚期后除极引起的触发活动,以及局部心室肌的微折返均可能引起室性期前收缩。室性心动过速或心室颤动的电生理机制主要为折返,心室颤动的发生需要触发因素和维持基质。无论是否存在结构性心脏病,心室颤动易被反复出现、联律间期较短、形态固定的室性期前收缩诱发。

(二)药物治疗原则

在治疗病因、纠正诱因的基础上给予抗心律失常治疗。抗心律失常治疗的目标是维持正常或接近正常的血液循环状态,减轻或消除症状,预防猝死。使用抗心律失常药时,需考虑其促心律失常作用。

1. 室上性心动过速 静脉注射腺苷、维拉帕米/地尔硫䓬、β受体拮抗剂、普罗帕酮、胺碘酮。

2. 室性心动过速 可静脉注射利多卡因、普罗帕酮、胺碘酮、索他洛尔。

3. 心动过缓 首选阿托品,主要适用于房室结阻滞、迷走神经张力过高所致的房室传导阻滞。

(三)静脉药物启用时机

根据心律失常的类型、是否合并器质性心脏病、是否存在症状、对血流动力学的影响,以及权衡抗心律失常治疗的利弊来选择药物。

1. 无器质性心脏病,无明显的血流动力学影响,无症状者,如心律失常发作不频繁,通常不必对心律失常本身进行治疗。

2. 无器质性心脏病,无明显的血流动力学影响,但自觉症状明显者,在经病因、诱因治疗无效后,可考虑采用静脉药物治疗。

3. 严重心律失常引起血流动力学改变,导致心、脑、肾等重要器官功能障碍者,必须尽早给予静脉药物治疗。

(四)常用的静脉治疗药物

1. Ⅰ类抗心律失常药 阻滞快速钠离子通道,降低0相上升速率,减慢心肌传导,有效地终止钠离子通道依赖的折返。根据药物与通道作用的动力学和阻滞强度的不同又可分为Ⅰa、Ⅰb和Ⅰc类。Ⅰ类药物与开放和失活状态的通道的亲和力较大,因此呈使用依赖性。对病态心肌、重症心功能障碍和缺血心肌特别敏感,应用要谨慎,尤其Ⅰc类药物,易诱发致命性心律失常。器质性心脏病伴心功能不全者禁用。

(1)用法用量

1)普鲁卡因胺:治疗室性心动过速可先给负荷剂量15mg/kg,静脉注射速度不超过50mg/min,然后以2~4mg/min静脉滴注维持。

2）利多卡因：负荷剂量为 1.0mg/kg，3~5 分钟内静脉注射，继以 1~2mg/min 静脉滴注维持；如无效，5~10 分钟后可重复负荷剂量，但 1 小时内的最大用量不超过 300mg。

3）普罗帕酮：适用于室上性心律失常和室性心律失常的治疗。静脉注射可用 1~2mg/kg，以 10mg/min 静脉注射，单次最大剂量不超过 140mg；静脉注射起效后改为静脉滴注（滴注速度为 0.5~1mg/min）或口服维持。

（2）注意事项

1）普鲁卡因胺：为了避免普鲁卡因胺产生的低血压反应，用药时应有另外一个静脉通路可随时滴入多巴胺，保持在静脉注射普鲁卡因胺的过程中血压不降。静脉用药速度要慢，用药时应有心电图监测。应用负荷剂量的普鲁卡因胺时可引起 QRS 波增宽，如超过用药前 50% 则提示已达最大耐受剂量，不可继续使用。静脉注射普鲁卡因胺应取平卧位。

2）利多卡因：本药的体内代谢较普鲁卡因慢，有蓄积作用，应严格掌握浓度和用药总量，超量可引起惊厥及心搏骤停。如出现心律失常或心律失常加重，应立即停药。用药期间应监测血压、心电图、电解质、血药浓度。肝、肾功能障碍，肝血流量减低，心力衰竭等患者慎用。

3）普罗帕酮：心肌严重损害者慎用。严重心动过缓，肝、肾功能不全，明显的低血压患者禁用。遇结晶析出时可于温水中溶解后使用。如出现严重的窦房或房室传导阻滞，可静脉注射乳酸钠、阿托品、异丙肾上腺素等解救。

（3）主要不良反应

1）普鲁卡因胺：快速静脉注射可使血管扩张产生严重低血压、心室颤动、心脏停搏，血药浓度过高可引起房室传导阻滞。

2）利多卡因：可引起嗜睡、感觉异常、肌肉震颤、惊厥、昏迷及呼吸抑制等，血药浓度过高可引起心房传导速度减慢、房室传导阻滞以及抑制心肌收缩力和心输出量下降。

3）普罗帕酮：不良反应较少，主要为口干、舌唇麻木。此外，早期的不良反应还有头痛、头晕，其后可出现胃肠道功能障碍如恶心、呕吐、便秘等，也有出现房室阻断的症状。

2. Ⅱ类抗心律失常药——艾司洛尔　拮抗 β 受体，降低交感神经效应，减轻由 β 受体介导的心律失常。此类药能减慢窦性心律，抑制自律性，也能减慢房室结传导。对病态窦房结综合征或房室传导障碍者的作用特别明显。

（1）用法用量：成人先静脉注射负荷剂量 0.5mg/(kg·min)，约 1 分钟，随后静脉滴注维持剂量，自 0.05mg/(kg·min) 开始，4 分钟后若疗效理想则继续维持，若疗效不佳可重复给予负荷剂量并将维持剂量以 0.05mg/(kg·min) 的幅度递增。维持剂量最大可加至 0.3mg/(kg·min)，但 0.2mg/(kg·min) 以上的剂量未显示能带来明显的好处。

（2）注意事项：高浓度给药（＞10mg/ml）会造成严重的静脉反应，包括血栓性静脉炎；20mg/ml的浓度在血管外可造成严重的局部反应，甚至坏死，故应尽量经大静脉给药。用药期间需监测血压、心率、心功能的变化。

（3）主要不良反应：大多数不良反应为轻度、一过性，最重要的不良反应是低血压。

3. Ⅲ类抗心律失常药——胺碘酮　基本为钾通道阻滞剂，可延长心肌细胞动作电位时程，延长复极时间和有效不应期，有效终止各种微折返，因此能防颤、抗颤。常在其他抗心律失常药疗效不佳时选用。

（1）用法用量：静脉注射负荷剂量150mg（3~5mg/kg），滴注10分钟，10~15分钟后可重复，随后1~1.5mg/min静脉滴注6小时，以后根据病情逐渐减量至0.5mg/min。24小时总量一般不超过1.2g，最大可达2.2g。

（2）注意事项：500ml中少于2安瓿注射液的浓度不宜使用，仅用等渗葡萄糖注射液配制，不要向输液中加入任何其他制剂；必须预防低血钾的发生（并纠正低血钾）；应当对Q-T间期进行监测，如果出现"尖端扭转型室性心动过速"，不得使用抗心律失常药（应给予心室起搏，可静脉给予镁剂）；由于存在血流动力学风险（重度低血压、循环衰竭），通常不推荐静脉注射，优先采用静脉滴注；除体外电除颤无效的心室颤动相关性心脏停搏的心肺复苏外，胺碘酮的注射时间应至少超过3分钟；首次注射后的15分钟内不可重复进行静脉注射。

（3）主要不良反应：常见不良反应有心动过缓；甲状腺功能异常，可能在无甲状腺功能障碍的临床表现的情况下出现"孤立"的甲状腺激素水平异常（T_4水平增加，T_3水平正常或轻微下降）；具有以下典型症状的甲状腺功能减退，如体重增加、畏寒、淡漠、嗜睡；在停止胺碘酮治疗后的1~3个月内，甲状腺功能可以逐渐恢复正常；中度和一过性血压下降。

4. Ⅳ类抗心律失常药——地尔硫䓬　即钙通道阻滞剂，主要阻滞心肌细胞ＩCa-L。该通道介导兴奋收缩偶联，减慢窦房结和房室结传导，对早后除极和晚后除极电位及ＩCa-L参与的心律失常有治疗作用，能延长房室结有效不应期，终止房室结折返性心动过速，减慢心房颤动的心室率，扩张血管。

（1）用法用量：静脉注射负荷剂量15~25mg（0.25mg/kg），随后5~15mg/h静脉滴注。如首剂负荷剂量心室率控制不满意，15分钟内再给负荷剂量。

（2）注意事项：连续监测心电图和血压；静脉给予地尔硫䓬和β受体拮抗剂应避免在同时或相近的时间内（几小时内）给予；静脉注射地尔硫䓬可引起直立性低血压。

（3）主要不良反应：偶见完全性房室传导阻滞、严重心动过缓（初期症状为心动过缓、眩晕、轻度头痛等）；有时可导致心脏停搏；极少见充血性心力衰竭，一旦出现，应停止用药，并进行适当处置。

5. 治疗心动过缓的药物——阿托品

（1）用法用量：成人静脉注射 0.5~1mg，按需可每 1~2 小时 1 次，最大剂量为 2mg。

（2）注意事项：青光眼及前列腺肥大者、高热者禁用。

（3）主要不良反应：可能出现口干及少汗、心悸、瞳孔扩大、视物模糊，大剂量可引起言语不清、烦躁不安、皮肤干燥发热、小便困难、肠蠕动减少等。

（五）药学监护要点

1. 治疗开始前的用药评估　首先应该根据心律失常的类型以及合并症，对药物的遴选策略进行评估。主要有以下几个方面：

（1）急性心肌梗死伴室上性快速型心律失常的治疗：阵发性室上性心动过速的快速心室率增加心肌耗氧量，必须积极处理，可静脉用维拉帕米、地尔硫䓬或美托洛尔。无心功能不全者可用美托洛尔、维拉帕米、地尔硫䓬静脉注射，然后口服治疗；心功能不全者首选洋地黄类制剂。胺碘酮对终止心房颤动、减慢心室率及复律后维持窦性心律均有价值，可静脉用药并随后口服治疗。通常情况下，不建议使用Ⅰc类药物治疗。

（2）急性心肌梗死伴室性快速型心律失常的治疗：持续性单形性室性心动过速不伴上述情况可静脉应用利多卡因、胺碘酮、普鲁卡因胺和索他洛尔治疗；频发室性期前收缩、室性期前收缩成对、非持续性室性心动过速可严密观察或给予利多卡因治疗。

（3）伴有心力衰竭的心房颤动的治疗：应尽可能使心房颤动转复为窦性心律，对提高心功能、避免血栓栓塞及快速不规则的心律均有利。胺碘酮可用于复律并维持窦性心律。

（4）心力衰竭室性心律失常的治疗：心室颤动、血流动力学不稳定的持续性室性心动过速应立即电转复；血流动力学稳定的持续性室性心动过速首选胺碘酮，其次是利多卡因，无效者电复律。

（5）心脏性猝死的抗心律失常治疗：对于快速型心律失常性心脏性猝死，在复苏的同时经静脉应用抗心律失常药，目前主张首选胺碘酮。利多卡因仍可使用，但效果不如胺碘酮确切。

2. 治疗过程监护

（1）普鲁卡因胺静脉给药可能出现低血压，故静脉用药速度要慢。用药期间监测血压，同时保持另一静脉通路，以便出现低血压时尽快输入多巴胺纠正。用药期间一旦心室率明显降低，应立即停药。

（2）利多卡因用药期间应严格掌握浓度和用药总量，超量可引起惊厥及心搏骤停;用药期间应注意检查血压、监测心电图,并备有抢救设备;心电图P-R间期延长或QRS波增宽,出现其他心律失常或原有心律失常加重者应立即停药。

(3)艾司洛尔高浓度给药(> 10mg/ml)会造成严重的静脉反应,包括血栓性静脉炎,20mg/ml的浓度在血管外可造成严重的局部反应,甚至坏死,故应尽量经大静脉给药。用药期间需监测血压、心率、心功能的变化。

(4)胺碘酮静脉用药可能出现低血压、心动过缓,尤其见于心功能明显障碍或心脏明显扩大者,注意注射速度,监测血压。必须预防低血钾的发生,并纠正低血钾。为避免注射部位的反应,胺碘酮应尽可能通过中心静脉途径给药。

3. 注意事项和药物相互作用 许多抗心律失常药对心脏的自律性、传导性和收缩性有抑制作用。联合使用不同种类的抗心律失常药可以从中获益,但通常需要密切的ECG和临床监测。

(1)普鲁卡因胺与其他抗心律失常药合用时效应相加,与抗高血压药合用时降压作用增加。

(2)利多卡因与β受体拮抗剂合用,其经肝脏代谢受抑制,利多卡因的血药浓度增加,可发生心脏和神经系统不良反应;与普鲁卡因胺合用,可产生一过性谵妄及幻觉。

(3)艾司洛尔与交感神经节阻滞剂合用会有协同作用,应防止发生低血压、心动过缓、晕厥。

(4)胺碘酮具有潜在的致心律失常或负性肌力作用,不宜用于慢性心力衰竭合并心房扑动的患者。严禁合并使用可以诱导尖端扭转型室性心动过速的抗心律失常药。

4. 药学监护表 见表3-9。

表3-9 心律失常患者药学监护表

姓名		年龄		性别		体重	
血压		心率					
诊断							
基础疾病	□高血压 □急性心力衰竭 □急性冠脉综合征 □心脏瓣膜疾病 □甲亢 □贫血 其他						
肝功能							
肾功能							

药物过敏史	□有 药物			□无	
既往使用静脉药物情况	药品名称	剂量	溶媒	使用时间	治疗目的、效果描述及有无不良反应

入院第　　天治疗评估

当前使用静脉药物情况	药品名称	剂量	溶媒	使用时间	治疗效果及有无不良反应
目前联用的其他药物	药品名称	剂量	溶媒	使用时间	药师优化用药建议

入院第　　天治疗监护记录

疗效观察	症状 □心率 □意识状态 □呼吸频率 □血压	其他 □心悸,心慌 □恶心,呕吐 □抽搐,癫痫
	辅助检查 □心电图 □血常规 □肝功能 □肾功能 □X线胸片 □电解质	疗效评价 □改善 □有效 □痊愈
不良反应与处理		

三、高血压急症

(一)概述

1. 定义和临床表现 高血压是指在未用抗高血压药的情况下,非同日 3 次测量,收缩压 ≥ 140mmHg 或舒张压 ≥ 90mmHg。近年来随着家庭血压自测设备的普及,家庭血压 ≥ 135/85mmHg 或 24 小时动态血压平均值 ≥ 130/80mmHg 也可作为诊断标准。2017 年美国心脏病学会提出诊室血压 ≥ 130/80mmHg 也可作为诊断标准。

高血压急症是指原发性或继发性高血压患者在某些诱因作用下,血压突然和显著升高,通常收缩压 > 180mmHg 或舒张压 > 120mmHg,同时伴有潜在威胁生命的临床症状或者心、脑、肾等重要靶器官功能急性损害的临床综合征。高血压急症所致的靶器官受累通常有以下表现,包括心血管系统:闻及第三心音,存在急性胸痛主诉;神经系统:严重头痛、意识改变、昏迷等;肾脏:无尿或少尿;颈部:颈静脉怒张;肺部:呼吸困难、肺水肿(胸片或听诊);眼睛:视网膜出血、视盘水肿、视力改变等。

2. 发病机制和病理生理 引起高血压急症的发病机制不尽相同,但大多涉及一些诱因。如在应激性因素(严重的精神创伤、情绪过于激动等)、神经反射异常、内分泌激素水平异常等作用下,使交感神经张力亢进和缩血管活性物质(如肾素、血管紧张素 II 等)激活且释放增加,诱发短期内血压急剧升高。同时,全身小动脉痉挛导致压力性多尿和循环血容量减少,反射性地引起缩血管活性物质激活,导致进一步的血管收缩和炎症因子(如白细胞介素 -6)产生,形成病理性恶性循环。升高的血压导致内皮受损,小动脉纤维素样坏死,引发缺血、血管活性物质进一步释放,继而形成恶性循环,加重损伤。再加上肾素 - 血管紧张素系统、压力性利钠作用等因素的综合作用,导致高血压急症时的终末器官灌注减少和功能损伤,最终诱发心、脑、肾等重要脏器缺血和高血压急症的发生。

需要评估高血压急症的相关机制中与疾病相关的因素,包括急性头部损伤或创伤;全身性神经系统症状,如激越状态、谵妄、木僵、癫痫发作或视觉障碍;缺血性或出血性脑卒中而引起的神经系统定位症状;直接眼底镜检查发现存在新鲜火焰状出血、渗出(棉绒斑)或视盘水肿,因为这些表现与高血压性视网膜病变一致,罕见情况下可能与高血压脑病相关;呼吸困难,可能因肺水肿所致;有重度高血压的孕妇可存在子痫前期或发生子痫;使用可引起高肾上腺素能状态的药物如可卡因、苯丙胺、苯环利定或单胺氧化酶抑制剂,或者近期停用可乐定或其他交感神经阻滞剂造成血压反跳等病情特点。

（二）药物治疗原则

在遇到血压显著升高的患者时，首先并不是盲目地给予降压处理，而是要通过病史采集、体格检查以及必要的实验室检查对患者进行评估，查找引起患者血压急性升高的临床情况和诱因，评估患者是否有靶器官损害、损害的部位以及程度。初步诊断为高血压急症的患者应及时给予紧急有效的降压治疗，给予静脉抗高血压药，根据临床情况选择单药或联合使用，以预防或减轻靶器官的进一步损害，同时去除引起血压急性升高的可逆性临床情况或诱因，在短时间内使病情缓解，预防进行性或不可逆性靶器官损害，降低患者的病死率。降压应遵循迅速平稳降低血压、控制性降压、合理选择抗高血压药的原则。

（三）静脉药物启用时机

由于高血压急症的危害严重，通常需立即进行降压治疗以阻止靶器官的进一步损害，因此启用静脉药物进行高血压急症的情况主要有以下几点：①在临床上，若患者的收缩压≥220mmHg 和 / 或舒张压≥140mmHg，则无论有无症状亦应视为高血压急症，可进行静脉降压治疗。②对于孕妇或某些急性肾小球肾炎患者，特别是儿童，高血压急症的血压升高可能并不显著，但对脏器损害更为严重，此时也可进行静脉降压治疗。③某些患者既往血压显著增高，业已造成相应的靶器官损害，未进行系统降压治疗或者降压治疗不充分，而在就诊时血压虽未达到收缩压≥180mmHg 和 / 或舒张压≥120mmHg，但检查明确提示已经并发急性肺水肿、主动脉夹层、心肌梗死或急性脑卒中者，即使血压仅为中度升高，也应视为高血压急症，也可使用静脉降压治疗。当高血压急症诊断明确，静脉通路建立，血压心电血氧监测启动之后立即使用。

（四）常用的静脉治疗药物

1. 血管扩张药 该类药物能在短时间内扩张血管，增加血管容量，降低外周循环阻力，从而降低血压。该类药物起效迅速，血压下降幅度较大。但也要注意到药物对不同血管的扩张程度有一定差异，一些血管抗高血压药如硝普钠在降低血压的同时也有引起颅内压增高的副作用，因此其使用需要按照相应疾病的诊疗规范合理使用。

（1）直接血管扩张药

1）用法用量：常规剂量的直接血管扩张药主要有硝普钠，成人的起始滴注速度为 0.3μg/（kg·min），可每隔数分钟调整滴注速度，平均滴注速度为 3μg/（kg·min），最大滴注速度为 10μg/（kg·min）；儿童的起始滴注速度为 0.3μg/（kg·min），可每隔数分钟调整滴注速度，平均滴注速度为 3μg/（kg·min），最大滴注速度为 10μg/（kg·min）。肝、肾功能不全患者无须减量。

2）注意事项：硝普钠只宜静脉滴注，不可直接静脉注射，长期使用者应置于重症监护室内。为达合理降压，最好使用输液泵，以便精确调节滴注速度。抬高床头可增强降压效果。药液有局部刺激性，应谨防外渗，推荐经中心静脉滴注。硝普钠使用期间可引起血压急剧下降，应持续监测血压以防止血压急剧下降导致不可逆性缺血性损伤或死亡。硝普钠可引起心室 SBP 最大上升速率 dp/dt 增加，从而加重血管内膜撕裂，不建议单独用于主动脉夹层的治疗。硝普钠因可能引起颅内压增高，使用时需要更加谨慎，颅内压明显增高者可加用甘露醇、利尿药。代偿性高血压（如伴动静脉分流或主动脉缩窄的高血压）患者、外周血管阻力降低引起的充血性心力衰竭、烟草中毒性弱视患者应避免使用本药。用于麻醉期间控制性降压时，患者如有贫血或低血容量，应先予纠正再给药；如为少壮男性患者，则剂量宜大，甚至可接近极量。用于左心衰竭伴有低血压时，须同时加用正性肌力药（如多巴胺或多巴酚丁胺）。

3）主要不良反应：硝普钠的心血管系统为最常见的不良反应，包括①血压下降过快、过剧，可出现眩晕、大汗、头痛、肌肉抽搐、神经紧张或焦虑、烦躁、胃痛、反射性心动过速、心律不齐，症状与给药速度有关，与总量关系不大；②麻醉期间控制性降压时突然停用本药，尤其是血药浓度较高而突然停药时，可能发生反跳性血压升高；③有本药引起体循环血流量减少、肺-体循环血流量比率增加的报道。当给药速度≥ $2\mu g/(kg\cdot min)$ 时就会有氰化物增加的风险，最大剂量 $10\mu g/(kg\cdot min)$ 连续给药不能超过 10 分钟；当以≥ $3\mu g/(kg\cdot min)$ 连续用药≥ 3~4 天时硫氰酸盐中毒的风险大大增加，主要表现为精神病、视物模糊、神志不清、四肢无力、耳鸣、抽搐。

（2）硝酸酯类血管扩张药

1）用法用量：常规剂量的直接血管扩张药主要有硝酸甘油，用 5% 葡萄糖注射液或氯化钠注射液稀释后静脉滴注，开始剂量为 $5\mu g/min$，最好用输液泵恒速输入。用于降低血压或治疗心力衰竭，可每 3~5 分钟增加 $5\mu g/min$，如在 $20\mu g/min$ 时无效可以 $10\mu g/min$ 递增，以后可 $20\mu g/min$。患者对本药的个体差异很大，静脉滴注无固定的适合剂量，应根据个体的血压、心率和其他血流动力学参数来调整用量。

2）注意事项：硝酸甘油过量可能导致耐受现象。可能发生严重低血压，尤其在直立位时，用药时患者应尽可能取坐位，以免因头晕而摔倒。其发生低血压时可合并心动过缓，加重心绞痛。静脉滴注本品时，由于许多塑料输液器可吸附硝酸甘油，因此应采用非吸附本品的输液装置如玻璃输液瓶等。应慎用于血容量不足或收缩压低的患者。静脉使用本品时须采用避光措施。禁用于心肌梗死早期（有严重低血压及心动过速时）、严重贫血、青光眼、颅内压增高和已知对硝酸甘油过敏的患者以及使用枸橼酸西地那非的患者，后者增强硝酸甘油的降压作用。

3）主要不良反应：静脉用药时常发生头痛，可于用药后立即发生，可为剧痛和呈持续性，头痛的不良反应随着药物使用一般可逐渐耐受。该药偶可发生眩晕、虚弱、心悸和其他直立性低血压的表现，尤其在直立、制动的患者。治疗剂量可发生明显的低血压反应，表现为恶心、呕吐、虚弱、出汗、苍白和虚脱。晕厥、面红、药疹和剥脱性皮炎均有报告。

2. 交感神经阻滞剂　该类药物作用于交感神经节，使交感神经末梢中递质储存耗竭，阻断交感神经兴奋的传递，从而使小动脉、微静脉、平滑肌舒张，降低外周阻力，心输出量下降，产生强大的降压作用。

（1）α受体拮抗剂

1）用法用量：①酚妥拉明的成人静脉给药初始剂量为1mg，亦可0.1mg/kg或3mg/m²，必要时可重复；之后持续静脉滴注速度为0.17~0.4mg/min。②乌拉地尔成人缓慢静脉注射10~50mg，监测血压变化，降压效果通常在5分钟内显示；若效果不够满意，可重复用药。在静脉注射后，为了维持其降压效果，可持续静脉滴注，通常液体配制方法为将250mg乌拉地尔（相当于10支25mg盐酸乌拉地尔注射液）加入静脉输液如0.9%氯化钠注射液、5%或10%葡萄糖注射液中。如果使用输液泵，可将20ml注射液（=100mg乌拉地尔）注入输液泵中，再将上述液体稀释到50ml。静脉输液的最大药物浓度为4mg/ml。

2）注意事项：使用酚妥拉明时需要注意严重动脉硬化者，严重肾功能不全者，肝功能不全者。胃炎或胃溃疡患者（因本药有拟胆碱及组胺样作用，可使胃肠平滑肌兴奋，胃酸分泌增加），冠心病、心绞痛、心肌梗死及其他心脏器质性损害患者禁用本药。酚妥拉明禁止与硝酸甘油类药物、铁剂合用。治疗急性左心衰竭伴肺水肿时，呋塞米与本药合用有临床效益。用药自小剂量开始，逐渐加量，并严密监测血压。监测患者的血压至关重要，可以保证适合的患者、剂量和治疗时间。已报道使用本品后会发生心肌梗死、脑血管痉挛和脑血管闭塞，通常与明显的低血压有关。本品安瓿中存在的亚硫酸酯在个别病例中，特别是哮喘患者可能导致急性气喘、休克或失去知觉等过敏反应。在对高血压患者的普通检查中，基于准确和安全性理由，现在多选用儿茶酚胺尿液化验或其他生化检验代替酚妥拉明和其他药理学检验，因此只有在无其他测试时才使用酚妥拉明试验。使用本品可能出现心动过速及心律不齐现象。由于没有本品治疗肾损害患者的药动学资料，因此该类患者要慎用本品。

乌拉地尔禁用于主动脉峡部狭窄或动静脉分流的患者（肾透析时的分流除外）以及哺乳期妇女。该药慎用于机械功能障碍引起的心力衰竭，例如大动脉或者二尖瓣狭窄、肺栓塞或者由于心包疾病引起的心功能损害，中至重度肾功能不全患者。另外乌拉地尔可能会影响驾驶或操作机器的能力。如果本品不是最先使用的抗高血压药,那么在使用本品之前应间隔充分的时间,使先服用的其他抗高血压药显示效应,必要时应适当减少本品的剂量。血压骤然下降可能引起心动过缓甚至心脏停搏,疗程一般不超过 7 天。

3)主要不良反应:酚妥拉明注射剂的主要不良反应较常见心动过速、低血压、直立性低血压、突发性胸痛(心肌梗死)。呼吸系统常见鼻塞,可见鼻充血。泌尿生殖系统常见尿路感染,本药和罂粟碱联合于海绵体内注射,可引起阴茎异常勃起、海绵体纤维化。神经系统常见头痛(注射剂则极少见)、头晕,少见乏力。注射剂还极少引起言语含糊、共济失调,还可引起虚弱、眩晕。胃肠道常见消化不良、腹泻,少见恶心、呕吐。

乌拉地尔注射剂的主要不良反应大多因血压降得太快所致,通常在数分钟内即可消失,一般无须中断治疗。偶见因变换姿势而造成血压下降、意识障碍以及头晕等不适。

(2)β受体拮抗剂

1)用法用量:拉贝洛尔静脉注射时一次 25~50mg,加入 10% 葡萄糖注射液 20ml 中,于 5~10 分钟内缓慢注射;如降压效果不理想可于 15 分钟后重复1 次,直至产生理想的降压效果。总剂量不应超过 200mg,一般注射后的 5 分钟内出现最大作用,约维持 6 小时。在静脉滴注维持阶段取乌拉地尔 100mg,加 5% 葡萄糖注射液或 0.9% 氯化钠注射液稀释至 250ml,静脉滴注速度为 1~4mg/min,直至取得较好效果,然后停止滴注,有效剂量为 50~200mg,但对嗜铬细胞瘤患者可能需 300mg 以上。

2)注意事项:拉贝洛尔主要禁用于支气管哮喘、心源性休克、心脏传导阻滞(二 ~ 三度房室传导阻滞)、重度或急性心力衰竭、窦性心动过缓等患者;慎用于充血性心力衰竭、糖尿病、肺气肿或非过敏性支气管炎、肝功能不全、甲状腺功能低下、雷诺综合征或其他周围血管疾病、肾功能减退患者。静脉用药应于卧位,滴注时切勿过速,以防降压过快。注射后静卧 10~30 分钟。

3)主要不良反应:表现为哮喘加重的症状,如鼻塞、呼吸困难、支气管痉挛;严重时可发生直立性低血压,部分患者也可出现直立性低血压以及室性心律失常。在用药过程中患者可出现反弹性或停药性心绞痛或高血压(可能是儿茶酚胺过敏所致)。该药静脉注射时有引起水肿、雷诺现象、心功能不全、房室传导阻滞的个案报道。该药对 1 型糖尿病患者(胰岛素依赖型)可有低血糖反应,肌肉骨骼系统有出现中毒性肌病、肌痉挛、肌疼痛的个案报道。

3. 钙通道阻滞剂

(1)二氢吡啶类钙通道阻滞剂

1)用法用量:尼卡地平用 0.9% 氯化钠注射液或 5% 葡萄糖注射液稀释,配成浓度为 0.01%~0.02%(1ml 中含盐酸尼卡地平 0.1~0.2mg)后使用,以每分钟 0.5~6μg/kg（体重）的剂量给药，根据血压调节滴注速度。

2）注意事项：尼卡地平禁用于重度主动脉瓣狭窄、重度二尖瓣狭窄、梗阻性肥厚型心肌病、低血压（收缩压低于 90mmHg）、急性心功能不全合并心源性休克（心输出量和血压可能会进一步降低）、重度急性心肌梗死且状态尚不稳定的急性心功能不全患者；慎用于脑出血急性期患者，因为出血可能加重，仅在预期治疗获益大于可能的治疗风险的情况下才可使用；脑卒中急性期颅内压增高患者因为颅内压可能增高，仅在预期治疗获益大于可能的治疗风险的情况下才可使用；肝、肾功能受损患者（本品经肝脏代谢。此外，一般肾功能严重受损的患者发生急性低血压时可能会使肾脏功能降低）；主动脉瓣狭窄患者（症状可能会加重）和急性脑梗死患者。如果注射部位长期给予本品时出现疼痛、发红等，应更换注射部位。高血压急症患者给予此药将血压降至目标血压后，如果需继续控制血压且可口服时应改为口服制剂。对于高血压急症，停止给药后有时会出现血压再度升高的现象，所以在停止给药时要逐渐减量，停止给药后也要密切注意血压的变化。另外，改为口服给药后也要警告患者注意血压的反弹。对心功能减弱患者，与 β 受体拮抗剂合用时应谨慎。心绞痛患者慎用本品。在尼卡地平开始使用、增加剂量或治疗期间，偶尔会出现心绞痛发生频率、持续时间或严重性增加的情况。尼卡地平对光不稳定，使用时应避免阳光直射。

3）主要不良反应：尼卡地平的主要不良反应有麻痹性肠梗阻，在发现这些异常时要停止给药，进行适当处置。发现低氧血症、肺水肿、呼吸困难这些异常时要停止给药。在国外有报告指出，使用本注射液治疗后有不到 1% 的冠状动脉疾病患者出现心绞痛或病情加重，出现这些症状时要停止给药，进行适当处置。用药期间少见血小板减少、氨基转移酶升高等肝损伤的表现，所以应该认真观察，当发现这些异常时停止用药并给予适当处置。

（2）非二氢吡啶类钙通道阻滞剂

1）用法用量：地尔硫䓬通常成人以 5~15μg/（kg·min）的速度静脉滴注。当血压降至目标值以后，边监测血压边调节滴注速度。

2）注意事项：地尔硫䓬禁用于严重低血压或心源性休克，二和三度房室传导阻滞或病态窦房结综合征 [持续窦性心动过缓（心率 < 50 次 /min）、窦性停搏和窦房传导阻滞等]，严重的充血性心力衰竭，严重的心肌病，伴有附加旁路 [如预激综合征（WPW）、短 P-R 间期综合征] 的心房纤颤、心房扑动患者，室性心动过速，孕妇或可能妊娠的妇女。静脉给予地尔硫䓬和 β 受体拮抗剂不应同时或相距较短时间（数小时内）给药，以免负性心律作用叠加。静脉注射本药前应明确宽 QRS 复合波为室上性，因室性心动过速（宽 QRS 波 ≥ 0.12 秒）患者使用钙通道阻滞剂可能会出现血流动力学恶化和心室颤动。

3）主要不良反应：地尔硫䓬在心血管系统主要表现为心动过缓、房室传导阻滞、心绞痛、束支传导阻滞、心悸、心动过速、期前收缩、充血性心力衰竭、心脏停搏、心肌梗死、白细胞分裂性血管炎、心律失常、低血压（包括症状性低血压）、心电图异常、窦房传导阻滞、脉管炎、房室交界性心律。用药期间在代谢 / 内分泌系统中可见体重增加、高血糖症、高尿酸血症、男性乳房发育。该药也可见鼻窦充血、咳嗽、呼吸困难、鼻出血、鼻充血、肌酸磷酸激酶升高、肌肉痉挛、骨关节痛、肌病等不良反应。

（五）药学监护要点

1. 治疗开始前的用药评估　首先应该根据高血压急症的类型以及合并症，对药物的遴选策略进行评估。主要有以下几个方面：

（1）急性脑卒中：对于急性出血性卒中患者，推荐快速降压静脉药物如乌拉地尔、拉贝洛尔；对于急性缺血性卒中患者，推荐拉贝洛尔、尼卡地平、乌拉地尔。治疗前应及时明确卒中类型。

（2）高血压脑病：对于伴有高血压脑病的患者，推荐拉贝洛尔。治疗前应及时评估颅内压的情况。

（3）急性心力衰竭：对于急性心力衰竭患者，推荐硝酸甘油、硝普钠、乌拉地尔。治疗前应注意评估患者的心功能，以防降压过程中出现心力衰竭失代偿。

（4）急性冠脉综合征：对于急性冠脉综合征患者，减少心肌耗血与耗氧量，改善心肌血液供应的抗高血压药是首选，推荐硝酸甘油、β 受体拮抗剂。

（5）嗜铬细胞瘤：对于嗜铬细胞瘤患者，其交感类物质过度释放，因此推荐酚妥拉明、乌拉地尔、硝普钠作为首选用药。

（6）主动脉夹层：首选静脉 β 受体拮抗剂，如血压仍不达标，可联用其他血管扩张药如乌拉地尔、拉贝洛尔、硝普钠等，应避免反射性心动过速。

（7）孕妇及哺乳期妇女子痫前期、子痫患者：根据药品说明书应选择对妊娠安全性较高的药物，推荐拉贝洛尔。

2. 治疗过程监护　迅速恰当地将患者的血压控制在目标范围内，同时防止或减轻心、脑、肾等重要脏器损害。疗效监测的目的在于在使用注射泵或静脉滴注迅速降压的同时进行控制性降压，降压过程中如发现有重要器官缺血的表现，应适当调整降压幅度。通常降压治疗的第一目标为在第 1~2 小时应将平均动脉压降低不超过 25%，将血压降低到一个安全水平。该阶段静脉用抗高血压药。在第一目标达标后可以启动降压治疗的第二目标，即在接下的来 2~6 小时期间逐渐降低血压，降至 160/100mmHg。该阶段静脉抗高血压药逐渐减量，胃肠情况允许者可以启动口服抗高血压药。由于患者的基础血压水平各异，合并的靶器官损害不一，这一安全水平应根据患者的具体情况决定。除特殊情况外，应充分认识到血压自身调节的重要性。如果通过治疗血压急骤降低，缩小血管自身调节的空间，有时可导致组织灌注不足和／或梗死。因此，在疗效监测方面主要观察心血管血流动力学的波动以及重要靶器官的功能状态。通常从以下几点进行监测：

（1）血压监测：至少每 15~30 分钟监测 1 次血压，当血压达到第一目标后如情况允许，及早开始口服抗高血压药治疗。

（2）心率监测：静脉降压过程中，特别是使用静脉 β 受体拮抗剂的患者需要进行心电图检查，有条件的应进行心电监护，以评估抗高血压药对心率的影响。

（3）靶器官状态监测：对于靶器官损伤患者应在降压过程中通过神经专科查体、心电图、心肌损伤标志物的动态变化进行评估，一旦出现靶器官损伤加重的情况要及时对症处理。

3. 注意事项和药物相互作用　根据具体高血压急症不同而不同。降低血压过快或过多往往是不明智的，因为血管床可发生缺血性损害，高血压急症的静脉降压目标通常应将血压控制到高血压二级的水平。但由于高血压急症患者往往合并其他疾病，因此对于有合并症的患者，应根据不同疾病的诊疗指南规范进行，指南逐步降低血压达到不同合并症下的靶目标水平且评估靶器官功能平稳时，可以停用静脉抗高血压药之后全部改为口服药。

（1）缺血性脑卒中：缺血性脑卒中 6 小时内是溶栓的窗口期，对于准备溶栓的患者，血压应控制在收缩压＜ 180mmHg 和舒张压＜ 110mmHg。不溶栓的患者 24 小时内需谨慎降压。

（2）自发性脑出血：脑出血易引起颅内压增高，因此当自发性脑出血患者的收缩压为 150~220mmHg 且没有急性降压治疗的禁忌证时，急性期降低收缩压到 140mmHg 是安全的。

（3）蛛网膜下腔出血：高于基础血压的 20% 左右，避免低血压。动脉瘤处理前可将收缩压控制在 140~160mmHg；处理动脉瘤后，应参考患者的基础血压，合理调整目标值，避免低血压造成的脑缺血。

（4）急性心力衰竭：早期数小时应迅速降压，降压幅度在 25% 以内，没有明确的降压目标，以减轻心脏负荷、缓解心力衰竭症状为主要目的。收缩压＜ 90mmHg 者禁用血管扩张药。

（5）急性冠脉综合征：降压目标为＜ 130/80mmHg，但治疗需个体化，尤其是针对老年人群的降压需综合评估。

（6）嗜铬细胞瘤：嗜铬细胞瘤患者如需要手术治疗的，应在术前 24 小时将血压控制在＜ 160/90mmHg，但不宜低于 80/45mmHg。

（7）围手术期高血压：一般对于年龄 ≥ 60 岁的患者,其血压控制目标 < 150/90mmHg；年龄 < 60 岁,其血压控制目标 < 140/90mmHg。糖尿病和慢性肾脏病患者的血压控制目标 < 140/90mmHg。术中的血压波动幅度不超过基础血压的 30%。

（8）主动脉夹层：由于主动脉夹层有夹层破裂引起大出血的风险,因此急性主动脉夹层患者应积极降压治疗,在 5~10 分钟内实现收缩压达 100~120mmHg 并且心率 ≤ 60 次 /min。

（9）急诊应激性高血压：去除诱因,不应急于药物降压,加强动脉血压监测。

（10）孕妇及哺乳期妇女子痫前期、子痫：考虑到孕妇的特殊生理状态,其血压应控制在 < 160/110mmHg；孕妇并发器官功能损伤者的血压应 < 140/90mmHg,且不低于 130/80mmHg。

在高血压急症治疗药物的相互作用中,需要特别注意 β 受体拮抗剂与地尔硫䓬等非二氢吡啶类药物联合使用过程中其负性心律叠加的作用,在静脉降压时需引起重视,加强心电监护,避免发生心动过缓、心脏停搏等不良反应。

硝酸甘油虽然为短效药物,但临床实践中如遇到饮酒后的患者需要格外注意,硝酸甘油应用于中度或过量饮酒患者时可致低血压风险增加。如果患者之前有心绞痛且正在使用长效硝酸酯类药物,则需要注意同类药物重复使用过程中药效会达到累积效应的极限,并造成耐药性增加。硝酸甘油与乙酰胆碱、组胺及拟交感胺类药合用时,其疗效可能减弱。

乌拉地尔注射液不能与碱性液体(典型的如呋塞米注射液、氨茶碱注射液)混合,因其酸性性质可能引起溶液混浊或絮状物形成。目前暂不提倡乌拉地尔与血管紧张素转换酶抑制药(ACEI)合用。若同时使用其他抗高血压药、饮酒或患者存在血容量不足的情况如腹泻、呕吐,可增强乌拉地尔注射液的降压作用。

尼卡地平注射液在治疗高血压急症的过程中须注意其与硝酸甘油的相互作用,有报告指出合用时出现过房室传导阻滞的风险；其与西咪替丁、环孢素、地高辛合用时会使尼卡地平的血药浓度上升,与芬太尼合用时其降压药效有所增加,须注意低血压风险。在药物使用过程中须注意硝普钠、尼卡地平对光敏感,滴注过程中注意使用避光器具。

4. 药学监护表　见表 3-10。

表 3-10　高血压急症患者药学监护表

姓名		年龄		性别		血压	
诊断							
基础疾病	□急性脑卒中　　□高血压脑病　　□急性心力衰竭　　□急性冠脉综合征 □嗜铬细胞瘤　　□主动脉夹层　　□孕妇及哺乳期妇女子痫前期、子痫患者 □围手术期高血压 其他						
降压目标							
肝功能							
肾功能							
药物过敏史	□有　　　　　　　　　　　　　　　　　□无 药物						

既往使用静脉药物情况	药品名称	剂量	溶媒	使用时间	治疗目的、效果描述及有无不良反应

入院第　　天治疗评估

当前使用静脉药物情况	药品名称	剂量	溶媒	使用时间	治疗效果及有无不良反应

目前联用的其他药物	药品名称	剂量	溶媒	使用时间	药师优化用药建议

入院第　　天治疗监护记录

疗效观察	症状 □头痛、眩晕 □意识状态 □胸闷、胸痛、气促 □脉搏和血压	其他 □心悸,心慌 □恶心,呕吐 □抽搐,癫痫

续表

	辅助检查	疗效评价
	□头颅、心脏血管影像 □血常规 □肝功能 □肾功能 □心脏彩超，心电图，胎心监护 □电解质	□改善 □有效 □痊愈
不良反应与 处理		

四、心　绞　痛

（一）概述

1. 定义和分级　心绞痛是由于暂时性心肌缺血引起的以胸痛为主要特征的临床综合征，是冠状动脉粥样硬化性心脏病（冠心病）最常见的表现。慢性稳定型心绞痛指心绞痛发作的程度、频度、性质及诱发因素在数周内无显著变化。不稳定型心绞痛（unstable angina，UA）是介于稳定型心绞痛和急性心肌梗死之间的临床状态。心绞痛的分级如表3-11所示。

表3-11　心绞痛的分级

级别	心绞痛表现
Ⅰ级	一般日常活动如走路和上楼不引起心绞痛，但紧张、快速或持续用力引起心绞痛发作
Ⅱ级	日常活动轻度受限（步行200m以上或上1层楼以上受限），如快走、上楼、登高、餐后或寒冷、风中行走，或情绪波动后发生心绞痛，或仅在睡醒后数小时内发作
Ⅲ级	日常活动明显受限，以一般速度平地行走100~200m或上1层楼时可发生心绞痛
Ⅳ级	轻微活动或休息时可发生心绞痛

2. 发病机制和病理生理　在冠状动脉狭窄时，冠状动脉血流量不能满足心肌代谢的需要，引起心肌缺血缺氧时即产生心绞痛。冠状动脉血液供需不平衡有以下几种情况：①在冠状动脉病变导致管腔狭窄和扩张性减弱的基础上，由于体力劳动或情绪激动时使心脏负荷突然加重，心肌耗氧量增加；②冠状动脉发生痉挛，致冠状动脉血流量减少；③突然发生循环血流量减少，导致

冠状动脉血流量突然降低,引起血液供求之间的不平衡。稳定型心绞痛常常是由于人活动、激动后心肌耗氧量增加,而狭窄的冠状动脉不能满足足够的供血而发生心绞痛。不稳定型心绞痛的典型病理生理机制是在冠状动脉粥样硬化的基础上,斑块破裂形成非阻塞性冠状动脉血栓,其他病理机制还有血管痉挛、进行性的冠状动脉粥样硬化病变加重阻塞。另外还有一些继发性因素,包括心动过速、发热、甲亢、贫血、低血压等,均可导致不稳定型心绞痛的发生和加重。

(二)药物治疗原则

心绞痛的治疗主要有 2 个目的:即刻缓解缺血和预防严重不良反应后果(即死亡或心肌梗死或再梗死)。其治疗包括抗缺血治疗、抗血小板治疗与抗血栓治疗。

缓解心肌缺血症状和减少发作,预防心肌梗死和猝死,改善患者的活动耐量和提高生活质量是药物治疗的主要目标。抗心绞痛治疗应与改善预后(降低心肌梗死的发生率和死亡率)的药物如阿司匹林、β 受体拮抗剂、调血脂药(特别是他汀类药物)、ACEI(特别对 LVEF < 0.40 的患者)等联合应用。

(三)静脉药物启用时机

硝酸酯类能降低心肌耗氧量,同时增加心肌供氧量,对缓解心肌缺血有帮助。心绞痛发作时可舌下含服硝酸甘油,每次 0.5mg,必要时每间隔 5 分钟可以连用 3 次;或使用硝酸甘油喷雾剂。使用硝酸甘油后症状无缓解且无低血压的患者,可从静脉滴注硝酸甘油中获益。

应用硝酸酯类药物后症状不缓解或是充分抗缺血治疗后症状复发,且无低血压及其他不能耐受的情况时,一般可静脉注射硫酸吗啡 3mg,必要时 5~15 分钟重复使用 1 次,以减轻症状,保证患者舒适。

β 受体拮抗剂通过负性肌力和负性频率作用,降低心肌耗氧量和增加冠状动脉灌注时间,因而有抗缺血作用。因此没有禁忌证时应当早期开始使用β 受体拮抗剂,高危及进行性静息性疼痛患者先静脉使用,然后改为口服。

(四)常用的静脉治疗药物

1. 硝酸酯类 硝酸酯进入血管平滑肌和内皮细胞后,通过释放 NO 激活鸟苷酸环化酶,使 cGMP 浓度增加,激活依赖于 cGMP 的蛋白激酶,导致血管平滑肌舒张。随着剂量递增,依次扩张静脉血管、大中动脉和阻力小动脉,包括冠状动脉,从而降低心室前后负荷,减少心肌耗氧量,改善心肌的血液供应。

(1)用法用量

1)硝酸甘油:用 5% 葡萄糖注射液或氯化钠注射液稀释后静脉滴注,开始剂量为 5μg/min,最好用输液泵恒速输入。用于降低血压或治疗心力衰竭,可每 3~5 分钟增加 5μg/min,如在 20μg/min 时无效可以 10μg/min 递增,以后可

20μg/min。患者对本药的个体差异很大，静脉滴注无固定的适合剂量，应根据个体的血压、心率和其他血流动力学参数来调整用量。

2）硝酸异山梨酯：初始剂量可以从每小时 1~2mg 开始，然后根据患者的个体需要进行调整，最大剂量通常不超过每小时 8~10mg。但当患者患有心力衰竭时，可能需要加大剂量，达到每小时 10mg，个别病例甚至可高达每小时 50mg。经稀释后可利用自动输液装置连续静脉滴注，或在医院持续心电监护下不经稀释直接通过输液泵给药。

（2）注意事项

1）硝酸甘油：应使用能有效缓解急性心绞痛的最小剂量，过量可能导致耐受现象；可能发生严重低血压，尤其在直立位时，用药时患者应尽可能取坐位，以免因头晕而摔倒；发生低血压时可合并心动过缓，加重心绞痛；静脉滴注本品时，由于许多塑料输液器可吸附硝酸甘油，因此应采用非吸附本品的输液装置如玻璃输液瓶等；应慎用于血容量不足或收缩压低的患者；会加重梗阻性肥厚型心肌病引起的心绞痛；静脉使用本品时须采用避光措施。

2）硝酸异山梨酯：用药期间宜保持卧位，站立时应缓慢，以防突发直立性低血压；长期连续用药可产生耐药性，故不宜长期连续用药；不应突然停用本药，以避免出现反跳现象；长期从事接触有机硝酸酯类药工作的患者易出现耐药性及生理依赖性，突然不再接触可见胸痛、急性心肌梗死、猝死。

（3）主要不良反应

1）硝酸甘油：头痛，可于用药后立即发生，可为剧痛和呈持续性；偶可发生眩晕、虚弱、心悸和其他直立性低血压的表现，尤其在直立、制动的患者；治疗剂量可发生明显的低血压反应，表现为恶心、呕吐、虚弱、出汗、苍白和虚脱。

2）硝酸异山梨酯：一般不良反应为头痛，持续使用后症状通常会减弱。治疗初期或增加剂量时会出现低血压和 / 或直立性头晕，并伴有头晕、瞌睡、反射性心动过速和乏力，若出现严重低血压，必须立即停止给药。如果症状不能自行消失，必须进行适当治疗（如抬高下肢、给予扩容药）。偶见恶心、呕吐、面部潮红、皮肤过敏（如皮疹）、剥脱性皮炎。

2. β 受体拮抗剂　拮抗交感神经系统的过度激活，通过降低心肌收缩力，减慢窦房结节律和房室结传导，从而降低血压和心肌耗氧量；降低心率可延长舒张期灌注时间，增加冠状动脉血流量。

（1）用法用量

1）艾司洛尔：成人先静脉注射负荷剂量 0.5mg/（kg · min），约 1 分钟，随后静脉滴注维持剂量，自 0.05mg/（kg · min）开始，4 分钟后若疗效理想则继续维持，若疗效不佳可重复给予负荷剂量并将维持剂量以 0.05mg/（kg · min）的幅度递增。维持剂量最大可加至 0.3mg/（kg · min），但 0.2mg/（kg · min）以上的剂量未显示能带来明显的好处。

2）美托洛尔：立即静脉给药 5mg，这一剂量可在间隔 2 分钟后重复给予，直到最大剂量 15mg。有下列情况的患者不能立即静脉给药，包括心率＜70 次 /min、收缩压＜ 110mmHg 或一度房室传导阻滞。如果治疗必须中断，则应尽可能逐渐减量，经过至少 1~2 周后停药，否则可能有加重心绞痛和增加心肌梗死的风险。

（2）注意事项

1）艾司洛尔：高浓度给药（＞ 10mg/ml）会造成严重的静脉反应，包括血栓性静脉炎；20mg/ml 的浓度在血管外可造成严重的局部反应，甚至坏死，故应尽量经大静脉给药。用药期间需监测血压、心率、心功能的变化。

2）美托洛尔：变异型心绞痛患者可因 α 受体调节的冠状血管收缩而导致心绞痛发作的次数和严重程度增加，因此不应使用非选择性 β 受体拮抗剂，使用选择性 $β_1$ 受体拮抗剂时也应小心。

（3）主要不良反应

1）艾司洛尔：大多数不良反应为轻度、一过性。最重要的不良反应是低血压。

2）美托洛尔：常见的一般不良反应有疲劳、头痛、头晕，循环系统如肢端发冷、心动过缓，胃肠系统如腹痛、恶心、呕吐、腹泻和便秘。

3. 钙通道阻滞剂　竞争性地阻滞电压敏感钙通道，抑制钙离子进入血管平滑肌细胞，从而松弛血管平滑肌，解除冠状动脉痉挛和降低血压。有些药物也抑制细胞兴奋收缩偶联中钙离子的作用，通过作用于心肌细胞、窦房结和房室结内的细胞，抑制心肌收缩，减慢心率和心脏传导，减少心肌耗氧量。

（1）用法用量：治疗不稳定型心绞痛时，通常成人以 1~5μg/（kg·min）的速度静脉滴注盐酸地尔硫草，应先从小剂量开始，然后可根据病情适当增减，最大用量为 5μg/（kg·min）。

（2）注意事项：连续监测心电图和血压；静脉给予地尔硫草和静脉给予 β 受体拮抗剂应避免在同时或相近的时间内（几小时内）给予；静脉注射地尔硫草可引起直立性低血压。与其他药剂混合时，若 pH 超过 8，盐酸地尔硫草可能析出。

（3）主要不良反应：偶见完全性房室传导阻滞、严重心动过缓（初期症状为心动过缓、眩晕、轻度头痛等）；有时可导致心脏停搏；极少见充血性心力衰竭，一旦出现时，应停止用药，并进行适当处置。

（五）药学监护要点

1. 治疗开始前的用药评估　只要无禁忌证，β 受体拮抗剂应作为稳定型心绞痛的初始治疗药物。有严重心动过缓和高度房室传导阻滞、窦房结功能紊乱、明显的支气管痉挛或支气管哮喘的患者禁用 β 受体拮抗剂。外周血管疾病及严重抑郁是应用 β 受体拮抗剂的相对禁忌证。慢性肺心病患者可小心使用高度选择性 β_1 受体拮抗剂。没有固定狭窄的冠状动脉痉挛造成的缺血如变异型心绞痛不宜使用 β 受体拮抗剂，这时钙通道阻滞剂是首选药物。

2. 治疗过程监护　药物治疗效果监护应该从患者的胸痛缓解情况、发作次数、心电图变化等来进行综合判断。

（1）由于所选用的抗心肌缺血药均有扩张血管的作用，在使用时应注意观察患者的血压情况，尤其是硝酸酯类药物因扩张静脉减少回心血量，容易引起直立性低血压。临床药师要每天关注患者的血压，并询问患者是否出现头晕、乏力、恶心等血压过低导致的低灌注情况，一般控制舒张压不低于 60mmHg 以防止加重冠状动脉缺血。

（2）β 受体拮抗剂通过抑制交感神经兴奋，降低心率，降低心肌耗氧量，同时也有引起心动过缓的风险；非二氢吡啶类钙通道阻滞剂由于抑制窦房结自律性及房室结传导而减慢心率；硝酸酯类会反射性地增加交感神经张力使心率加快，因此在药学监护中要注意监测患者的心率，如果静息心率低于 60 次 /min 要与医师联系。

（3）ACEI 在开始应用时可能引起一过性肾功能损伤，关注患者血压水平的同时关注其血肌酐和血钾情况。若血肌酐升高幅度低于 30%，为预期反应，无须停药；若升高幅度超过 50%，则应停药观察。

（4）UA 患者往往合并有高血压、糖尿病，在进行药学监护时应关注患者的血压、血糖变化情况，并在特殊患者（肝功能异常、慢性肾脏病等）的用药选择方面提供建议。

3. 注意事项和药物相互作用　硝酸甘油注射液禁用于心肌梗死早期（有严重低血压及心动过速时）、严重贫血、青光眼、颅内压增高和已知对硝酸甘油过敏的患者以及使用枸橼酸西地那非的患者，后者增强硝酸甘油的降压作用。与抗高血压药或血管扩张药合用可增强硝酸盐的致直立性低血压作用。与其他拟交感胺类药如去氧肾上腺素、麻黄碱或肾上腺素同用时可能降低其抗心绞痛的效应。

Ⅰ类抗心律失常药与 β 受体拮抗剂有相加的负性肌力作用，故在左心室功能受损患者中有可能引起严重的血流动力学不良反应。钙通道阻滞剂和 β 受体拮抗剂对于房室传导和窦房结功能有相加的抑制作用。

地尔硫䓬仅限于治疗上必需的最小用量或静脉滴注时必需的最短用药时间。用药时需做好处理上述症状的充分准备，发现异常，立即终止用药并做适当处置。静脉给予地尔硫䓬和 β 受体拮抗剂应避免在同时或相近的时间内（几小时内）给予。静脉注射地尔硫䓬前，明确宽 QRS 复合波为室上性或室性是非常重要的。对于心绞痛发作持续 15 分钟以上的重度患者,有必要考虑其他治疗方法。

4. 药学监护表　见表 3-12。

表 3-12　心绞痛患者药学监护表

姓名		年龄		性别		血脂	
诊断							
基础疾病	□血脂异常　　□糖尿病　　□高血压　　□瓣膜性心脏病　　□贫血　　□甲亢 其他						
肝功能							
肾功能							
药物过敏史	□有　　　　　　　　　　　　　　　□无 药物						

既往使用静脉药物情况	药品名称	剂量	溶媒	使用时间	治疗目的、效果描述及有无不良反应

入院第　　天治疗评估

当前使用静脉药物情况	药品名称	剂量	溶媒	使用时间	治疗效果及有无不良反应
目前联用的其他药物	药品名称	剂量	溶媒	使用时间	药师优化用药建议

入院第　　天治疗监护记录

疗效观察	症状 □头痛、眩晕 □意识状态 □胸闷、胸痛、气促 □脉搏和血压	其他 □心悸,心慌 □恶心,呕吐 □抽搐,癫痫

117

续表

辅助检查	疗效评价
□心脏血管影像 □血常规 □肝功能 □肾功能 □心电图 □电解质	□改善 □有效 □痊愈
不良反应与 处理	

五、心 肌 梗 死

(一)概述

1. 定义和分型　心肌梗死主要是由于冠状动脉粥样硬化斑块破裂引起血栓性阻塞，导致心肌长时间缺血及心肌细胞死亡。我国将心肌梗死分为5型。1型：自发性心肌梗死；2型：继发于心肌氧供需失衡的心肌梗死；3型：心脏性猝死；4a型：经皮冠状动脉介入治疗相关心肌梗死；4b型：支架血栓形成引起的心肌梗死；5型：外科冠状动脉旁路移植术相关心肌梗死。

而本部分中的心肌梗死系指1型心肌梗死，即ST段抬高心肌梗死(ST-segment elevation myocardial infarction, STEMI)。STEMI是指急性心肌缺血性坏死，通常多为在冠状动脉不稳定斑块破裂、糜烂及内皮损伤的基础上继发血栓形成导致冠状动脉急性、持续、完全闭塞，血供急剧减少或中断，从而导致心肌细胞缺血、损伤和坏死过程的临床综合征。

2. 发病机制和病理生理　急性心肌梗死是指冠状动脉某支严重狭窄或完全闭塞而致部分心肌缺血性坏死。狭窄或闭塞的原因有：①斑块血栓形成(约占90%)；②冠状动脉痉挛(约占10%)；③斑块下出血形成血肿。心肌梗死的基本病因是冠状动脉粥样硬化，造成管腔严重狭窄和心肌血供不足，而侧支循环未充分建立。在此基础上，一旦血供进一步急剧减少或中断，使心肌严重而持久地急性缺血达1小时以上即可发生心肌梗死。以下情况均可诱发心肌梗死：管腔内血栓形成、粥样斑块破溃、其内或其下发生出血或血管持续痉挛，使冠状动脉完全闭塞；休克、脱水、出血、外科手术或严重心律失常，致心输出量骤降，冠状动脉灌流量锐减；重体力活动、情绪过分激动或血压剧升，致左心室负荷明显加重，儿茶酚胺分泌增多，心肌耗氧量和需血量猛增，冠状动脉供血明显不足。

（二）药物治疗原则

由于 STEMI 患者的心肌梗死面积与心肌总缺血时间密切相关,因此 STEMI 救治的核心理念是尽可能缩短心肌总缺血时间,并在此前提下力争尽早开通梗死相关血管,恢复有效、持久的心肌再灌注,才能挽救存活的心肌,缩小心肌梗死面积,减少并发症。因此,STEMI 的救治应因时、因地制宜,选择合理的策略方法。

早期溶栓结合 PCI 既可把握早期再灌注时间,又可巩固、完善溶栓后的再通效果,有利于缩短心肌总缺血时间,能为患者争取最佳的治疗机会和效果,是首选的治疗模式。应早期采用有效的抗凝抗栓、镇静止痛、抗交感治疗(β受体拮抗剂)及纠正低钾血症等综合治疗;此外,早期给予 ACEI 与他汀类药物也可增加 STEMI 治疗获益,尤其早期维持有效的肝素化抗凝和抗栓治疗甚为重要。

（三）静脉药物启用时机

STEMI 胸痛患者如无反应指征,应给予镇静止痛治疗,如静脉注射吗啡 3mg,必要时每 5 分钟重复 1 次,总量不宜超过 15mg。根据病情需要,也可考虑应用其他镇静止痛药,如地西泮、咪达唑仑、曲马多等。

如无禁忌证(严重的缓慢型心律失常、急性左心衰竭、低血压、低血容量及支气管哮喘)时应早期给予 β 受体拮抗剂(美托洛尔等,可含化、口服、静脉应用)以降低交感张力和心室颤动阈值,防止恶性室性快速型心律失常,同时可减少心肌耗氧量和改善缺血区的氧供需失衡,缩小心肌梗死面积。如无低血压、低血容量或心源性休克等禁忌证,应予以适量硝酸甘油舌下含服、口服或静脉应用。

应常规监测 STEMI 患者的血钾水平,STEMI 伴室性心律失常且无禁忌证时应即刻于近心端静脉给予补钾治疗,维持血钾水平 > 4.5mmol/L,以防止低血钾相关的恶性室性心律失常和猝死的发生。

STEMI 早期患者血栓倾向的控制是治疗的关键环节。静脉普通肝素越早给予,患者获益越大。确诊 STEMI 后应即刻静脉注射普通肝素 5 000U(60~80U/kg),继以 12U/(kg·h)静脉滴注,溶栓及溶栓后应监测活化部分凝血活酶时间(APTT)或活化凝血时间(ACT)至对照值的 1.5~2.0 倍(APTT 为 50~70 秒),通常需维持 48 小时左右。

替罗非班为静脉血小板抑制剂,可迅速阻抑血小板活化聚集,阻断血小板血栓形成,对于重症 STEMI、溶栓失败的患者可考虑酌情应用适量替罗非班,但应警惕溶栓的同时应用替罗非班可能增加出血风险。

（四）常用的静脉治疗药物

1. 特异性纤溶酶原激活药——阿替普酶　直接或间接激活纤溶酶原变成

纤溶酶,纤溶酶能够降解纤维蛋白原,促进血栓裂解。同时,纤溶酶原激活药抑制剂也参与调节该过程。

（1）用法用量

1）90 分钟给药法：静脉注射 15mg,继之在 30 分钟内静脉滴注 0.75mg/kg,再在 60 分钟内静脉滴注 0.5mg/kg。最大剂量为 100mg。

2）3 小时给药法：静脉注射 10mg,继之在 60 分钟内静脉滴注 50mg,剩余量按 10mg/30min 静脉滴注,至 3 小时末滴完。最大剂量为 100mg。

（2）注意事项：必须有足够的监测手段才能进行溶栓 / 纤维蛋白溶解治疗。只有经过适当培训且有溶栓治疗经验的医师才能使用本品,并且需有适当的设备来监测使用情况。本品的用量不应超过 100mg,否则颅内出血的发生率可能增高。

（3）主要不良反应：与本品相关的最常见的不良反应就是出血,可导致血细胞比容和 / 或血红蛋白下降。如果有潜在的出血风险尤其是脑出血,则应停止溶栓治疗。因本品的半衰期短,对凝血系统的影响轻微,所以一般不必给予凝血因子,大多数出血患者可经中断溶栓和抗凝治疗、扩容及人工压迫损伤血管来控制出血。如在出血发生的 4 小时内已使用肝素,则应考虑使用鱼精蛋白。

2. 非特异性纤溶酶原激活药——尿激酶

（1）用法用量：对于心肌梗死患者,建议以 0.9% 氯化钠注射液配制后,按 6 000U/min 的速度冠状动脉内连续滴注 2 小时,滴注前应先行静脉给予肝素 2 500~10 000U;也可将本品 200 万 ~300 万 U 配制后静脉滴注,45~90 分钟内滴完。

（2）注意事项：用药期间应密切观察患者的反应,如脉率、体温、呼吸频率和血压、出血倾向等,至少每 4 小时记录 1 次;静脉给药时要求穿刺一次成功,以避免局部出血或血肿;已配制的注射液在室温下 8 小时内使用,冰箱内可保存 48 小时。

（3）主要不良反应：出血可为表浅部位出血,也可为内脏出血,严重者需输血,抢救无效者甚至导致死亡。发生严重出血并发症时需立即停止滴注,必要时输注新鲜血或红细胞、纤维蛋白原等,也可试用氨基乙酸等抗纤溶药注射止血,但通常效果不显著。预防出血主要是严格选择适应证和禁忌证,事先建立好静脉通路,开始滴注本品后禁止肌内注射给药。

3. 抗凝血药——普通肝素

（1）用法用量：使用纤维蛋白特异性溶栓药之前给予 60IU/kg,最大剂量为 4 000IU,静脉注射。溶栓后静脉滴注 12IU/（kg·h）,最大剂量为 1 000IU/h。一般连用 2 天,之后改为皮下注射。

（2）注意事项：用药期间应定时测定凝血时间。对肝素过敏者、有自发性出血倾向者、血液凝固迟缓者（如血友病、紫癜、血小板减少）、溃疡病者、创伤者、产后出血者及严重肝功能不全者禁用。

（3）主要不良反应：毒性较低，主要不良反应是用药过多可致自发性出血，故每次注射前应测定凝血时间。如注射后引起严重出血，可静脉注射硫酸鱼精蛋白进行急救（1mg 硫酸鱼精蛋白可中和 100U 肝素）。偶可引起过敏反应及血小板减少，常发生在用药最初的 5~9 天，故开始治疗的 1 个月内应定期监测血小板计数。偶见一次性脱发和腹泻。尚可引起骨质疏松和自发性骨折。

4. GP Ⅱb/Ⅲa 受体拮抗剂——替罗非班　血小板通过纤维蛋白原与 GP Ⅱb/Ⅲa 受体结合，使相邻的血小板交联在一起，血小板活化后该受体的构型改变，导致与纤维蛋白的亲和力增加，是血小板聚集的共同最后通路。该类药物起到阻断血小板活化、黏附、聚集的作用。

（1）用法用量：盐酸替罗非班注射液与肝素联用由静脉滴注，起始 30 分钟的滴注速度为 0.4μg/（kg·min），起始滴注量完成后，继续以 0.1μg/（kg·min）的速度维持滴注。本品与肝素联用滴注一般至少持续 48 小时，并可达 108 小时。

（2）注意事项：盐酸替罗非班治疗期间应监测患者有无潜在的出血。当出血需要治疗时，应考虑停止使用盐酸替罗非班，也要考虑是否需要输血。在盐酸替罗非班治疗前、注射或负荷滴注后 6 小时内以及治疗期间至少每天要监测血小板计数、血红蛋白和血细胞比容（如果证实有显著下降需更频繁）。在治疗前应测定 APTT，并且应当反复测定 APTT，仔细监测肝素的抗凝效应并据此调整剂量。

（3）主要不良反应：最常见的不良反应为出血。在盐酸替罗非班和肝素联合治疗组最常见的与药物相关的非出血性不良反应有恶心、发热和头痛。

5. 硝酸酯类

（1）用法用量

1）硝酸甘油：用 5% 葡萄糖注射液或氯化钠注射液稀释后静脉滴注，开始剂量为 5μg/min，最好用输液泵恒速输入。用于降低血压或治疗心力衰竭，可每 3~5 分钟增加 5μg/min，如在 20μg/min 时无效可以 10μg/min 递增，以后可20μg/min。

2）硝酸异山梨酯：初始剂量可以从每小时 1~2mg 开始，然后根据患者的个体需要进行调整，最大剂量通常不超过每小时 8~10mg。但当患者患有心力衰竭时，可能需要加大剂量，达到每小时 10mg，个别病例甚至可高达每小时 50mg。

（2）注意事项

1）硝酸甘油：可能发生严重低血压，尤其在直立位时，用药时患者应尽可能取坐位,以免因头晕而摔倒;静脉滴注本品时,由于许多塑料输液器可吸附硝酸甘油,因此应采用非吸附本品的输液装置如玻璃输液瓶等;静脉使用本品时须采用避光措施。

2)硝酸异山梨酯:用药期间宜保持卧位,站立时应缓慢,以防突发直立性低血压;长期连续用药可产生耐药性,故不宜长期连续用药;不应突然停用本药,以避免出现反跳现象;长期从事接触有机硝酸酯类药工作的患者易出现耐药性及生理依赖性,突然不再接触可见胸痛、急性心肌梗死、猝死。

(3)主要不良反应

1)硝酸甘油:头痛,可于用药后立即发生,可为剧痛和呈持续性;偶可发生眩晕、虚弱、心悸和其他直立性低血压的表现,尤其在直立、制动的患者;治疗剂量可发生明显的低血压反应,表现为恶心、呕吐、虚弱、出汗、苍白和虚脱。

2)硝酸异山梨酯:一般不良反应为头痛,持续使用后症状通常会减弱。治疗初期或增加剂量时会出现低血压和/或直立性头晕,并伴有头晕、瞌睡、反射性心动过速和乏力,若出现严重低血压,必须立即停止给药。如果症状不能自行消失,必须进行适当治疗(如抬高下肢、给予扩容药)。

(五)药学监护要点

1. 治疗开始前的用药评估

(1)溶栓适应证:①起病时间< 12 小时,年龄< 75 岁者确立 STEMI 诊断后,无禁忌证者应立即予以溶栓治疗;②患者的年龄≥ 75 岁,经慎重权衡缺血或出血利弊后考虑减量或半量溶栓治疗;③发病时间已达 12~24 小时,如仍有进行性缺血性胸痛或血流动力学不稳定,ST 段持续抬高者也可考虑溶栓治疗。

(2)对出血高危患者,应避免连续、同时、同步、重叠且非减量应用抗栓、抗凝血药;对于高龄、低体重及肾功能不全等 STEMI 患者应适当减量应用抗凝血、抗栓及溶栓药。

(3)STEMI 后合并难以控制的心绞痛时,在使用 β 受体拮抗剂的基础上可应用地尔硫䓬;STEMI 合并难以控制的高血压患者,可在 ACEI/ARB 和 β 受体拮抗剂的基础上应用长效二氢吡啶类钙通道阻滞剂。

2. 治疗过程监护

(1)使用吗啡时需注意保持患者大便通畅,必要时使用轻泻药,避免用力排便导致心脏破裂、心律失常或心力衰竭。

(2)溶栓治疗的主要风险是出血,尤其是颅内出血。高龄、低体质量、女性、既往脑血管疾病史、入院时血压升高是颅内出血的主要危险因素,一旦发生颅内出血,应立即停止溶栓和抗栓治疗。

（3）持续监测生命体征、血氧饱和度和心电图等。在溶栓治疗期间，必须仔细观察出血情况。尽量避免不可压迫的穿刺，避免进行肌内注射和非必要的搬动。

3. 注意事项和药物相互作用

（1）静脉滴注硝酸酯类药物用于缓解缺血性胸痛、控制高血压或减轻肺水肿。在静脉滴注硝酸甘油的过程中应密切监测血压，如出现心率明显加快或收缩压＜ 90mmHg 应降低剂量或暂停使用。如硝酸酯类药物造成血压下降而限制 β 受体拮抗剂的应用时，则不应使用硝酸酯类药物。

（2）阿替普酶合并 GP Ⅱ b/ Ⅲ a 拮抗剂的治疗可增加出血风险；在应用本品治疗前、治疗同时或治疗后 24 小时内使用香豆素类衍生物、口服抗凝血药、血小板聚集抑制剂、普通肝素、低分子量肝素和其他抑制凝血的药物可增加出血风险。

（3）盐酸替罗非班与肝素和阿司匹林联用，比单独使用肝素和阿司匹林的出血发生率增加。当盐酸替罗非班与其他影响止血的药物（如华法林）合用时应谨慎。

4. 药学监护表 见表 3-13。

表 3-13 心肌梗死患者药学监护表

姓名		年龄		性别		体重		
血压		心率						
诊断								
基础疾病	□糖尿病 □心功能不全 □肾功能不全 □脑血管疾病 □消化道出血史 □恶性心律失常 □高血压 其他							
肝功能								
肾功能								
药物过敏史	□有 药物			□无				
既往使用静脉药物情况	药品名称	剂量	溶媒	使用时间	治疗目的、效果描述及有无不良反应			
入院第 天治疗评估								

续表

当前使用静脉药物情况	药品名称	剂量	溶媒	使用时间	治疗效果及有无不良反应
目前联用的其他药物	药品名称	剂量	溶媒	使用时间	药师优化用药建议

入院第　天治疗监护记录		
疗效观察	症状 □头痛、眩晕 □意识状态 □胸闷、胸痛、气促 □脉搏和血压	其他 □心悸,心慌 □恶心,呕吐 □抽搐,癫痫
	辅助检查 □心肌坏死标志物 □血常规,凝血指标 □肝功能 □肾功能 □心脏彩超,心电图 □电解质	疗效评价 □改善 □有效 □痊愈
不良反应与处理		

（曹文佳　倪琳杰　李　平）

第三节　消化系统疾病静脉药物治疗与药学监护

一、肝　硬　化

（一）概述

1. 定义和分期　肝脏在机体生命活动中发挥重要作用,与生物合成、生物转化及解毒等作用密不可分。同时,肝脏也是各种致病因子或疾病常侵袭的器官,异常代谢、药物、微生物等均可造成肝脏损伤,如肝纤维化、肝硬化、肝衰竭及癌变等。肝硬化是以1种或多种病因反复作用形成的以肝实质弥漫性纤维化、假小叶和再生结节形成为特征的慢性进行性肝病。多种肝胆疾病可导致肝硬化的发生,如病毒性肝炎、药物性肝炎、肝豆状核变性、弥漫性胆管阻塞等。在肝硬化的基础上又可发生肝细胞癌等继发性病变。肝硬化患者的肝储备功能和再生能力均显著降低,因此限制了肝切除的范围。尤其是大范围肝切除可引发术后肝功能不全,甚至危及患者生命。

肝硬化可分为代偿期与失代偿期。患者多有乏力、腹胀、营养不良、电解质紊乱、黄疸等,可出现蜘蛛痣、胸腔积液、腹水。肝硬化的临床诊断目前仍以无创的影像学检查为主,其中超声、CT和MRI检查为主要的影像学诊断手段,此外还包括内镜、消化道钡剂造影检查等。

2. 发病机制和病理生理 肝硬化的发生是一个渐进性病理过程。各种因素导致肝损伤,发生变形性坏死,随着病程演进,肝细胞在致病因子的作用下释放各种炎症因子。刺激肝星形细胞合成大量以胶原为主要成分的细胞外基质,使之沉积,从而引起肝纤维化,进一步加重导致肝脏结构和功能发生改变。肝功能减退(失代偿)和门静脉高压是肝硬化发展的两大后果,临床上表现为多系统和多器官受累产生的症状和体征,包括门静脉高压和腹水。

(二)药物治疗原则

肝硬化的治疗应是综合性的,针对病因给予相应处理,阻止肝硬化进一步发展,后期积极防治并发症。肝硬化目前无特效药,更不宜滥用药物,以免加重肝脏负担而适得其反。药物治疗以保肝、恢复电解质平衡、补充维生素以及改善低钠与低钾为主。

(三)静脉药物启用时机

维生素C、维生素E及B族维生素有改善肝细胞代谢,防止脂肪性变和保护肝细胞的作用。抗炎保肝治疗是肝脏炎症综合治疗的一部分,临床上保肝药种类繁多、应用广泛、使用缺乏规范。保肝药按照作用机制主要分为抗炎类、解毒类、修复肝细胞膜类、利胆类,合理合用不同机制的保肝药可能有协同增效的治疗作用。对于肝硬化腹水患者根据患者的腹水量及伴随疾病选用合适的利尿药或人血白蛋白进行治疗。水肿、腹水或利尿药导致的低钠血症,当血钠 < 110mmol/L 或出现低钠性脑病时可适当静脉补充 3%~5% 氯化钠注射液 50~100ml 或服用托伐普坦片。

（四）常用的静脉治疗药物

1. 维生素补充剂

（1）维生素 C

1）用法用量：静脉滴注，成人 100~250mg/ 次，1~3 次 /d；小儿 100~300mg/ 次，分次注射。

2）注意事项：对若干诊断存在干扰（大便隐血假阳性等）；长期大量用药突然停药，有可能出现维生素 C 缺乏症的症状，故宜逐渐减量停药。

3）主要不良反应：用药过量可引起腹泻、皮疹、胃酸增多等；长期大量应用可引起停药后维生素 C 缺乏症，偶见尿酸盐、半胱氨酸盐或草酸盐结石；快速静脉注射可引起头晕、晕厥。

（2）维生素 B_6

1）用法用量：静脉滴注，成人 50~100mg/ 次，1 次 /d。

2）注意事项：与雌激素合用应增加剂量；不宜与碱性药液配伍；避免高温、强光；使尿胆原试验诊断呈假阳性。

3）主要不良反应：注射时偶见头痛、便秘；孕妇大量使用维生素 B_6 可致新生儿维生素 B_6 依赖综合征。

2. 抗炎保肝药　抗炎保肝药具有改善肝脏功能、促进肝细胞再生、增强肝细胞解毒功能等作用。保肝药按作用机制分为以下 4 种①抗炎类药物：甘草酸制剂，广泛抑制各种病因介导的肝脏炎症反应，改善受损的肝细胞功能；②利胆类药物：熊去氧胆酸、腺苷蛋氨酸。腺苷蛋氨酸提供巯基，增强肝脏解毒功能，促进肝细胞再生，兼具保肝利胆的作用，同时可降低谷草转氨酶（GOT）、谷丙转氨酶（GPT）等各项肝功能指标；③修复肝细胞膜类药物：多烯磷脂酰胆碱可以促进肝细胞膜再生；④解毒类药物：代表药物为谷胱甘肽（GSH），分子中含有巯基，可从多个方面保护肝细胞。合理选用不同机制的保肝药可增强治疗作用。

（1）异甘草酸镁：目前甘草酸类制剂已发展到第四代，代表药物为异甘草酸镁。药理实验证明该类药物可针对炎症通路，广泛抑制各种病因介导的相关炎症反应，减轻肝脏的病理损害，改善受损的肝细胞功能，适用于部分不宜使用糖皮质激素等免疫抑制剂的患者。

1）用法用量：0.1~0.2g/ 次，1 次 /d，以 5% 或 10% 葡萄糖注射液、0.9% 氯化钠注射液 100 或 250ml 稀释后缓慢静脉滴注，4 周为 1 个疗程或遵医嘱。

2）注意事项：严重低钾血症、高钠血症、心力衰竭、肾衰竭患者和未能控制的重度高血压患者禁用。治疗过程中应定期检测血压及血清钾、钠浓度。

3）主要不良反应：发热、皮疹、高血压、水钠潴留、低钾血症。

（2）谷胱甘肽：谷胱甘肽（GSH）能改善肝脏合成，有解毒、灭活激素等功能,并促进胆酸代谢,有利于消化道吸收脂肪及脂溶性维生素。适时补充外源性 GSH 可以预防、减轻及终止组织细胞损伤,改变病理生理过程,还发现其具有一定的抗病毒疗效。

1)用法用量:静脉滴注,1.2~2.4g/ 次,1 或 2 次 /d,滴注时间为 1~2 小时,疗程一般为 30 天。

2)注意事项:新生儿、早产儿、婴儿和儿童慎用;如用药过程中出现皮疹、面色苍白、血压降低、脉搏异常应立即停药。

3)主要不良反应:偶见皮疹等过敏症状,应停药;注射局部轻度疼痛。

(3)丁二磺酸腺苷蛋氨酸:丁二磺酸腺苷蛋氨酸(SAMe)有助于肝细胞恢复功能,促进肝内淤积胆汁的排泄,从而达到退黄、降酶及减轻症状的作用,多用于伴有肝内胆汁淤积的各种肝病。对于胆汁代谢障碍、淤胆型肝损伤选用 SAMe。

1)用法用量:缓慢静脉滴注,500~1 000mg/ 次,1 次 /d,疗程为 14 天。

2)注意事项:采用所附溶剂溶解冻干粉针,临用现配,须非常缓慢地静脉滴注。有血氨增高的肝硬化前及肝硬化患者注意血氨水平。

3)主要不良反应:偶见引起昼夜节律紊乱,建议睡前服用安眠药减轻此症状,不需中断治疗。

(4)多烯磷脂酰胆碱:修复肝细胞膜类的代表药物为多烯磷脂酰胆碱。多元不饱和磷脂胆碱是肝细胞膜的天然成分,可进入肝细胞,并以完整的分子与肝细胞膜、细胞器膜结合,增加膜的完整性、稳定性和流动性,使受损的肝功能和酶活性恢复正常,调节肝脏的能量代谢,促进肝细胞再生,并将中性脂肪和胆固醇转化成容易代谢的形式。本品还具有减少氧应激与脂质过氧化、抑制肝细胞凋亡、降低炎症反应和抑制肝星形细胞活化、防治肝纤维化等功能,从多个方面保护肝细胞免受损害。

1)用法用量:缓慢静脉滴注,232.5~465mg/ 次,严重患者 465~930mg/ 次,1 次 /d,采用 5% 或 10% 葡萄糖注射液稀释。

2)注意事项:单独使用,混浊勿用;缓慢静脉滴注;新生儿和早产儿禁用。

3)主要不良反应:极少数患者可能对本品中所含的苯甲醇产生过敏反应。

3. 腹水治疗药物　腹腔内积聚的游离液体超过 200ml 称为腹水。肝硬化腹水是一种常见的慢性进行性、弥漫性肝病,其是肝硬化失代偿期最突出的临床表现之一。肝硬化是引起腹水的最主要的原因,约占 85%。肝硬化时腹水的形成常是几个因素联合作用的结果,门静脉高压是腹水形成的主要原因及始动因素。临床上根据腹水的量可分为 1 级(少量)、2 级(中量)和 3 级(大量)。根据腹水量、对利尿药治疗的应答反应、肾功能及伴随全身疾病的情况,临床上大致可将腹水分为普通型肝硬化腹水和顽固(难治)型肝硬化腹水。目前，利尿药（呋塞米、螺内酯）是治疗肝腹水的一线用药。另外，合理应用缩血管活性药和其他利尿药（特利加压素等）、补充人血白蛋白也是常见的治疗方法。

（1）呋塞米：呋塞米的剂量-效应关系明显，随着剂量加大，利尿效果明显增强，且药物剂量范围较大。呋塞米主要通过抑制肾小管髓袢升支粗段与 Na^+、Cl^- 配对转运有关的 Na^+，K^+-ATP 酶，从而抑制 NaCl 的主动重吸收，导致水钠排泄增多。肝硬化患者口服呋塞米的生物利用度较好，静脉给药的效果优于口服。

1）用法用量：静脉滴注，成人 20~40mg/ 次，必要时每 2 小时追加剂量，最多不超过 80mg/d；儿童起始按 1mg/kg 静脉注射，必要时每 2 小时追加 1mg/kg。最大剂量可达每日 6mg/kg；新生儿应延长用药间隔。

2）注意事项：使用本品时，慎用其他具有耳毒性的药物；对磺胺类药和噻嗪类利尿药过敏者、肝性脑病、无尿或严重肾功能损害者、糖尿病患者、高尿酸血症或有痛风病史者、严重肝功能损害者等慎用。

3）主要不良反应：常见恶心、呕吐、腹泻、腹痛、皮疹、电解质紊乱、低钾血症、低氯血症、低钠血症、低钙血症、心律失常等。

（2）特利加压素：特利加压素对 1 型大量放腹水后循环功能障碍及肝肾综合征（HRS）及全身炎症反应综合征患者的肾功能有明显改善，可用于肝硬化患者顽固型腹水和 HRS 的治疗。

1）用法用量：缓慢静脉注射（至少 15 分钟）或持续静脉滴注，1.0~2.0mg/ 次，每 12 小时给药 1 次，疗程为 5~7 天。最大剂量为 12mg/d。

2）注意事项：使用剂量＞ 0.8mg 时，需密切观察患者的血压、心率和体液平衡；与缩宫素、甲麦角新碱合用会增强血管收缩和子宫紧张的效应；合用降低心率的药物可导致严重心动过缓。

3）主要不良反应：面色苍白、高血压、腹痛、肠蠕动加快或腹部绞痛、恶心、腹泻、头痛等。

（3）人血白蛋白：肝硬化时，失代偿期肝硬化患者肝脏合成白蛋白的能力降低，引起血浆胶体渗透压降低，促使液体从血浆中漏入腹腔，形成腹水。临床研究表明，补充白蛋白可改善肝硬化患者的预后，有利于腹水消退，维持血流动力学稳定，提高利尿药、抗菌药的治疗效果。

1）用法用量：静脉滴注或静脉注射，20~40g/d，溶剂为 5% 葡萄糖注射液或氯化钠注射液；以滴注速度＜ 2ml/min 为宜，在开始的 15 分钟内应注意速度缓慢，逐渐加速至上述速度。

2）注意事项：对白蛋白有严重过敏者、高血压患者、严重贫血患者、肾功能不全者等禁用；本品开启后应一次滴注完毕，开瓶后 4 小时不能再使用；如有不适反应立即停用；有明显脱水者应同时补液。

3）主要不良反应：偶见寒战、发热、颜面潮红、皮疹、恶心、呕吐等症状；快速滴注可引起血管超负荷，导致肺水肿。

4. 低钠血症治疗药物　绝大多数肝硬化腹水患者不必限水，但如果血钠 < 125mmol/L 时应该适当限水。临床发现，60% 左右的肝硬化腹水患者存在不同程度的等容量性或高容量性低钠血症。由于多数肝硬化患者低钠血症发生缓慢，常常被肝硬化的其他症状所掩盖，高渗盐水可快速纠正低钠血症，但本身会导致更多的水钠潴留，故一般不推荐使用高渗盐水溶液纠正低钠血症，血钠 < 110mmol/L 时可适当静脉补充 3%~5% NaCl 溶液 50~100ml 或服用托伐普坦片。

（五）药学监护要点

1. 治疗开始前的用药评估

（1）有无上述静脉药物过敏史，过敏者禁用。

（2）肝、肾功能评估，肝、肾功能异常患者慎用利尿药。

（3）婴幼儿、儿童不宜使用/禁用或调整剂量后使用。

2. 治疗过程监护

（1）定期监测患者的血压、血糖、血尿酸、血清钾与钠浓度。

（2）关注肝、肾功能等脏器功能的变化。

（3）关注胃肠功能，病情稳定后及时调整为口服用药。

（4）关注使用利尿药的患者的听力情况，慎用其他具有耳毒性的药物。

3. 注意事项和药物相互作用

（1）过敏者禁用，特殊人群应慎重使用。

（2）加强用药监测，注意药物相互作用。如谷胱甘肽不得与维生素 B_{12}、维生素 K_3、甲萘醌、泛酸钙、乳清酸、抗组胺药、磺胺类药及四环素等混合使用。

（3）注意疗效评价，病情稳定后及时改为口服用药，使用过程中需要及时全面的药学监护。

（4）注意用药安全性监测，及时识别和处理各种并发症。如定期监测血压、血钾、血钠水平等，若出现严重的水和电解质紊乱、低血钾、高血压等情况酌情减量或停药。

（5）丁二磺酸腺苷蛋氨酸偶见引起昼夜节律紊乱，建议睡前服用安眠药减轻此症状。

4. 药学监护表　见表 3-14。

表 3-14　肝硬化患者药学监护表

姓名		年龄		性别		体重	
诊断							
基础疾病							
肝功能							
肾功能							
药物过敏史	□有　　　　　　　　　　　　□无 药物						

既往使用静脉药物情况	药品名称	剂量	溶媒	使用时间	治疗目的、效果描述及有无不良反应

入院第　　天治疗评估

当前使用静脉药物情况	药品名称	剂量	溶媒	使用时间	治疗效果及有无不良反应
目前联用的其他药物	药品名称	剂量	溶媒	使用时间	药师优化用药建议

入院第　　天治疗监护记录

疗效观察	症状 □意识状态 □肢体温度 □脉搏和血压	其他
	辅助检查 □尿常规 □血常规 □肝功能 □肾功能 □电解质 □听力	疗效评价 □改善 □有效 □痊愈
不良反应与处理		

二、肝性脑病

（一）概述

1. 定义和分型　肝性脑病（hepatic encephalopathy，HE）是由急、慢性肝功能严重障碍或各种门静脉 - 体循环分流异常所致的，以代谢紊乱为主要特征的神经精神异常综合征，是严重肝病常见的并发症及死亡原因之一。据报道，肝硬化患者伴发肝性脑病的发生率至少为 30%~45%，在疾病进展期其发生率可能更高。目前 West-Have 分级标准应用最广泛，可将肝性脑病分为 0~4 级。有肝功能失调或障碍（病史、临床表现的生化异常）的患者出现精神、精神方面的异常，如意识障碍、行为失常和昏迷以及神经体征，在排除其他大脑或精神疾病后即可诊断为肝性脑病。绝大多数肝硬化患者在病程中的某些阶段会出现不同程度的轻微型肝性脑病和 / 或肝性脑病。

HE 可分为 A、B 和 C 3 型。其中 C 型相对复杂，根据不同表现、持续时间和特征可以分为发作型、持续型和轻微型 HE 3 个亚型。磁共振分析和功能 MRI 获得脑内分子和功能变化的证据，诊断肝性脑病的效能尚处于研究阶段。

2. 发病机制和病理生理　HE 是多种因素共同作用的结果，导致 HE 的肝病可为肝硬化、重症肝炎、暴发性肝衰竭、原发性肝癌、严重胆道感染及急性脂肪肝。肝硬化门静脉高压时，肝细胞功能障碍对氨等毒性物质的解毒功能降低，同时门 - 体循环分流（即门静脉与腔静脉间侧支循环形成），使大量由肠道吸收入血的氨等毒性物质经门静脉，绕过肝脏直接流入体循环并进入脑组织，这是 HE 的主要病理生理特点。HE 的发病机制包括氨中毒、炎症反应损伤、氨基酸失衡学说和假性神经递质学说、星形细胞异常、氨基丁酸 / 苯二氮䓬复合受体（GABA/Bz）学说、锰中毒学说等，但确切机制尚不明确。

（二）药物治疗原则

去除 HE 发作的诱因，保护肝脏功能免受进一步损伤是主要治疗原则。治疗方法包括：减少来自肠道的有害物质如氨等的产生和吸收，适当补充液体及白蛋白，纠正电解质紊乱，纠正假性神经递质，纠正氨基酸比例，拮抗苯二氮䓬受体，改善患者的预后等。

（三）静脉药物启用时机

精氨酸可用于治疗伴代谢性碱中毒的 HE；门冬氨酸钾镁、门冬氨酸鸟氨酸可明显降低肝性脑病患者的空腹血氨、餐后血氨，并改善其精神状态分级；支链氨基酸可以纠正氨基酸代谢不平衡，减少大脑中的假性神经递质形成，也可作为营养补充。

（四）常用的静脉治疗药物

1. 降血氨药物

（1）精氨酸：精氨酸（arginine）是肝脏合成尿素的鸟氨酸循环中的中间代谢产物，能催化鸟氨酸循环，促进尿素降氨，但降氨作用不恒定，适合于忌用钾或钠盐的患者。精氨酸呈酸性，更适合有碱性中毒者。

1）用法用量：静脉滴注，15~20g/次，临用前用 5% 葡萄糖注射液 1 000ml 稀释后应用，于 4 小时内滴完。

2）注意事项：高氯性酸中毒、肾功能不全、肝衰竭及无尿患者禁用。与留钾利尿药合用需特别预防致命性高钾血症的出现。

3）主要不良反应：可引起高氯性酸中毒，以及血中的尿素、肌酸、肌酐浓度升高。静脉滴注速度过快会引起呕吐、流涎、皮肤潮红等。

（2）门冬氨酸钾镁：门冬氨酸钾镁的主要作用是加速三羧酸循环中的有氧代谢过程，降低血氨浓度。

1）用法用量：10~20ml/次，加入 5% 葡萄糖注射液 250 或 500ml 中缓慢静脉滴注。如有需要可在 4~6 小时后重复此剂量。

2）注意事项：缓慢静脉滴注；高钾血症、严重肾功能损害、高血压患者禁用；儿童、房室传导阻滞患者慎用。

3）主要不良反应：滴注速度过快可引起高钾血症、高镁血症，还可出现恶心、呕吐、颜面潮红、胸闷、血压下降，偶见血管刺激性疼痛。

（3）门冬氨酸鸟氨酸：门冬氨酸鸟氨酸增加氨基甲酰磷酸合成酶及鸟氨酸氨基甲酰转移酶的活性，促进脑、肝、肾利用氨合成尿素和谷氨酰胺，从而降低血氨。临床研究表明静脉注射门冬氨酸鸟氨酸可明显降低肝性脑病/轻微型肝性脑病患者的空腹与餐后血氨，改善精神状态分级及健康相关生活质量等。

1）用法用量：静脉滴注，10~20g/次，用葡萄糖注射液稀释后应用，每 500ml 溶液中不要溶解超过 30g，不超过 100g/d。

2）注意事项：严重肾功能不全患者（血清中的肌酐＞3mg/100ml）禁用；禁止与维生素 K_1 同时使用。

3）主要不良反应：偶见恶心、呕吐。

2. 假性神经递质拮抗剂——支链氨基酸　支链氨基酸含有 L- 缬氨酸、L- 亮氨酸、L- 异亮氨酸，能纠正血浆中的支链氨基酸和芳香氨基酸失衡，防止因脑内芳香氨基酸浓度过高引起肝性脑病；也能促进蛋白质合成，减少分解，有利于肝细胞再生和恢复，改善低蛋白血症。虽然有关支链氨基酸在治疗肝性脑病方面的确切疗效尚需深入研究，但其可以安全地用于肝性脑病患者的营养补充。

（1）用法用量：缓慢静脉滴注，250~500ml/d，用 5% 或 10% 葡萄糖注射液稀释后应用。

（2）注意事项：缓慢滴注，每分钟不超过40滴。

（3）主要不良反应：静脉滴注速度过快会引起恶心、呕吐；高度食管曲张时注意滴注速度和用量，避免静脉压增高；高度腹水、胸腔积液时避免过量滴注。

（五）药学监护要点

1. 治疗开始前的用药评估

（1）确定有无上述静脉药物过敏史，过敏者禁用。

（2）肝、肾功能评估，肝、肾功能异常患者慎用/禁用。

（3）孕妇及哺乳期妇女建议根据药品说明书权衡利弊后选择治疗方案。

（4）婴幼儿、儿童不宜使用/禁用。

2. 治疗过程监护

（1）定期监测血气、尿素、肌酸、肌酐、血钾、血镁。

（2）关注肝、肾功能等脏器功能的变化。

（3）病情稳定后及时调整为口服用药。

3. 注意事项和药物相互作用

（1）过敏者禁用，特殊人群应慎重使用。

（2）加强用药监测，注意药物相互作用。如门冬氨酸钾镁能够抑制四环素、铁盐、氟化钠的吸收；与留钾利尿药和/或血管紧张素转换酶抑制药（ACEI）配伍时可能会发生高钾血症；门冬氨酸鸟氨酸禁止与维生素 K_1 同时使用。

（3）注意用药安全性监测和静脉滴注速度，及时识别和处理各种并发症，酌情减量或停药。

4. 药学监护表　见表3-15。

表3-15　肝性脑病患者药学监护表

姓名		年龄		性别		体重	
诊断							
基础疾病							
肝功能							
肾功能							
药物过敏史	□有 药物			□无			
既往使用静脉药物情况	药品名称	剂量	溶媒	使用时间	治疗目的、效果描述及有无不良反应		

续表

入院第　　天治疗评估					
当前使用静脉药物情况	药品名称	剂量	溶媒	使用时间	治疗效果及有无不良反应
目前联用的其他药物	药品名称	剂量	溶媒	使用时间	药师优化用药建议

入院第　　天治疗监护记录		
疗效观察	症状 □意识状态 □肢体温度 □脉搏和血压	其他
	辅助检查 □血常规 □肝功能 □肾功能 □电解质	疗效评价 □改善 □有效 □痊愈
不良反应与处理		

三、急性阑尾炎

（一）概述

1. 定义和分型　阑尾是一个细长、弯曲的盲管，通常位于右下腹，开口于盲肠，远端游离。阑尾炎是一种常见的急腹症，约占急腹症的 25%，发病年龄没有明显的分布特征，各年龄段均可发病，以男性为多，男、女比例为（2~3）：1。根据急性阑尾炎（acute appendicitis）的临床过程和病理解剖学变化，可分为 4 种病理类型：急性单纯性阑尾炎、急性化脓性阑尾炎、坏疽性穿孔性阑尾炎、阑尾周围脓肿。患者多出现右下腹压痛、反跳痛（Blumberg 征）等。血清淀粉酶、脂肪酶及 B 超、CT、MRI 等检查有助于急性阑尾炎的确诊。

急性阑尾炎一旦确诊应及时行阑尾切除术（appendectomy），但此方法的并发症发病率较高。

2. 发病机制和病理生理　阑尾炎是多种因素共同作用的结果，包括阑尾管腔阻塞、细菌入侵/繁殖、阑尾先天畸形等。梗阻中最常见的病理因素是淋巴滤泡明显增殖而堵塞阑尾腔，约 60% 的患者与此因素有关。

（二）药物治疗原则

急性阑尾炎的非手术治疗以内科药物治疗为主，行补液、抗感染、止痛、对症处理等。

（三）静脉药物启用时机

急性阑尾炎患者行抗生素治疗效果显著，尤其是术前开始使用抗生素有助于防止术后感染、缓解患者疼痛、缩短住院时间。

（四）常用的静脉治疗药物

阑尾切除术属于Ⅱ类（清洁污染）切口，可能的污染菌包括革兰氏阴性杆菌、厌氧菌。手术前后抗菌药的品种选用和疗程与患者病情、感染情况、有无穿孔、体质等有极大关系，一般推荐使用第一和第二代头孢菌素 ± 甲硝唑/头霉素类/头孢曲松 ± 甲硝唑/头霉素类。抗菌药宜用至体温正常，症状消退后的 72~96 小时。绝大多数阑尾炎属混合感染，联合应用喹诺酮类、氨基糖苷类、头孢菌素类、甲硝唑的性价比较好。

1. 头孢唑林钠

（1）用法用量：缓慢静脉推注、静脉滴注，成人 0.5~1.0g/ 次，2~4 次 /d；严重感染可增加至 4~6g/ 次，分 2~4 次给药。婴儿及儿童 50~100mg/kg，分 2~3 次给药。

（2）注意事项：溶液的稳定性差，应避光、室温保存。对青霉素过敏者禁用。

（3）主要不良反应：过敏、皮疹、荨麻疹、血栓性静脉炎、药疹、发热、瘙痒等。

2. 头孢拉定

（1）用法用量：静脉注射、静脉滴注，成人 0.5~1.0g/ 次，每 6 小时给药 1 次，最高剂量为 8g/d；儿童（1 周岁以上）一次 12.5~25mg/kg，每 6 小时 1 次。肌酐清除率＞20ml/min、5~20ml/min 或＜5ml/min 时，剂量宜分别调整为每 6 小时 0.5、0.25g 和每 12 小时 0.25g。

（2）注意事项：对青霉素过敏者慎用；肾功能不全者减量/延长给药时间。

（3）主要不良反应：恶心、呕吐、腹泻、上腹部不适等胃肠道反应较为常见；偶见药疹。

3. 头孢呋辛

（1）用法用量：静脉注射、静脉滴注，0.75g 本品至少需用 6ml 注射用水初溶。成人 0.75~1.5g/ 次，3 次 /d；婴儿及儿童一日 60mg/kg，分 3~4 次给药；新生儿 30~100mg/d，分 2~3 次给药。

（2）注意事项：对青霉素过敏者小心使用；胃肠道疾病者、肾功能减退者、妊娠早期妇女、哺乳期妇女慎用。

（3）主要不良反应：不良反应少见，有皮疹及胃肠道反应，多为一过性。

4. 头孢曲松

（1）用法用量：静脉注射、静脉滴注（至少 30 分钟），成人及 12 岁以上的儿童 1.0~2.0g/ 次，1 次 /d；危重病例或由中度敏感菌引起的感染，剂量可增至 4.0g/ 次，1 次 /d。新生儿、婴儿及儿童（15 天 ~12 岁）的日剂量为 20~80mg/kg；新生儿（14 天以下）的日剂量为 20~50mg/kg，不超过 50mg/kg。在发热消退或得到细菌被清除的证据以后，应继续使用本品至少 48~72 小时。

（2）注意事项：高胆红素血症患儿慎用；对青霉素有过敏反应、有其他任何药物过敏史、过敏体质患者宜小心使用；不能溶于含钙的溶液中；长期治疗应定期进行全血细胞计数检查。

（3）主要不良反应：嗜酸性粒细胞增多症、粒细胞减少症、血小板增多 / 减少症、腹泻、皮疹、胰腺炎、口腔炎和舌炎。

5. 甲硝唑

（1）用法用量：缓慢静脉滴注，首次 15mg/kg（70kg 的成人为 1g），维持剂量为 7.5mg/kg，每 6~8 小时给药 1 次。

（2）注意事项：本品的代谢产物可使尿液呈深红色；有活动性中枢神经系统疾病、血液疾病、孕妇及哺乳期患者禁用；肝脏疾病患者减量；用药期间应戒酒；本品能抑制口服抗凝血药的代谢，引起凝血酶原时间延长。

（3）主要不良反应：以消化道反应最为常见，包括恶心、呕吐、食欲缺乏、腹部绞痛；神经系统症状有头痛、眩晕，偶有感觉异常、肢体麻木、共济失调、多发性神经炎等，大剂量可致抽搐。停药后可自行恢复。

6. 阿米卡星

（1）用法用量：缓慢静脉滴注，每 12 小时 7.5mg/kg 或每 24 小时 15mg/kg。成人的剂量不超过 1.5g/d，疗程不超过 10 天；小儿首剂 10mg/kg，继以每 12 小时 7.5mg/kg 或每 24 小时 15mg/kg。

（2）注意事项：用药期间多饮水；对氨基糖苷类过敏的患者禁用；早产儿 / 新生儿、孕妇 / 哺乳期妇女慎用；失水、第八对脑神经损害、重症肌无力或帕金森病、肾功能损害者慎用。

（3）主要不良反应：患者可发生听力减退、耳鸣或耳部饱满感；少数患者出现眩晕、步履不稳等症状。

7. 庆大霉素

（1）用法用量：缓慢静脉滴注，成人 80mg（8 万 U）/ 次或一次 1~1.7mg/kg，每

8 小时 1 次；或一次 5mg/kg，每 24 小时 1 次；疗程为 7~14 天。儿童一次 2.5mg/kg，每 12 小时 1 次；或一次 1.7mg/kg，每 8 小时 1 次；疗程不宜超过 10 天。

（2）注意事项：缓慢静脉滴注（30~60 分钟），以免发生神经肌肉阻滞作用；老年人，肝、肾功能不全，使用利尿药的患者慎用。

（3）主要不良反应：可能引起听力减退、耳鸣或眩晕；可能发生血尿、排尿次数显著减少或尿量减少等肾毒性反应。

（五）药学监护要点

1. 治疗开始前的用药评估

（1）过敏体质者慎用 / 禁用。

（2）对青霉素、头孢菌素类、β- 内酰胺类抗生素、糖肽类抗生素、氨基糖苷类有过敏史的患者宜小心使用。

（3）肝、肾功能评估，肝、肾功能异常患者慎用 / 禁用。

（4）孕妇及哺乳期妇女进行风险评估后权衡利弊选择治疗方案。

（5）新生儿、婴幼儿、儿童不宜使用 / 禁用，应严格按照千克体重计算给药剂量。

（6）老年患者注意调整剂量。

2. 治疗过程监护

（1）定期监测血细胞计数、血清淀粉转移酶、碱性磷酸化酶、血钙、血镁、血钾、血钠浓度等指标，及时调整用药。

（2）用药过程中应定期检查尿功能、肝功能、肾功能、听力功能。

（3）若出现严重不良反应宜停药 / 减量，并采取对症治疗。

（4）病情稳定后及时调整为口服用药。

3. 注意事项和药物相互作用

（1）过敏者禁用，特殊人群应慎重使用。

（2）加强用药监测，注意药物相互作用。如头孢唑林不可与硫酸阿米卡星、硫酸卡那霉素、盐酸金霉素、盐酸土霉素、盐酸四环素、葡萄糖酸红霉素、硫酸多黏菌素 B、黏菌素甲磺酸钠、葡萄糖酸钙同瓶滴注。

（3）使用头孢呋辛可能使葡萄糖的高铁氰化物监测假阴性反应；约 1% 的使用头孢唑林的患者可出现直接和间接 Coombs 试验阳性及尿糖假阳性反应（硫酸铜法）。

（4）注意用药规范性操作，严格控制特殊药品滴注速度；及时识别和处理各种并发症，酌情减量或停药。

（5）提醒患者甲硝唑的代谢产物可使尿液呈深红色。

4. 药学监护表　见表 3-16。

表 3-16　急性阑尾炎患者药学监护表

姓名		年龄		性别		体重	
诊断							
基础疾病							
肝功能							
肾功能							

药物过敏史	□有　　　　　　　　　　　　　　　　□无 药物

既往使用静脉药物情况	药品名称	剂量	溶媒	使用时间	治疗目的、效果描述及有无不良反应

入院第　　　天治疗评估

当前使用静脉药物情况	药品名称	剂量	溶媒	使用时间	治疗效果及有无不良反应
目前联用的其他药物	药品名称	剂量	溶媒	使用时间	药师优化用药建议

入院第　　　天治疗监护记录

疗效观察	症状 □意识状态 □肢体温度 □脉搏和血压	其他 □肠鸣音 □禁食 □进食情况（流质、半流质）
	辅助检查 □尿常规 □血常规 □肝功能	疗效评价 □改善 □有效 □痊愈

	□肾功能	
	□凝血功能	
	□电解质	
	□听力	
不良反应与处理		

四、急性胰腺炎

（一）概述

1. 定义和分类　急性胰腺炎（acute pancreatitis，AP）系指多种病因引起胰酶激活，继以胰腺局部炎症反应为主要特征，病情较重者可发生全身炎症反应综合征（systemic inflammatory response syndrome，SIRS），并可伴有器官功能障碍的疾病。胆石症和酒精滥用是 AP 的主要危险因素。AP 的主要症状多为急性发作的持续性上腹部剧烈疼痛，常向背部放射，常伴有腹胀及恶心、呕吐。临床体征轻者仅表现为轻压痛，重者可出现腹膜刺激征、腹水，偶见腰肋部皮下瘀斑征（Grey-Turner 征）和脐周皮下瘀斑征（Cullen 征）。腹部因液体积聚或假性囊肿形成可触及肿块。可以并发 1 个或多个脏器功能障碍，也可伴有严重的代谢功能紊乱。增强 CT 为诊断 AP 的有效检查方法，Balthazar CT 评级、改良的 CT 严重指数评分（modified CT severity index，MCTSI）常用于炎症反应及坏死程度的判断。AP 的诊断标准包括与 AP 相符合的腹痛、血清淀粉酶和 / 或脂肪酶活性至少高于正常上限值 3 倍、腹部影像学检查符合 AP 的影像学改变，临床上符合以上 3 项特征中的 2 项即可诊断。AP 按严重程度可以分为轻症急性胰腺炎（mild acute pancreatitis，MAP）、中重症急性胰腺炎（moderately severe acute pancre-atitis，MSAP）和重症急性胰腺炎（severe acute pancreatitis，SAP）。轻症急性胰腺炎是一种自限性疾病，除支持治疗外无须其他治疗；而重症急性胰腺炎则伴有危及生命的并发症。

2. 发病机制和病理生理　AP 的发病机制尚未完全阐明，主流共识为胰腺的自身消化理论。与自身消化理论相关的机制如下：

（1）腺泡内的酶原激活，发生胰腺自身消化的连锁反应。

（2）胰腺导管内通透性增加，使活性胰酶渗入胰腺组织，加重胰腺炎症。两者在 AP 的发病中可能为序贯作业。AP 的病理变化一般分为急性水肿型、急性坏死型。由于胰液外溢和血管损害，部分患者有化学性腹水、胸腔积液和心包积液,并易继发细菌感染。发生急性呼吸窘迫综合征时可出现肺水肿、肺出血和肺透明膜形成,也可见肾小球病变、肾小管坏死、脂肪栓塞和弥散性血管内凝血等病理变化。

(二)药物治疗原则

药物治疗是重要手段,包括早期液体复苏、抑制胰腺外分泌、胰酶抑制剂和抗菌药的应用,尽可能控制症状和减轻患者疼痛。

(三)静脉药物启用时机

液体复苏(入院 12~24 小时)是 AP 早期治疗的基石,有效的液体复苏可以维持患者的血流动力学、改善胰腺微循环。对于 AP 引起的持续性异常疼痛,应积极给予解痉镇痛,一般使用抗胆碱药(山莨菪碱或哌替啶)。SAP 时主张使用生长抑素及其类似物(奥曲肽)、H_2 受体拮抗剂及 PPI,可直接或间接抑制胰酶分泌、预防应激性溃疡的发生;蛋白酶抑制剂(乌司他丁、加贝酯)能够广泛抑制与 AP 发展有关的胰蛋白酶,改善胰腺微循环,减少 AP 的并发症,主张早期足量应用。胆道感染是 AP 的主要病因之一,据报道 AP 发病后 1 周感染的概率明显增加。对于怀疑存在感染性坏死、胰腺或胰腺外感染的患者,在等待培养结果的同时,可谨慎使用抗生素,若培养结果为阴性应及时停药。使用降阶梯治疗策略:初始治疗选用广谱、强效或针对革兰氏阴性菌的抗生素,随后根据药敏试验结果尽快调整。不推荐预防性使用抗菌药。在 SAP 合并急性呼吸窘迫综合征(ARDS)时可适量应用激素。

(四)常用的静脉治疗药物

1. 液体复苏药 液体复苏,维持水、电解质平衡是早期治疗的重点。复苏液首选乳酸钠林格注射液,对于需要快速复苏的患者可适量选用血浆代用品制剂(血浆、白蛋白、羟乙基淀粉、低分子右旋糖酐等)。补液速度要达到 3ml/(kg·h)。在中心静脉压监测下 24 小时内补充 3~6L 液体,2~4 天后,液体量控制在平均每 24 小时 3L 左右。

(1)乳酸钠林格注射液

1)用法用量:静脉滴注,成人 500~1 000ml/次,给药速度为 300~500ml/h。

2)注意事项:心力衰竭及急性肺水肿、脑水肿、乳酸酸中毒已显著时、重症肝功能不全、严重肾衰竭有少尿或无尿患者禁用。间质性肺水肿、脑水肿时,原则上应限制补液,间质性脑水肿还应迅速降低颅内压;急性肾衰竭时,适量补给胶体液,并在给足液体的同时使用大剂量利尿药、内脏血管收缩药以及直接扩张肾血管的药物;合并糖尿病酮症酸中毒或高渗性非酮症糖尿病综合征时,应密切监测尿量及肾功能,在纠正血液浓缩或尿量超过 30ml/h 时才适量使用中分子羟乙基淀粉溶液,以避免肾损害。老龄患者的补液速度不宜过快,避免出现急性肺水肿和低渗性脑病,应采用输液泵匀速输液。

3)主要不良反应：心率加速、胸闷、气急；血压升高；水肿；逾量时出现碱中毒；低钾血症。

（2）羟乙基淀粉钠注射液

1）用法用量：静脉滴注，成人 500~1 000ml/d，开始的 10~20ml 缓慢滴注。

2）注意事项：开启后必须马上使用；密切监测血清肌酐水平、体液平衡及血清肌酐值；脓毒血症、肺水肿及慢性肝病患者慎用；用药后可能出现血清淀粉酶浓度升高、耳神经障碍、皮肤瘙痒等。

3）主要不良反应：长期中、高剂量滴注的患者常出现一种难治性瘙痒，停药后仍可能持续数周或数月；较高剂量使用时可能出现出血时间延长。

（3）低分子右旋糖酐注射液

1）用法用量：成人的常用剂量为 250~500ml/次，24 小时内不超过 1 000~1 500ml；婴儿的用量为 5ml/kg，儿童的用量为 10ml/kg。

2）注意事项：充血性心力衰竭、无尿、活动性肺结核、严重血小板减少、凝血功能障碍患者禁用；用量不宜超 1 500ml/d，缓慢静脉滴注，严密观察 5~10 分钟，出现寒战、皮疹等应立刻停药；与维生素 C、维生素 B_{12}、维生素 K 存在相互作用。

3）主要不良反应：皮肤瘙痒、荨麻疹、红色丘疹、哮喘，用量过大可导致贫血、出血等。

2. 抑酸药　AP 的治疗中选择抑酸药的目的在于抑制胃酸分泌而间接抑制胰腺分泌，预防应激性溃疡的发生。抑酸药能提高胃内 pH，既可促进血小板聚集和纤维蛋白凝块形成，避免血凝块过早溶解，有利于止血和预防再出血，又可治疗消化性溃疡。临床常用的抑酸药包括 PPI 和 H_2 受体拮抗剂。

（1）PPI

1）用法用量

埃索美拉唑：静脉注射，20~40mg 加入 0.9% 氯化钠注射液 5ml 中；静脉滴注，20~40mg 加入 0.9% 氯化钠注射液 100ml 中稀释，1 次 /d。

泮托拉唑：静脉滴注，40~80mg 加入 0.9% 氯化钠注射液 100ml 中稀释，1~2 次 /d。

奥美拉唑：静脉注射（仅限奥克），临用前将 10ml 专用溶剂溶解粉末，2 小时内使用，注射时间为 2.5~4 分钟；静脉滴注（用专用溶剂预溶），40mg 加入 0.9% 氯化钠注射液或 5% 葡萄糖注射液 100ml 中稀释，1~2 次 /d。

兰索拉唑：静脉滴注，30mg 加入 0.9% 氯化钠注射液 100ml 中稀释，2 次 /d，疗程不超过 7 天。

2）注意事项：严重肝功能障碍者需酌情减量，不宜与其他抗酸药 / 抑酸药同时使用，谷丙转氨酶和谷草转氨酶明显升高应减量或立即停药。

3）主要不良反应：头痛、腹泻、恶心、胃肠道胀气、腹痛、便秘、头晕等；少见红疹、丘疹、GOT 及 GPT 升高、胆红素升高。

（2）H_2 受体拮抗剂：能选择性地拮抗壁细胞膜上的 H_2 受体，使胃酸分泌减少。不仅抑制基础胃酸分泌，而且能部分地阻断组胺、五肽促胃液素、拟胆碱药和刺激迷走神经等所致的胃酸分泌。

1）用法用量

法莫替丁：静脉注射，20mg 加入 0.9% 氯化钠注射液 20ml 中稀释；静脉滴注，20mg 加入 5% 葡萄糖注射液 250ml 中稀释，2 次 /d（间隔 12 小时）。疗程为 5 天，一旦病情许可，应迅速将静脉用药改为口服给药。

雷尼替丁：静脉滴注，50mg 加入 5% 葡萄糖注射液 250ml 中稀释，缓慢静脉滴注（1~2 小时），2 次 /d 或每 6~8 小时 1 次。

西咪替丁：静脉注射，0.2g/ 次，每 4~6 小时 1 次，不宜超过 2g/d；静脉滴注，200mg 加 250ml 稀释液，0.2~0.4g/ 次，0.6~1.6g/d，不超过 2g/d。

2）注意事项：缓慢静脉滴注；孕妇、哺乳期妇女禁用；儿童，严重心、肝功能不全者慎用。

3）主要不良反应：皮疹、荨麻疹、脱发、瘙痒、便秘、腹泻；少见 GOT 及 GPT 升高。

3. 抑制胰酶分泌药物

（1）生长抑素和奥曲肽：生长抑素是由多个氨基酸组成的环状活性多肽，能够减少内脏血流，降低静脉压力，抑制胃酸和胃蛋白酶分泌，抑制胃肠道及胰腺肽类激素分泌等。奥曲肽是一种人工合成的人体生长抑素的八肽衍生物，与生长抑素相比作用更持久，急性出血期应静脉给药，是预防和治疗 AP 的常用药。

1）用法用量

生长抑素：静脉滴注，3mg 加入 0.9% 氯化钠注射液或 5% 葡萄糖注射液 100ml 中稀释，以 0.25mg/h 的速度滴注。胰腺手术后持续滴注 5 天。

奥曲肽：起始快速静脉滴注 25~50μg，继以 0.1mg 每 4~6 小时皮下注射 1 次，疗程不超过 7 天，胰瘘患者使用 2 周左右；预防胰腺手术后并发症的疗程不超过 5 天。

2）注意事项：当注射速度超过 50μg/min 时，患者会出现恶心和呕吐现象；孕妇和哺乳期妇女禁用；连续给药，不宜间断。

3）主要不良反应：畏食、恶心、腹胀、便秘、胆石症、胰腺炎、面部潮红、停药反应等；治疗初期可导致血糖水平短暂降低；注射部位有局部疼痛、针刺或灼烧伴红肿，15 分钟内缓解。

（2）甲磺酸加贝酯：是一种非肽类的蛋白酶抑制剂，可抑制胰蛋白酶、激肽释放酶、纤溶酶、凝血酶等蛋白酶的活性，从而抑制酶造成的病理生理变化；还可稳定溶酶体膜，改善胰腺微循环。用于治疗急、慢性胰腺炎急性发作和术后急性胰腺炎等，主张早期足量应用。

1）用法用量：缓慢静脉滴注，100mg 本品用 5ml 注射用水初溶，再用 5% 葡萄糖注射液 500ml 稀释，成人 100mg/ 次，疗程为 6~10 天。

2）注意事项：静脉滴注速度控制在 1mg/（kg·h）以内；儿童、孕妇禁用；药液应新鲜配制，随配随用；不宜反复在同一部位给药。

3）主要不良反应：少数患者出现注射部位局部疼痛、皮肤发红等，偶有皮疹、颜面潮红及过敏症状。

（3）乌司他丁　又称尿胰蛋白酶抑制剂，是从新鲜人尿中提取的一种糖蛋白，每 1mg 蛋白中含乌司他丁的活力不得少于 3 500U。本品可抑制多种蛋白酶类（如胰蛋白酶、糜蛋白酶、弹性蛋白酶、组织蛋白酶 G、磷脂酶 A_2 等），对糖、脂水解酶也有抑制作用。临床上可用于治疗急性胰腺炎、慢性复发性胰腺炎，亦可用作急性循环衰竭的抢救辅助用药。

1）用法用量：静脉滴注，10 万 U 加入 0.9% 氯化钠注射液或 5% 葡萄糖注射液 500ml 中稀释，3 次 /d，症状改善后减量。

2）注意事项：避免与甲磺酸加贝酯混合使用；有药物过敏史、过敏体质者慎用。

3）主要不良反应：粒细胞减少、腹泻、皮肤发红及瘙痒感、血管痛、GOT 及 GPT 升高。

4. 抗菌药　AP 病程中抗生素的应用分为预防性和治疗性。存在胰腺坏死的患者中，约有 35% 将发生胰腺坏死合并感染，10% 于起病后 3~4 周并发胰腺脓肿，2% 并发胰腺假性囊肿合并感染。有研究表明，在急性胰腺炎起病后 1 周，细菌即可在胰腺坏死组织中定植。感染途径为肠道菌群移位定植、胆道感染、血行感染、十二指肠液反流等。胰腺组织感染多为混合感染，以大肠埃希菌、克雷伯菌等革兰氏阴性菌及厌氧菌为多。预防性抗生素的应用存在较多争议，一般不推荐使用。胰腺感染的致病菌主要为革兰氏阴性菌和厌氧菌等肠道常驻菌，对于治疗性抗生素的国内外应用指征基本一致，推荐的治疗方案包括：

（1）碳青霉烯类：亚胺培南、美罗培南、多尼培南，疗程为 7~10 天。

（2）青霉素 +β- 内酰胺制剂：哌拉西林他唑巴坦。

（3）第三代头孢菌素 + 抗厌氧菌：头孢吡肟 + 甲硝唑或头孢他啶 + 甲硝唑。

（4）喹诺酮类 + 抗厌氧菌：环丙沙星 + 甲硝唑或左氧氟沙星 + 甲硝唑，疗程为 7~14 天，特殊情况下可延长应用时间（具体见抗菌药章节）。

5. 肾上腺皮质激素　肾上腺皮质激素可以增加心输出量和耗氧量，减轻交感神经兴奋和血管阻力,抑制内毒素激活补体和多形核白细胞等功能。肾上腺皮质激素能抑制炎症介质、减轻内毒素反应、改善微循环和清除自由基,达到阻断炎症中间环节、抑制瀑布式炎症反应的目的。应用时机均为 ARDS 发生前 1 天至发生后 3 天,可用氢化可的松、地塞米松或甲泼尼龙。

（1）地塞米松

1）用法用量:静脉滴注,一次 2~20mg,加入 5% 或 10% 葡萄糖注射液 100~250ml 中稀释,可每 2~6 小时重复给药至病情稳定,一般不超过 48 小时,大剂量连续给药不超过 72 小时。

2）注意事项:用药过程中应监测患者的血红蛋白、血糖、血清钾、血压变化,并注意是否有隐性出血;长期用药停药应逐渐减量。

3）主要不良反应:长期使用导致医源性库欣病、抑制儿童生长发育、并发感染、应激性溃疡。

（2）甲泼尼龙

1）用法用量:静脉滴注,15~30mg/kg,溶于 5% 或 10% 葡萄糖注射液、0.9% 氯化钠注射液中,每隔 4~6 小时重复 1 次;婴幼儿及儿童可酌减,用量不低于 0.5mg/（kg·d）。

2）注意事项:单独使用,滴注时间 > 30 分钟;溶解后如遇变色、结晶、混浊、异物应禁用;大剂量（> 0.5g）快速滴注可能引起心律不齐甚至循环衰竭;注意用药期间可能掩蔽感染症状或引发新的感染。

3）主要不良反应:钠潴留、肾上腺皮质功能减退、电解质紊乱、肌无力、骨质疏松、胃穿孔或出血的消化道溃疡、妨碍伤口愈合、颅内压增高、癫痫、库欣体态、白内障、青光眼、免疫抑制、心律不齐等。

6. ERCP 术后胰腺炎（PEP）预防用药　胆胰疾病的无创影像学检查手段和内镜逆行胰胆管造影（ERCP）的操作技术已日趋完善,但 PEP 的发生仍然不可完全避免,对于 ERCP 诊治的患者,可在围手术期使用生长抑素/奥曲肽预防 PEP。

（五）药学监护要点

1. 治疗开始前的用药评估

（1）有无上述静脉药物过敏史,过敏者禁用。

（2）对肝功能异常患者,PPI 和 H_2 受体拮抗剂酌情减量使用;对严重肝功能损害患者,泮托拉唑、埃索美拉唑减至 20mg/d。

（3）肾功能评估,肾功能异常患者酌情减量使用 H_2 受体拮抗剂。

（4）PPI 均可分泌入乳汁,哺乳期妇女应慎用。

（5）婴幼儿、儿童不宜使用/禁用。

（6）老年患者根据适应证严格控制 PPI 的疗程；尽量避免大剂量（标准剂量加倍或以上）、长时间（6 个月或 6 个月以上）应用；维持治疗时，一般采用标准剂量或标准剂量的半量，首选泮托拉唑、雷贝拉唑。

2. 治疗过程监护

（1）腹痛及肠鸣音，判断使用目前的方案出血是否有所控制、治疗方案是否有效。

（2）定期监测骨密度、血骨代谢指标、血清铁、血红蛋白、血维生素 B_{12} 及血镁水平、谷丙转氨酶和谷草转氨酶等指标，发现异常及时处理，必要时停用 PPI。

（3）关注肝、肾功能等脏器功能的变化。

（4）关注胃肠功能，病情稳定后及时调整为口服用药。

（5）奥曲肽 / 生长抑素可能引起血糖调节紊乱，建议密切监测血糖。

3. 注意事项和药物相互作用

（1）过敏者禁用，特殊人群应慎重使用。

（2）加强个体化用药指导，轻至中度肝功能不全无须调整剂量，重度肝功能不全需调整剂量，如奥美拉唑及埃索美拉唑的每日用量应为 20mg；肾功能异常患者使用 H_2 受体拮抗剂需要调整剂量。

（3）加强用药监测，注意药物相互作用，如质子泵抑制剂与其他药物的相互作用，及时评估，避免发展成严重不良反应而造成严重后果。

（4）注意疗效评价，病情稳定后及时改为口服用药，不宜长期使用 PPI，使用过程中需要及时全面的药学监护。

（5）注意用药安全性监测，及时识别和处理各种并发症。如定期监测骨密度、血骨代谢指标、血清铁、血红蛋白、血维生素 B_{12} 及血镁水平等，发现异常及时处理，必要时停用 PPI。

4. 药学监护表　见表 3-17。

表 3-17　急性胰腺炎患者药学监护表

姓名		年龄		性别		体重	
诊断							
基础疾病							
肝功能							
肾功能							
药物过敏史	□有 药物			□无			

续表

既往使用静脉药物情况	药品名称	剂量	溶媒	使用时间	治疗目的、效果描述及有无不良反应

入院第　　天治疗评估

当前使用静脉药物情况	药品名称	剂量	溶媒	使用时间	治疗效果及有无不良反应

目前联用的其他药物	药品名称	剂量	溶媒	使用时间	药师优化用药建议

入院第　　天治疗监护记录

疗效观察	症状 □意识状态 □肢体温度 □脉搏和血压	其他 □肠鸣音 □禁食 □进食情况（流质、半流质）
	辅助检查 □尿常规 □血常规 □肝功能 □肾功能 □凝血功能 □电解质 □血糖	疗效评价 □改善 □有效 □痊愈
不良反应与处理		

五、胆道感染

(一)概述

1. 定义和分级　胆道外科疾病是我国的常见病、多发病。胆道感染主要是胆囊炎和不同部位的胆管炎,包括急、慢性胆囊炎,急、慢性胆管炎,急性梗阻性化脓性胆管炎等。胆道感染按发病急缓和病程经过分为急性、亚急性和慢性炎症,胆道感染常与胆石症并存,互为因果。根据流行病学调查结果,全球 5%~15% 的人群存在胆道系统结石,其中每年有 1%~3% 的患者因为胆道系统结石而引起急性胆囊炎或急性胆管炎等胆道感染。我国的胆道系统结石患者约占同期总住院人数的 11.5%。胆道感染常有反复发作史,突出的症状是腹痛、发热、右上腹有压痛和腹肌紧张,急性胆管炎多以黄疸为其特点,严重者会出现胆囊坏疽穿孔、胆道出血、肝脓肿、中毒性休克。并发症为胆囊坏疽穿孔、胆道出血、肝脓肿、中毒性休克等。腹部 CT、B 超、MRI、胰胆管造影、腹腔穿刺等是诊断胆道感染的有效方法。急性胆道感染的分级参考 TG18 分级,分为轻度、中度和严重。

2. 发病机制和病理生理　胆道感染的共同机制是各种原因引起的胆流动力学机制紊乱造成胆汁排流障碍,胆汁淤积于胆道内,刺激损伤胆道壁引起化学性炎症。总之,胆道感染的发病机制归结于梗阻和感染两大因素。胆道狭窄梗阻是引起感染的病理基础,感染引起的炎症又可致胆道进一步狭窄,这便形成胆道感染反复发作的恶性循环。

(二)药物治疗原则

急性胆道感染的治疗原则包括纠正水、电解质及酸碱代谢失衡,解痉止痛,利胆,抗感染;慢性胆道感染的治疗以控制症状、预防复发、消除炎症反应、防治并发症为主。

(三)静脉药物启用时机

运用抗生素的时机应准确把握。对于急性感染性休克患者,应在 1 小时内给予适当的抗菌治疗。对于其他病情较轻的患者,应在诊断后的 6 小时内开始治疗。而慢性胆囊炎患者可以待胆汁培养及细菌药敏试验结果完善之后再选择使用抗生素,避免因盲目应用而产生耐药性。

(四)常用的静脉治疗药物

1. 急性胆道感染的抗菌药选择　正常的胆汁应该是无菌的,当胆囊或胆管出现结石嵌顿、梗阻时,则可能导致肠源性细菌感染。研究报道,急性胆囊炎、慢性胆囊炎和非胆囊手术对照者的胆汁细菌培养结果阳性率分别为 72%、44% 和 16%。所有怀疑急性胆管炎的患者应立即使用抗菌药(A 级推荐),进行胆汁培养和血液培养(B 级推荐)。在选择经验性治疗的抗菌药时需综合考

虑所选抗菌药的抗菌谱、急性胆管炎的严重程度、有无肝肾疾病、患者近期
（1年内）使用抗菌药史、当地的致病菌及其耐药性情况、抗菌药在胆汁中的浓
度。在明确致病菌后，应根据药敏试验结果选择合适的抗菌药进行目标治疗，
避免出现双重感染或细菌耐药而导致治疗失败（A级推荐）。

Ⅰ和Ⅱ级急性胆道感染可给予第二和三代头孢菌素，如头孢呋辛、头孢
曲松等，同时联合硝基咪唑类药物；或直接选择头孢哌酮舒巴坦、哌拉西林他
唑巴坦。Ⅲ级急性胆道感染可给予第三和第四代头孢菌素类，如头孢他啶、
头孢吡肟等，同时联合硝基咪唑类药物；或直接使用β- 内酰胺酶抑制剂复合
制剂、碳青霉烯类，如亚胺培南、美罗培南或替加环素等。若细菌培养结果显
示为多重耐药菌（MDRO）时，可选用碳青霉烯类、头孢哌酮舒巴坦、哌拉西林
他唑巴坦。对β- 内酰胺类药物过敏或经药敏试验结果证实者，可使用喹诺酮
类药物。

梗阻性黄疸出现胆道感染的症状如腹痛、体温升高、血白细胞计数＞
10.0×10^9/L 时，在胆汁引流通畅的基础上，需应用抗菌药治疗。经验性用药
给予第三代头孢菌素，如头孢曲松、头孢他啶等联合硝基咪唑类；或碳青霉烯
类，如亚胺培南、美罗培南等或替加环素。警惕合并有革兰氏阳性菌感染，可
给予万古霉素、替考拉宁或利奈唑胺。尽量取得胆汁进行细菌培养，尽早施
行目标性治疗。

依据抗菌药的 PK/PD 特点，选择具有高胆汁穿透率的抗菌药，如头孢哌酮
舒巴坦、替加环素等，保证药物在胆汁中达到足够的浓度（具体见抗菌药章节）。

（1）头孢替安

1）用法用量：静脉滴注，成人 0.5~2g/d，分 2~4 次；儿童一日 40~80mg/kg，
分 3~4 次。

2）注意事项：药液需在 8 小时内用完，微黄色可能随时间延长而加深；对
青霉素有过敏反应的患者、过敏体质患者宜小心使用。

3）主要不良反应：休克、皮疹、荨麻疹、红斑、瘙痒、发热、淋巴结肿大、关
节痛、血细胞减少。

（2）头孢哌酮舒巴坦钠

1）用法用量：静脉滴注，每 12 小时给药 1 次，成人 2.0~4.0g/d，溶媒为 5%
葡萄糖注射液或 0.9% 氯化钠注射液。

2）注意事项：已知对青霉素类、舒巴坦、头孢哌酮或其他头孢菌素类抗生
素过敏或对本品成分有休克史者禁用；若出现不明原因的持续性出血，应立
即停药；不宜用含钙注射液配制。

3）主要不良反应：休克、过敏性休克 / 类过敏反应（呼吸困难等）；急性肾
衰竭；假膜性小肠结肠炎；间质性肺炎、PIE 综合征；Stevens-Johnson 综合征和

中毒性表皮坏死松解症(莱尔综合征);血恶病质;急性重型肝炎。

(3)头孢吡肟

1)用法用量:静脉滴注,成人和 16 岁以上的儿童或体重 ≥ 40kg 的儿童 1~2g/ 次,每 12 小时 1 次,疗程为 7~10 天。2 月龄 ~12 岁的儿童其最大剂量不可超过成人剂量;2 月龄以下的儿童慎用,可使用 50mg/kg 的剂量。

2)注意事项:对头孢菌素类有过敏反应的患者宜小心使用;与氨基糖苷类药物或强效利尿药合用时应监测肾功能,避免引发氨基糖苷类药物的肾毒性或耳毒性作用;胃肠道疾病患者慎用。

3)主要不良反应:腹泻,皮疹,注射局部静脉炎、疼痛和炎症;其他包括恶心、呕吐、过敏、瘙痒、发热、感觉异常和头痛。

(4)亚胺培南

1)用法用量:缓慢静脉滴注,肾功能正常和体重 ≥ 70kg 的成人推荐治疗剂量为 1~2g/d,分 3~4 次给药。当剂量 ≤ 500mg/ 次时,静脉滴注时间应不少于 20~30 分钟;如剂量 > 500mg/ 次,静脉滴注时间应不少于 40~60 分钟。肾功能损害和体重 ≥ 70kg 的成年人的给药剂量需按比例降低;儿童体重 ≥ 40kg,可按成人剂量给予;儿童和婴儿体重 < 40kg,按 15mg/kg,每 6 小时 1 次给药。总剂量不超过 2g/d。

2)注意事项:与其他 β- 内酰胺类抗生素、青霉素类和头孢菌素类抗生素有部分交叉过敏反应;禁用于对本品中的任何成分过敏的患者。

3)主要不良反应:红斑、局部疼痛和硬结、血栓性静脉炎、皮疹、瘙痒、荨麻疹、多形红斑、恶心、呕吐、腹泻、牙齿和 / 或舌色斑;嗜酸细胞增多、白细胞减少、中性粒细胞减少、粒细胞缺乏、血小板增多 / 减少、血红蛋白降低、全血细胞减少,以及凝血酶原时间延长等均有报道;血清氨基转移酶、胆红素和 / 或血清碱性磷酶升高;少尿、无尿、多尿;听觉丧失、味觉异常等,一般无须停药。

(5)万古霉素

1)用法用量:缓慢静脉滴注(60 分钟以上),成人一般 2.0g/d,每 6 小时 500mg 或每 12 小时 1g;老年人每 12 小时 500mg 或每 24 小时 1g;儿童、婴儿每天 40mg/kg,分 2~4 次静脉滴注;新生儿每次给药量为 10~15mg/kg,出生 1 周内的新生儿每 12 小时给药 1 次,出生 1 周 ~1 个月的新生儿每 8 小时给药 1 次。500mg 本品需加入 10ml 注射用水初步溶解,再以至少 100ml 0.9% 氯化钠注射液或 5% 葡萄糖注射液稀释后使用。

2)注意事项:对本品有既往过敏性休克史的患者禁用;肾功能、肝功能损害患者,老年患者,低出生体重儿,新生儿慎用;可能引起血栓性静脉炎,再次注射应更换注射部位;为减少不良反应(红人综合征),滴注速度不宜过快;定期检查肾功能、各项血细胞指数,发现异常则停止给药。

3）主要不良反应：休克、过敏样症状（呼吸困难、全身潮红、浮肿等）；急性肾功能不全、间质性肾炎；再生障碍性贫血、无粒细胞血症、血小板减少；肝功能损害、黄疸。

（6）替加环素

1）用法用量：静脉滴注，50mg 本品采用 5.0ml 0.9% 氯化钠注射液或 5% 葡萄糖注射液溶解，溶解后的替加环素溶液浓度为 10mg/ml，成人首剂 100mg，每 12 小时追加 50mg，每次静脉滴注 30~60 分钟，推荐疗程为 5~14 天。轻至中度肝功能损伤（Child-Pugh 分级为 A 和 B 级）患者无须调整剂量；重度肝功能损伤（Child-Pugh 分级为 C 级）患者的剂量应调整为 100mg，每 12 小时 25mg 维持。肾功能不全或接受血液透析的患者无须调整剂量。

2）注意事项：对本品过敏的患者禁用；重度肝功能损伤患者慎用本品并监测治疗反应；与华法林同用时应监测凝血酶原时间或进行其他合适的抗凝试验；与口服避孕药同时使用可导致口服避孕药的作用降低。

3）主要不良反应：注射部位炎症、疼痛、水肿、静脉炎；感染性休克、寒战等；血栓性静脉炎；食欲减退、黄疸、排便异常、肌酐水平升高、低钙血症、低血糖症、低钠血症、GOT 和 GPT 升高、嗜睡等；皮肤瘙痒；阴道念珠菌病、阴道炎、白带；急性胰腺炎、肝脏胆汁淤积和黄疸等。

（7）莫西沙星

1）用法用量：静脉滴注，0.4g，每 24 小时 1 次。

2）注意事项：对莫西沙星、其他喹诺酮类药物或任何辅料过敏者禁用；孕妇和哺乳期妇女禁用；患有肝功能损伤（Child-Pugh 分级为 C 级）的患者和氨基转移酶＞5 倍的正常值上限、18 岁以下、有喹诺酮类药物治疗相关肌腱疾病/病症病史、暴露于本品后表现为 Q-T 间期延长的患者禁用。

3）主要不良反应：肌腱炎和肌腱断裂、周围神经病变、对中枢神经系统的影响、Q-T 间期延长、艰难梭菌相关性腹泻、对血糖的干扰、光敏感性/光毒性、耐药菌的形成。

TG18 建议在 I 和 II 级急性胆囊炎时，胆囊切除术后抗菌药应用不超过 24 小时；III 级急性胆囊炎或急性胆管炎抗菌药应用至感染原控制后 5~7 天。胆囊切除术可以消除感染，此时若抗菌治疗时间延长＞24 小时，对患者无益。

2. 慢性胆囊炎的解痉止痛药选择　慢性胆囊炎患者多有急性胆囊炎和胆绞痛反复发作，其病原菌主要来源于肠道，致病菌种类与肠道细菌基本一致，以革兰氏阴性菌为主，占 74.4%，主要包括大肠埃希菌、不动杆菌和奇异变形杆菌等。但细菌感染并非引起慢性胆囊炎病理变化的主要因素，抗菌药无须使用。慢性胆囊炎急性发作时，可参照急性胆道感染的抗菌药选择。

胆绞痛急性发作期间应予禁食及有效的止痛治疗，临床常用的解痉药包括阿托品、消旋山莨菪碱和间苯三酚等。这些药物并不能改变疾病转归，可能掩盖病情，因此需密切观察病情变化，一旦无效或疼痛复发，应及时停药。

（1）阿托品

1）用法用量：皮下注射、肌内注射或静脉滴注，成人的常用剂量为 0.3~0.5mg/ 次，0.5~3mg/d；极量为 2mg/ 次。儿童皮下注射，每次 0.01~0.02mg/kg，2~3 次 /d。

2）注意事项：对其他颠茄生物碱不耐受者禁用；婴幼儿慎用；孕妇使用该药可使胎儿心动过速；本品可分泌入乳汁，哺乳期禁用或停止哺乳；本品对老年人尤易致汗液分泌减少，影响散热，故夏天慎用。

3）主要不良反应：增加剂量会导致不良反应加重。0.5mg 时轻微心率减慢，略有口干及少汗；10mg 以上脉速变弱，呼吸加快、加深，出现谵妄、幻觉、惊厥等；严重中毒时可由中枢兴奋转入抑制，产生昏迷和呼吸麻痹。

（2）消旋山莨菪碱

1）用法用量：静脉滴注，成人 10~40mg/ 次，小儿每次 0.3~2mg/kg，必要时每隔 10~30 分钟重复给药，也可增加剂量。病情好转后应逐渐延长给药间隔，至停药。

2）注意事项：急腹症诊断未明确时不宜轻易使用；颅内压增高、脑出血急性期、青光眼、幽门梗阻、肠梗阻及前列腺肥大者禁用；反流性食管炎、重症溃疡性结肠炎慎用。

3）主要不良反应：口干、面红、视物模糊等，偶见心跳加快、排尿困难等，上述症状多在 1~3 小时消失。用量过大时可出现阿托品样中毒症状。

（3）间苯三酚

1）用法用量：肌内注射或静脉注射，1~2 支 / 次（40~80mg/ 次），1~3 支 /d（40~120mg/d）；静脉滴注，剂量可达 5 支 /d（200mg/d），用 5% 或 10% 葡萄糖注射液稀释。

2）注意事项：该注射液不能与安乃近在同一注射针筒内混合使用（可引起血栓性静脉炎）；儿童、孕产妇慎用；对本品过敏者禁用。

3）主要不良反应：极少有过敏反应，如皮疹、荨麻疹等。

（五）药学监护要点

1. 治疗开始前的用药评估

（1）有无上述静脉药物过敏史，过敏者慎用 / 禁用。

（2）对青霉素、头孢菌素类、β- 内酰胺类抗生素、糖肽类抗生素、氨基糖苷类有过敏反应的患者宜小心使用。

（3）肝、肾功能评估，肝、肾功能异常患者慎用/禁用。

（4）孕妇及哺乳期妇女建议经风险评估、权衡利弊后选择治疗方案。

（5）新生儿、婴幼儿、儿童不宜使用/禁用，应严格按照千克体重计算给药剂量。

（6）老年患者注意调整剂量。

2. 治疗过程监护

（1）定期监测全血细胞计数、凝血酶原活性及其他凝血指标，必要时给予外源性维生素 K。

（2）关注肝、肾功能等脏器功能的变化。

（3）若出现严重不良反应宜停药/减量，并采取对症治疗。

（4）病情稳定后及时调整为口服用药。

3. 注意事项和药物相互作用

（1）过敏者禁用，特殊人群应慎用/禁用。

（2）加强用药监测，注意药物相互作用。如与华法林同用时应监测凝血酶原时间或进行其他合适的抗凝试验；替加环素与口服避孕药同时使用可导致口服避孕药的作用降低。

（3）注意用药规范性操作和静脉滴注速度，及时识别和处理各种并发症，酌情减量或停药。

4. 药学监护表　见表 3-18。

表 3-18　胆道感染患者药学监护表

姓名		年龄		性别		体重	
诊断							
基础疾病							
肝功能							
肾功能							
药物过敏史	□有 药物			□无			
既往使用静脉药物情况	药品名称	剂量	溶媒	使用时间	治疗目的、效果描述及有无不良反应		
入院第　　天治疗评估							

当前使用静脉药物情况	药品名称	剂量	溶媒	使用时间	治疗效果及有无不良反应

目前联用的其他药物	药品名称	剂量	溶媒	使用时间	药师优化用药建议

入院第　　天治疗监护记录

疗效观察	症状 □意识状态 □肢体温度 □脉搏和血压	其他
	辅助检查 □凝血指标 □血常规 □肝功能 □肾功能 □电解质	疗效评价 □改善 □有效 □痊愈
不良反应与处理		

六、上消化道出血

(一)概述

1. 定义和分型　消化道出血是临床常见症候群,可由多种疾病所致。消化道是指从食管到肛门的管道,包括食管、胃、十二指肠、空肠、回肠、盲肠、结肠及直肠。上消化道出血是指十二指肠悬韧带(Treitz 韧带,译为屈氏韧带)以上的食管、胃、十二指肠、上段空肠以及胰管和胆管出血;十二指肠悬韧带以下的肠道出血统称为下消化道出血。根据出血速度及病情轻重,临床上分为以下 2 种:一般性急性上消化道出血,出血量少,生命体征平稳,预后良好;危险性急性上消化道出血,在 24 小时内上消化道大量出血致血流动力学紊乱、器官功能障碍，根据临床、实验室和内镜检查指标进行早期危险分层，将出血患者分为高危和低危。临床上常见的危险性上消化道出血多为累及较大血管的出血，包括严重的消化性溃疡出血、食管 - 胃底静脉曲张破裂出血（EGVB）和侵蚀大血管的恶性肿瘤出血，以及严重基础疾病出血后对低血红蛋白耐受差的患者。此外，还见于并发慢性肝病及抗凝血药应用等其他原因所致的凝血功能障碍患者。

2. 发病机制和病理生理　食管 - 胃底静脉曲张破裂出血是肝硬化患者的严重并发症和主要死亡原因，40%~70% 的肝硬化患者在其一生中会发生食管 - 胃底静脉曲张，其中约 1/3 会出现曲张静脉破裂出血。曲张的食管和胃底静脉在物理、化学以及精神因素等作用下可出现急性破裂出血，为门静脉高压症最常见的并发症，患者多出现呕吐鲜红色血液与排柏油样大便，出血量往往较大，可引起失血性休克。食管 - 胃底静脉曲张为门静脉高压症的主要临床表现，而门静脉高压症主要由肝硬化引起，亦是肝硬化的主要病理生理变化之一。门静脉高压症的直接后果是门静脉与体循环之间的侧支循环建立与开放。在门 - 体侧支循环中最具临床意义的是食管 - 胃底静脉曲张。由于该处曲张静脉容易受到门静脉压力升高的影响、胸腔负压作用使静脉回流血流增多、胃内的酸性反流物侵蚀食管黏膜，以及粗硬食物或饮酒所致的损伤等因素而容易发生破裂出血，从而成为肝硬化门静脉高压症患者最常见的并发症和致死原因。肝硬化患者上消化道出血的另外两大原因是消化性溃疡和急性胃黏膜病变，亦在一定程度上与门静脉压力升高有关。

（二）药物治疗原则

药物治疗仍是急性上消化道出血的首选治疗手段，对病情危重，特别是初次发病、原因不详以及既往病史不详的患者，在生命支持和容量复苏的同时，可以采取经验性联合用药。在明确病因诊断前推荐 PPI+ 生长抑素 + 抗菌药（+ 血管活性药）联合使用，以迅速控制不同病因引起的上消化道出血，尽可能降低严重并发症的发生率及病死率。

（三）静脉药物启用时机

严重的急性上消化道出血的联合用药方案为静脉应用生长抑素 + 质子泵抑制剂。当高度怀疑静脉曲张性出血时，在此基础上联用抗利尿激素 + 抗生素，明确病因后，再根据具体情况调整治疗方案。危险性上消化道出血的预测指标包括难以纠正的低血压、鼻胃管抽出物可见红色或咖啡样胃内容物、心动过速、血红蛋白进行性下降或 < 80g/L。对紧急评估中发现意识障碍或呼吸循环障碍的患者，应常规采取 "OMI"，即吸氧（oxygen，O）、监护（monitoring，M）和建立静脉通路（intravenous，I）的处理。对严重出血的患者，应当开放

2条甚至2条以上通畅的静脉通路，在积极补液的前提下如果患者的血压仍然不能提升到正常水平，为了保证重要脏器的血液灌注，可以适当选用血管活性药。EGVB患者应用血管活性药，推荐使用抑酸药物（质子泵抑制剂、H_2受体拮抗剂）、生长抑素联合治疗5天。

（四）常用的静脉治疗药物

1. 抑酸药　能提高胃内pH，既可促进血小板聚集和纤维蛋白凝块形成，避免血凝块过早溶解，有利于止血和预防再出血，又可治疗消化性溃疡。临床常用的抑酸药包括PPI和H_2受体拮抗剂。常用的PPI注射剂有埃索美拉唑、奥美拉唑、泮托拉唑、兰索拉唑等；常用的H_2受体拮抗剂注射剂包括西咪替丁、雷尼替丁、法莫替丁等。

（1）PPI

1）用法用量：用常规剂量的质子泵抑制剂治疗，如埃索美拉唑20~40mg静脉滴注，1次/d；泮托拉唑40mg，1次/d，稀释后缓慢静脉注射或静脉滴注，仅短期（一般不超过7~10天）用于不宜口服药物的患者；奥美拉唑应溶于100ml 0.9%氯化钠注射液或5%葡萄糖注射液中静脉滴注，40mg/次，应在20~30分钟或更长的时间内静脉滴注，1~2次/d；兰索拉唑等通常成年人30mg/次，用0.9%氯化钠注射液100ml溶解后静脉滴注，2次/d，推荐滴注时间为30分钟，疗程不超过7天。大剂量埃索美拉唑被推荐为急性上消化道大出血紧急处理的药物选择之一，埃索美拉唑80mg静脉注射后，以8mg/h的速度持续静脉泵入或静脉滴注。非静脉曲张性上消化道出血使用奥美拉唑或埃索美拉唑或泮托拉唑40mg或兰索拉唑30mg，静脉注射（3分钟以上）或静脉滴注（30分钟以内）后，每12小时1次，连续5~7天；出血停止后改为口服，剂量和疗程依原发病确定。医源性或理化因素所致的上消化道黏膜损伤，较大创面（直径≥2cm，如黏膜剥离术后等）或伴活动性出血者则需禁食，静脉应用PPI 5~7天后改为口服标准剂量加倍的PPI，疗程至少8周。

2）注意事项：严重肝功能障碍者需酌情减量，严重肝功能损害患者的埃索美拉唑剂量不应超过20mg/d；不宜与香豆素类抗凝血药（华法林）和氯吡格雷等药物合用。

3）主要不良反应：一般不良反应包括头痛、腹泻、恶心、胃肠道胀气、腹痛、便秘、头晕等，发生率为1%~5%，这些不良反应通常较为轻微，为自限性。偶有文献报道PPI导致过敏性休克、全血细胞减少症、血管炎、红斑狼疮、间质性肾炎、支气管哮喘、骨骼肌肉疼痛，甚至横纹肌溶解等严重不良反应。还可导致低镁血症、缺锌加重和骨折风险。

（2）H_2 受体拮抗剂

1）用法用量：法莫替丁一次 20mg，用 5% 葡萄糖注射液 250ml 稀释后静脉滴注维持 30 分钟以上，或加 0.9% 氯化钠注射液 20ml 缓慢静脉注射（不少于 3 分钟），一日 2 次（间隔 12 小时），疗程为 5 日，一旦病情许可，应迅速将静脉用药改为口服给药。雷尼替丁一次 50mg，稀释后缓慢静脉滴注（1~2 小时）或缓慢静脉注射（超过 10 分钟），或肌内注射 50mg，以上方法可一日 2 次或每 6~8 小时给药 1 次。西咪替丁 200mg 用 0.9% 氯化钠注射液稀释至 20ml 后缓慢静脉注射，注射时间不应短于 5 分钟，200mg 剂量可间隔 3~6 小时重复使用；200mg 用 5% 葡萄糖注射液 100ml 或其他配伍静脉溶液稀释后静脉滴注 15~20 分钟，每 4~6 小时重复 1 次，每日不超过 2g。

2）注意事项：雷尼替丁能减少肝血流量，当与某些经肝代谢、受肝血流影响较大的药物如华法林、利多卡因、环孢素、地西泮、普萘洛尔（心得安）等联用时，可增加上述药物的血药浓度，延长其作用时间和强度，有可能增加某些药物的毒性。由于西咪替丁与香豆素类药物可存在相互作用，当两者同时使用时，建议密切监测凝血酶原时间。西咪替丁与治疗指数狭窄的药物如苯妥英或茶碱合用，在开始使用或停药时可能需要调整剂量。肝、肾功能不全者慎用。

3）主要不良反应：常见皮疹，主要引起肾功能、性腺功能和中枢神经系统不良反应。雷尼替丁可见心源性休克、轻度房室传导阻滞。法莫替丁常见肠道反应，如便秘、腹泻。

2. 生长抑素　生长抑素是由多个氨基酸组成的环状活性多肽，能够减少内脏血流，降低静脉压力，抑制胃酸和胃蛋白酶分泌，抑制胃肠道及胰腺肽类激素分泌等，是肝硬化急性食管 - 胃底静脉曲张破裂出血的首选药物之一，也被用于急性非静脉曲张出血的治疗。

（1）用法用量：生长抑素静脉注射后在 1 分钟内起效，15 分钟内即可达峰浓度，半衰期为 3 分钟左右，有利于早期迅速控制急性上消化道出血。使用方法为首剂量 250μg 快速静脉滴注（或缓慢静脉注射），继以 250μg/h 静脉泵入（或静脉滴注），疗程为 5 天。对于高危患者，选择高剂量（500μg/h）生长抑素持续静脉泵入或静脉滴注。难以控制的急性上消化道出血可根据病情重复 250μg 冲击剂量快速静脉滴注，最多可达 3 次。奥曲肽是人工合成的八肽生长抑素类似物，急性出血期应静脉给药，起始快速静脉滴注 50μg，继以 25~50μg/h 持续静脉泵入或静脉滴注，疗程为 5 天。

（2）注意事项：当注射速度超过 50μg/min 时，患者会出现恶心和呕吐现象；孕妇和哺乳期妇女禁用本药。

（3）主要不良反应：可抑制胰岛素及胰高血糖素分泌，在治疗初期可导致血糖水平短暂降低；有单次剂量（0.25mg）静脉注射本药的患者出现呼吸困难伴全身广泛烧灼感的报道，少见眩晕；还罕有头痛的报道，少见恶心、腹痛、腹泻、呕吐；还有腹部痉挛性疼痛的报道；有银屑病关节炎患者静脉用药期间出现白细胞增多的报道；少见面部潮红；有停药反应。

3. **抗菌药**　肝硬化急性静脉曲张破裂出血者活动性出血时常存在胃黏膜和食管黏膜炎性水肿，预防性使用抗菌药有助于止血，并可减少早期再出血及感染，提高生存率。尽管静脉曲张破裂出血死亡与感染的关系值得商榷，但研究表明，内镜检查前 8 小时预防性应用抗生素可减少菌血症和自发性细菌性腹膜炎的发生。肠来源的需氧革兰氏阴性杆菌是最常见的病原菌，国外多个指南建议短期（7 天）应用氟喹诺酮类（环丙沙星或诺氟沙星）。由于医院内喹诺酮耐药菌的增加，短期静脉应用第三代头孢菌素类抗生素已被证明是有益的，特别是在高感染风险晚期肝硬化、糖尿病及肝癌患者。因此，对肝硬化急性静脉曲张破裂出血患者应短期使用抗生素，首选第三代头孢菌素类抗生素，若过敏，则选择喹诺酮类抗生素如左旋氧氟沙星、莫西沙星等，一般疗程为 5~7 天。

4. **抗利尿激素及其类似物**　包括垂体后叶素、抗利尿激素、特利加压素等，静脉持续应用高剂量抗利尿激素的时间限定不应超过 24 小时。垂体后叶素的用法同抗利尿激素，0.2~0.4U/min 持续静脉泵入，最高可加至 0.8U/min；治疗过程中应根据患者的心血管疾病情况以及对药物的反应联合静脉输入硝酸酯类药物，并保证收缩压 ＞ 90mmHg。特利加压素的推荐起始剂量为 2mg/4h，出血停止后可改为 1mg/ 次，2 次 /d，一般维持 5 天，以预防早期再出血。

（五）药学监护要点

1. 治疗开始前的用药评估

（1）有无上述静脉药物过敏史，过敏者禁用。心电图、血压、血氧饱和度持续监测可以帮助判断患者的循环状况。

（2）肝功能评估：对肝功能异常患者，PPI 和 H_2 受体拮抗剂酌情减量使用；对严重肝功能损害患者，泮托拉唑、埃索美拉唑减至 20mg/d。

（3）肾功能评估：肾功能异常患者酌情减量使用 H_2 受体拮抗剂。

（4）孕妇及哺乳期妇女：根据药品说明书中的各类药物的妊娠期用药的说明，以及结合相关研究和指南对妊娠期用药的风险评估和用药建议，权衡利弊后，选择安全性高的药物，如头孢曲松、泮托拉唑等，应根据孕妇的具体情况谨慎用药。因所有种类的 PPI 均可分泌入乳汁，哺乳期妇女应慎用 PPI。

2. 治疗过程监护

（1）治疗中评估消化道出血情况，关注患者呕血和黑粪情况，是否有腹胀、腹痛及肠鸣音,判断使用目前的方案出血是否有所控制、治疗方案是否有效。

(2)关注血常规(红细胞计数和血红蛋白计数),评估患者的贫血状态是否改善,判断是否有活动性出血的可能性。

(3)关注患者的意识状态是否改变,观察血压、肢体温度等反映循环系统功能是否改善,关注凝血功能的变化,评估患者大出血的风险是否得到控制。

(4)关注肝、肾功能等脏器功能的变化。

(5)关注胃肠功能,病情稳定后及时调整为口服用药。

3. 注意事项和药物相互作用

(1)过敏者禁用,特殊人群应慎重使用。

(2)加强个体化用药指导,轻至中度肝功能不全无须调整剂量,重度肝功能不全需调整剂量,如奥美拉唑及埃索美拉唑的用量应 < 20mg/d;肾功能异常患者 H_2 受体拮抗剂需要调整剂量。

(3)加强用药监测,注意药物相互作用,如质子泵抑制剂与其他药物的相互作用,及时评估,避免发展成严重不良反应而造成严重后果。

(4)注意疗效评价,病情稳定后及时改为口服用药,不宜长期使用 PPI,使用过程中需要及时全面的药学监护。

(5)注意用药安全性监测,及时识别和处理各种并发症。如定期监测骨密度、血骨代谢指标、血清铁、血红蛋白、血维生素 B_{12} 及血镁水平等,发现异常及时处理,必要时停用 PPI。

4. 药学监护表 见表 3-19。

表3-19 上消化道出血患者药学监护表

姓名		年龄		性别		体重	
诊断							
基础疾病							
肝功能							
肾功能							
药物过敏史	□有 药物			□无			
既往使用静脉药物情况	药品名称	剂量	溶媒	使用时间	治疗目的、效果描述及有无不良反应		
入院第　　天治疗评估							

续表

	药品名称	剂量	溶媒	使用时间	治疗效果及有无不良反应
当前使用静脉药物情况					
	药品名称	剂量	溶媒	使用时间	药师优化用药建议
目前联用的其他药物					

入院第　　天治疗监护记录

	症状	其他
疗效观察	□呼吸道症状(喘息、气促、咳嗽加重、脓痰) □意识状态 □肢体温度 □脉搏和血压	□运动耐力 □睡眠 □进食情况(流质、半流质)
	辅助检查 □肺功能 □动脉血气分析 □肝功能 □肾功能 □胸部影像学 □血常规	疗效评价 □无效 □改善 □痊愈
不良反应与处理		

（王　卓　李　丹　李莉霞）

第四节　血液系统疾病静脉药物治疗与药学监护

一、缺铁性贫血

（一）概述

1. 定义和分期　铁是血红蛋白合成中不可缺少的元素,当体内贮存的铁不能满足正常红细胞生成的需要而致的贫血称为缺铁性贫血。常见于育龄妇女和婴幼儿及慢性失血患者。临床上分为铁负平衡期、缺铁造血期和缺铁性贫血期3期。

2. 发病机制和病理生理

（1）组织缺氧：血红蛋白的主要功能是携氧并转运到全身组织，严重缺铁时血红蛋白合成减少，血液的携氧能力降低，引起全身组织器官的缺氧性损害。

（2）代谢障碍：细胞中的许多代谢过程需要含铁的酶和辅酶参加，当体内的贮铁减少到不足以补偿功能状态的铁时，各种重要的含铁酶或含铁蛋白如细胞色素 P450 氧化酶、琥珀酸脱氧酶、黄嘌呤氧化酶、髓过氧化物酶和肌红蛋白等的活性明显降低，导致许多组织和器官发生细胞呼吸障碍、细胞代谢及功能紊乱，并易继发感染。

（3）红细胞异常：红细胞内的含铁酶活性降低，影响脂质、蛋白质和糖代谢而引起红细胞异常，易于在脾内被破坏，红细胞的寿命缩短。

（4）血红素合成障碍：红细胞内缺铁时，血红素合成障碍，大量原卟啉不能与铁结合为血红素，以游离原卟啉的形式积累在红细胞内或与锌原子结合成为锌原卟啉，血红蛋白生成减少，红细胞胞质少、体积小，发生小细胞低色素性贫血；严重时，粒细胞和血小板生成也受影响。

（二）药物治疗原则

缺铁性贫血的严重程度和原因将决定如何治疗；重要的是查明缺铁的原因，分类对症治疗。缺铁性贫血的治疗大致分为①滴注红细胞：适于贫血症状明显、心血管系统不稳定、持续大量失血的患者；②口服铁剂：适于快速生长、不规律失血、饮食铁摄入不足、妊娠等；③胃肠外铁剂治疗：适于口服铁剂不能耐受或手术后铁吸收障碍的患者。常见于持续胃肠道出血，应用最广泛的是右旋糖酐铁和葡萄糖酸铁钠复合物。

（三）静脉药物启用时机

如患者不能耐受口服铁剂、有消化道疾病、胃肠吸收障碍或失铁过多超过肠道所吸收的铁量时可考虑应用注射铁剂，但应严格控制用量。

补铁总量 /mg=[正常 Hb/（ g/L）− 患者 Hb/（ g/L）× 体重 /kg]× 0.33。

（四）常用的静脉治疗药物

1. 蔗糖铁注射液

（1）用法用量：蔗糖铁注射液只能与 0.9% 氯化钠注射液混合使用。在新患者第 1 次治疗前，应按照推荐的方法先给予一个小剂量进行测试，成人用 1~2.5ml（20~50mg 铁），体重 ＞ 14kg 的儿童用 1ml（20mg 铁），体重 ＜ 14kg 的儿童用日剂量的一半（1.5mg/kg），应备有心肺复苏设备。如果在给药 15 分钟后未出现任何不良反应，继续给予余下的药液。

本药的首选给药方式是静脉滴注（为了减少低血压的发生和静脉外注射的风险）。1ml 本品最多只能稀释到 20ml 0.9% 氯化钠注射液中，稀释液配好后应立即使用。如 5ml 本品最多稀释到 100ml 0.9% 氯化钠注射液中，而 25ml 本品最多稀释到 500ml 0.9% 氯化钠注射液中。药液的滴注速度应为 100mg 铁至少滴注 15 分钟；200mg 至少滴注 30 分钟；300mg 至少滴注 1.5 小时；400mg 至少滴注 2.5 小时；500mg 至少滴注 3.5 小时。如果临床需要，本品 0.9% 氯化钠注射液的稀释液体积可以小于特定的数量，配成较高浓度的药液，然后滴注速度必须根据每分钟给予铁的数量来确定（如 10ml 本品 =200mg 铁应至少 30 分钟滴完；25ml 本品 =500mg 铁应至少 3.5 小时滴完）。为保证药液的稳定性，不允许将药液配成更稀的溶液。

蔗糖铁注射液也可不经稀释缓慢静脉注射，推荐速度为 1ml/min（5ml 本品至少注射 5 分钟），每次的最大注射剂量为 10ml 本品（200mg 铁）。静脉注射后，应伸展患者的胳膊。

根据下列公式计算总缺铁量，以此确定每个患者的给药量。

总缺铁量 /mg= 体重 /kg×（Hb 目标值 –Hb 实际值）/（g/L）×0.24[*]+ 贮存铁量 /mg

体重 ≤ 35kg：Hb 目标值 =130g/L　贮存铁量 =15mg/kg

体重 ＞ 35kg：Hb 目标值 =150g/L　贮存铁量 =500mg

[*] 因子 0.24=0.003 4 × 0.07 × 1 000

成年人和老年人根据血红蛋白水平每次 5~10ml（100~200mg 铁），每周用药 2~3 次，给药频率应不超过每周 3 次。

儿童根据血红蛋白水平每次 0.15ml/kg（=3mg 铁 /kg），每周用药 2~3 次。

（2）注意事项：非肠道使用的铁剂会引起具有潜在致命性的过敏反应或过敏样反应。轻度过敏反应应服用抗组胺类药物，重度过敏反应应立即给予肾上腺素。有支气管哮喘、铁结合率低和 / 或叶酸缺乏症的患者，应特别注意过敏反应或过敏样反应的发生。

禁用于非缺铁性贫血、铁过量或铁利用障碍、已知对单糖或二糖铁复合物过敏者。

有严重肝功能不良、急性感染、有过敏史或慢性感染的患者在使用本品时应小心。如果本品的注射速度太快，会引发低血压。谨防静脉外渗漏，如果遇到静脉外渗漏，应按以下步骤进行处理：若针头仍然插着，用少量 0.9% 氯化钠注射液清洗；为了加快铁的清除，指导患者用黏多糖软膏或油膏涂在针眼处；轻轻涂抹黏多糖软膏或油膏，禁止按摩以避免铁的进一步扩散。

（3）主要不良反应：据报道偶尔会出现下列不良反应（发生率≥ 1%），包括口内有金属味、头痛、恶心、呕吐、腹泻、低血压、氨基转移酶升高、痉挛 / 胃部痉挛、胸痛、嗜睡、呼吸困难、肺炎、咳嗽、瘙痒等。

2. 低分子右旋糖酐铁

（1）用法用量：静脉滴注，一次 500ml，一日 1 次，可连续用药 4~5 日或遵医嘱。

（2）注意事项

1）首次使用本品，开始的几毫升应缓慢静脉滴注，并在滴注开始后严密观察 5~10 分钟，出现所有不正常的征象（寒战、皮疹等）都应马上停药。

2）本品不应与维生素 C、维生素 B_{12}、维生素 K、双嘧达莫在同一溶液中混合给药。

3）应严格控制静脉滴注速度。

4）药液须澄清透明方可应用。开启后应一次用完，切勿中途停注或贮藏再用。

5）在 30℃以下贮存时易析出结晶，须经适当加温待溶解后方可使用。

（3）主要不良反应：少数患者可出现过敏反应，表现为皮肤瘙痒、荨麻疹、恶心、呕吐、哮喘，重者口唇发绀、虚脱、血压剧降、支气管痉挛；个别患者出现过敏性休克，直至死亡。过敏反应的发生率为 0.03%~4.7%，过敏体质者用前应做皮试。滴注速度过快可引起恶心、呕吐、头痛和气喘。

（五）药学监护要点

1. 治疗开始前的用药评估

（1）评估消化道出血情况，关注患者的粪、尿常规。

（2）有无上述静脉药物过敏史，过敏者禁用。

（3）肝、肾功能评估，肝、肾功能不全者应慎用。

（4）孕妇及哺乳期妇女：不可在分娩时与止痛药或硬膜外麻醉一起作为预防或治疗之用。因产妇对右旋糖酐过敏或发生类过敏反应时可导致子宫张力过高使胎儿缺氧，有致死性风险或造成婴儿神经系统的严重后果。

2. 治疗过程监护

（1）药物疗效监护：关注血常规、涂片、网织细胞计数、网织细胞血红蛋白含量及血清铁、铁蛋白、叶酸、维生素 B_{12}。

（2）药物安全性监护

1）铁剂渗漏至输液处局部组织可引起疼痛、炎症反应、局部褐色变，严重时发生坏死。通常不需特殊处理，严重时则需要外科干预。

2）滴注铁剂时有时会出现低血压，可能与滴注过快、预防性使用抗组胺药如苯海拉明有关，通常无须特殊处理，如果不恰当地给予升压药反倒可能引起血流动力学异常。

3）静脉铁剂产生的羟基自由基也能损伤肝脏，应用铁剂期间应监护肝功能。

（3）患者用药依从性监护：关注患者的胃肠功能，病情稳定后及时调整为口服用药。

3. 注意事项和药物相互作用

（1）过敏者禁用，特殊人群应慎重使用。

（2）注意疗效评价，病情稳定后及时改为口服用药，使用过程中需要及时全面的药学监护。

（3）注意用药安全性监测，及时识别和处理各种并发症。如血常规、涂片、网织细胞计数、网织细胞血红蛋白含量及血清铁、铁蛋白、叶酸、维生素 B_{12} 等，发现异常及时处理。

（4）药物相互作用

1）青霉胺会增强蔗糖铁和右旋糖酐铁注射液的毒性，禁止同时应用。

2）蔗糖铁注射液会减少口服铁剂的吸收，所以不能与口服铁剂合用，口服铁剂应在蔗糖铁注射液注射完5天后开始服用。

3）ACEI 类降压药与静脉铁剂合用，会增加发生静脉铁剂不良反应的可能性，有报道称有患者在联合应用静脉注射葡萄糖酸铁和依那普利片期间出现低血压、红斑、恶心、呕吐及胃肠道痉挛，可能与 ACEI 导致缓肽降解增加有关。

4）右旋糖酐铁可能会降低左甲状腺素钠片的作用，两者合用期间，应监测甲状腺功能。

4. 药学监护表 见表 3-20。

表 3-20 缺铁性贫血患者药学监护表

姓名		年龄		性别		体重	
诊断							
基础疾病							
肝功能							
肾功能							
药物过敏史	□有 药物			□无			
既往使用静脉药物情况	药品名称	剂量	溶媒	使用时间	治疗目的、效果描述及有无不良反应		
入院第 天治疗评估							

续表

当前使用静脉药物情况	药品名称	剂量	溶媒	使用时间	治疗效果及有无不良反应

目前联用的其他药物	药品名称	剂量	溶媒	使用时间	药师优化用药建议

入院第　　天治疗监护记录

疗效观察	症状 □尿常规,是否有隐血(频度、颜色、性状、总量) □粪常规,是否有隐血	其他 □进食情况
	辅助检查 □血常规 □网织细胞计数 □网织细胞血红蛋白含量 □血清铁 □铁蛋白	疗效评价 □无效 □改善 □痊愈
不良反应与处理		

二、急性淋巴细胞白血病

(一)概述

1. 定义和分型　成人急性淋巴细胞白血病(ALL)是最常见的成人急性白血病之一,占成人急性白血病的 20%~30%。ALL 的诊断应采用 MICM(形态学、免疫学、细胞遗传学和分子学)诊断模式,诊断分型采用 WHO 2016 标准。最低标准应进行细胞形态学、免疫表型检查,以保证诊断的可靠性;骨髓中的原始/幼稚淋巴细胞比例 ≥ 20% 才可以诊断 ALL;免疫分型应采用多参数流式细胞术。

急性淋巴细胞白血病按 FAB 分型可分为 3 个亚型:

(1)L1 型:原始和幼稚淋巴细胞明显增殖,比例增高,以小淋巴细胞为主;

染色质较粗,结构较一致,核仁少。

(2)L2 型:原始和幼稚淋巴细胞明显增殖,比例增高,淋巴细胞大小不一,以大细胞为主;染色质较疏松,核仁较清楚,1 个或多个。

(3)L3 型:原始和幼稚淋巴细胞明显增殖,比例增高,细胞大小较一致,以大细胞为主,细胞内有明显的空泡,胞质嗜碱性,染色深;染色质呈均匀细点状,核仁 1 个或多个。

2. 发病机制和病理生理　人类白血病的病因尚不清楚,生物因素、物理因素、化学因素及遗传因素等多种因素与白血病发病有关。生物因素主要是病毒感染和免疫功能异常;物理因素包括 X 射线、γ 射线等电离辐射,其作用与放射剂量大小、放射部位及年龄有关,全身或大面积接受电离辐射可造成骨髓抑制及机体免疫缺陷、染色体重组,DNA 发生可逆性断裂;多种化学物质可诱发白血病,如苯、含苯有机溶剂、烷化剂等;家族性白血病约占白血病的 7%。

(二)药物治疗原则

急性淋巴细胞白血病的主要治疗措施是化学治疗、放射治疗、骨髓移植和支持疗法等。化学治疗是最有效的方法,其目的是减少并最终彻底杀灭体内异常增殖的白血病细胞,以恢复骨髓造血功能,达到病情完全缓解,并延长患者的生存期的目的。

化学治疗的原则为早期、联合、充分、间歇、阶段。化学治疗一般分为诱导缓解治疗、巩固强化治疗和维持治疗。诱导缓解治疗的目的是尽快恢复正常造血;巩固强化治疗的目的是巩固疗效,清除 MRD;维持治疗的目的是维持治疗反应,延长 DFS。

(三)静脉药物启用时机

白血病治疗的重要手段是应用药物的化学治疗,及时尽快进行化疗是因为早期白血病细胞克隆较小、浸润较轻,化疗效果明显,所以一旦确诊为白血病,排除化疗禁忌后,应尽早开始化疗药物静脉治疗。

(四)常用的静脉治疗药物

1. 长春新碱

(1)用法用量:$1.4mg/m^2$,第 1、8、15 和 22 日,静脉注射,连续用药 4 周,间歇 2 周。

(2)注意事项:仅用于静脉注射,漏于皮下可导致组织坏死、蜂窝织炎。一旦漏出或可疑外漏,应立即停止输液,并予相应处理。防止药液溅入眼内,一旦发生应立即用大量 0.9% 氯化钠注射液冲洗,以后应用地塞米松眼膏保护,冲入静脉时避免日光直接照射。

(3)主要不良反应:剂量限制性毒性是神经系统毒性,主要引起外周神经症状如手指、神经毒性等,与累积剂量有关。可能引起足趾麻木、腱反射迟钝或消失、外周神经炎。运动神经、感觉神经和脑神经也可受到破坏,并产生相应症状。神经毒性常发生于 40 岁以上者,儿童的耐受性好于成人,恶性淋巴瘤患者出现神经毒性的倾向高于其他肿瘤患者。骨髓抑制和消化道反应较轻。有局部组织刺激作用,药液不能外漏,否则可引起局部坏死。可见脱发,偶见血压的改变。

2. 柔红霉素

(1)用法用量:30~45mg/m²,静脉滴注,第 1、2、3、15、16 和 17 日。柔红霉素口服无效,只能静脉滴注给药。

(2)注意事项:柔红霉素因有增加心脏毒性作用的风险,而不适用于那些有心脏病病史的患者,对有严重感染患者亦不提倡用该药。柔红霉素可迅速溶解肿瘤细胞而致血中的尿素和尿酸升高,所以在治疗的第 1 周至少需监测3~4 次血尿素和尿酸水平。在严重病例中,应给予充足的液体和别嘌醇,以避免尿酸性肾病。柔红霉素对所有患者都有骨髓抑制作用,对某些患者甚至有严重的骨髓再生障碍。注射柔红霉素后的 1~2 天,尿液可呈橘红色。如果皮肤或黏膜意外接触到柔红霉素溶液,应立即彻底冲洗。

(3)主要不良反应:骨髓抑制及心脏毒性是最重要的不良反应;脱发较常见,不过治疗停止后可恢复正常;口腔炎如果不是由于肿瘤本身所引起,会在注射药物 5~10 天后出现,其特点是溃烂区域疼痛,特别是在舌两侧有舌下黏膜的区域;可出现消化道症状,如恶心、呕吐、腹泻;如果注射柔红霉素发生药物外渗,会导致严重坏死。

3. 门冬酰胺酶

(1)用法用量:6 000U/m²,静脉滴注,第 19~28 日,酌情递减。

(2)药物注意事项:包括胰腺炎或有胰腺炎既往史患者、肝损害患者、骨髓功能抑制患者、合并感染的患者、水痘患者。

(3)主要不良反应:恶心、呕吐、食欲缺乏、发热、高氨血症、休克等。有时会出现休克、过敏症状,也可能会出现脑出血、脑梗死、肺出血等严重的凝血功能异常(纤维蛋白原减少、凝血酶原减少、纤溶酶原减少、AT-Ⅲ减少、蛋白 C 减少等),故应频繁进行检查并注意观察,若出现异常应暂停药并适当处置。有时会出现严重的急性胰腺炎,故应注意观察,若出现腹痛、呕吐症状及淀粉酶等胰酶上升,应停药并适当处置。该药还可能引起严重的糖尿病及骨髓抑制,应注意监测血糖和血常规。

4. 阿糖胞苷

(1)用法用量:口服无活性。根据所用的治疗方案设定不同的给药方法和疗程,可供静脉滴注、静脉注射、皮下注射或鞘内注射。与缓慢静脉滴注相比,给予快速静脉注射时患者能耐受更高的剂量,如 100~150mg/m²,第 1~7 日,静脉滴注。

（2）注意事项:使用苯甲醇作溶媒,禁用于儿童肌内注射。不可用于已确定妊娠或妊娠可疑的妇女。可发生过敏反应,有过敏反应导致心搏、呼吸骤停,并需心肺复苏的报道。

（3）主要不良反应:阿糖胞苷是一种骨髓抑制剂,应用后会出现贫血、白细胞减少、血小板减少、巨幼红细胞增多和网织红细胞减少、骨髓细胞群性质改变,还可引起恶心、呕吐、腹泻和腹痛、口腔溃疡以及肝功能异常。

5. 环磷酰胺

（1）用法用量:可加入林格液、0.9% 氯化钠注射液或葡萄糖注射液 500ml 中进行静脉滴注,根据容量不同,滴注时间为 30 分钟 ~2 小时;用量为 400~600mg/m²,静脉注射,第 1 和第 5 天,用药 7 天,间歇 2 周。

（2）注意事项:环磷酰胺静脉滴注渗漏不会引起静脉周围组织损害,因为其细胞抑制作用只有在其经肝脏代谢后才会显现。如果出现较大面积的药物渗漏,应停止滴注,局部处理以排出渗漏的液体,并用 0.9% 氯化钠注射液冲洗,建议滴注部位肢体固定不动,溶解的环磷酰胺是一种澄清的黄色黏性液体。

（3）主要不良反应:因滴注剂量不同,会有不同程度的骨髓抑制;恶心、呕吐常为剂量相关性不良反应;出血性膀胱炎、镜下血尿和肉眼血尿是环磷酰胺最常见的剂量相关性不良反应;肾功能损害(特别是有肾功能不全病史的患者)在大剂量滴注后发生。注意合并使用美司钠可明显降低环磷酰胺产生泌尿道毒副作用的严重性和频率。

6. 甲氨蝶呤

（1）用法用量:巩固强化治疗一般分为 6 个疗程,第 1 和第 4 个疗程用原诱导方案;第 2 和第 5 个疗程用 VP-16+Ara-C 方案;第 3 和第 6 个疗程用大剂量甲氨蝶呤 1~1.5g/m²,第 1 天静脉滴注维持 24 小时。

（2）注意事项:长期服用后,有潜在的导致继发性肿瘤的风险,可导致闭经和精子减少或缺乏,尤其是在长期应用较大剂量后,但一般多不严重,有时呈不可逆性。全身极度衰竭、恶病质或并发感染及心、肺、肝、肾功能不全时禁用。周围血象如白细胞低于 3.5×10^9/L 或血小板低于 50×10^9/L 时不宜用。

（3）主要不良反应:①胃肠道反应,包括口腔炎、口唇溃疡、咽喉炎、恶心、呕吐、腹痛、腹泻、消化道出血,食欲减退常见。②肝功能损害,包括黄疸、谷丙转氨酶、碱性磷酸酶、γ- 谷氨酰转肽酶等增高;长期口服可导致肝细胞坏死、脂肪肝、纤维化,甚至肝硬变。③大剂量应用可出现血尿、蛋白尿、尿少、氮质血症甚或尿毒症。④长期用药可引起咳嗽、气短、肺炎或肺纤维化。⑤骨髓抑制:主要为白细胞和血小板减少,长期口服小剂量可导致明显的骨髓抑制、贫血和血小板下降而伴皮肤或内脏出血。⑥脱发、皮肤发红、瘙痒或皮疹。⑦白细胞低下时可并发感染。

（五）药学监护要点

1. 治疗开始前的用药评估　Hb < 80g/L、PLT < 20×10^9/L 或有活动性出血，分别滴注浓缩红细胞和单采或多采血小板；若存在弥散性血管内凝血（DIC）倾向、PLT < 50×10^9/L，即应滴注单采或多采血小板并使用肝素等其他DIC治疗药物。有心功能不全者可放宽输血指征。

2. 治疗过程监护　主要为药物安全性监护。

（1）骨髓抑制情况：必要时给予升白药和升血小板药。

（2）脏器功能损伤的相应防治：如止吐、保肝、水化、碱化、防治高尿酸血症肾病（别嘌醇）、治疗诱导分化综合征（地塞米松）、抑酸药等。

3. 治疗后监护

（1）血常规，肝、肾功能，电解质和凝血功能。

（2）脏器功能评估。

（3）化疗第14天及诱导化疗后（可选）检测骨髓形态学，有条件者做微小残留病变检测。

（4）治疗前有白血病细胞浸润改变的各项检查，各种体液或分泌物培养、病原学检查、相关影像学检查需多次重复。

（5）化疗后中性粒细胞绝对值（ANC）≤ 1.0×10^9/L，可使用G-CSF。

4. 注意事项和药物相互作用

（1）长春新碱：伊曲康唑有阻碍肝细胞色素P4503A的作用，长春新碱通过肝细胞色素P4503A代谢，两者合用可使长春新碱的代谢受抑制；长春新碱与苯妥英钠合用，降低苯妥英钠的吸收或使其代谢亢进；长春新碱与含铂的抗恶性肿瘤药合用，可能增强第八对脑神经障碍；长春新碱与门冬酰胺酶合用，可能增强神经系统及血液系统障碍，为将毒性控制到最小，可将硫酸长春新碱在门冬酰胺酶给药前12~24小时使用。

（2）罗红霉素：罗红霉素与磷酸钠注射液、氨曲南、别嘌醇钠、氟达拉滨、哌拉西林他唑巴坦和氨茶碱等混合不相容；柔红霉素可以和其他抗肿瘤药联合使用，但建议不要在同一注射器中混合；柔红霉素经常与其他细胞毒性药物联用用药。

（3）门冬酰胺酶：有时会引起脑出血、脑梗死、肺出血等严重的凝血功能异常，有时会引起严重的急性胰腺炎，故给药期间注意观察患者的状态，若出现腹痛、呕吐等症状及淀粉酶等胰酶上升，应停药并适当处置。给予本药期间若出现口渴感、多饮、多尿等症状，应暂停药或停药并适当处置。可能会引起骨髓功能抑制等严重的副作用，故应频繁进行临床检验（血液检查、肝功能及肾功能检查等），若出现异常应减量或暂停并适当处置。长期用药会加重不良反应，故应慎重给药。充分注意感染、出血倾向的出现或恶化。小儿及育龄患者需用药时，应考虑对性腺的影响。

（4）阿糖胞苷：在诱导治疗时，须每天检测白细胞和血小板计数。阿糖胞苷治疗可发生过敏反应，有过敏反应导致心搏与呼吸骤停，并需心肺复苏的报道。药物在 5% 葡萄糖注射液中可与下列药物保持相容达 8 小时，如阿糖胞苷 0.8mg/ml 和头孢噻吩钠 1.0mg/ml、阿糖胞苷 0.4mg/ml 和泼尼松龙磷酸钠 0.2mg/ml、阿糖胞苷 16mg/ml 和硫酸长春新碱 4mg/ml，阿糖胞苷还与甲氨蝶呤有物理相容性。除上述药物外，阿糖胞苷不可与其他药物混合。在与任何其他药物混合前应确保相容性。阿糖胞苷在物理性质上与肝素、胰岛素、氟尿嘧啶、青霉素类如萘夫西林、苯唑西林和青霉素、甲泼尼龙琥珀酸钠和 B 族维生素有配伍禁忌。

阿糖胞苷注射液以及用此注射液配制的静脉滴注液中均不含抗菌药，因此建议使用前再进一步稀释，且滴注液配制好后应尽快开始滴注。滴注应在溶液配制好后的 24 小时内完成并将残液丢弃。

（5）环磷酰胺：由于环磷酰胺有免疫抑制作用，患者在接受疫苗接种时对疫苗的反应降低，注射活性疫苗时可伴有疫苗所致的感染。如果在应用去极化类肌松药时进行环磷酰胺治疗，可降低胆碱酯酶水平，可能发生呼吸暂停延长。如合并使用氯霉素，可导致环磷酰胺的半衰期延长及代谢延迟。与蒽环类合并使用，可能会加强环磷酰胺的潜在心脏毒性，先前心脏部位的局部放疗也增强环磷酰胺对心脏的毒性。合用吲哚美辛应格外慎重。化疗期间应禁忌饮酒及含乙醇的饮料。由于葡萄柚内含有能与环磷酰胺相互作用的化合物而降低其效用，患者应避免进食葡萄柚或含有葡萄柚的饮料。

（6）甲氨蝶呤：甲氨蝶呤与水杨酸盐、非甾体抗炎药、磺胺类及苯妥英等合用，将产生潜在的药物毒性，广谱抗菌药物可能通过抑制肠道菌群或通过细菌抑制药物代谢，降低甲氨蝶呤肠道吸收或干扰肝肠循环。甲氨蝶呤与一些药物如琥珀酸氢化可的松、甲泼尼龙、门冬酰胺酶、博来霉素、青霉素、卡那霉素、长春新碱合用，细胞对甲氨蝶呤的摄取率将会改变。丙磺舒能减少肾小管的转运功能，甲氨蝶呤与丙磺舒合用时，可升高甲氨蝶呤的血药浓度。考来烯胺与甲氨蝶呤合用时，其结合甲氨蝶呤能力大于血清蛋白，会降低甲氨蝶呤的作用，青霉素类药物可能降低甲氨蝶呤肾清除率，可能升高甲氨蝶呤的血药浓度，合用时应密切观察。

5. 药学监护表　见表 3-21。

表 3-21　急性淋巴细胞白血病患者药学监护表

姓名		年龄		性别		体重	
诊断							
基础疾病							
肝功能							
肾功能							
药物过敏史	□有 药物				□无		
既往使用静脉药物情况	药品名称	剂量	溶媒	使用时间	治疗目的、效果描述及有无不良反应		
入院第　　天治疗评估							
当前使用静脉药物情况	药品名称	剂量	溶媒	使用时间	治疗效果及有无不良反应		
目前联用的其他药物	药品名称	剂量	溶媒	使用时间	药师优化用药建议		
入院第　　天治疗监护记录							
疗效观察	症状 □随时观察患者化疗期间的反应 □化疗期间嘱患者多饮水				其他 □睡眠 □进食情况（流质、半流质）			
	辅助检查 □血常规 □肝肾功能 □电解质 □凝血功能				疗效评价 □无效 □改善 □痊愈			
不良反应与处理							

三、特发性血小板减少性紫癜

（一）概述

1. 定义和分型　特发性血小板减少性紫癜（idiopathic thrombocytopenic purpura，ITP）是一种获得性自身免疫性出血性疾病，约占出血性疾病总数的 1/3。成人的发病率为（5~10）/10 万，育龄妇女的发病率高于男性，60 岁以上的老年人是该病的高发群体。临床表现以皮肤黏膜出血为主，严重者有内脏出血，甚至颅内出血，出血风险随年龄增长而增加；部分患者仅有血小板减少，没有出血症状。

疾病分型如下：

（1）新诊断的 ITP：确诊后 3 个月以内的 ITP 患者。

（2）持续性 ITP：指确诊后 3~12 个月血小板持续减少的 ITP 患者，包括没有自发缓解的患者或停止治疗后不能维持完全缓解的患者。

（3）慢性 ITP：血小板减少持续超过 12 个月的 ITP 患者。

（4）重症 ITP：指血小板 $< 10 \times 10^9/L$，且就诊时存在需要治疗的出血症状或常规治疗中发生新的出血症状且需要用其他升血小板药治疗或增加现有治疗药物的剂量。

（5）难治性 ITP：指满足以下 3 个条件的患者，包括脾切除后无效或复发、仍需治疗以降低出血风险、除外其他引起血小板减少症的原因确诊为 ITP。

2. 发病机制和病理生理　该病的主要发病机制如下：

（1）体液和细胞免疫介导的血小板过度破坏。

（2）体液和细胞免疫介导的巨核细胞数量和质量异常，血小板生成不足。阻止血小板过度破坏和促血小板生成已成为 ITP 现代治疗中不可或缺的重要方面。血小板减少性紫癜以皮肤黏膜及内脏出血、血小板减少、骨髓巨核细胞成熟障碍、血小板生存时间缩短出现等为特征，血小板过度减少导致颅内出血是本病的致死病因。

（二）药物治疗原则

ITP 的治疗宜个体化，近年的研究显示患者血小板减少的程度和出血风险并非完全一致。部分患者的血小板计数虽然很低，但是没有明显的出血。因此不能将血小板计数作为疗效判断的唯一指标，具体原则如下：

1. 成人 ITP 患者的 PLT $\geqslant 30 \times 10^9/L$，无出血表现，且不从事增加出血风险的工作或活动，发生出血的风险比较小的患者可予观察和随访。

2. 下述危险因素增加出血风险：①随着患者年龄增加和患病时间延长，出血风险加大；②血小板功能缺陷；③凝血因子缺陷；④未被控制的高血压；⑤外科手术或外伤；⑥感染；⑦必须服用阿司匹林等非甾体抗炎药、华法林等抗凝血药。

3. 若患者有出血症状,无论此时血小板减少程度如何,都应该积极治疗。在下列临床过程中,血小板计数的参考值分别为口腔科检查,$\geq 20 \times 10^9/L$;拔牙或补牙,$\geq 30 \times 10^9/L$;小手术,$\geq 50 \times 10^9/L$;大手术,$\geq 80 \times 10^9/L$;自然分娩,$250 \times 10^9/L$;剖宫产,$> 180 \times 10^9/L$。

(三)静脉药物启用时机

重症 ITP 患者($PLT < 50 \times 10^9/L$)需启用静脉药物。对于病情十分危急,须立即提升血小板计数的患者应给予随机供者的血小板滴注。对于不能耐受肾上腺皮质激素或者拟行脾切除术的术前准备患者以及合并妊娠或分娩前,或部分慢作用药物(如达那唑或硫唑嘌呤)发挥疗效之前,还可选用静脉滴注丙种球蛋白,其他治疗措施包括应用纤溶酶抑制剂(如氨甲环酸、氨基己酸)等;如上述治疗仍不能控制出血,可以考虑使用重组人活化因子Ⅶ,对于难治性 ITP 患者可使用 TPO 和 TPO 受体激动剂。

(四)常用的静脉治疗药物

1. 成人 ITP 患者的一线治疗

(1)肾上腺皮质激素

1)用法用量:泼尼松从 1.0mg/(kg·d)开始口服,分次或顿服,病情严重的患者用等效剂量的地塞米松、甲泼尼龙等非胃肠道给药方式,待病情好转时改为口服。

2)注意事项:结核病、急性细菌或病毒感染患者应用糖皮质激素时必须给予适当的抗感染治疗;长期服药后,停药时应逐渐减量;骨质疏松症、肝硬化、肾功能不全、甲状腺功能低下患者慎用。

糖皮质激素可引发潜在的糖尿病或增加糖尿病患者对胰岛素和口服降血糖药的需求;该药会使动脉性高血压病情恶化,应慎用;已有的情绪不稳和精神病倾向可能会因服用皮质激素而加重;糖皮质激素的治疗疗程应权衡利弊;皮质激素应慎用于眼部单纯疱疹患者,以免引起角膜穿孔;糖皮质激素应慎用于非特异性溃疡性结肠炎患者。

3)主要不良反应:长期应用糖皮质激素可导致骨质疏松,股骨头坏死,高血压,糖尿病,高脂血症,肌无力,青光眼和白内障,精神症状如焦虑、兴奋、欣快或抑郁、失眠、性格改变,严重时可诱发精神失常、癫痫发作。因其促进胃酸分泌,可引起急性胃黏膜病变。儿童长期应用糖皮质激素可影响生长发育,应及时进行检查并治疗。其不良反应严重程度与用药剂量、用药时间成正比,需加强监护。

对于 HBV-DNA 复制水平较高的患者慎用糖皮质激素,确需应用者应用时参照《中国慢性乙型肝炎防治指南》。

（2）静脉注射用丙种球蛋白：主要用于 ITP 的紧急治疗；不能耐受肾上腺皮质激素或者拟行脾切除术的术前准备；合并妊娠或分娩前；部分慢作用药物（如达那唑或硫唑嘌呤）发挥疗效之前。

1）用法用量：常用剂量为 400mg/（kg·d）×5 天或 1.0g/（kg·d）×1 天，严重者连用 2 天，必要时可以重复。

2）注意事项：应单独使用。如出现混浊、有摇不散的沉淀、异物，或玻璃瓶有裂纹、过期失效均不可使用。开瓶后应一次注射完毕，不得分次使用。运输及贮存过程中严禁冻结。静脉注射用丙种球蛋白慎用于 IgA 缺乏、糖尿病和肾功能不全患者，对免疫球蛋白过敏或有其他严重过敏史者及有 IgA 抗体的选择性 IgA 缺乏者禁用。

3）主要不良反应：一般无明显的不良反应，少数人会出现注射部位红肿、疼痛反应，无须特殊处理，可自行恢复。

2. 成人 ITP 患者的二线治疗 ①脾切除：在脾切除前，必须对 ITP 的诊断作出重新评价。脾切除的指征包括正规糖皮质激素治疗 4~6 周无效；泼尼松治疗有效，但维持剂量＞30mg/d；有使用糖皮质激素的禁忌证（年龄＜16 岁、妊娠早期和晚期、因其他疾病不能手术）。②药物治疗：ITP 的二线治疗包括脾切除及免疫抑制剂如硫唑嘌呤、环孢素、达那唑，因均为口服药物，不在本书讨论之列。

（1）利妥昔单抗

1）用法用量：剂量为 $375mg/m^2$，静脉滴注，每周 1 次，共 4 次。一般在首次注射 4~8 周内起效。

2）注意事项：滴注利妥昔单抗期间应对出现呼吸系统症状或低血压的患者至少监护 24 小时，每次滴注利妥昔单抗前 30~60 分钟应预先使用止痛药（例如对乙酰氨基酚）和抗组胺药（例如苯海拉明）。

3）主要不良反应：利妥昔单抗会导致患者 B 细胞耗竭，降低免疫力，引发感染，最常见的是上呼吸道感染或尿路感染，活动性乙型或丙型肝炎是利妥昔单抗治疗的禁忌证。使用利妥昔单抗时注意预防感染，可以选择滴注小剂量人免疫球蛋白，每月 1 次，应用半年。可发生急性输液反应，包括低血压、发热、畏寒、寒战、皮疹及荨麻疹、支气管痉挛、舌或喉部肿胀感、恶心、疲劳、头痛、瘙痒、呼吸困难、鼻炎、呕吐等；少数患者会发生恶性肿瘤及头痛，如感觉异常、偏头痛、头晕、坐骨神经痛等。

（2）TPO 和 TPO 受体激动剂——重组 TPO：国内应用重组 TPO 治疗难治性 ITP 患者。

1）用法用量：剂量为 1μg/（kg·d）×14 天，PLT 达 $100×10^9$/L 停药。

2）注意事项：使用该药期间应监测外周血小板计数的变化，一般应隔日

1次,血小板计数达标时应及时停药,停药后定期监测至少2周。

3)主要不良反应:rhTPO的相关不良反应发生率为13.6%,主要有轻度嗜睡、头晕、过敏样反应和乏力等,不良反应轻微,患者可耐受。

（3）血小板生成素拟肽

1)用法用量:从每周1次皮下注射开始,若 PLT < 50×10^9/L 则每周增加 1µg/kg,最大剂量为 10µg/kg。若持续 2 周 PLT > 200×10^9/L,开始每周减量 1µg/kg。PLT ≥ 400×10^9/L 时停药。若最大剂量应用 4 周后血小板计数未见上升,视为无效,可给予停药。

2)注意事项:中断本药治疗可导致血小板减少的症状加重,增加患者的出血风险,孕妇和哺乳期妇女禁用。

3)主要不良反应:常见不良反应如头痛、关节痛、眩晕、失眠、肌痛、肢体疼痛、腹痛、肩痛、消化不良、麻木和感觉异常;严重不良反应有骨髓网状沉积和血小板减少症恶化;患者体内有可能产生耐药的抗体。

（4）长春碱类:详见肿瘤静脉药物章节。

3. 二线治疗失败的 ITP 患者的治疗　糖皮质激素、静脉注射用丙种球蛋白和脾切除等一、二线治疗无效(包括不适合或不接受脾切除的患者),仍需治疗以维持安全的血小板水平的患者,其治疗宜个体化,可以选择环磷酰胺、联合化疗、吗替麦考酚酯及干细胞移植等治疗,此类药物见化疗药物章节。

（五）药学监护要点

1. 治疗开始前的用药评估

（1）有无上述静脉药物过敏史,过敏者禁用。

（2）出血风险评分

1)血小板计数:　　　　　×10^9/L

　　□1分（30~80）　□2分（10~29）　□3分（< 10）

2)出血部位

　　皮肤瘀点、瘀斑:□1分(散在,<5个)　□2分(密集,>5个)

　　口腔出血:□1分(1个血疱或龈血自止)　□2分(多发血疱或龈血不
　　　　　　易止)

　　鼻腔出血:□1分(擤鼻时出血或鼻出血<5分钟)　□2分(鼻出血≥
　　　　　　5分钟)

　　便血:□1分(潜血)　□2分(肉眼可见)

　　血尿:□1分(镜下)　□2分(肉眼可见)

　　月经:□1分(非经期点滴出血)　□2分(非经期大量出血或经期延长)

　　眼结膜出血:□1分　肺出血:□2分　颅内出血:□2分

　　以上加和总分:　　分(□≥6分,为重点药学监护对象)

2. 治疗过程监护

（1）药物疗效监护

1）关注血小板计数，评估是否有改善，判断是否有活动性出血。

2）关注凝血功能的变化，评估患者的出血风险。

3）病情稳定后及时调整为口服用药，尤其是糖皮质激素。

（2）药物安全性监护

1）特殊药物，尤其是长期应用糖皮质激素，应及时评估，避免严重不良反应的发生。

2）关注肝、肾功能等脏器功能的变化，注射用丙种球蛋白慎用于肾功能不全患者。

3）及时识别各种药物的不良反应，给予患者用药教育，促进临床安全用药。

（3）用药依从性监护：患者是否按时、按照医嘱规定的用法用量服药，不随意停药或加量。

3. 注意事项和药物相互作用

（1）注意事项：应用糖皮质激素时需长期服药，停药时应逐渐减量；骨质疏松症、肝硬化、肾功能不全、甲状腺功能低下患者慎用；糖皮质激素可升高血糖和血压，须慎用；该药会引起中枢兴奋和溃疡，需注意监护。

滴注利妥昔单抗期间应对出现呼吸系统症状或低血压的患者至少监护24 小时，每次滴注利妥昔单抗前 30~60 分钟应预先使用止痛药（例如对乙酰氨基酚）和抗组胺药（例如苯海拉明）。

使用 TPO 和血小板生成素拟肽期间应监测外周血小板计数的变化。

（2）药物相互作用

1）地塞米松：与巴比妥类、苯妥英、利福平同服，本药代谢促进作用减弱。与水杨酸类药合用，增加其毒性。可减弱抗凝血剂、口服降糖药作用，应调整剂量。

2）甲泼尼龙琥珀酸钠：甲泼尼龙主要经 CYP3A4 酶代谢，与 CYP3A4 抑制剂如伊曲康唑、氟康唑、异烟肼、HIV- 蛋白酶抑制剂、地尔硫草、乙炔雌二醇 / 炔诺酮、环孢素、葡萄柚汁同时应用，甲泼尼龙琥珀酸钠的血浆浓度增加。CYP3A4 诱导剂如利福平、苯巴比妥，苯妥英、卡马西平与甲泼尼龙琥珀酸钠同时服用，甲泼尼龙琥珀酸钠血浆浓度可能降低。

高剂量皮质类固醇和抗胆碱能药物如神经肌肉阻断药物同时使用会引起急性肌病，降糖药与皮质类固醇合用可能会增加血糖浓度，可能需要调整降糖药的剂量，同时使用环孢素和甲泼尼龙会引起代谢的相互抑制，这可能会增加其中一种药物或者这两种药物的血药浓度。同时使用甲泼尼龙和环孢素有引起惊厥的报道，皮质类固醇与非甾体抗炎药同时服用，可能会增加胃肠道出血和溃疡的发生率;甲泼尼龙可能会增加高剂量阿司匹林的清除,当甲泼尼龙停药时,能导致水杨酸盐中毒危险增加。当皮质类固醇与排钾药物(如利尿药,两性霉素 B)同时给药时,应密切观察患者血钾变化。皮质类固醇与两性霉素 B 或 β_2 受体激动剂的同时使用会增加低钾血症的风险。甲泼尼龙对口服抗凝药的影响各异,应监测凝血功能。

3)静脉注射丙种球蛋白:尚无与其他药物相互作用的临床研究资料,须严格单独输注,不得与其他任何药物混合使用。

为了避免被动接受本品中特异性抗体的干扰,输注本药 3 个月后才能接种某些减毒活疫苗,如脊髓灰质炎、麻疹、风疹、腮腺炎以及水痘病毒疫苗等。同样,在非紧急状态下,已经接种了这类疫苗的患者至少在接种后 3~4 周才能输注本品;如果在接种后 3~4 周内使用了本品,则应在最后一次输注本品后 3个月重新接种。

4)TPO:尚不明确。

4. 药学监护表　见表3-22。

表3-22　特发性血小板减少性紫癜患者药学监护表

姓名		年龄		性别		体重		
诊断								
基础疾病								
肝功能								
肾功能								
药物过敏史	□有 药物			□无				
既往使用静脉药物情况	药品名称	剂量	溶媒	使用时间		治疗目的、效果描述及有无不良反应		
入院第　　天治疗评估								
当前使用静脉药物情况	药品名称	剂量	溶媒	使用时间		治疗效果及有无不良反应		

续表

	药品名称	剂量	溶媒	使用时间	药师优化用药建议
目前联用的 其他药物					

入院第　　天治疗监护记录		
疗效观察	症状 □皮肤瘀点、瘀斑 □口腔、鼻腔出血 □便血 □血尿 □月经延长 □眼结膜出血	其他 □睡眠 □进食情况（流质、半流质）
	辅助检查 □大便隐血 □血常规 □凝血功能 □肝功能 □肾功能	疗效评价 □无效 □改善 □痊愈
不良反应与 处理		

（沈甫明　费轶博）

第五节　内分泌系统疾病静脉药物治疗与药学监护

一、Graves 眼病

（一）概述

1. 定义和分型　Graves 眼病（Graves ophthalmopathy, GO）也称为浸润性突眼、甲状腺相关性眼病（TAO），近年来倾向于称为 Graves 眶病。患者自诉眼内异物感、胀痛、畏光、流泪、复视、斜视、视力下降；检查见突眼（眼球凸出度超过正常值上限 4mm），眼睑肿胀，结膜充血水肿，眼球活动受限，严重者眼球固定、眼睑闭合不全、角膜外露而形成角膜溃疡、全眼炎，甚至失明。眶 CT 发现眼外肌肿胀增粗。

按照 1977 年美国甲状腺学会（ATA）的 Graves 病眼征分级（表 3-23），需达到 3 级以上可以诊断为本病。2006 年 GO 欧洲研究组（EUGOGO）提出 GO 病情严重度评估标准（表 3-24），他们仅使用突眼度、复视和视神经受累 3 个指标。国际 4 个甲状腺学会还联合提出判断 GO 活动的评分方法（clinical activity score，CAS），即以下 7 项表现各为 1 分，CAS 积分达到 3 分判断为疾病活动，积分越多，活动度越高。包括①自发性球后疼痛；②眼球运动时疼痛；③眼睑红斑；④结膜充血；⑤结膜水肿；⑥泪阜肿胀；⑦眼睑水肿。

表 3-23　Graves 病眼征分级标准（美国甲状腺学会，1977）

级别	眼部表现
0	无症状和体征
1	无症状，体征有上睑挛缩、Stellwag 征、von Graefe 征等
2	有症状和体征，软组织受累
3	突眼（＞18mm）
4	眼外肌受累
5	角膜受累
6	视力丧失（视神经受累）

表 3-24　Graves 眼病病情严重度评估标准
（Graves 眼病欧洲研究组，2006）

级别	突眼度 /mm	复视	视神经受累
轻度	19~20	间歇性发生	视神经诱发电位或其他检测异常，视力＞9/10
中度	21~23	非持续性存在	视力 5/10~8/10
重度	＞23	持续性存在	视力＜5/10

注：间歇性复视为在劳累或行走时发生；非持续性存在的复视为眨眼时发生复视；持续性存在的复视为阅读时发生复视；严重的 Graves 眼病为至少 1 种重度表现，或 2 种中度表现，或 1 种中度表现和 2 种轻度表现。

本病以男性多见，甲亢与 GO 发生顺序的关系为 43% 两者同时发生；44% 甲亢先于 GO 发生；有 5% 的患者仅有明显突眼而无甲亢症状，TT_3、TT_4 在正常范围内，称之为"甲状腺功能正常"的 GO（euthyroid Graves ophthalmopathy，EGO）。单眼受累的病例占 10%~20%，此类患者的促甲状腺激素是降低的，实际为亚临床甲亢。更有少数的 GO 可以见于桥本甲状腺炎。诊断 GO 应行眶后 CT 或 MRI 检查,排除球后占位性病变。本病发病后 66% 的病例可以自发性减轻,20% 体征无变化,14% 继续恶化。大部分病例病情活动持续 6~12 个月,然后炎症症状逐渐缓解,进入稳定期。部分病例可以复发。

2. 发病机制和病理生理　Graves 眼病的发病机制以细胞免疫紊乱和细胞因子作用增强为突出表现。甲状腺和眼球后组织存在共同抗原,主要为促甲状腺激素受体(TSHR),作用于甲状腺的促甲状腺激素受体抗体(TRAb)可以同时作用于球后组织。胰岛素样生长因子 1(IGF-1)和 TRAb 刺激成纤维细胞增殖,分泌糖胺聚糖(glycosaminoglycan,GAG)、透明质酸等,导致突眼和眼外肌间质水肿。在炎症介质的作用下,脂肪细胞增殖、分化等。

Graves 眼病的组织学研究主要集中在眼外肌上,主要是由于 Graves 眼病患者的眼外肌增粗明显。然而电镜下眼外肌纤维并无异常,而在眼外肌之间有无定形颗粒状物体沉积,这些颗粒状物体主要由胶原纤维和 GAG 组成,主要成分为透明质酸。眼眶成纤维细胞分泌大量 GAG,该物质带负电荷并且高渗透压的特性使其具有很高的亲水性,可以结合大量水分,引起肌细胞水肿、增粗。浸润眼外肌的炎症细胞大多数为淋巴细胞、浆细胞和散在的肥大细胞。在 Graves 眼病的非活动期,肌束萎缩、纤维化,纤维组织可以延伸至邻近的脂肪组织中。眼眶脂肪容积增加主要发生在 Graves 眼病的活动期。Nishida 等在研究中发现 GO 患者眼眶中脂肪组织容积的增加明显高于眼外肌容积的增加,并且眼眶总脂肪容积和前部眶脂肪容积与突眼的程度相关。由此可见,眶脂肪组织增加在 GO 的发病中起到非常重要的作用。

(二)药物治疗原则

GO 的治疗首先要区分病情程度。根据 EUGOGO 报告,轻度 GO 占 40%,中度 GO 占 33%,重度 GO 占 27%。轻度 GO 的病程一般呈自限性,不需要强化治疗,以局部治疗和控制甲亢为主,如戴有色眼镜减轻畏光症状;使用人工泪液、夜间遮盖角膜以消除角膜异物感,保护角膜;抬高床头减轻眶周水肿;戴棱镜矫正轻度复视。控制甲亢是基础治疗,因为甲亢或甲减可以促进 GO 进展;应当告知患者戒烟。轻度 GO 是稳定的,一般不发展为中度和重度 GO。中度和重度 GO 在上述治疗的基础上可以应用糖皮质激素强化治疗,治疗效果取决于疾病活动程度。对于处于活动期的病例,治疗可以奏效,例如疾病的急性期或新近发生的炎症、眼外肌障碍等;相反,对于病史较长的病例、慢性突眼、稳定的复视治疗效果不佳,往往需要眼科康复手术矫正。

(三)静脉药物启用时机

对于大多数中至重度的活动期 GO 患者应采用糖皮质激素冲击治疗方案。视神经受累是本病最严重的表现,可以导致失明,需要静脉滴注糖皮质激素。

（四）常用的静脉治疗药物

糖皮质激素用于 GO 的治疗已有几十年，GO 与自身甲状腺疾病密切相关。糖皮质激素用于 GO 的治疗主要基于其非特异性抗炎效应和免疫抑制效应；糖皮质激素可以干扰 T、B 淋巴细胞的功能，减少炎症区域的中性粒细胞、单核细胞和巨噬细胞募集，抑制炎症介质（如细胞因子）释放，减少眼眶成纤维细胞 GAG 的合成。糖皮质激素静脉途径给药的治疗效果优于口服给药（有效率前者为 80%~90%，后者为 60%~65%），局部给药途径不优于全身给药。常用甲泼尼龙静脉滴注冲击治疗。

1. 用法用量　常用方法为甲泼尼龙 500~1 000mg 加入 0.9% 氯化钠注射液中静脉滴注冲击治疗，隔日 1 次，连用 3 次，每 4 周冲击 1 次。总剂量不超过 4.5~6.0g。

2. 注意事项　对属于下列特殊危险人群的患者应采取严密的医疗监护并应尽可能缩短疗程：儿童，糖尿病患者，高血压患者，有精神病病史者，有明显症状的某些感染性疾病如结核病，或有明显症状的某些病毒性疾病如波及眼部的疱疹及带状疱疹。静脉注射甲泼尼龙溶液时的相容性与稳定性，及它与静脉滴注液中其他药物的相容性与稳定性取决于混合液的 pH、浓度、放置时间、温度及甲泼尼龙自身的溶解性。为了避免相容性和稳定性问题，建议无论用静脉注射还是静脉滴注，均应尽可能将甲泼尼龙溶液与其他药物分开给药。

3. 主要不良反应　常见不良反应为胃肠道反应，可能发生穿孔或出血的消化道溃疡、消化道出血、胰腺炎、食管炎、肠穿孔；其他不良反应有体液与电解质紊乱，包括钠潴留、体液潴留、某些敏感患者的充血性心力衰竭、钾离子丧失、低钾性碱中毒及高血压；内分泌系统不良反应包括月经失调、出现库欣体态、抑制儿童生长、抑制垂体 - 肾上腺皮质轴、糖耐量降低、引发潜在的糖尿病、增加糖尿病患者对胰岛素和口服降血糖药的需求；其他可能发生的不良反应还包括肌肉骨骼系统疾病、皮肤病、神经病、眼部异常、代谢方面及免疫系统异常等。

（五）药学监护要点

1. 治疗开始前的用药评估

（1）全身性霉菌感染患者禁用。

（2）有无上述静脉药物过敏史，过敏者禁用。心电图、血压、血氧饱和度持续监测可以帮助判断患者的循环状况。

（3）注射用甲泼尼龙琥珀酸钠 40mg 规格含有牛源性乳糖作为辅料，因此可能含有微量的牛乳蛋白（牛乳变应原）。据报道，对牛乳蛋白过敏的患者在使用本品治疗急性过敏性疾病时曾发生严重的变态反应，包括支气管痉挛和严重的过敏反应。已知或疑似对牛乳过敏的患者不得使用注射用甲泼尼龙琥珀酸钠 40mg 规格。

（4）禁止对正在接受皮质激素类免疫抑制剂治疗的患者使用活疫苗或减毒活疫苗。

（5）孕妇及哺乳期妇女：一些动物实验表明，妊娠期间使用大剂量皮质激素可能引起胎儿畸形，只有当确实需要时才可用于孕妇。皮质激素随乳汁分泌。

2. 治疗过程监护

（1）观察是否有体液与电解质紊乱，限钠补钾的饮食可能是必要的，监测电解质变化。

（2）治疗中评估胃肠道反应情况，关注患者恶心、呕吐情况，是否可能发生穿孔或出血的消化道溃疡、消化道出血、胰腺炎、食管炎、肠穿孔等。

（3）观察患者的精神状况，使用皮质激素可能出现精神错乱的症状，如欣快感、失眠、情绪变化、个性改变及重度抑郁直至明显的精神病表现。

（4）监测患者的血糖，皮质激素可能会引发潜在的糖尿病，增加糖尿病患者对胰岛素和口服降血糖药的需求。

3. 注意事项和药物相互作用

（1）过敏者禁用，特殊人群应慎重使用。

（2）加强用药监测，注意药物相互作用。糖皮质激素与致溃疡药物（如水杨酸盐和非甾体抗炎药）合用，会增加发生消化道并发症的风险；糖皮质激素与噻嗪类利尿药合用，会增加糖耐量异常风险；糖皮质激素会增加糖尿病患者对胰岛素和口服降血糖药的需求；使用皮质激素的患者不可接种牛痘，也不可接受其他免疫措施，特别是大剂量使用的患者，因为有出现神经系统并发症和/或缺乏抗体反应的风险；皮质激素与阿司匹林联合用于凝血酶原过少的患者时应谨慎；有报道同时服用甲泼尼龙和环孢素会引起惊厥，因为上述 2 种药物会相互抑制对方的代谢，所以服用任一药物时引起的惊厥和其他不良反应在同时服用 2 种药物时更易发生。

（3）注意疗效评价，治疗 GO 时总剂量不超过 4.5~6.0g。

（4）注意用药安全性监测，及时识别和处理各种并发症。如定期监测电解质、血糖、血压、血维生素 B_{12} 及血镁水平等，发现异常及时处理，积极对症治疗。

4. 药学监护表　见表 3-25。

表 3-25　Graves 眼病患者药学监护表

姓名		年龄		性别		体重	
诊断							
基础疾病							
肝功能							
肾功能							
药物过敏史	□有　　　　　　　　　　　　　　　□无 药物						

既往使用静 脉药物情况	药品名称	剂量	溶媒	使用时间	治疗目的、效果描述及有无 不良反应

入院第　　　天治疗评估

当前使用静 脉药物情况	药品名称	剂量	溶媒	使用时间	治疗效果及有无不良反应
目前联用的 其他药物	药品名称	剂量	溶媒	使用时间	药师优化用药建议

入院第　　　天治疗监护记录

疗效观察	症状 □眼外观检查 □眼压 □疼痛、肿胀 □畏光、流泪、视物清晰度	其他 □胃肠道反应 □进食情况(流质、半流质)
	辅助检查 □大便隐血 □血常规 □血压 □血糖 □电解质	疗效评价 □改善 □有效 □痊愈
不良反应与 处理		

二、甲状腺危象

（一）概述

1. 定义和分型 甲状腺危象也称为甲亢危象，表现为所有甲亢症状的急骤加重和恶化，多发生于较重甲亢未予治疗或治疗不充分的患者。常见诱因有感染、手术、创伤、精神刺激等。临床表现有高热或过高热、大汗、心动过速（140次/min以上）、烦躁、焦虑不安、谵妄、恶心、呕吐、腹泻，严重患者可有心力衰竭、休克及昏迷。甲亢危象的诊断主要靠临床表现综合判断。临床高度疑似本症及有危象前兆者应按甲亢危象处理。甲亢危象的病死率在20%以上。

2. 发病机制和病理生理 目前认为，激素进入靶细胞的细胞核是甲状腺激素的作用机制。细胞核内存在与遗传物质有关的特异性甲状腺激素受体，甲状腺激素与特异性核受体相互作用，影响基因表达，细胞代谢随之发生变化。过多的甲状腺激素与核受体在分子水平上的相互作用、甲状腺激素进入细胞增多以及和受体的作用是引起甲状腺危象发生的可能机制。甲状腺危象与某些使甲状腺毒症恶化的因素、细胞因子的释放和免疫紊乱的形成均有关系。

甲状腺危象的确切发病机制和病理生理尚未完全阐明，可能与下列因素有关：

（1）大量甲状腺激素释放至循环血中：一部分甲亢患者服用大量甲状腺激素可产生甲状腺危象；甲状腺手术、不适当地停用碘剂以及放射性碘治疗后，患者血中的甲状腺激素升高，引起甲状腺危象。这些均支持本病的发生是由于大量甲状腺激素骤然释放入血所致。

（2）血中的游离甲状腺激素增加：感染、甲状腺以外其他部位的手术等应激可使血中的甲状腺激素结合蛋白浓度减少，与其结合的甲状腺激素解离，血中的游离甲状腺激素增多，这可以解释部分甲状腺危象患者的发病。

（3）机体对甲状腺激素反应的改变：由于某些因素的影响，使甲亢患者各系统的脏器及周围组织对过多的甲状腺激素适应能力减低，由于此种失代偿而引起甲状腺危象。临床上在甲状腺危象时有多系统功能衰竭、血中的甲状腺激素可不升高，以及在一些患者死后尸检时所见无特殊病理改变等均支持这种看法。

（4）肾上腺素能活力增加：给甲亢患者作交感神经阻滞，或服用抗交感神经或β肾上腺素受体拮抗剂，均可使甲亢的症状和体征得到改善，说明甲亢的许多表现是由于患者血中的甲状腺激素增多，使儿茶酚胺的作用增强所致。甲状腺危象时产热过多是由于脂肪分解加速，甲状腺激素可直接或通过增加儿茶酚胺使脂肪分解。甲状腺危象患者采用β肾上腺素受体拮抗剂，血中增高的游离脂肪酸水平可迅速下降,甲状腺危象的临床征象同时好转。

（5）甲状腺素在肝中的清除减少和其他非甲状腺疾病的存在:均引起 T_4 清除减少,有报道感染时常伴发 50% 以上的患者血中的 T_4 清除减少,这些都能使血中的甲状腺激素含量增加。

以上列举的原因,解释部分甲状腺危象的发生,但不能概括全部发生机制,故可认为甲状腺危象的发生并非单一原因所致,而是由多个方面的因素引起的。

（二）药物治疗原则

去除诱因,注意保证足够的热量及液体补充,高热者积极降温,必要时进行人工冬眠,有心力衰竭者使用洋地黄及利尿药;使用抗甲状腺药;使用抗甲状腺药 1 小时后使用碘剂;使用糖皮质激素,如地塞米松或氢化可的松。无心力衰竭者或者心力衰竭被控制后可使用普萘洛尔控制心率,有心力衰竭者禁用。经上述治疗有效者病情在 1~2 天内明显改善,1 周内恢复,此后碘剂和糖皮质激素逐渐减量,直至停药。在上述常规治疗效果不满意时,可选用腹膜透析、血液透析或血浆置换等措施迅速降低血浆甲状腺激素浓度。

（三）静脉药物启用时机

甲状腺危象缺乏特异性的实验室检查指标,其诊断主要依靠临床症状和体征。2008 年日本甲状腺内分泌学会提出甲状腺危象的定性诊断标准如下:

1. 中枢神经系统功能失调。

2. 发热,体温超过 38℃。

3. 心率 > 130 次 /min。

4. 心力衰竭。

5. 胃肠道功能失调。

甲状腺危象的诊断条件:出现第 1 项至少合并其他 4 项中的任意 1 项;或除第 1 项外,其他项中至少符合 3 项以上。对临床高度疑似患者及有危象前兆者应按甲亢危象来对待。对于淡漠型甲亢危象,要提高对本症的警惕性。甲亢危象期需启用碘剂、糖皮质激素静脉给药,抑制甲状腺激素合成和释放。

（四）常用的静脉治疗药物

1. 碘剂　快速抑制或阻断 T_3、T_4 向血液中释放,缓解甲亢症状,用药 24 小时后血清 T_4 明显下降。该方法一般用于甲亢危象期。

（1）用法用量:碘剂宜在使用硫脲类或咪唑类药物 1 小时后给药,昏迷患者可通过静脉给药。碘化钠 0.5~1g 加入 5% 或 10% 葡萄糖注射液 500ml 中缓慢静脉滴注,每 12 小时 1 次,第 1 个 24 小时可用 1~3g,症状缓解即可停用。一般用药 2~5 日即可。

（2）注意事项：甲亢危象使用碘剂需注意，如使用时间过长，超过2周就可出现碘"逸脱"，随后反使甲状腺素合成增多，加重甲亢症状，故对已用碘剂做术前准备的术后甲亢危象可能无效。需注意，应用碘剂之前须给予足量的抗甲状腺药。严重患者可同时使用抗甲状腺药与碘剂。

（3）主要不良反应

1）中毒反应：急性碘中毒的症状主要是恶心、呕吐、局部疼痛和晕厥；突出的症状为血管神经性水肿、咽部水肿，可造成窒息。慢性碘中毒的主要症状为口内有铜腥味、喉头烧灼感、唾液腺肿大、眼部刺激感、皮疹、皮炎等；有时中毒症状类似于感冒和流行性腮腺炎。长期应用碘化物后可发生疱状皮疹。出现中毒症状停药几天之内可消退，同时补充足量的液体可以加速碘的排泄。

2）其他反应：使用碘剂尚可见结节性动脉周围炎及血栓性血小板减少性紫癜，一旦发生也须停药。

3）过敏反应：临床偶见，主要表现为荨麻疹、血管神经性水肿、支气管痉挛，甚至休克，应积极抢救治疗。

2. 糖皮质激素 甲亢危象前期和危象期，机体对皮质醇的需求增加，自身肾上腺皮质激素相对不足。因为肾上腺皮质激素可抑制甲状腺激素释放，减少外周组织将 T_4 向 T_3 转化，抑制周围组织对甲状腺素的毒性反应，所以甲亢危象是糖皮质激素治疗的绝对适应证。

（1）用法用量：可给予氢化可的松 50~100mg，每6~8小时静脉滴注1次；或地塞米松 2~5mg，每6~8小时静脉滴注1次。有效者病情在1~2天内明显改善，1周内恢复，此后碘剂和糖皮质激素逐渐减量，直至停药。

（2）注意事项：结核病、急性细菌或病毒感染患者应用时必须给予适当的抗感染治疗。长期服药后，停药前应逐渐减量。心脏病或急性心力衰竭、糖尿病、憩室炎、情绪不稳定和有精神病倾向、全身性真菌感染、青光眼、肝功能损害、眼部单纯疱疹、高脂蛋白血症、高血压、甲减、重症肌无力、骨质疏松、胃溃疡、胃炎或食管炎、肾功能损害或结石、结核病等患者慎用；运动员慎用该类药物。氢化可的松注射液中含有50%的乙醇，故必须充分稀释至 0.2mg/ml 后供静脉滴注，有中枢神经系统抑制或肝功能不全者应慎用，需用大剂量时应改用氢化可的松琥珀酸钠。

（3）主要不良反应：静脉迅速给予大剂量可能发生全身性过敏反应；胃肠道刺激（恶心、呕吐）、胰腺炎、消化性溃疡和肠穿孔；糖耐量减退和糖尿病加重；患者可出现精神症状，如欣快感、激动、不安、谵妄、定向力障碍，也可表现为抑制；精神症状尤易发生于患慢性消耗性疾病的患者及以往有过精神不正常者；并发感染以真菌、结核菌、葡萄球菌、变形杆菌、铜绿假单胞菌和各种疱疹病毒感染为主；下丘脑 - 垂体 - 肾上腺轴受到抑制；下丘脑 - 垂体 - 肾上腺功能减退；停药后原来疾病已被控制的症状重新出现；糖皮质激素停药综合征。

（五）药学监护要点

1. 治疗开始前的用药评估

（1）严重的精神病病史，活动性胃、十二指肠溃疡，新近胃肠吻合术后，较重的骨质疏松，明显的糖尿病，严重高血压，未能用抗菌药控制的病毒、细菌、霉菌感染患者禁用。

（2）有无上述静脉药物过敏史，过敏者禁用。心电图、血压、血氧饱和度持续监测可以帮助判断患者的循环状况。

（3）特殊情况下权衡利弊使用，注意病情恶化的可能性；高血压、血栓症、胃与十二指肠溃疡、精神病、电解质代谢异常、心肌梗死、内脏手术、青光眼等患者一般不宜使用糖皮质激素。

（4）小儿如长期使用肾上腺皮质激素，须十分慎重；老年患者使用糖皮质激素易发生高血压及糖尿病；老年患者尤其是更年期后的女性应用糖皮质激素易加重骨质疏松。

（5）孕妇及哺乳期妇女：一些动物实验表明，妊娠期间使用大剂量皮质激素可能引起胎儿畸形，只有当确实需要时才可用于孕妇。皮质激素随乳汁分泌。

2. 治疗过程监护

（1）观察是否有急性碘中毒，症状主要是恶心、呕吐、局部疼痛和晕厥；突出的症状为血管神经性水肿、咽部水肿，可造成窒息。

（2）观察是否有体液与电解质紊乱，限钠补钾的饮食可能是必要的，监测电解质变化。

（3）治疗中评估胃肠道反应情况，关注患者恶心、呕吐情况，是否可能发生穿孔或出血的消化道溃疡、消化道出血、胰腺炎、食管炎、肠穿孔等。

（4）观察患者的精神状况，使用皮质激素可能出现精神错乱的症状，如欣快感、失眠、情绪变化、个性改变及重度抑郁直至明显的精神病表现。

（5）用药过程中应监测患者的血红蛋白、血糖、血清钾、血压变化，并注意是否有隐性出血。

3. 注意事项和药物相互作用

（1）过敏者禁用，特殊人群应慎重使用，儿童尽量应用小剂量。

（2）加强用药监测，注意药物相互作用。

1）氢化可的松：非甾体抗炎药可加强氢化可的松的致溃疡作用。可增强对乙酰氨基酚的肝毒性。与生长激素合用，可抑制后者的促生长作用。与两性霉素 B 或碳酸酐酶抑制剂合用时可加重低钾血症,应注意血钾和心脏功能变化;长期与碳酸酐酶抑制剂合用,易发生低血钙和骨质疏松。与蛋白质同化激素合用可增加水肿的发生率,使痤疮加重。与水杨酸盐合用,可减少血浆水杨酸盐的浓度。与抗胆碱药(如阿托品)长期合用可致眼压增高。三环类抗抑郁药可使氢化可的松引起的精神症状加重。与降血糖药如胰岛素合用时,因可使糖尿病患者的血糖升高,应适当调整降血糖药的剂量。甲状腺激素可使氢化可的松的代谢清除率增加,故甲状腺激素或抗甲状腺药与氢化可的松合用时应适当调整后者的剂量。与避孕药或雌激素制剂合用,可加强氢化可的松的治疗作用和不良反应。与强心苷合用,可增加洋地黄毒性及心律失常的发生。与排钾利尿药合用,可致严重的低血钾,并由于水钠潴留而减弱利尿药的排钠利尿效应。与麻黄碱合用,可增强氢化可的松的代谢清除。与免疫抑制剂合用,可增加感染的风险,并可能诱发淋巴瘤或其他淋巴细胞增殖性疾病。氢化可的松可增加异烟肼在肝脏的代谢和排泄,降低异烟肼的血药浓度和疗效。氢化可的松可促进美西律在体内代谢,降低其血药浓度。氢化可的松与水杨酸盐合用,可减少血浆水杨酸盐的浓度。

2)地塞米松:与巴比妥类、苯妥英、利福平同服,本品的代谢促进作用减弱;与水杨酸类药合用,增加其毒性;可减弱抗凝血药、口服降血糖药的作用,应调整剂量。

4. 药学监护表　见表3-26。

表3-26　甲状腺危象患者药学监护表

姓名		年龄		性别		体重	
诊断							
基础疾病							
肝功能							
肾功能							
药物过敏史	□有 药物			□无			
既往使用静脉药物情况	药品名称	剂量	溶媒	使用时间		治疗目的、效果描述及有无不良反应	
入院第　　天治疗评估							

续表

当前使用静脉药物情况	药品名称	剂量	溶媒	使用时间	治疗效果及有无不良反应

目前联用的其他药物	药品名称	剂量	溶媒	使用时间	药师优化用药建议

入院第　　天治疗监护记录

疗效观察	症状 □意识状态 □脉搏和血压 □体温 □心率	其他 □胃肠道反应 □进食情况(流质、半流质)
	辅助检查 □大便隐血 □血常规 □血糖 □电解质	疗效评价 □改善 □有效 □痊愈

不良反应与处理	

三、糖尿病酮症酸中毒

(一)概述

1. 定义和分类　糖尿病酮症酸中毒(diabetic ketoacidosis, DKA)为最常见的糖尿病急症,以高血糖、酮症和酸中毒为主要表现,是胰岛素不足和拮抗胰岛素激素过多共同作用所致的严重代谢紊乱综合征。各型糖尿病均可发病。DKA患者在发病前数天可能出现多饮、多尿和乏力症状加重,进入失代偿阶段则出现食欲减退、恶心、呕吐、腹痛,常伴头痛、烦躁、嗜睡等症状,呼吸深快,呼气中有烂苹果味(丙酮);病情进一步发展,出现严重失水现象,如尿量减少、皮肤黏膜干燥、眼球下陷、心率加快、血压下降、四肢厥冷;到晚期出现不同程度的意识障碍,终致昏迷。DKA 根据酸中毒严重程度分为轻度、中度和重度。仅有酮症而无酸中毒称为糖尿病酮症;除轻至中度除酮症外,还有轻至中度酸中毒;当出现酸中毒伴意识障碍(DKA 昏迷),或虽无意识障碍,但血清碳酸氢根低于 10mmol/L 时为重度。

2. 发病机制和病理生理　DKA 的主要表现为高血糖、高血清酮体和代谢性酸中毒。酮体包括乙酰乙酸、β- 羟丁酸和丙酮 3 种成分。糖尿病加重时胰岛素缺乏加重代谢紊乱,身体组织不能有效利用血糖,导致血糖明显升高和脂肪分解增加,后者产生大量游离脂肪酸,在肝脏内氧化生成酮体,其中一部分酮体可通过尿液排出体外,形成尿酮。当肝内酮体生成的量超过肝外组织的利用能力时,血酮体浓度就会过高,导致酮血症和酮尿症。酮体中的乙酰乙酸和 β- 羟丁酸为酸性代谢产物,在血液中积蓄过多时可使血液变酸而引起酸中毒,称为酮症酸中毒。

(二)药物治疗原则

DKA 一经确诊,应立即进行治疗。治疗原则为尽快补液以恢复血容量,纠正失水状态,降低血糖,纠正电解质及酸碱平衡失调,同时积极寻找和消除诱因,防治并发症,降低病死率。

1. 补液　补液不仅有利于失水的纠正,而且有助于血糖下降和酮体消除,是治疗的关键环节。基本原则为"先快后慢,先盐后糖"。

2. 胰岛素治疗　对于所有血清钾 ≥ 3.3mmol/L 的中至重度 DKA 患者,推荐静脉给予小剂量胰岛素,病情稳定后过渡到胰岛素皮下注射。

3. 纠正电解质紊乱和酸碱平衡失调　DKA 患者有不同程度的失钾,应进行积极的补钾治疗。补钾原则为早期、足量、维持、双渠道(口服、静脉)。当血 pH < 7.1,$HCO_3^- < 5mmol/L$ 时须考虑补碱。

4. 诱发病和并发症的治疗　包括休克、感染、脑水肿、肾衰竭、应激性溃疡、胰腺炎等,应积极治疗,消除影响。

(三)静脉药物启用时机

中度以上脱水的 DKA 患者须进行静脉补液,补液选用 0.9% 氯化钠注射液 500ml/5% 葡萄糖注射液 + 短效 / 超短效胰岛素 +10% 氯化钾注射液 1~1.5g 维持 2~3 小时,后根据血糖水平和电解质情况持续给予补液治疗,总补液量为 5~8L/24h。对于血镁水平偏低的患者可酌情给予门冬氨酸钾镁注射液补镁治疗。血 pH < 7.1 或 $HCO_3^- < 5mmol/L$ 时可予 1.25% 碳酸氢钠等渗溶液。

(四)常用的静脉治疗药物

1. 胰岛素　胰岛素治疗可通过减少肝糖原生成,增加外周组织对葡萄糖的利用而降低血糖浓度,通过减少脂肪分解和胰高血糖素分泌而减少酮体生成,增加酮体的利用。临床上使用短效或速效胰岛素小剂量连续静脉滴注。短效胰岛素常用的有普通猪胰岛素、生物合成人胰岛素注射液和重组人胰岛素注射液，速效胰岛素常用的有门冬胰岛素注射液和赖脯胰岛素注射液。

（1）用法用量：若血糖＞33.3mmol/L，则先给予胰岛素10~20U静脉注射，后持续静脉滴注；血糖不超过33.3mmol/L可直接小剂量滴注。每小时给予0.1U/kg胰岛素，一般血糖下降速度为每小时3.9~6.1mmol/L，每1~2小时复查血糖。开始胰岛素治疗2小时后若血糖下降不明显或升高，胰岛素的剂量可加倍。当血糖降至13.9mmol/L以下时，开始滴注5%葡萄糖注射液或葡萄糖氯化钠注射液，并持续进行胰岛素滴注直至酮症酸中毒缓解。缓解标准参考血糖＜11.1mmol/L，血清酮体＜0.3mmol/L，血清HCO_3^-≥15mmol/L，血pH＞7.3，阴离子间隙≤12mmol/L。

（2）注意事项：静脉滴注胰岛素尽可能为现配溶液，放置时间过长部分胰岛素成分可能被输液袋材料吸收，导致胰岛素失效。放置时应常温、避光，放置时间不应超过2小时。每袋输液维持时间应控制在2~3小时，最长不超过4小时。

（3）主要不良反应：低血糖是最常见的不良反应。对于DKA患者，胰岛素的用量较大，较容易出现血糖水平波动，表现为心慌、手抖、出冷汗等低血糖的反应。严重的低血糖会出现神志改变、认知障碍、抽搐、昏迷等中枢神经症状。

2. 氯化钾注射液

（1）用法用量：将10%氯化钾注射液10~15ml加入5%葡萄糖注射液或0.9%氯化钠注射液500ml中滴注。治疗早期补钾总量可达10g/24h，后期根据血钾水平调整。DKA纠正后可改口服补钾。

（2）注意事项：由于严重的高血钾会抑制心脏电生理，导致心搏骤停，DKA伴有少尿和急、慢性肾衰竭时慎用，使用前评估肾功能和尿量情况（见尿补钾）。

（3）主要不良反应：使用过量、滴注速度较快或有肾功能损害时易发生高钾血症。静脉滴注浓度较高、速度较快或静脉较细时易刺激静脉内膜引起疼痛，甚至发生静脉炎。

3. 门冬氨酸钾镁注射液

（1）用法用量：静脉滴注，一次10~20ml，加入5%葡萄糖注射液250或500ml中缓慢滴注。如有需要可在4~6小时后重复此剂量，或遵医嘱。建议补镁量不超过350mg/d（1ml含镁离子3.37mg）。

（2）注意事项：镁的代谢与钙、磷密切相关，大剂量补镁可能加重低钙血症，电解质紊乱患者应检查血钾、血钙和血镁浓度。与留钾利尿药或血管紧张素转换酶抑制药（ACEI）、血管紧张素Ⅱ受体拮抗剂（ARB）配伍时易发生高钾血症,应及时监测血钾水平。

（3）主要不良反应:滴注速度过快可引起高钾血症和高镁血症。严重不良反应有全身性损害,如过敏性休克、寒战、过敏样反应、发热等;胃肠系统损害,如呼吸困难、胸闷等;心血管系统损害,如心悸、发绀等。

4. 5%碳酸氢钠注射液

（1）用法用量:将5%碳酸氢钠注射液稀释成1.25%的等渗溶液后使用。每2小时测定1次血pH,直至其维持在7.1以上。治疗中加强复查,防止过量。

（2）注意事项:药物中含钠离子,可使血钠升高,少尿或无尿时慎用。慎重纠酸,仅在pH < 7.1时使用,使用过量可引起代谢性碱中毒、电解质紊乱。

（3）主要不良反应:使用过量、滴注速度较快时可能引起代谢性碱中毒,诱发或加重脑水肿、组织缺氧、脑脊液反常性酸中毒、反跳性碱中毒等。代谢性碱中毒诱发的低钾血症可导致心律失常、传导阻滞、肌无力、发作性弛缓性瘫痪等不良反应。

（五）药学监护要点

1. 治疗开始前的用药评估

（1）有无上述静脉药物过敏史,过敏者禁用。检查血酮体、血糖、电解质水平,血气分析等可以帮助分析判断DKA患者的病情严重程度。

（2）肾功能评估,肾功能不全患者应慎用门冬氨酸钾镁注射液及氯化钾注射液。

（3）孕妇及哺乳期妇女:动物胰岛素具有免疫原性,容易产生胰岛素抗体,孕妇及哺乳期妇女不建议使用,应使用人胰岛素或胰岛素类似物。长期或大量应用可致代谢性碱中毒,且钠负荷过高可引起水肿等,孕妇应慎用。碳酸氢钠可经乳汁分泌,哺乳期妇女慎用。

2. 治疗过程监护

（1）治疗过程应关注患者的液体入量及出量、血糖及血清酮体。

（2）关注患者的电解质水平,对于肾功能不全患者,补钾应严密监测血钾水平,必要时进行心电图检查,防治补钾过量引起的高血钾。

（3）由于DKA患者存在不同程度的脱水,白细胞非特异性升高,关注脱水纠正后是否恢复正常。合并感染的患者应关注血白细胞水平、中性粒细胞百分比、C反应蛋白、血沉等感染性指标的变化,只有控制感染才可恢复正常水平。

（4）关注肝、肾功能等脏器功能的变化。DKA患者可能引起血尿素氮、血肌酐升高,关注DKA纠正后是否下降至正常水平。

（5）关注胃肠功能。DKA患者常伴有恶心、呕吐、腹痛等胃肠道反应,若出现严重的胃肠道反应,可给予护胃止吐等对症处理。关注DKA纠正后胃肠道反应是否好转。

3. 注意事项和药物相互作用

（1）过敏者禁用，特殊人群应慎重使用。

（2）换用不同类型或品牌的胰岛素制剂，必须在严密的医疗监控下进行。

（3）胰岛素使用过量易引起低血糖，普萘洛尔可干扰糖类代谢，延长低血糖的风险，并减弱低血糖征象。两药合用时应严密监测血糖，尽可能减少低血糖引起的不良事件。

（4）注意疗效评价。患者能进食、酮症酸中毒缓解、脱水情况明显纠正后可静脉与皮下胰岛素治疗交替或改为皮下胰岛素治疗。

4. 药学监护表　见表3-27。

表3-27　糖尿病酮症酸中毒患者药学监护表

姓名		年龄		性别		体重	
诊断							
基础疾病							
肝功能							
肾功能							
药物过敏史	□有　　　　　　　　　　　　　　　　□无 药物						
既往使用静脉药物情况	药品名称	剂量	溶媒	使用时间	治疗目的、效果描述及有无不良反应		
入院第　　　天治疗评估							
当前使用静脉药物情况	药品名称	剂量	溶媒	使用时间	治疗效果及有无不良反应		
目前联用的其他药物	药品名称	剂量	溶媒	使用时间	药师优化用药建议		
入院第　　　天治疗监护记录							

续表

疗效观察	症状 □胃肠道反应（恶心、呕吐、食欲缺乏等） □意识状态 □脉搏和血压	其他 □脱水 □感染
	辅助检查 □电解质 □血糖 □血酮、尿酮 □血气（血 pH、HCO_3^- 浓度） □肝功能 □肾功能	疗效评价 □改善 □有效 □痊愈
不良反应与 处理		

四、骨质疏松症

（一）概述

1. 定义和分类　骨质疏松症（osteoporosis，OP）是最常见的骨骼疾病，是一种以骨量低、骨组织微结构损坏，导致骨脆性增加，易发生骨折为特征的全身性骨病。2001 年美国国立卫生研究院（National Institutes of Health，NIH）将其定义为以骨强度下降和骨折风险增加为特征的骨骼疾病，提示骨量降低是骨质疏松性骨折的主要危险因素，但还存在其他危险因素。骨质疏松症可发生于任何年龄，但多见于绝经后女性和老年男性。骨质疏松症分为原发性和继发性两大类。原发性骨质疏松症包括绝经妇女骨质疏松症（Ⅰ型）、老年性骨质疏松症（Ⅱ型）和特发性骨质疏松症（包括青少年型）。绝经妇女骨质疏松症一般发生在女性绝经后的 5~10 年内；老年性骨质疏松症一般指 70 岁以后发生的骨质疏松症；特发性骨质疏松症主要发生在青少年，病因尚未明。继发性骨质疏松症指由任何影响骨代谢的疾病和 / 或药物及其他明确病因导致的骨质疏松症。

2. 发病机制和病理生理　骨骼需有足够的刚度和韧性维持骨强度，以承载外力，避免骨折。为此，要求骨骼具备完整的层级结构，包括Ⅰ型胶原的三股螺旋结构、非胶原蛋白及沉积于其中的羟基磷灰石。骨骼的完整性由不断重复、时空偶联的骨吸收和骨形成过程维持，此过程称为"骨重建"。骨重建由成骨细胞、破骨细胞和骨细胞等组成的骨骼基本多细胞单位（basic

multicellular unit，BMU）实施。成年前骨骼不断构建、塑形和重建，骨形成和骨吸收呈正平衡使骨量增加，并达到骨峰值；成年期骨重建平衡，维持骨量；此后随年龄增加，骨形成和骨吸收呈负平衡，骨重建失衡造成骨丢失。

病因主要为：

（1）骨吸收因素

1）性激素缺乏：雌激素缺乏使破骨细胞功能增强，骨丢失加速，这是绝经妇女骨质疏松症的主要病因；而雄激素缺乏在老年性骨质疏松症的发病中起重要作用。

2）活性维生素 D 缺乏和甲状旁腺激素增高：由于高龄和肾功能减退等原因致肠钙吸收和 $1,25-(OH)_2D_3$ 生成减少，甲状旁腺激素呈代偿性分泌增多，导致骨转换率加速和骨丢失。

3）细胞因子表达紊乱：骨组织中的白细胞介素 -1（IL-1）、白细胞介素 -6（IL-6）和肿瘤坏死因子（tumor necrosis factor，TNF）增高，而护骨素减少，导致破骨细胞活性增强和骨吸收。

（2）骨形成因素

1）峰值骨量降低：青春发育期是人体骨量增加最快的时期，约在 30 岁达到峰值骨量（PBM）。PBM 主要由遗传因素决定，并与种族、骨折家族史、瘦高身材等临床表象，以及发育、营养和生活方式等相关。性成熟障碍致 PBM 降低，成年后发生 OP 的可能性增加，发病年龄提前。PBM 后，OP 的发生主要取决于骨丢失的量和速度。

2）骨重建功能衰退：可能是老年性 OP 的重要发病原因。成骨细胞的功能与活性缺陷导致骨形成不足和骨丢失。

（3）骨质量下降：骨质量主要与遗传因素有关，包括骨的几何形态、矿化程度、微损伤积累、骨矿物质与骨基质的理化与生物学特性等。骨质量下降导致骨脆性和骨折风险增高。

（二）药物治疗原则

系统、合理的用药可以增加骨密度，减轻骨痛，降低骨折发生率。抗骨质疏松症药按作用机制可分为骨吸收抑制剂、骨形成促进剂、其他机制类药物及传统中药。通常首选使用具有较广抗骨折谱的药物（如阿仑膦酸钠、唑来膦酸、利塞膦酸钠和地诺单抗等）。对低、中度骨折风险者（如年轻的绝经后妇女、骨密度水平较低但无骨折史）首选口服药物治疗。对口服不能耐受、禁忌、依从性欠佳及高骨折风险者（如多发椎体骨折或髋部骨折的老年患者、骨密度极低的患者）可考虑使用注射制剂（如唑来膦酸、特立帕肽或地诺单抗等）。如仅椎体骨折高风险，而髋部和非椎体骨折风险不高的患者，可考虑选用雌激素或选择性雌激素受体调节剂（selected estrogen receptor modulator，

SERM）。新发骨折伴疼痛的患者可考虑短期使用降钙素。中药具有改善临床证候等作用，但降低骨质疏松性骨折的证据尚不足。

（三）静脉药物启用时机

有效的抗骨质疏松症药可以增加骨密度，改善骨质量，显著降低骨折的发生风险。推荐抗骨质疏松症药治疗的适应证如下：

1. 发生椎体脆性骨折（临床或无症状）或髋部脆性骨折者。

2. 双能 X 射线吸收法（DXA）（腰椎、股骨颈、全髋或非优势侧桡骨远端 1/3）T 值 ≤ –2.5，无论是否有过骨折。其中非优势侧桡骨远端 1/3 只适用于髋骨和 / 或脊椎的骨密度无法测量或分析时、甲状旁腺功能亢进或过于肥胖超过检查床负荷的患者。

3. 骨量减少者（骨密度：–2.5 < T 值 < –1.0），具备以下情况之一：发生过某些部位的脆性骨折（肱骨上段、前臂远端或骨盆）；FRAX® 工具计算出未来 10 年的髋部骨折概率 ≥ 3% 或任何主要骨质疏松性骨折的发生概率 ≥ 20%。

（四）常用的静脉治疗药物

双膦酸盐（bisphosphonates）是焦磷酸盐的稳定类似物，其特征为含有 P—C—P 基团，是目前临床上应用最为广泛的抗骨质疏松症药。双膦酸盐与骨骼羟磷灰石的亲和力高，能够特异性地结合到骨重建活跃的骨表面，抑制破骨细胞功能，从而抑制骨吸收。目前用于防治骨质疏松症的双膦酸盐主要包括阿仑膦酸钠、唑来膦酸、利塞膦酸钠、伊班膦酸钠、依替膦酸二钠和氯膦酸二钠等，其中唑来膦酸和伊班膦酸钠为静脉注射剂。

1. 用法用量　唑来膦酸治疗绝经妇女骨质疏松症，5mg/ 次，稀释后每次静脉滴注时间 ≥ 15 分钟，药物使用前应充分水化，每年静脉滴注 1 次。伊班膦酸钠治疗绝经妇女骨质疏松症，2mg 加入 0.9% 氯化钠注射液 250ml 中静脉滴注 2 小时以上，每 3 个月 1 次，静脉滴注药物前注意充分水化，嘱患者多喝水；国外已有伊班膦酸钠口服片剂上市，150mg/ 片，每月口服 1 片。

2. 注意事项　低钙血症患者慎用，严重维生素 D 缺乏者需注意补充足量的维生素 D；患者在首次滴注药物后可能出现一过性发热、肌肉关节疼痛等流感样症状，多数在 1~3 天内缓解，严重者可予以非甾体解热镇痛药对症处理；不建议预防性使用。

3. 主要不良反应　常见不良反应为一过性"流感样"症状，首次口服或静脉滴注含氮双膦酸盐可出现一过性发热、骨痛和肌痛等类流感样不良反应。肾脏毒性，进入血液的双膦酸盐类药物约 60% 以原型从肾脏排泄，对于肾功能异常的患者应慎用此类药物或酌情减少药物剂量。罕见双膦酸盐相关的下颌骨坏死（osteonecrosis of the jaw，ONJ）。少数报道长期应用导致非典型性股骨骨折。

（五）药学监护要点

1. 治疗开始前的用药评估

（1）对本品或其他双膦酸盐类药物有无过敏史，过敏者禁用。

（2）使用前检查肾功能，肌酐清除率＜ 35ml/min 者禁用。

（3）检查血钙，如患者低血钙，需要先纠正血钙。

（4）检查心电图，筛查严重心房颤动人群。

（5）孕妇及哺乳期妇女：动物研究提示本品存在生殖毒性，对人类的潜在风险还不明确。本品禁用于孕妇和哺乳期妇女。

2. 治疗过程监护

（1）使用时，患者应充分水化（用药前后各补水约 500ml），静脉滴注时间至少 15 分钟。具体步骤为静脉滴注，每次 100ml：5mg。使用前，先静脉滴注 0.9% 氯化钠注射液 500ml，再静脉滴注唑来膦酸 100ml，滴注速度为 30 滴 /min。鼓励患者多饮水，在用药前 1 周，饮水量不少于 2 000ml/d，对不能饮水者给予 0.9% 氯化钠注射液 2 000ml/d，保证尿量在 2 000ml/d 以上。

（2）唑来膦酸在静脉滴注时不可与其他治疗药物混合，或与其他药物同时静脉给药。

（3）患者 3 天内出现的发热、流感样症状等一过性症状属于正常现象，通常在 3 天内逐渐缓解，如果患者无法耐受可以使用非甾体抗炎药对症处理。唑来膦酸有消化道不良反应，对于有消化道症状的患者要同时进行护胃治疗。

（4）患者需要日常补充钙剂和维生素 D。

（5）维持良好的口腔环境，尽量避免口腔大手术如换全口义齿等；如果有拔牙等口腔小手术，须定期牙科复查。

（6）药物治疗前后建议监测肝、肾功能，血常规；血清 Ca、P、ALP、PTH、25-OH-D；骨转换及骨密度等指标。

3. 注意事项和药物相互作用

（1）过敏者禁用，特殊人群应慎重使用。

（2）加强个体化用药指导，肝功能不全患者无须调整剂量，严重肾功能损伤患者（肌酐清除率＜ 35ml/min）不建议使用本品，对于肌酐清除率≥ 35ml/min 的患者不需要进行剂量调整。

（3）加强用药监测，注意药物相互作用。唑来膦酸与氨基糖苷类药物合用时应慎重，因氨基糖苷类药物具有降低血钙的协同作用，可能延长低血钙的持续时间。唑来膦酸与利尿药合用时可能会增加低血钙的风险，与沙利度胺合用时会增加多发性骨髓瘤患者肾功能异常的风险。

（4）注意疗效评价。静脉应用双膦酸盐治疗 3 年应对骨折风险进行评估，如为低风险,可考虑实施药物假期停用双膦酸盐,使用超过 5 年可能会增加罕见不良反应(如下颌骨坏死或非典型性股骨骨折)的发生风险。

4. 药学监护表　见表 3-28。

表 3-28　骨质疏松症患者药学监护表

姓名		年龄		性别		体重	
诊断							
基础疾病							
肝功能							
肾功能							
药物过敏史	□有 药物				□无		
既往使用静脉药物情况	药品名称	剂量	溶媒	使用时间	治疗目的、效果描述及有无不良反应		
入院第　天治疗评估							
当前使用静脉药物情况	药品名称	剂量	溶媒	使用时间	治疗效果及有无不良反应		
目前联用的其他药物	药品名称	剂量	溶媒	使用时间	药师优化用药建议		
入院第　天治疗监护记录							
疗效观察	症状 □疼痛 □意识状态 □脉搏和血压				其他 □体温 □胃肠道反应		

续表

	辅助检查 □血、尿、大便常规 □肝、肾功能，电解质 □骨密度 □尿钙、尿磷、25-(OH)D₃、甲状旁腺激素 □高危骨折部位的X线片检查	治疗评估 □疗效 □不良反应
不良反应与 处理		

（顾圣莹）

第六节　中枢神经系统疾病静脉药物治疗与药学监护

一、脑　卒　中

（一）概述

1. 定义和分类　脑卒中又称"中风"、脑血管病、脑血管意外，是一种急性脑血管疾病，是由于脑部血管突然破裂或因血管阻塞导致血液不能流入大脑而引起脑组织损伤的一组疾病，包括缺血性脑卒中和出血性脑卒中。缺血性卒中（脑梗死）占全部脑卒中的60%~80%，是最常见的卒中类型，通常根据病因可分为5型：大动脉粥样硬化型、心源性栓塞型、小动脉闭塞型、其他明确病因型和不明原因型。出血性脑卒中（脑出血）约占脑卒中的20%，发病凶险，病情变化快，致死率和致残率高。按病因可分为原发性脑出血（80%~85%）和继发性脑出血（15%~20%）。按出血部位可分为基底核区出血、丘脑出血、脑叶出血、脑干出血、垂体出血、小脑出血、脑室出血。

2. 发病机制和病理生理　缺血性脑卒中根据不同的病因类型，其发病机制亦存在差异。大动脉粥样硬化的发病机制包括载体动脉（斑块或血栓）阻塞穿支动脉、动脉-动脉栓塞、低灌注/栓子清除下降以及混合机制。心源性栓塞主要是由于心源性栓子脱落引发脑栓塞，脱落的栓子通常栓塞在动脉分叉处或动脉管壁自然狭窄的部位，使相应的供血区脑组织缺血、水肿和坏死，导致相应的神经功能缺失症状。机械心脏瓣膜、心房颤动、4周内的心肌梗死等均是高危因素。此外，心力衰竭（常见于心肌梗死或严重心律失常）和低血压（常见于失血或血容量不足）导致的系统性低灌注，因全身灌注压下降也可导致脑组织血流减少。低灌注性脑缺血范围更广，常为双侧广泛累及，且分水岭区低灌注更为明显。

脑出血通常并不是单一因素引起的，而可能是几种综合因素所致，50%以上的原发性脑出血患者由高血压引起，30%由脑淀粉样血管变性引起。继发性脑出血则可能由动脉瘤、动静脉畸形（AVM）、口服抗凝血药治疗（OAT）等引起。

（二）药物治疗原则

急性缺血性卒中治疗的关键在于尽早开通闭塞血管、恢复血流以挽救缺血半暗带组织。急性期治疗有 2 个方面：一般处理包括呼吸与吸氧、心电监护、控制体温、控制血压、控制血糖、营养支持等；特异性治疗指针对缺血性损伤病理生理机制中的某一特定环节进行的干预，包括改善脑血液循环的多种措施（如溶栓、抗血小板、抗凝、降纤、扩容等方法）及神经保护的相关药物。溶栓治疗是目前最重要的恢复血流的措施，rt-PA 和尿激酶是我国目前使用的主要溶栓药。

脑出血的治疗包括内科治疗和外科治疗，大多数患者均以内科治疗为主，如果病情危重或发现有继发原因，且有手术适应证者，则应该进行外科治疗。内科治疗除一般处理同缺血性脑卒中外，在药物治疗方面，由于止血药治疗脑出血的临床疗效尚不确定，且可能增加血栓栓塞风险，因此不推荐常规使用止血药。使用抗栓药发生脑出血时，应立即停药。

（三）静脉药物启用时机

静脉溶栓是血管再通的首选方法。对缺血性脑卒中发病 3 小时内和3~4.5 小时的患者，应按照适应证和禁忌证严格筛选患者，尽快静脉给予 rt-PA溶栓治疗。如没有条件使用 rt-PA，且发病在 6 小时内，可严格选择患者考虑静脉给予尿激酶。特殊情况下溶栓后还需抗凝治疗的患者，应在 24 小时后使用抗凝血药。对不适合溶栓并经过严格筛选的脑梗死患者，特别是高纤维蛋白血症者可选用降纤酶、巴曲酶、蚓激酶等进行降纤治疗。

（四）常用的静脉治疗药物

1. 溶栓药 溶栓药通过将纤溶酶原激活形成纤溶酶，纤溶酶再将血栓中的纤维蛋白降解成为可溶性纤维蛋白降解产物，从而使血栓溶解、血管再通。第一代溶栓药为非选择性溶栓药，主要以链激酶和尿激酶为代表。第二代溶栓药为选择性溶栓药，其中 rt-PA 最具代表性；其优点是优先激活与纤维蛋白结合的纤溶酶原，对血液中的纤维蛋白原几乎无纤溶作用，因而不出现全身纤溶状态。第三代溶栓药主要以奈替普酶、去氨普酶、瑞替普酶等为代表。

（1）第一代溶栓药

1）用法用量：链激酶因其易导致发热反应和其他变态反应以及出血性，已逐步被淘汰。目前国内常用的溶栓药为尿激酶。如没有条件使用 rt-PA，且发病在 6 小时内，可在筛选适应证和排除禁忌证后，严格选择患者考虑静脉给予尿激酶。使用方法为尿激酶 100 万~150 万 IU 溶于 0.9% 氯化钠注射液 100~200ml 中持续静脉滴注 30 分钟，用药期间应严密监护。溶栓患者的抗血小板问题或特殊情况下溶栓后还需抗凝治疗者，应推迟到溶栓 24 小时后开始。

2）注意事项：尿激酶在应用前，应对患者进行血细胞比容、血小板计数、凝血酶时间（TT）、PT、APTT 测定，TT 和 APTT 应 < 2 倍延长的范围内；用药期间应密切观察患者的反应，如脉率、体温、呼吸频率和血压、出血倾向等，至少每 4 小时记录 1 次；静脉给药时要求穿刺一次成功，以避免局部出血或血肿；动脉穿刺给药时，给药毕应在穿刺局部加压至少 30 分钟，并用无菌绷带和敷料加压包扎，以免出血；近 10 天内分娩，进行过组织活检、静脉穿刺、大手术的患者及严重胃肠道出血患者等应权衡风险后谨慎使用。

3）主要不良反应：常见不良反应为出血，可为表浅部位出血（主要在皮肤、黏膜和血管穿刺部位），也可为内脏出血（消化道出血、咯血、尿血、腹膜后出血、脑出血等）；严重者需输血，甚至导致死亡。严重出血的发生率为 1%~5%，其中脑出血的发生率一般 < 1%。发生严重出血并发症时需立即停止滴注，必要时输注新鲜血或红细胞、纤维蛋白原。预防出血主要是严格选择适应证和禁忌证，事先建立好静脉通路，开始滴注后禁止肌内注射给药。

（2）第二代溶栓药

1）用法用量：rt-PA 被大多数国家及国际卒中联合会认为是脑梗死的一线治疗药物。对缺血性脑卒中发病 3 小时内和 3~4.5 小时的患者，应按照适应证和禁忌证严格筛选患者，尽快静脉给予 rt-PA 溶栓治疗。使用方法为 0.9mg/kg（最大剂量为 90mg）静脉滴注，其中 10% 在最初 1 分钟内静脉注射，其余持续静脉滴注 1 小时，用药期间及用药 24 小时内应严密监护患者。

2）注意事项：必须有足够的监测手段才能进行溶栓/纤维蛋白溶解治疗。只有经过适当培训且有溶栓治疗经验的医师才能使用 rt-PA，并且需有适当的设备来监测使用情况。

3）主要不良反应：rt-PA 最常见的不良反应就是出血，常见于血管损伤处出血和注射部位处出血、治疗急性缺血性脑梗死患者时发生的颅内出血，其中症状性颅内出血是主要不良反应（可达 10%，但不会引起整体死亡率和致残率增加）。此外，还有呼吸道出血如鼻出血、咯血，胃肠道出血如胃溃疡出血、呕血、黑粪，泌尿生殖器出血如血尿。如果有潜在的出血风险尤其是脑出血，则应停止溶栓治疗。

2. 降纤药　很多研究显示脑梗死急性期血浆纤维蛋白原和血液黏滞度增高，蛇毒酶制剂可显著降低血浆纤维蛋白原，并有轻度溶栓和抑制血栓形成的作用。

（1）用法用量：降纤酶溶解后加入 0.9% 氯化钠注射液 100~250ml 中静脉滴注 1 小时以上。急性发作期一次 10IU，一日 1 次，连用 3~4 日；非急性发作期首次 10IU，维持剂量为 5~10IU，一日或隔日 1 次，2 周为 1 个疗程。巴曲酶的首次剂量为 10BU，另 2 次各为 5BU，隔日 1 次，共 3 次，使用前用 250ml 0.9% 氯化钠注射液稀释，静脉滴注 1 小时以上。此后应有其他治疗脑梗死的药物继续治疗。通常疗程为 1 周，必要时可增至 3 周；慢性治疗可增至 6 周，但在延长期间内用量减至一次 5BU，隔日滴注。

（2）注意事项：降纤酶注射液必须用足够量的输液稀释，并立即使用，滴注过程中注意静脉滴注速度（滴注速度过快时，患者易有胸痛、心悸等不适症状）。降纤药具有降低纤维蛋白原的作用，用药后可能有出血或止血延缓现象。因此，治疗前及给药期间应对患者进行血纤维蛋白原和其他出血及凝血功能检查，并密切注意临床症状。给药治疗期间一旦出现出血和可疑出血时，应终止给药，并采取输血或其他措施。有药物过敏史者、有消化道溃疡病史者、患有脑血栓后遗症者均应慎用。

（3）主要不良反应：个别患者用药后可能出现少量瘀斑、鼻出血或牙龈出血，或有一过性 GOT 或 GPT 轻度上升，停药后自行消失。注射部位可能有皮下出血、止血延迟、血管痛等；有时会有出血倾向，应仔细观察，发现异常应终止给药，并采取输血等妥当的措施。

3. 抗高血压药　约 70% 的缺血性卒中患者急性期血压升高。准备溶栓的患者，血压应控制在收缩压（SBP）< 180mmHg 和舒张压（DBP）< 110mmHg。

（1）用法用量：急性出血性卒中推荐快速使用降压静脉药物如乌拉地尔、拉贝洛尔；急性缺血性卒中推荐使用拉贝洛尔、尼卡地平、乌拉地尔。乌拉地尔可缓慢静脉注射 10~50mg，监测血压变化，降压效果通常在 5 分钟内显示。若效果不够满意，可重复用药。也可持续静脉滴注或使用输液泵，方法为将 250mg 乌拉地尔加入静脉输液如 0.9% 氯化钠注射液、5% 或 10% 葡萄糖注射液、5% 果糖注射液或含 0.9% 氯化钠的右旋糖酐 40 注射液中。如果使用输液泵，可将 20ml 注射液（100mg）稀释到 50ml，根据需要静脉泵入。静脉输液的最大药物浓度为 4mg/ml，输入速度根据患者的血压酌情调整，初始输入速度可达 2mg/min，维持给药的速度为 9mg/h。静脉给药时患者应取卧位，治疗时间一般不超过 7 天。拉贝洛尔静脉给药可缓慢注射，一次 25~50mg，加入 10% 葡萄糖注射液 20ml 中，于 5~10 分钟内缓慢注射。如降压效果不理想可于 15 分钟后重复 1 次，直至产生理想的降压效果，总剂量不应超过 200mg。一般注射后的 5 分钟内出现最大作用，约维持 6 小时。也可静脉滴注，一次 100mg，加入 5% 葡萄糖注射液或 0.9% 氯化钠注射液稀释至 250ml，滴注速度为 1~4mg/min，直至取得较好效果，然后停止滴注，有效剂量为 50~200mg。尼卡地平静脉给药可用 0.9% 氯化钠注射液或 5% 葡萄糖注射液稀释后,以盐酸尼卡地平计,0.01%~0.02%(含量为 0.1~0.2mg/ml)的溶液进行静脉滴注。

(2)注意事项:给药期间患者应保持仰卧位,用药后要平卧,以防直立性低血压发生。血压骤然下降可能引起心动过缓甚至心脏停搏,给药过程中应充分监测血压、心率等。乌拉地尔的使用疗程一般不超过 7 天。尼卡地平如给予过多引起明显低血压时应终止给药,如想迅速恢复血压,可使用去甲肾上腺素。老年人用药时应从低剂量开始,仔细观察病情,加强监测,慎重给予。

(3)主要不良反应:用药后可能出现头痛、头晕、恶心、呕吐、出汗、烦躁、乏力、心悸、心律不齐、上胸部压迫感或呼吸困难等症状,多为血压下降太快所致,通常在数分钟内即可消失,患者无须停药。尼卡地平使用中有时会出现心电图变化、肝功能障碍(GOT、GPT 上升)等。

4. 降颅内压药　脑卒中患者的颅内压增高与其不良预后相关,患者的早期颅内压控制在合适水平可改善其预后功能。对颅内压增高者,应卧床、适度抬高床头、严密观察生命体征,必要时给予脱水药降低颅内压。

降颅内压药可参考本节颅内高压的相关内容。

5. 神经保护剂　理论上,针对急性缺血或再灌注后细胞损伤的药物(神经保护剂)可保护脑细胞,提高对缺血缺氧的耐受性。

(1)用法用量:依达拉奉为抗氧剂和自由基清除剂,能改善急性脑梗死的功能结局。用法为静脉滴注,一次 30mg,一日 2 次,加入适量 0.9% 氯化钠注射液中稀释后 30 分钟内滴完,1 个疗程为 14 日以内。尽可能在发病后的 24 小时内开始给药。胞磷胆碱注射液的用法为静脉滴注,一日 0.2~1g,用 5% 或 10% 葡萄糖注射液稀释后缓慢滴注。

(2)注意事项:依达拉奉有加重急性肾功能不全或肾衰竭而致死的病例,因此在给药过程中应进行多次肾功能检测,轻至中度肾功能损害患者慎用,重度肾功能损害患者禁用。同时在给药结束后继续密切观察,出现肾功能下降的表现或少尿等症状的情况下立即停止给药,进行适当处理。尤其是高龄患者,应特别注意。急性脑出血患者不应大量使用胞磷胆碱。

(3)主要不良反应:依达拉奉的常见不良反应主要为肝、肾功能异常,黄疸(均程度不明)伴有 GOT、GPT、ALP、γ-GT、LDH 上升等,发生率 > 5%。胞磷胆碱静脉滴注后可能出现一过性低血压、恶心、皮疹、头晕、头痛、惊厥、失眠、倦怠感。

(五)药学监护要点

1. 治疗开始前的用药评估

(1)常规监测:脑卒中患者需常规给予持续生命体征监测、神经系统评估、持续心肺监护包括血压监测、心电图监测、血氧饱和度监测（维持血氧饱和度＞94%）；避免或慎用增加心脏负担的药物；体温＞38℃时应给予退热措施，如存在感染应给予抗生素治疗。

（2）溶栓治疗前严格筛选适应证及排除禁忌证，了解相关药物过敏史。用药前检查患者的凝血功能，有出血倾向者慎用溶栓药及降纤药。

（3）肝、肾功能评估：肝、肾功能异常患者谨慎权衡甘露醇等脱水降颅内压药的风险与获益，慎用依达拉奉。

2. 治疗过程监护

（1）溶栓治疗时，用药期间需严密监护患者，定期进行血压和神经功能检查，静脉溶栓治疗中及结束2小时内每15分钟进行1次血压测量和神经功能评估；然后每30分钟测量1次，持续6小时；以后每小时测量1次，持续至治疗后24小时。如出现严重头痛、高血压、恶心或呕吐，或神经症状体征恶化，应立即停用溶栓药并行脑CT检查。如血压超出控制目标，应增加血压监测次数并给予抗高血压药。

（2）降压治疗过程中，用药期间患者应保持仰卧位，用药后要平卧，以防直立性低血压发生。需根据血压下降情况，及时调整静脉给药速度或给药方式，避免降压速度过快。如因给药剂量过多造成血压下降过快或低血压，应及时终止给药。脑卒中急性期的降压治疗应注意药物对颅内压的影响，避免选择说明书中有颅内压增高警示的药品。

（3）如需使用甘露醇等脱水药，用药期间应严密随访检查血压、尿量、肾功能、血电解质浓度，尤其是 Na^+ 和 K^+。

（4）关注患者的意识状态是否改变，关注肝、肾功能等脏器功能的变化，如有肝、肾功能损害，及时评估治疗药物的风险与获益。

3. 注意事项和药物相互作用

（1）静脉溶栓治疗时应尽可能减少时间延误，但仍需严格评估适应证与禁忌证。用药过程中需严密监护，评估患者是否有颅内出血、内脏出血等溶栓药多见的不良反应发生。

（2）脑卒中急性期高血压经静脉降压治疗后血压达到目标值，且靶器官功能平稳后，应考虑逐渐过渡到口服用药，静脉用抗高血压药不适合长期给药。口服用药应依据具体药物的起效时间与静脉用药在一定时间内重叠使用，而不应等待静脉用药撤除后才开始应用。静脉用药停止后，可适当保持静脉通道，以防止血压反弹而需再次静脉使用抗高血压药。抗高血压药剂型改变过渡期间应严密监测各项生命体征及靶器官功能变化。

4. 药学监护表　见表3-29。

表 3-29　脑卒中患者药学监护表

姓名		年龄		性别		体重	
诊断							
基础疾病							
药物过敏史	□有 药物				□无		
卒中时间							
是否手术							
凝血功能	用药前		检验时间：			结果：	
血压							
电解质							
肝功能							
肾功能							

既往使用静脉药物情况	药品名称	剂量	溶媒	使用时间	治疗目的、效果描述及有无不良反应

入院第　　天治疗评估

当前使用静脉药物情况	药品名称	剂量	溶媒	使用时间	治疗效果及有无不良反应
目前联用的其他药物	药品名称	剂量	溶媒	使用时间	药师优化用药建议
凝血功能					
血压					
电解质					

续表

肝功能		
肾功能		
入院第　　天治疗监护记录		
疗效观察	症状 □血压 □意识状态 □排尿情况	其他
	辅助检查 □凝血功能　　□头颅CT □血常规　　　□肝功能 □尿常规　　　□肾功能 □电解质	疗效评价 □改善 □有效 □痊愈
不良反应与处理		

二、脑 脓 肿

(一)概述

1. 定义和分类　脑脓肿是化脓性细菌侵入脑内使脑组织直接遭到严重破坏后形成的脓腔,是一种严重的颅内感染性疾病,致残率和致死率都很高。根据感染来源可分为直接来自邻近感染灶的脑脓肿(如耳源性脑脓肿)、血源性脑脓肿、外伤性脑脓肿、医源性脑脓肿、隐源性脑脓肿。

2. 发病机制和病理生理　健康的脑组织对细菌有一定的抵抗能力,外伤、梗死引起的脑组织坏死,以及术后残留死腔等有利于脑脓肿形成。因此脑脓肿大多继发于颅外感染,少数因开放性颅脑外伤或开颅术后感染所致。通常在致病菌侵入脑内后经过急性化脓性脑炎或脑膜脑炎期、化脓期、包膜形成期3个阶段形成脓肿。在化脓性脑膜脑炎时选用有效的抗生素和脱水药治疗,常可避免脓肿形成。一旦脓肿形成,则不能单独用药物治疗,还必须采用手术治疗。

(二)药物治疗原则

原则上脑脓肿应外科治疗,但下列情况可在密切观察和随访下进行内科治疗:包膜尚未完全形成如早期脓肿;多发性脓肿(直径 ≤ 2.5cm);基底核区等深部脓肿;年迈体弱不能耐受手术者。内科治疗包括抗生素、脱水药的应用等,疗程应根据患者的临床状况和影像学表现而定。若脓肿的体积显著缩小,抗生素静脉给药至少3周,以后改口服,直到影像学证实脓肿完全消失为止。

抗生素治疗贯穿于脑脓肿治疗的整个过程,不仅是内科治疗的主要措施,而且是外科治疗的重要辅助疗法。抗生素的给药原则是早期、足量、足疗程、联合用药。一旦诊断为化脓性脑膜炎或脑脓肿,应立即全身给药,在某些情况下(如固紫染色阴性细菌感染)可从鞘内或脑室内与静脉同时给药。开始选用抗生素时要考虑到混合性细菌感染的可能性,抗菌谱要全面,剂量要足;以后可根据细菌培养和药敏试验结果改用敏感抗生素。持续用药时间要够长,必须完全控制感染,在体温正常、脑脊液和血常规正常后方可停药,以免复发。在脑脓肿手术后应用抗生素,不应少于2~4周。

由于血脑屏障的存在,抗生素在脑组织和脑脊液中的浓度比血中要低。应根据致病菌的种类,对细菌培养结果阳性患者可根据药敏试验结果选用抗生素。虽然部分抗菌药在正常情况下不容易透过血脑屏障,但化脓性脑膜炎期的炎症反应可促使血脑屏障开放,使药物容易进入脑脊液和脓腔。

(三)静脉药物启用时机

一旦临床诊断为细菌性脑脓肿,应尽快启动经验性抗菌治疗,用药要及时、足量。在未获得病原学依据前,先根据入侵途径的不同推测可能的致病菌,从而开展经验性抗菌治疗。抗菌药的启动推迟与死亡率增加有关,但同时抗菌药的应用导致标本细菌分离率迅速下降,使诊断无法获得病原学依据。最好在启动经验性抗菌治疗后的3天内手术取标本进行培养。一旦分离得到感染病原体,并有相应的药敏试验结果,应据此行进一步的用药调整。但考虑到脑脓肿尤其是邻近组织播散感染时混合感染的可能性较大,建议在反复培养提示仅有单一细菌感染前,均采取广谱抗菌方案。

(四)常用的静脉治疗药物

1. 抗菌药 目前,脑脓肿的抗菌治疗方案主要基于临床推断和经验,尚无较强的循证医学依据。最早的青霉素类药物联合氯霉素方案因为不良反应和新药的研发而逐渐被淘汰。第三代头孢菌素联合甲硝唑是目前公认的经验性治疗方案,在应用中占53%,可用于邻近组织感染直接侵犯及血行播散的病灶,在临床实践中证实疗效较好。但其同时引起皮疹、白细胞减少、药物热、肝功能损伤等不良反应,是导致停药的重要原因。

脑脓肿的抗菌治疗在选择药物时应考虑抗菌药的脑脊液通透性,选择脑脊液通透性好的药物。由于采集标本的特殊性,实际操作中很难测定脓肿中的抗菌药浓度。理论上可加以推断,如β-内酰胺类、氨基糖苷类等亲水性药物对脓肿的通透性差,应用时宜加大给药剂量;脂溶性药物如利福平、喹诺酮类、利奈唑胺、甲硝唑等的通透性好,常规剂量在脓肿中即达到较高的浓度。

在抗菌疗程方面，一般认为保守治疗要长于手术＋药物联合处理，需至少6周。手术脓肿抽吸或切除所有直径＞2.5cm的脓肿，伴6周及6周以上者采用静脉抗菌治疗，神经影像学表现若改善，则脓肿的治愈率可达90%。一定疗程的静脉用药后，可继续口服用药以完成治疗。但很多静脉用药没有口服药的形式，或口服无法达到治疗脑脓肿的剂量。因此，在临床实践中，何时可改为口服、改用什么药物以及疗程多长也多是"经验性"的，缺乏循证医学推荐，有待进一步探究。对于细菌性脑脓肿，目前主流仍倾向于至少4周以上的抗菌药治疗，以静脉治疗为主，在病情较轻、稳定好转、有合适药物等条件下可考虑改为口服药物完成治疗。

（1）青霉素类

1）用法用量：青霉素钠盐或钾盐500万~1 000万 U/d，分2~4次静脉滴注；静脉滴注时给药速度不能超过50万 U/min，以免发生中枢神经系统毒性反应。氨苄西林150~200mg/（kg·d），分2~4次静脉滴注。羧苄西林300~500mg/（kg·d），分2~4次静脉给药。

2）注意事项：100万 U青霉素钾盐（相当于600mg）中含有1.7mmol钾和0.3mmol钠，100万 U青霉素钠盐（相当于600mg）中含有2mmol钠，其他青霉素类药物制剂中的钾盐或钠盐也应予以计算，必要时监测血钾水平，以防止长时间大剂量静脉给药时发生电解质失衡。青霉素钾盐不可进行静脉注射，谨防出现高钾血症。青霉素类药物在应用前需详细询问药物过敏史并进行皮肤试验。皮试结果阴性也有可能发生超敏反应或过敏反应，应备好针对严重过敏反应的抢救药品。因对中枢神经有一定毒性，青霉素类药物切勿进行鞘内注射。

3）主要不良反应：过敏反应较常见，包括荨麻疹等各类皮疹、白细胞减少、间质性肾炎、哮喘发作等和血清病型反应；过敏性休克偶见，一旦发生，必须就地抢救，予以保持气道畅通、吸氧及使用肾上腺素、糖皮质激素等治疗措施；毒性反应少见，但静脉滴注大剂量本品或鞘内给药时，可因脑脊液药物浓度过高导致抽搐、肌阵挛、昏迷及严重精神症状等（青霉素脑病），多见于婴儿、老年人和肾功能不全患者。

（2）头孢菌素类

1）用法用量：头孢噻肟钠0.5~1.5g/次，4次/d，肌内或静脉给药；严重肾功能减退时须适当减量，血清肌酐值超过424μmol/L或肌酐清除率低于20ml/min时维持剂量应减半；血清肌酐超过751μmol/L时维持剂量为正常量的1/4；需血液透析者0.5~2g/d，但在透析后应加用1次剂量。头孢曲松钠1~2g/次，1或2次/d，静脉给药；肾功能或肝功能受损者一般不需调整剂量，但严重肾功能不足或肝、肾功能同时不足者应测定血药浓度，控制用量。

2) 注意事项: 对青霉素及头孢菌素过敏者需谨防过敏反应; 与氨基糖苷类药物合用有协同抗菌作用, 但同时可能加重肾损害; 不宜合用强效利尿药。头孢噻肟可能导致中性粒细胞减少, 疗程超过 10 天应监测血常规。

3) 主要不良反应: 发生率低, 为 3%~5%, 有皮疹和药物热、静脉炎、腹泻、恶心、呕吐、食欲缺乏等, 以及一过性血尿素氮和肌酸酐增高。偶见白细胞、中性粒细胞、血小板减少, 嗜酸性粒细胞增多。长期用药需关注二重感染, 如念珠菌病、假膜性小肠结肠炎等, 一旦发生二重感染, 应予以相应处理; 如在应用过程中发生腹泻且怀疑为假膜性小肠结肠炎时, 应立即停药并予以甲硝唑口服, 无效时考虑万古霉素或去甲万古霉素口服。

（3）氨基糖苷类

1) 用法用量: 庆大霉素 3mg/(kg·d), 分 2~3 次静脉滴注; 阿米卡星 200~400mg/d, 分 2 次肌内或静脉给药。鞘内注射或脑室给药, 庆大霉素 1 万~2 万 U/次, 1~2 次 /d; 阿米卡星 5~10mg/ 次, 1 次 /d; 有条件时疗程中应监测血药浓度, 并据以调整剂量, 尤其对新生儿、老年人和肾功能减退患者。庆大霉素每 8 小时 1 次给药者的有效血药浓度应保持在 4~10μg/ml, 避免峰浓度超过 12μg/ml, 谷浓度保持在 1~2μg/ml; 每 24 小时 1 次给药者的血药峰浓度应保持在 16~24μg/ml, 谷浓度应 < 1μg/ml。阿米卡星每 12 小时给药 7.5mg/kg 者的血药峰浓度应保持在 15~30μg/ml, 谷浓度保持在 5~10μg/ml, 峰值超过 30~35μg/ml 有可能产生毒性反应; 一日 1 次给药 15mg/kg 者的血药峰浓度应保持在 56~64μg/ml, 谷浓度应 < 1μg/ml。测定血药浓度谷值应在下次给药前 0.5~1 小时取血液标本, 峰值则在给药后 0.5~1 小时取血。接受鞘内注射者应同时监测脑脊液内的药物浓度。不能测定血药浓度时, 应根据测得的肌酐清除率调整剂量。肾功能减退患者在无条件进行治疗药物浓度监测的情况下, 庆大霉素可按照经验调整剂量, 即肌酐清除率为 50~80ml/min 时, 日剂量为正常剂量的 1/2~2/3; 肌酐清除率为 10~25ml/min 时, 日剂量为正常剂量的 1/5~1/2; 肌酐清除率 < 10ml/min 时, 给予正常剂量的 1/10~1/5。

2) 注意事项: 氨基糖苷类药物使用前不要求做皮试, 但是存在交叉过敏反应, 用药前应关注患者的药物过敏史。耳毒性和肾毒性是氨基糖苷类值得重视的毒性反应, 而脑脓肿的抗生素治疗时间又比较长, 因此在用药前、用药过程中应定期进行尿常规和肾功能测定, 以防止出现严重的肾毒性反应。此类药物禁止与强效利尿药合用, 也禁止与其他有肾毒性的药物如两性霉素 B、万古霉素等合用, 以免加重肾毒性。应给予患者足够的水分, 以减少对肾小管的损害。必要时进行听力检查或听电图尤其高频听力测定以及温度刺激试验, 以检测前庭毒性, 这对老年患者尤其重要。

鞘内注射和脑室内给药为非常规给药途径, 需严格掌握用药指征。用药前应明确该批号能否鞘内注射,并用 0.9% 氯化钠注射液稀释药物,注射时要缓慢,使药液逐渐在脑脊液中弥散,并根据患者的反应调整针尖位置和注射速度,以减少药液对神经组织的毒性和刺激性。

3)主要不良反应:肾毒性是氨基糖苷类最常见的不良反应,患者可出现血尿,排尿次数减少或尿量减少,血尿素氮、血肌酐值增高等,大多系可逆性,停药后即见减轻,但亦有个别出现肾衰竭。耳毒性是本类药物最值得重视的毒性反应,表现在前庭和听觉 2 个方面,患者可发生听力减退、耳鸣或耳部饱满感,少数患者亦可发生眩晕、步履不稳等症状。听力减退一般于停药后症状不再加重,但个别在停药后可能继续发展为耳聋,应加以警惕,尤其对于儿童和老年患者,需特别关注是否存在听力损害。

(4)糖肽类

1)用法用量:万古霉素 1~2g/d,分 2 次缓慢静脉滴注。

2)注意事项:万古霉素一般不作为一线药物应用,常在其他抗菌药治疗无效或不适合使用时作为二线药物应用。静脉用药时如药液浓度过高或滴注过快,易导致静脉炎。

3)主要不良反应:万古霉素可致耳鸣、听力减退、肾功能损害,因此严重肝肾功能不全患者及耳聋患者慎用;可出现皮疹、恶心、静脉炎等;快速注射可出现类过敏反应血压降低,甚至心搏骤停,以及喘鸣、呼吸困难、皮疹、上部躯体发红(红颈综合征)、胸背部肌肉痉挛等。

(5)其他抗生素

1)用法用量:氯霉素 50mg/(kg·d),分 2~3 次静脉给药。甲硝唑 500mg/ 次,3 次 /d 静脉滴注;合并肾衰竭者,给药间隔时间应由 8 小时延长至 12 小时。甲硝唑有较好的药动学特性,口服易吸收,且易渗透进入脓肿腔,不受同步激素治疗的影响,加之对厌氧菌的杀灭活性,其在脑脓肿的治疗中十分重要,逐渐替代了氯霉素。此外,根据药敏试验结果,利福平、利奈唑胺等也可静脉或口服给药用于治疗脑脓肿。

2)注意事项:甲硝唑的代谢产物可使尿液呈深红色;重复 1 个疗程之前,应监测白细胞计数;可抑制乙醇代谢,用药期间禁止饮酒。

3)主要不良反应:15%~30% 的病例出现不良反应,以消化道反应最为常见,一般不影响治疗;神经系统症状有头痛、眩晕,偶有感觉异常、肢体麻木、共济失调、多发性神经炎等,大剂量可致抽搐。

2. 糖皮质激素　为治疗脓肿导致的炎性水肿和占位效应,糖皮质激素应用广泛。关于激素使用的循证医学证据不足,一般不提倡将类固醇激素用于脑脓肿的常规治疗。当脑脓肿破入脑室出现严重中毒症状时可考虑使用类固醇激素,因其提高机体应激能力,改善全身中毒症状的作用突出。通常在足量抗菌药的基础上采用大剂量、短疗程激素冲击疗法,应在病情稳定后及时停药。

（五）药学监护要点

1. 治疗开始前的用药评估

（1）有无上述静脉药物过敏史,过敏者禁用,尤其对头孢菌素过敏者及有青霉素过敏性休克或即刻反应史者禁用此类药物,警惕超敏反应,并准备急救药物。

（2）因脑脓肿需要用药时间较长,用药前应监测血、尿常规及肝、肾功能,进行肝、肾功能评估,肾功能异常患者需根据血肌酐值或内生肌酐清除率调整剂量,严重肾功能不全患者禁用氨基糖苷类及万古霉素。

（3）孕妇及哺乳期妇女：细菌性脑脓肿可导致严重的临床后果,病死率和致残率高,哺乳期妇女建议停止哺乳,妊娠期应谨慎进行风险评估,充分权衡利弊后选择治疗方案。

2. 治疗过程监护

（1）药物治疗期间应定期行 CT 或 MRI 检查,监测脑脓肿的形态变化,以便判断和评价药物疗效。药物治疗有效的指征是临床症状好转、影像学显示水肿带减轻或消失、病灶缩小或消失,此时应继续巩固治疗 2 周以上。通常规范进行药物治疗 2~8 周后脑脓肿开始缩小。若有临床恶化应立即行头颅影像学检查,每 2 周进行 1 次神经影像学检查,随访 3 个月以上,直到脓肿完全吸收;如果 2 周抗菌治疗后病灶增大或 3~4 周未明显吸收,应重新评估治疗方案。

（2）关注患者的血常规指标是否有好转。

（3）使用青霉素类药物期间,关注患者的电解质水平。

（4）使用头孢菌素类药物期间,关注患者是否发生二重感染,监测患者的白细胞水平。

（5）使用氨基糖苷类及万古霉素期间,关注患者的听力及肾脏功能,一旦发现异常损害及时停药。有条件时在氨基糖苷类、万古霉素用药期间应监测血药浓度。

3. 注意事项和药物相互作用

（1）过敏者禁用,特殊人群如儿童及老年患者、肾功能不全患者应慎重使用氨基糖苷类及万古霉素。

（2）加强个体化用药指导,轻至中度肝功能不全无须调整剂量,肾功能不全时头孢菌素类、氨基糖苷类及万古霉素、甲硝唑等需根据患者的肾功能指标减少给药剂量或延长给药间隔。

（3）加强用药监测,注意药物相互作用。如氨基糖苷类与其他抗生素合用的效果,是否存在肾毒性及耳毒性药物合用,是否存在头孢曲松与钙剂合用,是否存在乙醇对用药的影响等。发现问题及时评估，避免发展成严重不良反应而造成严重后果。

4. 药学监护表　见表3-30。

表3-30　脑脓肿患者药学监护表

姓名		年龄		性别		体重	
诊断							
基础疾病							
肝功能							
肾功能							
药物过敏史	□有 药物				□无		
既往使用静脉药物情况	药品名称	剂量	溶媒	使用时间		治疗目的、效果描述及有无不良反应	
入院第　　天治疗评估							
当前使用静脉药物情况	药品名称	剂量	溶媒	使用时间		治疗效果及有无不良反应	
						血药浓度监测结果（如有）	
目前联用的其他药物	药品名称	剂量	溶媒	使用时间		药师优化用药建议	
入院第　　天治疗监护记录							
疗效观察	全身症状 □意识状态 □肢体温度 □颅内压增高 □头痛、谵妄、癫痫						

211

续表

	辅助检查 □影像学检查 □血常规 □肝功能 □肾功能 □电解质	疗效评价 □改善 □有效 □痊愈
不良反应与 处理		

三、颅 内 高 压

（一）概述

1. 定义和分类　颅内高压是由多种原因造成颅内容物的总容积增加，或由先天畸形造成颅腔容积狭小时，颅内压增高并超出其代偿范围，继而出现的一种常见的神经系统综合征。颅内高压可由多种疾病引起，如颅脑外伤、脑卒中、脑肿瘤、肝肾衰竭等。轻者表现为头痛、呕吐及视盘水肿等，重者可导致脑疝而危及生命，是神经内、外科急重症。颅内高压在临床上可分为弥漫性和局灶性 2 种。弥漫性颅内高压常见于蛛网膜下腔出血、脑炎、脑水肿等，此型压力增高较少引起脑疝，压力解除后神经功能恢复较快；局灶性颅内高压时，颅内各腔之间有较明显的压力差，引起脑组织移位导致脑疝形成，受损的神经组织有出血、水肿等情况，功能恢复慢。

2. 发病机制和病理生理　颅内压（intracranial pressure，ICP）是颅腔内容物（脑组织、脑血流和脑脊液）对颅腔壁所产生的压力，正常颅内压随年龄、体位及临床状态而变化。仰卧位成人的正常值为 5~13.5mmHg，> 15mmHg 通常被认为异常，> 20mmHg 是降颅内压的指征。引起颅内压增高的机制主要有以下几个方面：脑组织的体积增加、颅内的血容量增加、脑脊液过多、颅内占位性病变、颅腔狭小。

（二）药物治疗原则

降低颅内压的药物治疗主要包括脱水药的应用、降压治疗、巴比妥盐疗法、应用药物减少脑脊液分泌等。常用的脱水药有甘露醇、白蛋白、甘油果糖，推荐与袢利尿药如呋塞米、托拉塞米等联用，可产生更强的脱水作用。通过有效地控制或降低颅内压，维持脑灌注压，防止脑疝形成及脑功能衰竭。如药物治疗不能达到预期治疗目的，应及时行脑脊液引流或外科手术治疗、亚低温治疗等其他治疗手段。

（三）静脉药物启用时机

颅内压增高，尤其是脑外伤、脑水肿等病情进展迅速，常危及生命。如能早期消除病因，积极降低颅内压，病变往往是可逆性的。临床救治中及时静脉给予渗透性脱水药，使血浆渗透压骤然增加，形成血 - 脑、血 - 脑脊液渗透压梯度，使脑与脑脊液中的水分进入血浆，进而由肾排出，达到脱水、降颅内压的目的。

（四）常用的静脉治疗药物

1. 脱水药　渗透性脱水药的疗效确切，发生作用迅速，是颅内高压抢救过程中最常用的一类药物，通过高渗、利尿、血流动力学等多个方面的作用达到迅速降低颅内压的效果。

（1）甘露醇

1）用法用量：因脱水作用快、强而持久，较大剂量无严重毒性而被作为首选。推荐剂量为成人 1.5~2.0g/kg，每 4~8 小时给药 1 次；或在需要降低颅内压时使用，连续用药最好不超过 1 周。起效时间为 10~30 分钟，维持 3~4 小时。对已有脑疝表现的患者，可大剂量快速给药，并缩短用药间隔时间，每 2 小时给药 1 次，连用 3 次后改为每 4 小时用药 1 次，以使嵌顿的脑组织尽快复位。为避免复发，甘露醇应至少连用 3~5 天。同时联用利尿药如呋塞米、依地尼酸，能使甘露醇降低颅内压的作用得以延长和加强。在甘露醇滴注 15 分钟后使用呋塞米，比单用呋塞米或甘露醇产生更强大的脱水作用。

2）注意事项：使用脱水药需注意给药速度，一般要求 20% 甘露醇 250ml在 30 分钟左右滴完，否则不能形成血中高渗状态，达不到脱水目的。但是快速大量静脉注射甘露醇可引起体内甘露醇积聚，血容量迅速大量增多，导致心力衰竭、稀释性低钠血症，应注意观察，调整滴注速度。甘露醇长期使用或迅速停用都有可能引起颅内压反跳现象，应予以关注。使用渗透性利尿药时应定期检测血清渗透度，以选择最佳剂量和避免并发症发生。

3）主要不良反应：常见不良反应为水和电解质紊乱。大量尿液排出的同时带走大量的钾等，可出现低钠、低钾、低镁、低钙等电解质紊乱现象，患者表现为精神萎靡、四肢无力、腱反射减弱、手足抽搐等症状。久用或剂量加大可导致甘露醇肾病，出现血尿及肾小管损害。

（2）甘油果糖

1）用法用量：静脉滴注，成人一般 250~500ml/ 次，1~2 次 /d，500ml 在 2~3小时滴完，总量不超过 1 000ml/d。注射后 0.5 小时颅内压开始下降，约 2 小时作用达到高峰，可持续 6 小时。与甘露醇相比起效慢，持续时间长，无反跳，无明显的利尿作用，对肾脏的影响小。本药适用于较长时期需降低颅内压的患者及肾功能不全而不能使用甘露醇的患者。

2）注意事项：遗传性果糖不耐受症患者、对本品中的任一成分过敏者、高钠血症、无尿和严重脱水患者均禁用。滴注过快可发生溶血、血红蛋白尿。长期使用应注意防止水、电解质紊乱。

3）主要不良反应：偶有瘙痒、皮疹、头痛、恶心、口渴和溶血现象；罕见疲劳感、溶血及肾脏损害。

（3）人血白蛋白

1）用法用量：人血白蛋白为胶体性脱水药，且能够补充血清蛋白的不足。20% 人血白蛋白 20~40ml 静脉滴注，2 次 /d，可提高胶体渗透压，有良好的降低颅内高压的效果，且与其他药物联合应用的效果好于单用。

2）注意事项：为防止大量注射时机体组织脱水，可采用 5% 葡萄糖注射液或氯化钠注射液适当稀释后静脉滴注（宜用备有滤网装置的输血器）。滴注速度应以不超过 2ml/min 为宜，但在开始的 15 分钟内应特别注意速度需缓慢，然后逐渐加快速度。用药过程中有明显脱水者应同时补液。对白蛋白严重过敏者、严重贫血患者、急性心脏病患者禁用。本品为血液制品，滴注过程中如有不适，应立即停止滴注。

3）主要不良反应：偶可出现寒战、发热、颜面潮红、皮疹、恶心、呕吐等症状；快速滴注可引起血管超负荷，导致肺水肿；偶有过敏反应。

（4）髓袢利尿药：髓袢利尿药是一类非渗透性脱水药，主要作用于肾脏髓袢升支髓质部，阻断对氯离子的再吸收，使大量的 NaCl 和水分排出体外而改善脑水肿，是伴有心、肺、肾基础疾病者的首选药物，作用较温和，一般不单独用于降颅内压，可作为辅助用药。对于尿量减少者，待尿量增加后再选用甘露醇或白蛋白等制剂，以防后两者使血容量增加而加重心脏负担。此类药物与甘露醇合用有协同作用，有研究证实在降颅内压有效率、药效持续时间、颅内压反跳方面，合用优于单用甘露醇。

1）用法用量：呋塞米 20~40mg/ 次，缓慢静脉注射，必要时每 2 小时追加剂量；依他尼酸 25~50mg，以 5% 葡萄糖注射液或 0.9% 氯化钠注射液 50ml 稀释后缓慢静脉注射或静脉滴注。

2）注意事项：需警惕此类药物的耳毒性，耳鸣、可逆性或不可逆性的听力损伤、耳聋等均有报道，通常与静脉滴注速度过快、重度肾功能不全、合用其他耳毒性药物等有关。快速注射大剂量呋塞米可引起暂时性耳聋，建议成人的静脉滴注速度不超过 4mg/min。氮质血症、低钾血症、肝性脑病等患者禁用此类药物。

3）主要不良反应：耳鸣、听力障碍多见于大剂量快速静脉注射时（剂量 > 4~15mg/min），多为暂时性，少数为不可逆性，尤其当与其他有耳毒性的药物同时应用时。常见不良反应与水、电解质紊乱有关，尤其是大剂量或长期应用时,如直立性低血压、休克、低钾血症、低氯血症、低氯性碱中毒、低钠血症、低钙血症以及与此有关的口渴、乏力、肌肉酸痛、心律失常等。

2. 巴比妥盐 巴比妥类药物麻醉仅用于难治性颅内高压患者,可能的作用机制与降低脑血流量有关。临床可选用苯巴比妥、戊巴比妥或硫喷妥钠。建议在有神经电生理监护的条件下使用此类药物,避免用药过量,同时必须密切监护系统动脉压、血管阻力和心输出量的变化,情况好转时即应逐渐减药。

(五)药学监护要点

1. 治疗开始前的用药评估

(1)有上述静脉药物过敏史者禁用有关药物。

(2)颅内高压是神经内、外科急重症,病情进展迅速且可能危及生命。患者须留院密切观察,注意患者的意识、瞳孔、血压、脉搏、呼吸、体温、液体出入量等各个方面的变化,必要时进行颅内压监测,上述指标应详细记录以便评估药物治疗效果。

(3)用药前应做肾功能评估,对重度肾功能不全患者需考虑调整脱水药的种类、剂量、疗程等。

(4)应用脱水药的过程中应注意观察并定期查血生化,以便及时发现并纠正水、电解质紊乱,使其保持平衡。

2. 治疗过程监护

(1)治疗中评估药物降低颅内压的效果,密切关注患者的颅内压监测结果,关注患者的意识状态、瞳孔、临床症状如头痛、呕吐等是否有改善,以判断药物治疗方案是否有效。目前临床许多医师选择将 ICP 控制在 20mmHg 以下,达到这一目标需要采用综合的治疗方法和完善的治疗策略,除药物治疗外,一般处理还可根据病情指征评估是否行脑脊液引流、亚低温治疗、手术去除颅内占位等。

(2)关注患者的血清生化指标,加强电解质等监测,一旦发现用药造成的水、电解质紊乱需及时纠正。

(3)关注患者的尿常规、肾功能,尤其是在较长时间应用脱水药时,如发现有用药相关的肾脏损害应评估是否需要调整药物种类或剂量。

(4)关注患者是否有咳嗽、呕吐、便秘等加重颅内高压的病症,必要时给予镇静镇痛药、泻药等以防止病情加剧。

(5)使用甘露醇后,停药时应关注是否有颅内压反跳并及时处理。

3. 注意事项和药物相互作用

(1)过敏者禁用,特殊人群应慎重使用。

(2)甘露醇、人血白蛋白同时联用利尿药如呋塞米、依地尼酸,能使甘露醇降低颅内压的作用得以延长和加强,并减少停药后颅内压反跳的发生。

（3）如使用髓袢利尿药,需加强用药安全性监测,注意是否存在其他耳毒性、肾毒性药物合用。

4. 药学监护表　见表3-31。

表3-31　颅内高压患者药学监护表

姓名		年龄		性别		体重	
诊断							
基础疾病							
肝功能							
肾功能							
药物过敏史	□有 药物			□无			
既往使用静脉药物情况	药品名称	剂量	溶媒	使用时间	治疗目的、效果描述及有无不良反应		
入院第　　天治疗评估							
当前使用静脉药物情况	药品名称	剂量	溶媒	使用时间	治疗效果及有无不良反应		
				颅内压监测结果			
目前联用的其他药物	药品名称	剂量	溶媒	使用时间	药师优化用药建议		
入院第　　天治疗监护记录							
疗效观察	症状 □瞳孔 □意识状态 □肢体温度 □脉搏和血压				其他 □液体出入量 □颅内压监测 □其他治疗措施（脑脊液引流等）		

续表

	辅助检查 □尿常规 □肝功能 □肾功能 □电解质 □血生化	疗效评价 □改善 □有效 □痊愈
不良反应与 处理		

（付文焕）

第七节　肿瘤静脉药物治疗与药学监护

一、肺　　癌

（一）概述

1. 定义和分类　原发性支气管肺癌（primary bronchogenic carcinoma）简称肺癌（lung cancer），起源于支气管黏膜或腺体。根据世界卫生组织 2018 年发布的数据，肺癌是全世界范围内发病率和死亡率均居首位的恶性肿瘤。

（1）按照解剖学部位分类：发生在段及段以上支气管的肺癌为中央型肺癌；发生在段以下支气管的肺癌为周围型肺癌。

（2）按照组织病理学分类：根据肺癌的分化程度、形态特征和生物学特点，将肺癌分为小细胞肺癌（small cell lung cancer, SCLC）和非小细胞肺癌（non-small cell lung cancer, NSCLC）两大类，后者包括鳞癌、腺癌、大细胞癌等。非小细胞肺癌采用美国癌症联合会第 8 版 TNM 分期系统进行临床分期；小细胞肺癌分为局限期和广泛期，用于小细胞肺癌治疗的临床决策。

2. 发病机制和病理生理　目前发现的肺癌可能的危险因素有吸烟、环境污染、职业暴露、肺癌家族史和既往肿瘤史、高龄等。

随着疾病的发生与发展，肺癌患者可能出现原发性肿瘤表现、远处转移表现和肺外表现 3 个方面的临床症状和体征。咳嗽、咳痰是肺癌患者就诊时最常见的症状，如果肿瘤增大影响痰液引流，可继发阻塞性肺炎；由于呼吸气流通过气管受压或部分阻塞形成的狭窄处，可引起喘鸣、胸闷、气急；肿瘤或转移淋巴结压迫，侵犯喉返神经、膈神经、食管或上腔静脉，可分别引起声音嘶哑、膈肌麻痹、吞咽困难或上腔静脉综合征；若肿瘤侵犯或转移至胸膜或心包,常常引起胸腔积液或心包积液,多表现为胸闷、胸痛、心动过速和心前区心音减弱。

发生远处转移的肺癌即表现为对应部位的症状和体征。常见的中枢神经系统症状包括头痛、呕吐、眩晕、复视、共济失调、偏瘫及癫痫发作等;骨转移常发生在肋骨或脊柱、盆骨与长骨,可无症状或伴有局部疼痛与压痛;肝转移可出现肝大和肝区疼痛,可伴有食欲缺乏、恶心和消瘦,还可伴有氨基转移酶或胆红素升高等表现;肾上腺转移可呈现艾迪生病(Addison 病)的症状,出现食欲缺乏、腹泻、皮肤色素增加、腋毛脱落、低血压等。

少数肺癌患者可出现一些少见的症状和体征,并非肿瘤的直接作用或转移引起,可出现于肺癌发现前或后,也可同时出现,常出现在胸部以外的脏器。

(二)药物治疗原则

肺癌的药物治疗包括化疗、分子靶向治疗和免疫治疗。化疗分为姑息性化疗、辅助化疗(adjuvant chemotherapy)和新辅助化疗(neoadjuvant chemotherapy),应当严格掌握临床适应证,充分考虑患者的疾病分期、体力状况、生活质量、意愿、获益和不良反应,在肿瘤内科医师的主导下进行。

(三)常用的化疗方案

1. 非小细胞肺癌 对于可切除的Ⅲ期非小细胞肺癌患者可选择 2 个周期的术前新辅助化疗,在化疗结束 2~4 周内进行手术。无论是否接受术前新辅助化疗,均推荐术后辅助化疗。常用的新辅助和辅助化疗方案如表 3-32 所示。

驱动基因阴性或未知的晚期或转移性非小细胞肺癌的一线化疗方案推荐含铂两药联合化疗,治疗 4~6 个周期。化疗方案的选择根据鳞癌和非鳞癌有所不同。鳞癌的含铂两药联合化疗,铂类药物可选卡铂、顺铂或奈达铂,与铂类联合的药物可选紫杉醇、吉西他滨或多西他赛;非鳞癌的含铂两药联合化疗,铂类药物可选卡铂和顺铂,与铂类联合使用的药物包括培美曲塞、紫杉醇、吉西他滨或多西他赛。对于 EGFR 或 ALK 等驱动基因阳性的非小细胞肺癌患者应选择相应的靶向药物治疗(表 3-33)。

表 3-32 非小细胞肺癌常用的新辅助和辅助化疗方案

化疗方案	剂量	用药时间	时间及周期
NP:顺铂	$75\sim80\text{mg/m}^2$	d1	每 21 天重复,共 4 个周期
长春瑞滨	$25\sim30\text{mg/m}^2$	d1、8	
EP:顺铂	100mg/m^2	d1	每 28 天重复,共 4 个周期
依托泊苷	100mg/m^2	d1~3	

续表

化疗方案	剂量	用药时间	时间及周期
GP：顺铂	$75mg/m^2$	d1	每21天重复，共4个周期
吉西他滨	$1\,250mg/m^2$	d1、8	
DP：顺铂	$75mg/m^2$	d1	每21天重复，共4个周期
多西他赛	$75mg/m^2$	d1	
PP：顺铂	$75mg/m^2$	d1	每21天重复，共4个周期
培美曲塞（非鳞癌）	$75mg/m^2$	d1	

表 3-33　晚期或转移性非小细胞肺癌的推荐化疗方案

腺癌，大细胞癌（PS 0-1）	腺癌，大细胞癌（PS 2）
帕博利珠单抗 + 卡铂 + 培美曲塞（1类）	白蛋白结合型紫杉醇（2A类）
帕博利珠单抗 + 顺铂 + 培美曲塞（1类）	卡铂 + 白蛋白结合型紫杉醇（2A类）
贝伐珠单抗 + 卡铂 + 紫杉醇（1类）	卡铂 + 多西他赛（2A类）
……	……
鳞癌（PS 0-1）	**鳞癌（PS 2）**
帕博利珠单抗 + 卡铂 + 紫杉醇（1类）	白蛋白结合型紫杉醇（2A类）
帕博利珠单抗 + 卡铂 + 白蛋白结合型紫杉醇（1类）	卡铂 + 白蛋白结合型紫杉醇（2A类）
铂 + 白蛋白结合型紫杉醇（1类）	卡铂 + 多西他赛（2A类）
……	……

2. 小细胞肺癌　局限期小细胞肺癌患者推荐以化疗、手术和放疗为主的综合治疗；广泛期患者推荐以化疗为主的综合治疗。大多数局限期和几乎所有的广泛期小细胞肺癌都将会复发，应根据复发类型和间隔时间选择二线化疗方案或一线化疗方案的再次使用（表 3-34）。

表 3-34　小细胞肺癌推荐的辅助或一线化疗方案

局限期（共4~6个周期）	广泛期（共4~6个周期）
顺铂 / 卡铂 + 依托泊苷（2A类）	卡铂 + 依托泊苷 +atezoliumab（1类）
	卡铂 / 顺铂 + 依托泊苷（2A类）
	卡铂 / 顺铂 + 伊立替康（2A类）

3. 化疗方案预处理

（1）预防性止吐：化疗所致恶心呕吐（chemotherapy-induced nausea and vomiting，CINV）是最常见的化疗不良反应，导致患者畏惧化疗、生活质量下降、依从性下降，对化疗疗效也有明显的负面影响。CINV 的防治根据分类，包括急性和迟发性、预期性和突破性，有所不同。此外，还需要考虑治疗相关和患者相关的变量，包括化疗剂量、给药频率、给药途径和患者性别、年龄、乙醇摄入史等。

静脉用化疗方案的致吐风险根据不予以预防处理时单用该化疗药物发生急性恶心、呕吐的概率分为高度、中度、轻度和轻微 4 个等级，目前已被广泛接受和应用。常见化疗药物的致吐风险分级见表 3-35。针对联合用药，按照方案中单药最高致吐风险推荐相应的预防和处理，但存在一定的局限性，特别是在多种非致吐风险药物联用时。

表 3-35　常见化疗药物的致吐风险分级

级别	静脉药物	
高致吐风险 （＞90%）	AC 方案	
	卡莫司汀	
	顺铂	
	环磷酰胺 ≥ 1 500mg/m^2	
	达卡巴嗪	
	氮芥	
中致吐风险 （30%~90%）	阿扎胞苷	表柔比星
	苯达莫司汀	伊达比星
	卡铂	异环磷酰胺
	环磷酰胺 ＜ 1 500mg/m^2	伊立替康
	阿糖胞苷 ＞ 1 000mg/m^2	奥沙利铂
	柔红霉素	替莫唑胺
	多柔比星	塞替派
低致吐风险 （10%~30%）	阿柏西普	丝裂霉素
	西妥昔单抗	米托蒽醌
	阿糖胞苷 ≤ 1 000mg/m^2	白蛋白结合型紫杉醇
	多西他赛	紫杉醇
	依托泊苷	培美曲塞

级别	静脉药物	
轻微致吐风险 （＜10%）	氟尿嘧啶	多柔比星脂质体
	吉西他滨	帕妥珠单抗
	伊沙匹隆	拓扑替康
	甲氨蝶呤	T-DM1
	贝伐珠单抗	帕博利珠单抗
	博来霉素	利妥昔单抗
	白消安	曲妥珠单抗
	克拉屈滨	长春碱
	氟达拉滨	长春新碱
	纳武利尤单抗	长春瑞滨

化疗所致恶心呕吐根据各风险等级有不同的预防推荐方案（表 3-36）。目前的致吐风险分级以及相应的预防措施仅考虑药物的客观致吐性，患者相关的高危因素和主观感觉的严重程度如何纳入评估和预防体系还有待进一步探究。

表 3-36　各风险等级 CINV 的预防方案推荐

致吐风险	急性期	延迟期
高致吐风险	5-HT$_3$RA+DXM+NK-1RA ± 劳拉西泮 备选 1：5-HT$_3$RA+DXM+NK-1RA+ 奥氮平 备选 2：5-HT$_3$RA+DXM+ 奥氮平	DXM+NK-1RA ± 劳拉西泮 DXM+NK-1RA+ 奥氮平（或米氮平） DXM+ 沙利度胺
中致吐风险	5-HT$_3$RA+DXM+NK-1RA ± 劳拉西泮	5-HT$_3$RA+DXM ± 劳拉西泮 NK-1RA ± DXM ± 劳拉西泮
低致吐风险	DXM；甲氧氯普胺；丙氯拉嗪；异丙嗪；5-HT$_3$RA（均可 ± 劳拉西泮）	无常规预防
轻微致吐风险	无常规预防	无常规预防

注：5-HT$_3$RA 为 5-HT$_3$ 受体拮抗剂；NK-1RA 为 NK-1 受体拮抗剂；DXM 为地塞米松。

（2）抗过敏：以紫杉醇为例，通常在紫杉醇治疗之前 12 及 6 小时给予，苯海拉明（或其同类药）50mg 在治疗前 30~60 分钟静脉注射，以及给予静脉注射西咪替丁（300mg）或雷尼替丁（50mg）；所有接受多西他赛治疗的患者必须在多西他赛滴注1天前开始服用糖皮质激素，如地塞米松，每天持续16mg，持续3天，以预防过敏和体液潴留。

（3）水化：肾毒性是顺铂的主要剂量限制性毒性，日剂量超过90mg/m²是肾毒性的危险因素，水化是有效的预防手段。在顺铂用药前24小时内，患者应充分水化。

（四）靶向药物的临床应用指导

1. 贝伐珠单抗　贝伐珠单抗是重组人源化单克隆抗体，可与血管内皮生长因子（vascular endothelial growth factor，VEGF）结合，阻断其生物活性，抑制微血管生成和转移性疾病进展，发挥抑制肿瘤的作用。

（1）适应证和用法用量：联合卡铂与紫杉醇用于不可切除的晚期、转移性或复发性非鳞状细胞非小细胞肺癌患者的一线治疗。贝伐珠单抗的推荐剂量为15mg/kg，每3周给药1次；也可以使用7.5mg/kg，每3周给药1次。

（2）注意事项：①贝伐珠单抗不适用于鳞状细胞癌，禁用于有严重出血或近期曾有咯血、肿瘤侵犯大血管的患者；②出现下列情况应暂停使用贝伐珠单抗，包括择期手术前4~6周、药物控制不良的重度高血压、需要进一步评估的中至重度蛋白尿、重度输液反应；③密切监测下列需要终止使用贝伐珠单抗的情况，包括胃肠道穿孔、内脏瘘形成、需要干预治疗的伤口裂开以及伤口愈合并发症、重度出血、重度动脉血栓事件、危及生命的静脉血栓栓塞事件、高血压危象或高血压脑病、可逆性后部脑病综合征（PRES）、肾病综合征。

2. 重组人血管内皮抑制素　重组人血管内皮抑制素是血管生成抑制类生物制品，能特异性地作用于血管内皮细胞表面的受体，通过抑制内皮细胞增殖和迁移，诱导内皮细胞凋亡，进而抑制新生血管生成，阻断肿瘤细胞的营养供给，达到抑制肿瘤增殖或转移的目的。

（1）适应证和用法用量：联合顺铂/长春瑞滨（NP方案）用于治疗初治或复治的Ⅲ~Ⅳ期非小细胞肺癌患者。推荐用法为在3周治疗周期内的第1~14天每天给药1次，每次7.5mg/m²（1.2×10^5U/m²），匀速静脉滴注，滴注时间为3~4小时。

（2）注意事项：①慎用于过敏体质或对蛋白类生物制品有过敏史者；②因重组人血管内皮抑制素的常见不良反应有心脏反应，慎用于有严重心脏病或病史者，临床使用过程中应定期监测心电图；③目前无循证证据支持重组人血管内皮抑制素用于小细胞肺癌的治疗。

3. 纳武利尤单抗　纳武利尤单抗是一种人类免疫球蛋白G4（IgG4）单克隆抗体，可与T细胞表达的PD-1受体结合，阻断其与PD-L1和PD-L2之间的相互作用,阻断 PD-1/PD-L 通路介导的免疫抑制反应,包括抗肿瘤免疫反应。

(1)适应证和用法用量:单药用于既往接受过含铂方案化疗后疾病进展或不可耐受的局部晚期或转移性非小细胞肺癌(NSCLC)成人患者的二线治疗,需排除 EGFR 基因突变和 ALK 融合的患者。纳武利尤单抗在中国获批剂量为 3mg/kg,每 2 周 1 次;也可使用固定剂量 480mg,每 4 周 1 次或 240mg,每 2 周 1 次。

(2)注意事项:①纳武利尤单抗仅适用于 EGFR 和 ALK 驱动基因阴性和未知的患者。②老年患者、轻至中度肾损伤、轻至中度肝损伤患者无须剂量调整。③持续监测免疫相关不良反应,至少至末次给药后 5 个月。④充分评估后确认的免疫相关不良反应,根据不良反应的严重程度,暂停纳武利尤单抗治疗并给予糖皮质激素,使用糖皮质激素不能控制甚至恶化的,应加用糖皮质激素性免疫抑制治疗。⑤根据个体患者的安全性和耐受性,可暂停或终止停药,不建议增加或减少剂量;如果出现任何重度、复发的免疫相关不良反应以及任何危及生命的免疫相关不良反应,必须永久停止纳武利尤单抗治疗。⑥纳武利尤单抗不经细胞色素 P450(CYP)酶或其他药物代谢酶代谢,因此合并使用的药物对这些酶的抑制或诱导作用预期不会影响纳武利尤单抗的药动学性质。

4. 帕博利珠单抗　帕博利珠单抗是一种人类免疫球蛋白 G4(IgG4)单克隆抗体,可与 T 细胞表达的 PD-1 受体结合,阻断其与 PD-L1 和 PD-L2 之间的相互作用,阻断 PD-1/PD-L 通路介导的免疫抑制反应,包括抗肿瘤免疫反应。

(1)适应证和用法用量:被美国 FDA 批准用于单药治疗 PD-1 高表达的非小细胞肺癌,EGFR 或 ALK 驱动基因阳性者需既往相应的靶向治疗进展;联合培美曲塞、顺铂一线治疗 EGFR 或 ALK 驱动基因阴性的转移性非鳞状非小细胞肺癌;联合卡铂、紫杉醇(白蛋白结合型紫杉醇)一线治疗鳞癌。帕博利珠单抗治疗非小细胞肺癌推荐固定剂量,每次 200mg,每 3 周 1 次。

(2)注意事项:①老年患者、轻度或中度肾功能不全患者、轻度肝功能受损患者无须剂量调整;②帕博利珠单抗临床试验中报道过的免疫相关不良反应包括免疫相关性肺炎、免疫相关性结肠炎、免疫相关性肝炎、免疫相关性内分泌疾病、免疫相关性肾炎和肾功能不全、免疫相关性皮肤不良反应等;③对于任何复发性 3 级以及任何 4 级免疫相关不良反应,必须永久停用帕博利珠单抗治疗;④免疫相关不良反应根据严重程度,暂停使用帕博利珠单抗,给予糖皮质激素治疗;⑤控制不良反应 ≤ 1 级,糖皮质激素逐渐减量至 ≤ 10mg 泼尼松或相当剂量,可在最后一剂帕博利珠单抗给药后 12 周内重新开始帕博利珠单抗治疗;⑥帕博利珠单抗不经细胞色素 P450(CYP)酶或其他药物代谢酶代谢,因此合并使用的药物对这些酶的抑制或诱导作用预期不会影响纳武利尤单抗的药动学性质。

(五)药学监护要点

1. 治疗开始前的用药评估 药师应当充分考虑患者病情、体力状况(PS),评估化疗的获益和患者的耐受情况。启动化疗要求患者的PS评分≤2分,对于小细胞肺癌化疗的PS评分可放宽到3分;重要脏器功能可耐受;有良好的骨髓功能;无严重的并发症和感染、发热、出血倾向等。

2. 治疗过程监护

(1)药物安全性监护:肺癌常用的化疗方案涉及的常见不良反应有胃肠道反应、骨髓抑制、过敏反应、铂类相关的肾毒性、伊立替康相关的腹泻等。上述化疗方案预处理已涉及呕吐、过敏反应和肾毒性的预防,如果预处理后仍出现相应的不良反应,应当积极对症处理,下次化疗前考虑化疗方案的调整与更改。针对化疗所致的骨髓抑制,重组人粒细胞集落刺激因子(rhG-CSF)是常用的升白药,血小板减少的主要治疗包括输注血小板、重组人血小板生成素(rh-TPO)和重组人白细胞介素(rhIL-11)。

(2)疗效评价:随着免疫治疗在肺癌中的应用,不同于实体瘤临床疗效评价标准(RECIST v1.1)通过靶病灶来判断疾病进展状态,免疫治疗疗效评价标准(imRECIST)还通过对无进展生存期的评价和对疾病进展模式的分析,识别患者在免疫治疗中的获益。因而纳武利尤单抗和帕博利珠单抗的临床应用要点之一就在于只要观察到临床获益,就应持续接受治疗直至患者不能耐受;如果患者的临床症状稳定或持续减轻,即使有疾病进展的初步证据,基于总体临床获益的判断,可考虑继续应用免疫治疗,直至证实疾病进展。

二、乳 腺 癌

(一)概述

1. 定义和分类 乳腺癌是女性最常见的恶性肿瘤之一,严重危害妇女的身心健康。多种因素可能与乳腺癌的发生密切相关,包括遗传、激素、生殖、营养、环境等方面。乳腺是多种内分泌激素的靶器官,如雌激素、孕激素、泌乳素等,雌酮和雌二醇与乳腺癌的发病有直接关系。乳腺癌的相关基因主要有 *BRCA1*、*BRCA2*、*p53* 等。乳腺癌易感基因 *BRCA1* 是近年来发现的重要肿瘤抑制基因,大约45%的家族性乳腺癌和90%的遗传性乳腺癌检出 *BRCA1* 基因突变。人表皮生长因子受体-2(HER2)是定位于染色体17q12~21上的原癌基因,在20%~30%的被确诊的乳腺癌患者中存在HER2基因扩增或蛋白过表达的情况,与肿瘤的发生和侵袭有关,可改变肿瘤对某些化疗药物和内分泌药物的敏感性。HER2也是乳腺癌治疗的重要靶点,现有多种抗HER2的单克隆抗体和小分子药物，如曲妥珠单抗、帕妥珠单抗和拉帕替尼，单药或联合化疗药物、内分泌药物治疗 HER2 阳性的乳腺癌。

乳腺癌根据病理分型可分为非浸润性癌、浸润性特殊癌、浸润性非特殊癌和其他罕见癌。对于临床用药更具指导意义的则是根据激素受体、HER2 表达的分型，如表 3-37 所示。

表 3-37　St. Gallen 共识乳腺癌亚型的定义和治疗策略

亚型	定义	治疗类型	注释
Luminal A 型	ER/PR 阳性，且 PR 高表达（≥20%）HER2 阴性，Ki67 低表达（<14%）	单纯内分泌治疗	Ki67 染色的质量控制非常重要；几乎不需要化疗，但要结合淋巴结状态及其他危险因素综合制订化疗策略
Luminal B 型	Luminal B（HER2 阴性）ER 阳性，HER2 阴性且至少 1 种以下情况：Ki67 高表达（≥14%）PR 阴性或低表达（<20%）	内分泌治疗 ± 细胞毒性药物治疗	多基因序列分析显示，高增殖基因多可预测患者的预后较差；如果不能进行可靠的 Ki67 评估，可考虑其他替代性指标，如分级；这些替代性指标也可用于区分 Luminal A 型和 Luminal B（HER2 阴性）型，而对后者是否选用及选择具体化疗方案，可能取决于内分泌受体表达水平、危险度和患者意愿
	Luminal B（HER2 阳性）ER 阳性，HER2 过表达任何状态的 Ki67 任何状态的 PR	细胞毒性药物治疗 + 内分泌治疗 + 抗 HER2 治疗	对 Luminal B（HER2 阳性）型，目前无证据显示可去除细胞毒性药物治疗
HER2 过表达型	HER2 阳性（非 Luminal）HER2 过表达或增殖 ER 和 PR 阴性	细胞毒性药物治疗 + 抗 HER2 治疗	对非常低危（pT1a 和淋巴结阴性）的患者，可不考虑加用全身辅助治疗
基底样型	三阴性（导管）ER 和 PR 阴性，HER2 阴性	细胞毒性药物治疗	"三阴性"和"基底样"有近 80% 的重合，前者还包括一些特殊的组织学类型，如低危（典型）髓样癌和腺样囊性癌；基底角蛋白染色有助于判定真正的基底样型肿瘤

2. 发病机制和病理生理 乳腺是多种内分泌激素的靶器官,如雌激素、孕激素、泌乳素等,雌酮和雌二醇与乳腺癌的发病有直接关系。乳腺癌的相关基因主要有 *BRCA1*、*BRCA2*、*p53* 等。乳腺癌易感基因 *BRCA1* 是近年来发现的重要肿瘤抑制基因,大约 45% 的家族性乳腺癌和 90% 的遗传性乳腺癌检出 *BRCA1* 基因突变。人表皮生长因子受体 -2(HER2)是定位于染色体 17q12~21 上的原癌基因,在 20%~30% 的被确诊的乳腺癌患者中存在 HER2 基因扩增或蛋白过表达的情况,与肿瘤的发生和侵袭有关,可改变肿瘤对某些化疗药物和内分泌药物的敏感性。HER2 也是乳腺癌治疗的重要靶点,现有多种抗 HER2 的单克隆抗体和小分子药物,如曲妥珠单抗、帕妥珠单抗和拉帕替尼,单药或联合化疗药物、内分泌药物治疗 HER2 阳性的乳腺癌。

(二)药物治疗原则

乳腺癌的发病率逐年上升,但随着早期诊断和综合治疗的进步,死亡率呈现下降趋势。各期药物治疗原则如下:

1. 新辅助化疗(neoadjuvant chemotherapy) 又称术前化疗(preoperative chemotherapy),一般手术前给予 2~4 个周期的化疗。已有随机对照试验显示接受术前新辅助或术后辅助相同方案治疗的乳腺癌患者的长期结局相似。新辅助化疗能使不可手术的肿瘤可手术切除,能使可手术的乳腺癌患者进一步获益,能提高保乳手术的可行性。新辅助化疗中的病理完全缓解与较好的无病生存期(DFS)和总生存期(OS)有关,在三阴性乳腺癌(TNBC)中的相关性最强,HER2 阳性乳腺癌次之,ER 阳性乳腺癌的相关性最弱。术前单纯内分泌治疗适用于 ER 阳性且 Luminal 病理分型低危的患者。针对 HER2 阳性的患者,术前化疗应该联合曲妥珠单抗至少 9 周,而包含帕妥珠单抗的新辅助方案适用于肿瘤最大径 > 2cm($\geq N_2$)或至少触及同侧腋窝活动的转移淋巴结($\geq N_1$)的 HER2 阳性早期乳腺癌患者。

新辅助化疗适用于以下几种情况:

(1)不可手术的乳腺癌患者:①炎性乳腺癌;②巨大或缠结的 N_2 期腋窝淋巴结;③区域淋巴结分期达 N_3 者;④原发性肿瘤分期达 T_4 者。

(2)可手术的乳腺癌患者:①有保乳意愿,但肿瘤大小与乳房比例大而难以保乳者;②淋巴结阳性,但可能在新辅助治疗中转阴者。

2. 术后辅助治疗 乳腺癌术后辅助治疗应当综合考虑患者的 TNM 分期、ER/PR 和 HER2 表达情况。尤其对于淋巴结阴性患者,根据预后指标判断,有针对性地对有高度复发风险的患者进行术后辅助治疗,避免过度治疗。

3. 晚期乳腺癌的治疗 晚期乳腺癌包括复发性和转移性乳腺癌,治疗的主要目的在于缓解症状,延长高质量的生存期,主要采取以内科治疗为主的综合治疗,在确定治疗方案前应尽可能对复发或转移部分进行活检,明确或重新评估肿瘤的 ER/PR 和 HER2 状态。

(三)常用的化疗方案

1. 新辅助/辅助治疗方案　HER2 阴性乳腺癌推荐的新辅助/辅助方案见表 3-38。

表 3-38　HER2 阴性乳腺癌推荐的新辅助/辅助方案

化疗方案	剂量	用药时间	时间及周期
• 剂量密集 AC→T 2 周方案:			
多柔比星	$60mg/m^2$	d1	每 14 天重复,共 4 个周期
环磷酰胺	$600mg/m^2$	d1	
紫杉醇	$175mg/m^2$	d1	每 14 天重复,共 4 个周期
• 剂量密集 AC→T 单周方案:			
多柔比星	$60mg/m^2$	d1	每 14 天重复,共 4 个周期
环磷酰胺	$600mg/m^2$	d1	
紫杉醇	$80mg/m^2$	d1	每 7 天重复,共 12 个周期
• TC:			
多西他赛	$75mg/m^2$	d1	每 21 天重复,共 4 个周期
环磷酰胺	$600mg/m^2$	d1	

关于 HER2 阴性乳腺癌患者推荐的新辅助/辅助方案,还有以下几点需要补充说明:①针对术前接受以紫杉醇、烷化剂和蒽环类药物为基础的治疗方案的 TNBC 和术后残余病灶,可选卡培他滨单药方案(1 000~1 250mg/m² b.i.d. d1~14,每 21 天重复);②辅助治疗包括化疗和内分泌治疗时,应化疗序贯内分泌治疗;③出于某些原因(如超敏反应),白蛋白结合型紫杉醇可替代紫杉醇或多西他赛,针对原紫杉醇或多西他赛每周方案,白蛋白结合型紫杉醇的每周剂量不超过 125mg/m²;④剂量密集 AC→T 方案可将用药顺序改为紫杉醇序贯剂量密集 AC。

关于 HER2 阳性乳腺癌患者推荐的新辅助/辅助方案选择(表 3-39),进行以下补充说明:①手术后无残余病灶,无论有无新辅助治疗,都应接受 1 年的 HER2 靶向治疗——曲妥珠单抗 ± 帕妥珠单抗;接受过新辅助治疗手术后仍有残余病灶,辅助治疗可选 T-DM1。②辅助治疗包括化疗和内分泌治疗时,应化疗序贯内分泌治疗。③出于某些原因(如超敏反应),白蛋白结合型紫杉醇可替代紫杉醇或多西他赛,针对原紫杉醇或多西他赛每周方案,白蛋白结合型紫杉醇的每周剂量不超过 125mg/m²。④曲妥珠单抗、帕妥珠单抗与蒽环类联用可能产生严重的心脏不良反应，应避免同时使用。⑤紫杉醇联合曲妥珠单抗的方案适用于低危的 T_1、N_0、M_0 的 HER2 阳性乳腺癌患者，尤其是因为合并疾病不适宜接受其他推荐方案治疗的患者。

表 3-39　HER2 阳性乳腺癌推荐的新辅助 / 辅助方案

化疗方案	剂量	用药时间	时间及周期
• AC→T+ 曲妥珠单抗：			
多柔比星	$60mg/m^2$	d1	每 21 天重复，共 4 个周期
环磷酰胺	$600mg/m^2$	d1	
紫杉醇	$80mg/m^2$	d1	每 7 天重复，共 12 个周期
曲妥珠单抗	2mg/kg	d1	每 7 天重复，共 1 年（首剂 4mg/kg）
• AC→T+ 曲妥珠单抗 + 帕妥珠单抗：			
多柔比星	$60mg/m^2$	d1	每 14 天重复，共 4 个周期
环磷酰胺	$600mg/m^2$	d1	
紫杉醇	$80mg/m^2$	d1、8、15	每 21 天重复，共 4 个周期
曲妥珠单抗	6mg/kg	d1	每 21 天重复，共 1 年（首剂 8mg/kg）
帕妥珠单抗	420mg	d1	每 21 天重复，共 1 年（首剂 840mg）
• T+ 曲妥珠单抗：			
紫杉醇	$80mg/m^2$	d1	每 7 天重复，共 12 个周期
曲妥珠单抗	2mg/kg	d1	每 7 天重复，共 1 年（首剂 4mg/kg）
• TCH：			
多西他赛	$75mg/m^2$	d1	每 21 天重复，共 6 个周期
卡铂	AUC 6	d1	每 21 天重复，共 6 个周期
曲妥珠单抗	4mg/kg	d1	第 1 周
	2mg/kg	d1	每 7 天重复，第 2~18 周
	6mg/kg	d1	每 21 天重复，直至 1 年
• TCH+ 帕妥珠单抗：			
多西他赛	$75mg/m^2$	d1	每 21 天重复，共 6 个周期
卡铂	AUC 6	d1	每 21 天重复，共 6 个周期
曲妥珠单抗	6mg/kg	d1	每 21 天重复，共 1 年（首剂 8mg/kg）
帕妥珠单抗	420mg	d1	每 21 天重复，共 1 年（首剂 840mg）

2. 晚期乳腺癌的药物治疗　晚期乳腺癌的内分泌治疗方案与患者的绝经状态密切相关，绝经意味着卵巢合成雌激素功能的衰退，在此先明确绝经（menopause）的定义。绝经是指月经的永久停止，包括下列情形：①双侧卵巢切除；②年龄≥60岁；③年龄<60岁，接受化疗、他莫昔芬、托瑞米芬或卵巢抑制后闭经至少12个月，且卵泡刺激素和雌二醇维持在绝经水平。ER/PR阳性的复发性或转移性乳腺癌推荐的综合治疗通常以口服药物治疗方案为主（表3-40）。

表3-40　复发性或转移性乳腺癌的推荐化疗方案

HER2 阴性		HER2 阳性	
推荐方案	用法用量	推荐方案	用法用量
多柔比星	$60\sim75mg/m^2$ d1，每21天重复 或$20mg/m^2$ d1，每7天重复	帕妥珠单抗 曲妥珠单抗	首剂840mg，之后420mg d1 首剂8mg/kg，之后6mg/kg d1
多柔比星脂质体	$50mg/m^2$ d1，每28天重复	多西他赛	$75\sim100mg/m^2$ d1 均每21天重复
紫杉醇	$175mg/m^2$ d1，每21天重复 或$80mg/m^2$ d1，每7天重复	帕妥珠单抗	首剂840mg，之后420mg，每21天重复
卡培他滨	$1\,000\sim1\,250mg/m^2$ b.i.d. d1~14，每21天重复	曲妥珠单抗	首剂8mg/kg，之后6mg/kg d1，每21天重复
吉西他滨	$800\sim1\,200mg/m^2$ d1、8、15，每28天重复		或首剂4mg/kg，之后2mg/kg d1，每7天重复
长春瑞滨	$25mg/m^2$ d1，每7天重复	紫杉醇	$165mg/m^2$ d1，每21天重复 或$80mg/m^2$ d1，每7天重复
卡铂	AUC 6 d1，每21/28天重复		
顺铂	$75mg/m^2$ d1，每21天重复		

方案选择说明：①推荐序贯的单药化疗，而联合化疗方案适用于经选择的肿瘤负荷较大、疾病迅速进展的患者；②白蛋白结合型紫杉醇替代紫杉醇或多西他塞的注意事项同上；③铂类单药治疗推荐用于 *TNBC* 和 *BRCA1/2* 突变的患者，同时建议 HER2 阴性的乳腺癌患者进行 *BRCA1/2* 基因监测；④曲妥珠单抗、帕妥珠单抗与蒽环类联用可能引发严重的心脏不良反应，应避免同时使用；⑤正在接受帕妥珠单抗治疗的、既往使用过曲妥珠单抗的转移性乳腺癌患者，建议考虑曲妥珠单抗联合帕妥珠单抗（±细胞毒性药物治疗）。

（四）靶向药物的临床应用指导

1. 曲妥珠单抗　曲妥珠单抗是一种重组的 DNA 衍生的人源化单克隆抗体，特异性地作用于 HER2 的细胞外部位，可抑制 HER2 过度表达的肿瘤细胞增殖。

（1）适应证和用法用量：单药用于已接受多个化疗方案的 HER2 阳性转移性乳腺癌；联合紫杉醇或多西他赛等用于未接受化疗的 HER2 阳性转移性乳腺癌；单药或联合化疗药物，或联合内分泌治疗用于 HER2 阳性乳腺癌的辅助治疗；用于 HER2 阳性乳腺癌的新辅助治疗，术后继续使用总疗程达 1 年。

（2）注意事项：①在接受曲妥珠单抗治疗前，应经有资质的病理实验室检测为 HER2 阳性，HER2 阳性的定义为 IHC3+ 或 IHC2+/FISH 阳性；②曲妥珠单抗可引起有症状的左心室射血分数（LVEF）降低、左心室功能不全、心律失常、高血压、有症状的心力衰竭、心肌病和心脏性猝死等心脏毒性，因此治疗期间应定期监测 LVEF，与蒽环类药物联用须慎重；③曲妥珠单抗治疗后进展的 HER2 阳性乳腺癌，有证据证实继续使用曲妥珠单抗的临床获益。

2. 帕妥珠单抗　帕妥珠单抗是重组人源化单克隆抗体，与 HER2 细胞外的二聚化结构域发生特异性结合，还可介导抗体依赖细胞介导的细胞毒作用（ADCC），导致肿瘤细胞生长停滞和凋亡，抑制肿瘤细胞增殖。

（1）适应证和用法用量：联合曲妥珠单抗和化疗作为具有高复发风险的 HER2 阳性早期乳腺癌患者的辅助治疗。推荐起始剂量为 840mg，此后每 3 周给药 1 次，剂量为 420mg。持续用药 1 年（最多 18 个周期），或直至疾病复发或无法耐受的毒性（以先发生者为准）。

（2）注意事项：①接受帕妥珠单抗治疗前，应经专业实验室已验证的检测方法评估为 HER2 阳性，HER2 阳性的定义为 IHC3+ 或 IHC2+/FISH 阳性。②与曲妥珠单抗联用时，必须序贯给药，可按任意顺序；联合紫杉类药物治疗时，帕妥珠单抗与曲妥珠单抗应先于紫杉类药物。③帕妥珠单抗可引起左心室功能不全，开始用药前及治疗开始后应定期评估 LVEF；如接受蒽环类药物治疗，帕妥珠单抗应在完成完整蒽环类药物治疗后给予。④帕妥珠单抗可引起胚胎 - 胎儿死亡和出生缺陷，应向育龄期患者告知风险并采取有效的避孕措施。

（五）药学监护要点

乳腺癌患者的药学监护不仅在于治疗方案准入复核、安全性监护和疗效评价等方面，根据患者的疾病分期和药物治疗，随访和患者教育方面还有其特殊之处。

1. 治疗开始前的用药评估　用芳香酶抑制剂或治疗后卵巢衰竭的患者，应在开始内分泌治疗前评估骨密度。

2. 治疗过程监护

（1）对于接受内分泌治疗的乳腺癌患者，应定期评估并教育用药依从性；使用他莫昔芬的患者，每12个月应进行妇科检查（如果保留了子宫）；使用芳香酶抑制剂或治疗后卵巢衰竭的患者，应定期检测骨密度。

（2）对于转移性乳腺癌患者，监护的重点是患者的症状和肿瘤负荷，确保治疗的获益和评估毒性反应。定期监测的频率目前尚无定论，取决于为了及时发现疾病进展、避免无效治疗导致的毒性反应和资源利用等多个方面的平衡。

（3）生活方式宣教与管理：提倡积极的生活方式、健康的饮食，限制乙醇摄入，保持合理的体重（BMI以20~25kg/m^{2}为宜）。

三、胰 腺 癌

（一）概述

1. 定义和分类　胰腺恶性肿瘤的来源包括胰腺外分泌腺、内分泌腺或非上皮组织，其中胰腺癌是发生于胰腺外分泌腺的恶性肿瘤，占比约95%。胰腺癌发病隐匿，进展迅速，预后差，其发病率呈逐年增高的趋势。

根据肿瘤部位分布，胰腺癌可分为胰头癌，胰体、胰尾癌，全胰癌，以胰头癌最多见，占60%~70%；根据组织学分类，可分为导管腺癌、浆液性囊腺癌、黏液性囊腺癌、导管内乳头状黏液癌、腺泡细胞癌、胰母细胞癌、实性乳头状癌、破骨细胞样巨细胞瘤等，其中85%~90%起源于胰导管上皮细胞。

2. 发病机制和病理生理　胰腺癌的病因尚未完全明确，流行病学调查已发现多种与胰腺癌发病有关的危险因素，可分为非遗传性与遗传性危险因素。可能的非遗传性危险因素主要包括长期吸烟、高龄、高脂饮食、体重指数超标、慢性胰腺炎或伴发糖尿病等。大约10%的胰腺癌病例具有家族遗传性，患有遗传性胰腺炎、波伊茨-耶格综合征（Peutz-Jeghers syndrome）、家族性恶性黑色素瘤及其他遗传性肿瘤疾病的患者，患胰腺癌的风险显著增加。

胰腺癌患者的首发症状取决于肿瘤的部位和范围。胰头癌早期便可出现梗阻性黄疸，这是由于胆道出口梗阻导致胆汁淤积；当肿瘤阻塞胆总管下端和胰腺导管时，胆汁和胰液体不能进入十二指肠，常出现消化不良症状，而胰腺外分泌功能损伤可能导致腹泻。胰腺癌患者的常见临床表现还有腹部不适或腹痛、消瘦、乏力等。

（二）药物治疗原则

胰腺癌的治疗主要包括手术治疗、放射治疗、化学治疗、介入治疗和最佳支持治疗等。对拟接受化疗的患者，须为经过病理组织学确诊的胰腺癌，进行Karnofsky或ECOG评分后，一般状况能够耐受药物治疗，无化疗禁忌证。药物治疗因不同的目的而有不同的适用范围。

1. 新辅助化疗　推荐具有高危因素（较高水平的 CA 19-9、较大的胰腺原发性肿瘤、广泛的淋巴结转移、严重消瘦和极度疼痛）、可切除胰腺癌或体能状态良好的交界可切除的胰腺癌在手术前给予药物治疗，可提高手术根治切除率，降低局部复发风险，延长生存期。

2. 辅助化疗　根治术后的患者如无禁忌证，均应行辅助化疗。术后体能状态恢复较好的患者，辅助化疗起始时间尽可能控制在术后 8 周内，疗程达 6 个周期及 6 个周期以上。

3. 姑息性化疗　适用于术后复发、转移或失去手术治疗机会的晚期胰腺癌患者，以延长总生存期。

（三）常用的化疗方案

1. 新辅助化疗　目前缺乏足够的证据来推荐特定的新辅助方案，临床实践中化疗和放化疗的应用也不尽相同（表 3-41）。推荐在大型医疗机构就诊，决定是否开始新辅助化疗，以后接受后续治疗。建议胰腺癌患者参与临床试验。

表 3-41　新辅助化疗推荐方案

FOLFIRINOX/mFOLFIRINOX ± 随后的放化疗 吉西他滨 + 白蛋白结合型紫杉醇 ± 随后的放化疗	仅针对已知的 *BRCA1/2* 或 *PALB2* 突变： FOLFIRINOX/mFOLFIRINOX ± 随后的放化疗 吉西他滨 + 顺铂（≥ 2~6 个周期）± 随后的放化疗

注：FOLFIRINOX/mFOLFIRINOX 限于体力状况评分为 0~1 分的患者。

2. 辅助化疗　以下推荐方案适用于未接受新辅助化疗的胰腺癌患者（表 3-42）；对于那些已接受过新辅助化疗的患者，辅助化疗方案的制订取决于既往化疗的反应和其他临床考量。

表 3-42　辅助化疗推荐方案

吉西他滨 + 卡培他滨
FOLFIRINOX/mFOLFIRINOX

注：FOLFIRINOX/mFOLFIRINOX 限于体力状况评分为 0~1 分的患者。

3. 局部进展期胰腺癌的药物治疗　局部进展期胰腺癌的化疗方案的确定取决于体力状况评分，考虑单药或联合化疗后进行放化疗或立体定向放射治疗（SBRT），在开始放疗之前还须评估已从既往血液学毒性和非血液学毒性中恢复。

对于转移性胰腺癌患者,放疗作为姑息性治疗,对缓解胰腺癌引起的腹背疼痛和局部阻塞症状有一定疗效。具体见表3-43和表3-44。

表3-43 局部进展期或转移性胰腺癌推荐的一线化疗方案

体力状况良好	体力状况不佳
FOLFIRINOX/mFOLFIRINOX	吉西他滨
吉西他滨+白蛋白结合型紫杉醇	卡培他滨
	氟尿嘧啶(持续滴注)
仅针对已知的 *BRCA1/2* 或 *PALB2* 突变:	
FOLFIRINOX/mFOLFIRINOX	
吉西他滨+顺铂	

表3-44 局部进展期、复发、转移性胰腺癌推荐的二线化疗方案

体力状况良好	
既往接受以吉西他滨为基础的化疗:	既往接受以氟尿嘧啶为基础的化疗:
氟尿嘧啶+亚叶酸钙+伊立替康脂质体	吉西他滨
氟尿嘧啶+亚叶酸钙+伊立替康(FOLFIRI)	吉西他滨+白蛋白结合型紫杉醇
FOLFIRINOX/mFOLFIRINOX	吉西他滨+顺铂(*BRCA1/2* 或 *PALB2* 突变)
奥沙利铂+氟尿嘧啶+亚叶酸钙(OFF)	吉西他滨+厄洛替尼
FOLFOX	氟尿嘧啶+亚叶酸钙+伊立替康脂质体
卡培他滨+奥沙利铂	(既往未接受过伊立替康治疗)
卡培他滨	
氟尿嘧啶(持续滴注)	
体力状况不佳	
吉西他滨	
卡培他滨	
氟尿嘧啶(持续滴注)	

4. 同步放化疗 可选的化疗方案有卡培他滨、氟尿嘧啶(持续滴注)或吉西他滨。相较于单纯放疗,放疗联合化疗在前瞻性随机对照试验中显示出生存期和1年生存率的获益,且耐受性良好、不良反应可控。

(四)靶向药物的临床应用指导

目前在胰腺癌中应用的靶向药物十分有限。吉西他滨联合厄洛替尼作为局部进展期和转移性胰腺癌的一线、二线治疗方案,尽管对生存的改善显示

出统计学意义,但实际获益却十分有限,这表明只有一部分人群从中明显获益。吉西他滨联合厄洛替尼的主要不良反应有血液学毒性、皮疹、流感样症状,还应关注间质性肺炎这一少见但严重的不良反应。一旦患者出现新的急性发作或进行性的不能解释的肺部症状,如呼吸困难、咳嗽和发热时,在诊断评估时要暂时停止厄洛替尼治疗。一旦确诊是间质性肺病,如有必要则停止厄洛替尼治疗,并给予适当治疗。使用厄洛替尼期间,须注意与 CYP 3A4 底物、诱导剂、抑制剂和质子泵抑制剂的相互作用。

帕博利珠单抗是与 PD-1 受体结合,阻断其与配体结合进而解除免疫应答抑制的单克隆抗体。目前美国国立综合癌症网络(NCCN)推荐(2A 类)帕博利珠单抗用于微卫星高度不稳定(MSI-H)/ 错配修复缺陷(dMMR)的体力状况良好的局部进展期和转移性胰腺癌的治疗。基于一项纳入 12 种 dMMR 实体瘤的 II 期临床试验中的 6 位胰腺癌患者的总体缓解率达 62%,帕博利珠单抗获 FDA 加速审批应用于不可切除或转移性 MSI-H 或 dMMMR 实体瘤。

(五)药学监护要点

1. 治疗开始前的用药评估

(1)根据疾病分期、体力状况、患者意愿和经济状况等因素,为患者制订和审核化疗方案。FOLFIRINOX/mFOLFIRINOX 和吉西他滨联合白蛋白结合型紫杉醇同为局部进展期或转移性胰腺癌的一线治疗方案,前者因为毒性较大而对患者的体力状况有更高的要求,各个方案的付费也有所差异。

(2)每个周期开始治疗前评估血常规和肝、肾功能,因为这些指标影响化疗如期进行或延迟或减量。例如白蛋白结合型紫杉醇禁用于 GOT > $10 \times$ ULN 或胆红素 > $5 \times$ ULN 的患者,因此需要先为患者进行保肝治疗,再考虑开始化疗。

(3)审核医嘱的溶媒、用药顺序、滴注速度等注意事项。吉西他滨联合白蛋白结合型紫杉醇方案均选用 0.9% 氯化钠注射液作溶媒,先静脉滴注白蛋白结合型紫杉醇 30~40 分钟,再静脉滴注吉西他滨 30 分钟。

2. 治疗过程监控

(1)药物安全性监护:掌握化疗方案的常见不良反应,及时识别和处理各种并发症,常规监测血常规和肝、肾功能。关注化疗药物的特别的不良反应,如白蛋白结合型紫杉醇的神经毒性较严重,必要时可以给予营养神经的药物对症治疗。适时地根据不良事件调整用药方案。以吉西他滨联合白蛋白结合型紫杉醇(AG)方案为例,因不良事件作出调整(表 3-45)。

表 3-45　部分不良事件后的胰腺癌 AG 方案剂量调整

药物不良反应	白蛋白结合型紫杉醇	吉西他滨
发热性粒细胞缺乏（3/4 级）	停药直至发热缓解且 ANC ≥ 1 500，后续治疗减量	
外周神经毒性（3/4 级）	停药直至恢复 ≤ 1 级，后续治疗减量	无须剂量调整
皮肤毒性（2/3 级）	后续治疗减量；如果症状持续，则停药	
黏膜炎/腹泻（3 级）	停药直至恢复 ≤ 1 级，后续治疗减量	

（2）疗效评价：定期监测 CA 19-9 等肿瘤标志物；定期进行影像学检查，包括胸部 CT、腹部和骨盆 CT 或 MRI。新辅助治疗阶段的疗效评价有助于之后辅助治疗方案的确定。一、二线化疗方案失败后的胰腺癌患者是否继续化疗尚存在争议，无明确的化疗方案。

3. 药学监护表　见表 3-46。

表 3-46　肿瘤患者药学监护表

姓名		年龄		性别		
诊断		肿瘤位置		病理		
身高		体重		体表面积		
基础疾病						
血常规	WBC:＿＿×10^9/L　ANC:＿＿×10^9/L　Hb:＿＿g/L　PLT:＿＿×10^9/L					
肝功能	Tbil:＿＿μmol/L　GOT:＿＿U/L　GPT:＿＿U/L					
肾功能	Cr:＿＿μmol/L　Ccr:＿＿ml/min					
药物过敏史	□有　药物　　　　　　　　　　□无					
既往抗肿瘤治疗的情况	方案	用法用量	周期	起止日期	备注：治疗效果，有无不良反应，方案调整等	
C_D_ 治疗评估						
当前使用静脉药物情况 目前联用的其他药物	药品名称	剂量	溶媒	使用时间	治疗效果及有无不良反应	

续表

	药品名称	剂量	溶媒	使用时间	药师优化用药建议
目前联用的其他药物					

C_D_ 治疗监护记录

	辅助检查	疗效评价
疗效	□影像学检查	□ CR
	□肿瘤标志物	□ PR
	□血常规	□ SD
	□肝功能	□ SD
	□肾功能	
不良反应与处理		

（余　波）

第八节　风湿性疾病和结缔组织病静脉药物治疗与药学监护

一、类风湿关节炎

（一）概述

1. 定义和分类　类风湿关节炎（rheumatoid arthritis，RA）是一种以侵蚀性关节炎为主要临床表现的自身免疫病，可发生于任何年龄，随着年龄增长，发病率也随之增高，我国的患病率为 0.32%~0.36%。性别与 RA 发病关系密切，女性约为男性的 3 倍。其中中年女性多见，女性的高发年龄为 45~55 岁。目前国际上有两种分类标准来帮助诊断 RA，1987 年 ACR 的分类标准（表 3-47），其敏感度为 39.1%，特异度为 92.4%；2009 年 ACR/EULAR 发布的分类标准（表 3-48），其敏感度为 72.3%，特异度为 83.2%。1987 年和 2009 年的分类标准在敏感度和特异度方面各有优势，临床医师可同时参考，结合我国患者的具体情况，对 RA 做出准确诊断。

表 3-47　1987 年美国风湿病学学会（ACR）类风湿关节炎分类标准

定义	注释
1. 晨僵	关节及其周围僵硬感至少持续 1 小时（病程 ≥ 6 周）
2. 3 个或 3 个区域以上关节部位的关节炎	医生观察到下列 14 个区域（左侧或右侧的近端指间关节、掌指关节、腕、肘、膝、踝及跖趾关节）中累及 3 个，且同时软组织肿胀或积液（不是单纯骨隆起）（病程 ≥ 6 周）
3. 手关节炎	腕、掌指或近端指间关节炎中，至少有一个关节肿胀（病程 ≥ 6 周）
4. 对称性关节炎	两侧关节同时受累（双侧近端指间关节、掌指关节及跖趾关节受累时，不一定绝对对称）（病程 ≥ 6 周）
5. 类风湿结节	医生观察到在骨突部位，伸肌表面或关节周围有皮下结节
6. 类风湿因子阳性	任何检测方法证明血清类风湿因子含量异常，而该方法在正常人群中的阳性率小于 5%
7. 放射学改变	在手和腕的后前位相上有典型的类风湿关节炎放射学改变：必须包括骨质侵蚀或受累关节及其邻近部位有明确的骨质脱钙

表 3-48　2009 年 ACR/EULAR 类风湿关节炎诊断标准

受累关节数	分值（0~5 分）
1　中大关节	0
2~10　中大关节	1
1~3　小关节	2
4~10　小关节	3
＞ 10　至少一个为小关节	5
血清学抗体检测	（0~3 分）
RF 或抗 CCP 均阴性	0
RF 或抗 CCP 至少一项低滴度阳性	2
RF 或抗 CCP 至少一项高滴度阳性	3
滑膜炎持续时间	（0~1 分）
＜ 6 周	0
≥ 6 周	1
急性期反应物	（0~1 分）
CRP 或 ESR 均正常	0
CRP 或 ESR 增高	1

2. 发病机制和病理生理　RA 的发病机制目前尚不明确,多数人认为类风湿关节炎实际上是由多个不同的疾病亚型组成的。这些疾病亚型可能是激发不同的炎症因子反应的结果,炎症反应导致持续的滑膜炎症和关节软骨以及邻近骨骼的破坏。RA 的基本病理表现为滑膜炎、血管翳形成,并逐渐出现关节软骨和骨破坏,最终导致关节畸形和功能丧失,可并发肺部疾病、心血管疾病、恶性肿瘤及抑郁症等。

(二)药物治疗原则

在类风湿关节炎不能被根治的情况下,防止关节破坏,保护关节功能,最大限度地提高患者的生活质量是治疗目标。治疗类风湿关节炎的常用药物分为四大类,即非甾体抗炎药(nonsteroidal anti-inflammatory drug, NSAID)、改善病情的抗风湿药(disease-modifying antirheumatic drug, DMARD)、糖皮质激素和植物药。尽管 NSAID 和糖皮质激素可以减轻症状,但关节炎症和破坏仍可发生和进展;而 DMARD 可改善和延缓病情,应及早使用,早期积极、合理使用 DMARD 治疗是减少致残的关键。药物选择应符合安全、有效、经济和简便的原则。

(三)静脉药物启用时机

类风湿关节炎的药物治疗以口服药物治疗为主,其静脉治疗药物主要包括甲氨蝶呤、静脉使用类糖皮质激素和生物 DMARD。甲氨蝶呤是目前最常使用的 DMARD,常作为起始 DMARD 治疗,尤其是对有侵蚀性证据的 RA 患者,口服、肌内注射、关节腔内注射或静脉注射均有效。糖皮质激素具有强大的抗炎作用,能迅速改善关节肿痛和全身症状。生物制剂包括肿瘤坏死因子(TNF)-α 拮抗剂、白细胞介素 -1(IL-1)和白细胞介素 -6(IL-6)拮抗剂、抗 CD20 单抗以及 T 细胞共刺激信号抑制剂等。与非生物 DMARD 相比,在于快速(1~2 周)减轻关节炎症、改善功能、阻止骨质破坏进展。

(四)常用的静脉治疗药物

1. 甲氨蝶呤　甲氨蝶呤是二氢叶酸还原酶抑制剂,是目前最常使用的 DMARD,多数风湿科医师建议将其作为起始 DMARD 治疗,尤其是对有侵蚀性证据的 RA 患者。

(1)用法用量:口服、肌内注射、关节腔内注射或静脉注射均有效。每日给药可导致明显的骨髓抑制和毒性作用,故多采用每周 1 次给药。常用剂量为每周 7.5~15mg,个别重症患者可以酌情加大剂量。

(2)注意事项:服药期间应适当补充叶酸,定期查血常规和肝功能。

(3)主要不良反应:常见不良反应有恶心、口炎、腹泻、脱发、皮疹及肝损害,少数出现骨髓抑制、听力损害和肺间质病变。是否引起流产、畸胎和影响生育能力尚无定论。

2. 糖皮质激素　糖皮质激素具有强大的抗炎作用,能迅速改善关节肿痛和全身症状。2010 年国内 RA 诊断及治疗指南推荐激素治疗 RA 的指征主要包括:①伴有血管炎等关节外表现的重症 RA;②不能耐受 NSAID 的 RA 患者作为“桥梁”治疗;③其他治疗方法效果不佳的 RA 患者;④伴局部激素治疗指征(如关节腔内注射)。目前已证实激素联合 DMARD 可提高 RA 患者的临床、功能及结构疗效。

(1)用法用量:绝大多数注射用激素的药品说明书中均有 RA 适应证,包括氢化可的松、泼尼松龙、甲泼尼龙、曲安奈德、地塞米松和倍他米松。起始高剂量而后快速减量,或较低剂量维持 1~2 年。然而,考虑到长期使用低剂量激素治疗的安全性问题(如骨质疏松、动脉粥样硬化等),目前已不主张长期使用小激素治疗 RA。2010 年 EULAR 美国风湿病学会(ACR)关于 RA 治疗推荐建议小至中剂量激素联合合成抗风湿药(sDMARD)治疗作为初始短期治疗可取得良好疗效。2013 年 EULAR 更新的 RA 治疗推荐进一步明确,小剂量激素(泼尼松 ≤ 7.5mg/d 或其他等效剂量的激素)可作为 RA 起始治疗方案的一部分,疗程最长不超过 6 个月,并应采取补充钙剂、维生素 D 等减少激素副作用的措施;对于伴有血管炎,心、肺或神经系统等受累的重症 RA 患者,可使用中至高剂量激素。

(2)注意事项:不宜长期使用。在治疗过程中,注意补充钙剂和维生素以防止骨质疏松。关节腔内注射一年内不宜超过 3 次,过多的关节腔穿刺除并发感染外,还可发生类固醇晶体性关节炎。

(3)主要不良反应:长期使用糖皮质激素,其不良反应不容忽视。常见不良反应包括水、盐、糖、蛋白质及脂肪代谢紊乱,表现为向心性肥胖(库欣病),出现满月脸、水牛背、痤疮、多毛、高血钠和低血钾、高血压、水肿、高血脂、高血糖或使糖尿病加重、肾上腺皮质功能减退甚至萎缩、闭经、肌肉消瘦、无力、骨质疏松、股骨头坏死和精神症状等;还可减弱机体抵抗力、阻碍组织修复、延缓组织愈合、抑制儿童的生长发育。

3. 生物 DMARD　随着 RA 发病机制认识的深入和生物学技术的迅猛发展,针对多种细胞因子和免疫细胞膜分子的生物制剂相继问世。已用于临床的生物类改变病情类抗风湿药(bDMARD)包括肿瘤坏死因子(TNF)-α 拮抗剂,如依那西普、英夫利西单抗、阿达木单抗、赛妥珠单抗、戈利木单抗;T 细胞共刺激信号抑制剂,如阿巴西普;抗 B 细胞药物,如利妥昔单抗;白细胞介素(IL)-6 受体(IL-6R)阻断单克隆抗体,如托珠单抗;以及 IL-1 抑制剂,如阿那白滞素;TNF 受体 - 抗体融合蛋白(益赛普)。其中,英夫利西单抗、托珠单抗和利妥昔单抗注射液为静脉使用药物。

(1)英夫利西单抗:对于中至重度活动性类风湿关节炎患者,本品与甲氨蝶呤合用可用于减轻症状和体征、改善身体功能、预防患者残疾。

1）用法用量：首次给予本品 3mg/kg，然后在首次给药后的第 2 和第 6 周及以后每隔 8 周给予 1 次相同剂量。本品应与甲氨蝶呤合用。对于疗效不佳的患者，可考虑将剂量调整至 10mg/kg 和 / 或将用药间隔调整为 4 周。

2）注意事项：本品的静脉给药时间不得少于 2 小时。接受本品给药的所有患者应在滴注后至少观察 1~2 小时，以观察急性输液反应。根据医师判断，患者可接受如抗组胺药、氢化可的松和 / 或对乙酰氨基酚预处理，同时降低滴注速度，以减少输液反应的风险，特别是对于以前曾发生过输液反应的患者更应慎重。

3）主要不良反应：上呼吸道感染是最常见的药物不良反应。与包括本品在内的 TNF 抑制剂使用相关的最严重的药物不良反应包括乙型肝炎病毒（HBV）再激活、充血性心力衰竭、严重感染（包括败血症、机会性感染和结核病）、血清病（迟发型超敏反应）、血液系统反应、系统性红斑狼疮 / 狼疮样综合征、脱髓鞘性疾病、肝胆事件、淋巴瘤、肝脾 T 细胞淋巴瘤（HSTCL）、肠道或肛周脓肿（克罗恩病）和严重的输液反应。

（2）托珠单抗：托珠单抗是一种重组人源化抗人白细胞介素 6（IL-6）受体单克隆抗体，由中国仓鼠卵巢（CHO）细胞通过 DNA 重组技术制得。用于治疗对改善病情的抗风湿药（DMARD）治疗应答不足的中至重度活动性类风湿关节炎的成年患者。托珠单抗应与甲氨蝶呤（MTX）或其他 DMARD 联用。

1）用法用量：成人的推荐剂量为 8mg/kg，每 4 周静脉滴注 1 次，可与 MTX 或其他 DMARD 联用。出现氨基转移酶异常、中性粒细胞计数降低、血小板计数降低时，可将托珠单抗的剂量减至 4mg/kg。

2）注意事项：建议托珠单抗的静脉滴注时间在 1 小时以上。对于体重＞100kg 的患者，推荐的滴注剂量不得超过 800mg/ 次。

3）主要不良反应：常见不良反应包括上呼吸道感染、蜂窝织炎、口唇单纯疱疹、带状疱疹、腹痛、口腔溃疡、胃炎、皮疹、瘙痒、荨麻疹、头痛、眩晕、肝氨基转移酶升高、体重增加、高血压、白细胞减少症、中性粒细胞减少症、高胆固醇血症、外周性水肿、超敏反应、咳嗽、呼吸困难、结膜炎等。

（3）利妥昔单抗：利妥昔单抗是抗 CD20 的嵌合人 / 鼠单克隆抗体，能清除 B 细胞，美国 FDA 已批准利妥昔单抗用于治疗对 1 种或多种 TNF 拮抗剂疗效欠佳的成人中至重度 RA，需与 MTX 联合治疗。2012 年 ACR 推荐及 2013 年 EULAR 更新的 RA 治疗推荐均建议利妥昔单抗可用于 MTX 或其他传统合成改变病情类抗风湿药（csDMARD）治疗反应欠佳的 RA 患者，而并非一定在使用 TNF-α 拮抗剂治疗无效后才可以使用，并且在某些特殊情况下，利妥昔单抗可能作为一线生物制剂，如合并淋巴瘤、潜伏结核感染而抗结核药禁忌，居住在结核流行区及脱髓鞘性疾变病史的 RA 患者；合并 5 年内治疗过的实体恶性肿瘤或非黑色素瘤皮肤癌、治疗过的黑色素瘤皮肤癌或淋巴组织恶性肿瘤的 RA 患者。

1）用法用量：第 1 个疗程静脉滴注 500~1 000mg/ 次，第 0 和第 2 周各 1 次；根据病情可在 6~12 个月后接受第 2 个疗程。

2）注意事项：在开始使用利妥昔单抗、重复使用前及使用后 4~6 个月时应检查免疫球蛋白水平，重复使用利妥昔单抗前 IgG < 6g/L 的患者感染风险提高；利妥昔单抗禁用于有活动性感染及严重免疫功能不全的患者，有重复感染或慢性感染病史、容易导致严重感染的患者慎用；未进行肺炎链球菌疫苗接种的患者需要在开始利妥昔单抗治疗 4~6 周前进行免疫接种，应在开始利妥昔单抗治疗前及每年进行流感疫苗接种；使用利妥昔单抗治疗前应评估发生乙型或丙型肝炎病毒感染的风险，对于慢性乙型肝炎病毒感染的患者应权衡利弊进行抗病毒治疗，对于既往或目前有乙型或丙型肝炎病毒感染的患者应定期检测肝炎病毒表面抗原情况；出现进行性多灶性白质脑病时应终止利妥昔单抗治疗。

3）主要不良反应：最常见的不良反应为输液反应，静脉给予糖皮质激素可降低其发生率和严重度；其他不良反应包括高血压、皮疹、瘙痒、发热、关节痛等，可能增加感染概率。

（五）药学监护要点

1. 治疗开始前的用药评估

（1）有无上述静脉药物过敏史，过敏者禁用。

（2）肝功能评估，严重肝功能损害患者禁用甲氨蝶呤。

（3）肾功能评估，严重肾功能损害患者禁用甲氨蝶呤。

（4）患有结核病或其他活动性感染（包括败血症、脓肿、机会性感染等）的患者禁用生物 DMARD。

（5）患有中至重度心力衰竭（NYHA 分级Ⅲ / Ⅳ级）的患者禁用英夫利西单抗，严重心力衰竭（NYHA 分级Ⅳ级）患者不应使用利妥昔单抗治疗。

（6）孕妇及哺乳期妇女：妊娠期间禁止利妥昔单抗与甲氨蝶呤联合用药。

2. 治疗过程监护

（1）关注输液反应：英夫利西单抗、利妥昔单抗均可能发生严重的输液反应，滴注过程中需密切观察患者情况。对于 RA 患者，为减少输液反应的发生和严重性，每次滴注前应该预先使用糖皮质激素。

（2）关注患者是否发生感染：应密切监测患者在使用生物 DMARD 治疗期间和治疗后出现的感染症状和体征。如果有任何提示感染的症状出现，应指导患者立即与医师联系，以确保迅速评估并采取适当治疗。

（3）关注肝、肾功能等脏器功能的变化。

（4）关注胃肠功能，病情稳定后及时调整为口服用药。

3. 注意事项和药物相互作用

（1）过敏者禁用，特殊人群应慎重使用。

（2）加强个体化用药指导，如肾功能不全患者使用甲氨蝶呤应减量或停用直到肾功能改善或恢复。

（3）加强用药监测，注意药物相互作用。如不建议甲氨蝶呤与具有肝脏毒性或血液毒性的抗风湿药（DMARD，如来氟米特）同时使用；已有甲氨蝶呤和依曲替酯联合用药增加肝炎风险的报道，因此同样禁止甲氨蝶呤和维 A 酸（如阿维 A 酸）联合使用。

（4）注意用药安全性监测，及时识别和处理各种并发症。如使用甲氨蝶呤期间应适当补充叶酸，定期查血常规和肝功能，发现异常及时处理，必要时停用甲氨蝶呤。

4. 药学监护表　见表 3-49。

表 3-49　类风湿关节炎患者药学监护表

姓名		年龄		性别		体重	
诊断							
基础疾病							
肝功能							
肾功能							
药物过敏史	□有 药物			□无			
既往使用静脉药物的情况	药品名称	剂量	溶媒	使用时间	治疗目的、效果描述及有无不良反应		
入院第　　天治疗评估							
当前使用静脉药物情况	药品名称	剂量	溶媒	使用时间	治疗效果及有无不良反应		

续表

目前联用的其他药物	药品名称	剂量	溶媒	使用时间	药师优化用药建议：

入院第　　天治疗监护记录

	症状 □压痛关节数 □肿胀关节数 □关节外症状：类风湿结节，心、肺、肾、周围神经及眼等内脏病变	其他： □X线检查
疗效观察	辅助检查 □C反应蛋白（CRP） □血常规 □血沉 □尿常规 □肝功能 □肾功能 □类风湿因子（RF） □抗环瓜氨酸蛋白抗体（ACPA） □乙型和丙型肝炎感染检查	疗效评价 □改善 □有效 □痊愈
不良反应与处理		

二、系统性红斑狼疮

（一）概述

1. 定义和分型　系统性红斑狼疮（systemic lupus erythematosus，SLE）是自身免疫介导的，以免疫性炎症为突出表现的弥漫性结缔组织病。血清中出现以抗核抗体为代表的多种自身抗体和多系统受累是SLE的2个主要临床特征。目前普遍采用美国风湿病学会（ACR）1997年推荐的SLE分类标准（表3-50）。该分类标准的11项中，符合4项或4项以上者，在除外感染、肿瘤和其他结缔组织病后，可诊断为SLE，其敏感性和特异性分别为95%和85%。需强调指出的是，患者病情初始或许不具备分类标准中的4条，随着病情进展方出现其他项目的表现。11条分类标准中，免疫学异常和高滴度抗核抗体更具有诊断意义。一旦患者免疫学异常，即使临床诊断不够条件，也应密切随访，以便尽早作出诊断和及时治疗。

表 3-50　美国风湿学会 1997 年推荐的 SLE 分类标准

1	颊部红斑	固定性红斑，扁平或高起，在两颧突出部位
2	盘状红斑	片状的高起于皮肤的红斑，黏附有角质脱屑和毛囊栓；陈旧性病变可发生萎缩性瘢痕
3	光过敏	对日光有明显反应，引起皮疹，从病史中得知或医师观察到
4	口腔溃疡	经医师观察到的口腔或鼻咽部溃疡，一般为无痛性
5	关节炎	非侵蚀性关节炎，累及 2 个或更多的外周关节，有压痛、肿胀或积液
6	浆膜炎	胸膜炎或心包炎
7	肾脏病变	尿蛋白 > 0.5g/24h，或管型（红细胞、血红蛋白、颗粒管型或混合管型）
8	神经病变	癫痫发作或精神病，除外药物或已知的代谢紊乱
9	血液学疾病	溶血性贫血或白细胞减少，或淋巴细胞减少，或血小板减少
10	免疫学异常	抗 dsDNA 抗体阳性，或抗 Sm 抗体阳性，或抗磷脂抗体阳性（包括抗心磷脂抗体，或狼疮抗凝物，或至少持续 6 个月的梅毒血清试验阳性三者中具备 1 项阳性）
11	抗核抗体	在任何时候和未用药物诱发"药物性狼疮"的情况下，抗核抗体滴度异常

　　根据病情严重程度分为轻型 SLE（指诊断明确或高度怀疑者，但临床稳定且无明显的内脏损害）、重型 SLE（指狼疮累及重要脏器）和狼疮危象（指急性的危及生命的重症 SLE）。

　　2. 发病机制和病理生理　　SLE 的发病机制不明，主要集中在以下 3 个方面：

　　（1）免疫因素：患者体内有多种自身抗体形成，提示 B 细胞活动亢进是本病的发病基础。周围血中 B 细胞体外培养实验结果发现其增殖能力较正常强 8~10 倍。

　　（2）遗传因素：SLE 患者家属成员中发病的可能性明显增加。

　　（3）其他：非遗传因素在启动自身免疫反应中亦起一定作用。这些因素包括：①药物，如盐酸肼屈嗪、普鲁卡因胺等可引起 SLE 样反应，但停药后常可自愈；②病毒，在实验动物 NZB 和 NZB/WF1 小鼠中的自发性 SLE 样病中发现 C 型病毒感染，在肾小球中可检出病毒抗原 - 抗体复合物，但在 SLE 病中病毒因素尚未能充分得到证实；③性激素对 SLE 的发生有重要影响，其中雄激素似有保护作用,而雌激素则似有助长作用,故患者以女性为多,特别多发生在生育年龄,病情在月经和妊娠期加重。

SLE 的典型病理改变是苏木素小体、脾脏血管洋葱皮样改变和疣状心内膜炎,通过免疫病理和电镜检查发现几乎所有 SLE 患者都有肾脏损害。

(二)药物治疗原则

SLE 目前虽不能根治,但合理治疗后可以缓解,尤其是早期患者。治疗原则是活动且病情重者给予强有力的药物控制,病情缓解后则接受维持治疗。

(三)静脉药物启用时机

轻型 SLE 和重型 SLE 通常都是口服药物治疗;对有重要脏器受累,乃至出现狼疮危象的患者,可以使用较大剂量的激素或联合环磷酰胺冲击治疗。

(四)常用的静脉治疗药物

1. 糖皮质激素 具有强大的抗炎作用和免疫抑制作用,是治疗 SLE 的基础药物。糖皮质激素对免疫细胞的许多功能及对免疫反应的多个环节均有抑制作用,尤以对细胞免疫的抑制作用突出,在大剂量时还能明显抑制体液免疫,使抗体生成减少,超大剂量则可有直接的淋巴细胞溶解作用。

(1)用法用量:对有重要脏器受累,乃至出现狼疮危象的患者,可以使用甲泼尼龙冲击治疗,甲泼尼龙 500~1 000mg 溶于 5% 葡萄糖注射液 250ml 中缓慢静脉滴注 1~2 小时,1 次 /d,连续 3 天为 1 个疗程,疗程间隔期为 5~30 天;间隔期和冲击后需口服泼尼松 0.5~1mg/(kg·d),疗程和间隔期长短视具体病情而定。甲泼尼龙冲击疗法对狼疮危象常具有立竿见影的效果,疗程和间隔期长短应视病情因人而异。

(2)注意事项:甲泼尼龙冲击疗法只能解决急性期的症状,疗效不能持久,必须与环磷酰胺冲击疗法配合使用,否则病情容易反复。需强调的是,在大剂量冲击治疗前或治疗中应密切观察有无感染发生,如有感染应及时给予相应的抗感染治疗。

(3)主要不良反应:激素的不良反应除感染外,还包括高血压、高血糖、高血脂、低钾血症、骨质疏松、无菌性骨坏死、白内障、体重增加、水钠潴留等。大剂量 MP 冲击疗法的常见不良反应包括脸红、失眠、头痛、乏力、血压升高、短暂的血糖升高;严重不良反应包括感染、上消化道出血、水钠潴留、诱发高血压危象、诱发癫痫大发作、精神症状、心律失常。

2. 环磷酰胺 环磷酰胺为作用于 S 期的细胞周期特异性烷化剂,通过影响 DNA 合成发挥细胞毒作用。其对体液免疫的抑制作用较强,能抑制细胞增殖和抗体生成,且抑制作用较持久,是治疗重症 SLE 的有效药物之一。尤其是在狼疮肾炎和血管炎患者中,环磷酰胺与激素联合治疗能有效地诱导疾病缓解,阻止和逆转病变发展,改善远期预后。

（1）用法用量：目前普遍采用的标准环磷酰胺冲击疗法为 $0.5\sim1.0g/m^2$ 加入 0.9% 氯化钠注射液 250~500ml 中静脉滴注，每 3~4 周 1 次，个别难治性、危重患者可缩短冲击间期，多数患者 6~12 个月后病情缓解；而在巩固治疗阶段，常需要继续环磷酰胺冲击治疗，逐渐延长用药间歇期，至每 3 个月 1 次，维持数年。过去认为环磷酰胺的累积剂量不应超过 12g，新近的研究提示，环磷酰胺的累积剂量并不受此限制。但是由于对环磷酰胺的敏感性存在个体差异，年龄、病情、病程和体质使其对药物的耐受性有所区别，所以治疗时应根据患者的具体情况，掌握好剂量、冲击间隔期和疗程，既要达到疗效，又要避免不良反应。

（2）注意事项：白细胞计数对指导环磷酰胺治疗有重要意义，治疗中应注意避免导致白细胞过低，一般要求白细胞低谷不小于 $3.0g\times10^9/L$。环磷酰胺冲击治疗对白细胞的影响有一定规律，一次大剂量环磷酰胺进入体内，第 3 天左右白细胞开始下降，7~14 天至低谷，之后白细胞逐渐上升，至 21 天左右恢复正常。对于间隔期少于 3 周者，应更密切注意血象监测。大剂量冲击前需查血常规。

（3）主要不良反应：除白细胞减少和诱发感染外，环磷酰胺冲击治疗的不良反应主要包括性腺抑制（尤其是女性的卵巢功能衰竭）、胃肠道反应、脱发、肝功能损害，少见远期致癌作用（主要是淋巴瘤等血液系统肿瘤），以及出血性膀胱炎、膀胱纤维化和长期口服而导致的膀胱癌。

（五）药学监护要点

1. 治疗开始前的用药评估

（1）有无上述静脉药物过敏史，过敏者禁用。全身性霉菌感染者禁用糖皮质激素；严重的骨髓功能损害、膀胱炎症、尿路梗阻、急性感染禁用环磷酰胺。

（2）肝功能评估，严重肝功能损伤会降低环磷酰胺活化，从而改变其治疗的有效性，在剂量选择上需考虑其影响。

（3）肾功能评估，肾功能严重损伤患者需酌情减量使用环磷酰胺。

（4）孕妇及哺乳期妇女：过去妊娠和生育曾被列为 SLE 的禁忌证，而今大多数 SLE 患者在疾病控制后可以安全地妊娠和生育。一般来说，在无重要脏器损害、病情稳定 1 年或 1 年以上、细胞毒性免疫抑制剂环磷酰胺停药半年、激素仅需小剂量时方可怀孕，多数能安全地妊娠和生育。

2. 治疗过程监护

（1）治疗中评估消化道出血情况，关注患者呕血和黑粪情况，是否有腹胀、腹痛及肠鸣音，判断使用目前的方案出血是否有所控制、治疗方案是否有效。

（2）关注血常规白细胞计数、血红蛋白计数和血小板计数等，判断是否有骨髓抑制和贫血的可能性,避免白细胞过低,保证其不小于 $3.0g \times 10^9$/L。

（3）关注患者的血压、血糖、血脂等情况,记录血压、血糖、血脂、骨密度、胸片等作为评估基线,并定期随访。

（4）关注肝、肾功能等脏器功能的变化。

（5）甲泼尼龙冲击治疗应强调缓慢静脉滴注 60 分钟以上,注射速度过快有突发死亡的风险。病情稳定后及时调整为口服用药。

3. 注意事项和药物相互作用

（1）过敏者禁用,特殊人群应慎重使用。

（2）加强个体化用药指导,患者对环磷酰胺的敏感性存在个体差异,年龄、病情、病程和体质使其对药物的耐受性有所区别,所以治疗时应根据患者的具体情况,掌握好剂量、冲击间隔期和疗程。

（3）加强用药监测,注意药物相互作用,如糖皮质激素与其他药物的相互作用,及时评估,避免发展成严重不良反应而造成严重后果。

（4）注意疗效评价,病情稳定后及时改为口服用药,不宜长期使用,若环磷酰胺连用 9~11 个月无效,即停药。使用过程中需要及时全面的药学监护。

（5）注意用药安全性监测,及时识别和处理各种并发症,如定期监测白细胞、中性粒细胞、血小板等,发现异常及时处理,必要时停用环磷酰胺。

4. 药学监护表　见表 3-51。

表 3-51　系统性红斑狼疮患者药学监护表

姓名		年龄		性别		体重	
诊断							
基础疾病							
肝功能							
肾功能							
药物过敏史	□有 药物			□无			
既往使用静脉药物情况	药品名称	剂量	溶媒	使用时间	治疗目的、效果描述及有无不良反应		
入院第　　天治疗评估							

续表

	药品名称	剂量	溶媒	使用时间	治疗效果及有无不良反应
当前使用静脉药物情况					
	药品名称	剂量	溶媒	使用时间	药师优化用药建议
目前联用的其他药物					

入院第　　天治疗监护记录

疗效观察	症状 □全身症状（如发热等） □皮肤黏膜 □肝肾功能 □血液系统 □胃肠功能 □心肺功能	其他 □精神神经症状 □淋巴结 □感染情况
	辅助检查 □血常规 □尿常规 □肝功能 □肾功能 □凝血功能 □免疫检查	疗效评价 □改善 □有效 □痊愈
不良反应与处理		

（韩　璐）

第九节 骨科疾病静脉药物治疗与药学监护

一、骨 髓 炎

(一)概述

1. 定义和分型 骨髓炎是致病菌感染引起的骨组织炎症,包括骨膜、骨皮质、骨松质及骨髓组织炎症。按病情进展分为急性骨髓炎和慢性骨髓炎2种类型,反复发作或死骨形成为慢性骨髓炎。

2. 发病机制和病理生理 骨髓炎的感染途径主要有血源性感染、创伤后感染、邻近感染灶3种。慢性骨髓炎的死骨出现需要6周。

(二)药物治疗原则

急性骨髓炎最常见的病原菌为金黄色葡萄球菌,儿童亦可由溶血性链球菌引起,老年患者可由革兰氏阴性杆菌引起。急性骨髓炎在留取血、感染骨标本等进行病原学检查后开始经验性治疗,经验性治疗应选用覆盖金黄色葡萄球菌的抗菌药。慢性骨髓炎不推荐经验性治疗,应根据药敏试验结果进行全身治疗,患者的窦道分泌物培养不能预测骨组织培养结果。慢性骨髓炎急性加重时可经验性治疗。骨髓炎不宜局部使用抗菌药。

(三)静脉药物启用时机

急性骨髓炎有寒战、高热等脓毒症症状者应立即静脉给予足量的能覆盖金黄色葡萄球菌的广谱抗菌药。临床检查显示:①白细胞计数高,中性粒细胞比例高;②血沉快;③血中的C反应蛋白高;④血、骨标本获致病菌。

(四)常用的静脉治疗药物

1. 抗菌药 骨髓炎的致病菌与年龄有关,在未取得病原学的基础上,对疑有骨髓炎的患者应立即开始足量的抗生素治疗,在发病5天内使用往往可以控制炎症,应选用覆盖金黄色葡萄球菌或革兰氏阴性杆菌的抗菌药,疗程为4~6周,直到体温正常,局部红、肿、热、痛等消失。可采用注射和口服给药的序贯疗法。首选药物为青霉素、阿莫西林克拉维酸、氨苄西林舒巴坦、头孢唑林、头孢呋辛等。对耐甲氧西林金黄色葡萄球菌感染,可选用克林霉素、万古霉素、替考拉宁、夫西地酸、利奈唑胺或达托霉素。对革兰氏阴性杆菌感染,可选用头孢曲松、头孢他啶、头孢吡肟或哌拉西林他唑巴坦。对耐药阴性菌感染,可选用厄他培南、亚胺培南、美罗培南。根据具体的致病菌也可选用磷霉素、甲硝唑。有药敏试验结果支持可选用环丙沙星、左氧氟沙星。

(1)用法用量

1)青霉素每次200万~400万U,每4~6小时给药1次,可溶于0.9%氯化钠注射液中静脉滴注。阿莫西林克拉维酸(5:1)每次 2.4g,每 6 小时给药 1 次,可溶于 0.9% 氯化钠注射液中静脉滴注。氨苄西林舒巴坦(2:1)每次 3g,每 6 小时给药 1 次,可溶于 0.9% 氯化钠注射液中静脉滴注。头孢唑林每次 2g,每 6~8 小时给药 1 次,可溶于 0.9% 氯化钠注射液、5% 葡萄糖注射液中。头孢呋辛每次 1.5~2.5g,每 6~8 小时给药 1 次,可溶于 0.9% 氯化钠注射液、5% 葡萄糖注射液中。

2)克林霉素每次 600~900mg,每 8 小时 1 次,可溶于 0.9% 氯化钠注射液或 5% 葡萄糖注射液中稀释成浓度 < 6mg/ml 的药液,缓慢静脉滴注。万古霉素按实际体重 15~20mg/kg,每 8~12 小时给药 1 次,谷浓度维持在 15~20μg/ml,可溶于 0.9% 氯化钠注射液、5% 葡萄糖注射液中;静脉滴注 0.5g 万古霉素应至少在 100ml 溶媒中稀释,静脉滴注时间在 60 分钟以上,滴注过快可导致红人综合征。替考拉宁按实际体重 6~12mg/kg,每日给药 1 次,谷浓度应 > 20mg/L。夫西地酸每次 480mg,每 8 小时 1 次,可溶于 0.9% 氯化钠注射液或 5% 葡萄糖注射液中缓慢静脉滴注。利奈唑胺每次 600mg,每 12 小时 1 次。达托霉素按实际体重 6mg/kg,每日给药 1 次,可溶于 0.9% 氯化钠注射液中静脉滴注。

3)头孢曲松每次 2g,每日给药 1 次,可溶于 0.9% 氯化钠注射液、葡萄糖注射液中,禁止与含钙制剂配伍。头孢他啶每次 2g,每 8 小时 1 次,可溶于 0.9% 氯化钠注射液、葡萄糖注射液中。头孢吡肟每次 2g,每 8 小时 1 次,可溶于 0.9% 氯化钠注射液、葡萄糖注射液中。哌拉西林他唑巴坦(2:1)每次 3.375g,每 4~6 小时给药 1 次,可溶于 0.9% 氯化钠注射液或 5% 葡萄糖注射液中。

4)厄他培南每次 1g,每日给药 1 次,可溶于 0.9% 氯化钠注射液中静脉滴注,滴注时间 > 30 分钟。亚胺培南每次 0.5g,每 6 小时给药 1 次,可溶于 0.9% 氯化钠注射液、葡萄糖注射液中。美罗培南每次 1g,每 8 小时给药 1 次,可溶于 0.9% 氯化钠注射液、葡萄糖注射液中。磷霉素每次 4~8g,每 8~12 小时给药 1 次,可溶于 0.9% 氯化钠注射液、5% 葡萄糖注射液中缓慢静脉滴注,注意磷霉素注射剂的含钠量高。甲硝唑每次 500mg,每 6 小时 1 次。环丙沙星每次 400mg,每 12 小时 1 次。左氧氟沙星每次 750mg,每日给药 1 次。

根据患者的临床疗效确定用药疗程,一般急性骨髓炎静脉给药 2 周,白细胞计数、中性粒细胞比例、血沉和血中 C 反应蛋白正常后静脉给药改为口服。

(2)注意事项:根据患者的肝、肾功能调整药物剂量。如果同一静脉通路用于几种药物依次给药,在应用注射液前及使用后可使用 0.9% 氯化钠注射液冲洗输液管。克林霉素、万古霉素、夫西地酸使用外周静脉通道应缓慢静脉滴注。耐药菌治疗使用较大剂量时应开放中心静脉通道,避免高浓度使用导致静脉炎。

（3）主要不良反应：滴注青霉素、头孢菌素类时较常见过敏反应如皮疹、瘙痒等，严重的可能发生过敏性休克。克林霉素、磷霉素、左氧氟沙星需缓慢滴注，滴注过快可引起静脉炎。头孢曲松、克林霉素的严重不良反应有"溶血"。万古霉素需缓慢静脉滴注，滴注过快可导致红人综合征。一般不良反应包括恶心、呕吐、腹痛、腹泻等消化道症状，甲硝唑的消化道不良反应较多。血液系统方面，常见白细胞减少、血小板减少，利奈唑胺常见贫血、血小板减少，克林霉素、头孢曲松偶可出现。长期使用广谱抗菌药还可能出现菌群失调，导致假膜性小肠结肠炎。

2. 全身支持疗法　为提高机体免疫力，可少量多次输注新鲜血或球蛋白；给予高蛋白、高维生素饮食；高热时可用物理降温，并注意保持体内水、电解质平衡，纠正酸中毒。

（五）药学监护要点

1. 治疗开始前的用药评估

（1）有无上述静脉药物过敏史，过敏者禁用。心电图、血压、血氧饱和度监测可以帮助判断患者的循环状况。

（2）肝、肾功能异常患者酌情减量使用。肝功能不全慎用克林霉素、夫西地酸，严重肝病需要减量的有哌拉西林他唑巴坦、头孢曲松、甲硝唑、环丙沙星。肾功能不全需根据血药浓度监测调整剂量的有万古霉素、替考拉宁，中至重度肾功能减退需要调整剂量的有青霉素、头孢唑林、头孢呋辛、头孢他啶、头孢吡肟、亚胺培南、美罗培南、厄他培南、左氧氟沙星。

（3）孕妇及哺乳期妇女：根据药品说明书中各类药物的妊娠安全性等级划分，妊娠期尽可能选择如青霉素类、头孢菌素类，风险评估权衡利弊后选择治疗方案。哺乳期妇女在使用抗菌药期间不推荐哺乳。

2. 治疗过程监护

（1）抗感染疗效评估：注意结合感染的局部症状及全身症状综合评估。感染局部有红、肿、热、痛症状，创口或引流液仍有脓液分泌，说明局部病灶尚未控制。血常规、血沉、C反应蛋白等可作为抗感染疗效参考指标。急性骨髓炎静脉用药如患者无发热、实验室检查指标正常，可考虑停用静脉制剂，改用口服制剂维持治疗，疗程为4~6周。

（2）注意营养评估与对症支持：如骨质疏松、贫血、血浆蛋白过低、糖尿病、肝硬化、癌症等慢性消耗性疾病可导致营养不良，易造成抗感染的疗效不佳。

（3）注意局部病灶的处理：清创不彻底、创口或脓腔引流不畅、存留异物或无效腔等都有助于病原菌入侵和繁殖，导致治疗失败。

（4）安全性评估：抗感染治疗过程中均应注意药物不良反应。如万古霉素的肾脏毒性,使用时需密切监测肾功能,有条件者建议开展血药浓度监测;利奈唑胺使用时需注意其骨髓抑制和神经损害的不良反应;头孢菌素类药物应警惕双硫仑样反应,用药期间及治疗结束后的一段时间内避免饮酒或使用含乙醇的制剂。

(5)骨髓炎感染的抗感染疗程较长:较长疗程的抗菌药使用易引起体内菌群失调,导致腹泻或假膜性小肠结肠炎的发生。用药期间可适当补充生理性细菌制剂,调节肠道菌群,但注意与抗菌药间隔使用。

(6)较长疗程的广谱抗菌药使用易导致真菌感染,注意监测与鉴别,一旦确诊,及早给予足量的抗真菌药治疗。

3. 药学监护表 见表3-52。

表 3-52 骨髓炎患者药学监护表

姓名		年龄		性别		身高		体重	
诊断									
基础疾病									
肝功能									
肾功能									
药物过敏史	□有 药物				□无				

既往使用静脉抗菌药情况	药品名称	剂量	溶媒	使用时间	治疗目的、效果描述及有无不良反应

入院第　天治疗评估

当前使用静脉抗菌药情况	药品名称	剂量	溶媒	使用时间	治疗效果及有无不良反应

目前联用的其他药物	药品名称	剂量	溶媒	使用时间	药师优化用药建议

入院第　天治疗监护记录

续表

疗效观察	症状 □体温 □脉搏和血压 □血常规 □血沉 □C反应蛋白 □降钙素原	其他 □意识状态 □末梢肢体温度 □红肿热痛 □伤口闭式引流 □伤口纱布填塞 □外托固定
	辅助检查 □肝功能 □肾功能 □凝血功能 □电解质	疗效评价 □改善 □有效 □痊愈
不良反应与处理		

二、骨、关节化脓性感染

(一)概述

1. 定义和分型　骨、关节化脓性感染是病原菌通过各种途径侵入骨组织或关节部位,突破机体防御屏障,形成局部感染病灶。根据病原菌侵入途径的不同分为血源性感染、蔓延性感染、创伤性感染和医源性感染(人工关节感染、内固定植入物感染)。近年来人工关节置换术普遍开展,成为关节感染的常见途径。无论是血源性感染还是蔓延性感染,仅在骨质或关节上存在细菌并不足以造成化脓性炎症。骨骼的解剖生理学因素、基础疾病、营养不良和免疫系统功能异常等是引起骨、关节化脓性感染的主要因素。

金黄色葡萄球菌是引起骨、关节感染的最常见的致病菌,占85%左右;其次是A组β溶血性链球菌和革兰氏阴性杆菌。近年来由于广谱抗菌药的使用,大肠埃希菌、铜绿假单胞菌、克雷伯菌等病原菌有增加趋势。

2. 发病机制和病理生理　骨、关节化脓性感染的病变过程一般分为3个阶段:浆性渗出期、浆液纤维素性渗出期、脓性渗出期。在浆性渗出期,细菌进入关节腔内,滑膜明显充血、水肿,出现白细胞浸润和浆液性渗出物,关节软骨少有破坏;如本阶段治疗及时,渗出物可完全吸收,不遗留关节功能障碍,故病理改变为可逆性。在浆液纤维素性渗出期,感染病变继续发展,渗出物变混浊、数量增多,白细胞增加,大量纤维蛋白出现在关节液中,纤维蛋白沉积于关节软骨，可影响软骨代谢，同时白细胞释放出大量溶酶体，加重对软骨基质的破坏，使软骨出现崩解、断裂与塌陷；此阶段治疗及修复后会出现关节粘连及功能障碍，病理改变不可逆。在脓性渗出期，炎症细胞已侵犯至软骨下骨质，滑膜及关节软骨破坏，关节周围出现蜂窝织炎，渗出物为脓性，同时因循环障碍，引起骨质缺血性坏死的表现，骨密度增高，骨质硬化，严重的关节囊、韧带等软组织破坏，进而易导致病理性脱位。

骨、关节化脓性感染的特殊性表现在于它局限在坚固的骨质或软骨结构中，当应用抗菌药时，难以取得与其他非局限性感染同等的组织分布浓度，从而达到治疗效果。当感染进展时，骨骼脓肿可通过骨单位和穿通管（氟克曼管，Volkmann canals）扩散，并将骨膜从骨质表面剥离，骨膜下间隙和髓腔内充满脓液，共同作用导致骨皮质坏死。尽管使用抗菌药治疗，但坏死的皮质骨上仍可有细菌存活，易导致抗菌药治疗失败，从而感染反复。

（二）药物治疗原则

骨、关节化脓性感染需要早期足量应用抗菌药。在未获得细菌培养和药敏试验结果时，启动经验性抗感染治疗首先应覆盖金黄色葡萄球菌和溶血性链球菌；对老年患者和存在免疫抑制基础的患者，适当覆盖革兰氏阴性杆菌。对于甲氧西林敏感金黄色葡萄球菌感染，首选药物为青霉素类、第一和第二代头孢菌素类等（苯唑西林、头孢唑林、头孢呋辛）；对于耐甲氧西林金黄色葡萄球菌感染，可选用万古霉素、替考拉宁或利奈唑胺。污染严重的开放性骨折后的骨、关节感染，宜联合氨基糖苷类。部分耐药或发生 L 型变异的细菌感染需联合治疗，可选用 β- 内酰胺类加酶抑制剂联合氨基糖苷类或喹诺酮类。获取病原学结果后，应及时根据病原学培养结果及药敏试验结果选用敏感的、骨组织浓度较高的抗菌药继续治疗。

对于骨、关节化脓性感染，单纯依靠抗感染治疗往往不能奏效，治疗后36~72 小时仍不能控制局部症状时，应积极排除引流不畅（皮下、骨膜下或骨髓腔内的脓肿），以及有无死骨和 / 或异物存留等，及时手术干预；对存在人工装置引起的感染者应去除植入物，脓液较多时应充分引流，不建议关节腔内注射给予抗菌药。

化脓性感染高热时，常常还需要降温、补液、营养支持、纠正贫血等对症治疗。

（三）静脉药物启用时机

对疑有骨、关节化脓性感染的患者应立即开始足量的抗感染治疗。对起病急、存在单个或多个骨组织及关节红、肿、热、痛的患者，即使没有发热，留取病原学检查标本后，应该立即启动经验性抗感染治疗，以减少骨、关节损伤的发生等不良预后。病情重者以静脉给药为主，以保证血液和病灶中有较高、较稳定的抗菌药浓度。大多数抗菌药在骨、关节炎症时浓度较非炎症时高，静脉治疗应该至少持续至临床症状和急性期反应改善，需 2~4 周；序贯口服抗菌药治疗需 2~4 周。耐甲氧西林金黄色葡萄球菌和真菌感染通常需要适当延长治疗疗程。应根据患者的症状、体征和急性期反应的动态变化决定停用抗菌药的时机。如患者的体温 72 小时内正常，血常规、血沉和 C 反应蛋白正常或接近正常，全身及局部症状改善明显，可考虑停用静脉制剂，根据需要改用口服抗菌药维持。

（四）常用的静脉治疗药物

1. 用法用量　骨、关节化脓性感染的静脉常用抗菌药及用法用量见表 3-53。大多数抗菌药在骨、关节炎症时浓度较非炎症时高，静脉治疗应该至少持续至临床症状和急性期反应改善，需 2~4 周；序贯口服抗菌药治疗需 2~4 周。

表 3-53　骨、关节化脓性感染的静脉常用抗菌药及用法用量

病原菌	药品	用法用量		备注
		成人	儿童	
耐甲氧西林金黄色葡萄球菌（MRSA）	万古霉素	15~20mg/kg q.8~12h	15mg/kg q.6h	视病情联合利福平口服
	克林霉素	0.6~2.4g，分 2~4 次	15~40mg/kg，分 3~4 次	
	利奈唑胺	600mg q.12h	10mg/kg q.8~12h	
	达托霉素	6mg/kg q.d.	6~10mg/kg q.d.	
	磷霉素	4~16g/d，分 2~3 次	0.1~1.3g/（kg·d），分 2~3 次	不宜单用
甲氧西林敏感金黄色葡萄球菌（MSSA）	青霉素	80 万 ~100 万 U q.6~8h	5 万 ~20 万 U/（kg·d），分 2~4 次	
	苯唑西林	4~12g/d，分 2~4 次	12.5~25mg/（kg·d），分 3~4 次	
	头孢唑林	0.5~1.5g q.6~8h	20~40mg/（kg·d），分 3~4 次	
	头孢呋辛	0.75~1.5g q.6~8h	0.2~0.24g/（kg·d），分 3~4 次	
	β- 内酰胺类加酶抑制剂	阿莫西林克拉维酸钾 1.2g q.6~8h　氨苄西林舒巴坦 1.5~3g q.6~8h	30mg/kg q.6~12h　0.1~0.2g/（kg·d），分 3~4 次	

续表

病原菌	药品	用法用量		备注
		成人	儿童	
A 组溶血性链球菌	青霉素、阿莫西林克拉维酸钾、氨苄西林舒巴坦	同前	同前	
肠球菌属	氨苄西林	4~12g/d，分2~4次	0.1~0.2g/(kg·d)，分2~4次	
	阿米卡星	7.5mg/kg q.12h 或 15mg/kg q.d.	首剂10mg/kg，继以7.5mg/kg q.12h 或 15mg/kg q.d.	不宜单用
	糖肽类/利奈唑胺/达托霉素	同前	同前	耐药菌株时用
肠杆菌科	氟喹诺酮类	左氧氟沙星0.5g q.d. 莫西沙星0.4g q.d.	—	大肠埃希菌对本类耐药多见
	β-内酰胺类加酶抑制剂	哌拉西林他唑巴坦2.25~4.5g q.6~12h（阿莫西林克拉维酸钾、氨苄西林舒巴坦同上）	90~112.5mg/kg q.8h（阿莫西林克拉维酸钾、氨苄西林舒巴坦同上）	
	第三代头孢菌素类	头孢曲松1~4g q.d. 头孢他啶1~6g/d，分2~3次	20~80mg/kg q.d. 30~150mg/(kg·d)，分2~3次	
	阿米卡星	同前	同前	不宜单用
铜绿假单胞菌	环丙沙星	0.4g q.8~12h	—	视情况联用氨基糖苷类/磷霉素
	哌拉西林	3~4g q.6~8h	50mg/kg q.6~12h	
	头孢他啶	同前	同前	
	β-内酰胺类加酶抑制剂	头孢哌酮舒巴坦1.5~12g/d q.12h（哌拉西林他唑巴坦同前）	30~240mg/(kg·d)，分2~4次（哌拉西林他唑巴坦同前）	

续表

病原菌	药品	用法用量		备注
		成人	儿童	
	碳青霉烯类	亚胺培南西司他丁钠 0.5~1g（亚胺培南）q.6~12h 美罗培南 0.5~1g q.8h	亚胺培南西司他丁钠 15mg/kg（亚胺培南）q.6h 美罗培南 10~20mg/kg q.8h	
拟杆菌属	甲硝唑	首剂 15mg/kg 维持 7.5mg/kg q.6~8h	同成人	
	克林霉素	同前	同前	
	莫西沙星	同前	同前	
	β- 内酰胺类加酶抑制剂	哌拉西林他唑巴坦、头孢哌酮舒巴坦同前	哌拉西林他唑巴坦、头孢哌酮舒巴坦同前	

2. 注意事项 根据肝、肾功能调整药物剂量，详见表 3-54。

表 3-54 肝、肾功能减退患者骨、关节化脓性感染时抗菌药的选择

肾功能减退时	抗菌药
维持原剂量	头孢曲松、莫西沙星、克林霉素、利奈唑胺
轻至中度肾功能减退时维持原剂量 重度肾功能减退时减量	苯唑西林、哌拉西林、氨苄西林舒巴坦、阿莫西林克拉维酸钾、哌拉西林他唑巴坦、头孢哌酮舒巴坦、环丙沙星、甲硝唑、达托霉素
轻至中度肾功能减退时减量	青霉素、头孢唑林、头孢呋辛、头孢他啶、亚胺培南西司他丁、美罗培南、左氧氟沙星
避免使用（有使用指征，需在 TDM 监测下或按内生肌酐清除率调整剂量）	阿米卡星、万古霉素

肝功能减退时	抗菌药
维持原剂量	青霉素、头孢唑林、头孢他啶、阿米卡星、万古霉素、左氧氟沙星、达托霉素、利奈唑胺
严重肝病时减量	哌拉西林、头孢曲松、甲硝唑、环丙沙星、头孢哌酮舒巴坦、哌拉西林他唑巴坦
轻至中度肝病时减量	克林霉素

3. 主要不良反应 抗感染治疗过程中均应注意药物不良反应。如氨基糖苷类药物的耳毒性和肾脏毒性、万古霉素的肾脏毒性,使用时需密切监测肾功能,有条件者建议开展血药浓度监测,根据血药浓度调整给药剂量;利奈唑胺使用时需注意其骨髓抑制(血小板降低)和神经损害的不良反应;氟喹诺酮类药物使用后的皮肤光敏反应、对心率的影响、血糖波动、跟腱损害等较为常见;氟喹诺酮类和亚胺培南在使用时需注意中枢神经系统不良反应(癫痫)的发生,原患疾病者避免使用;头孢菌素类药物及甲硝唑应警惕双硫仑样反应,用药期间及治疗结束后的一段时间内避免饮酒或使用含乙醇的制剂。

(五)药学监护要点

1. 治疗开始前的用药评估

(1)有无上述静脉药物过敏史,过敏者禁用。

(2)肝、肾功能异常患者酌情调整给药剂量。

(3)妊娠期患者:根据药品说明书,尽可能选择动物研究中胚胎致病或致畸风险较低的药品(如青霉素类、头孢菌素类、β-内酰胺类加酶抑制剂、美罗培南、克林霉素、磷霉素、达托霉素)。动物研究显示存在妊娠毒性,人体研究资料不充分的,临床获益大于风险时权衡利弊使用(如亚胺培南西司他丁、万古霉素、氟喹诺酮类、利奈唑胺);已证实对人类有明确妊娠毒性的药物禁用(氨基糖苷类)。

(4)哺乳期患者:乳汁中分泌较高的抗菌药有氟喹诺酮类、甲硝唑;β-内酰胺类、氨基糖苷类在乳汁中的含量低,但仍可能存在对乳儿的潜在影响。因此,哺乳期患者应用任何抗菌药时均建议暂停哺乳。

2. 治疗过程监护

(1)抗感染疗效评估:注意结合感染的局部症状及全身症状综合评估。感染局部有红、肿、热、痛症状,创口或引流液仍有脓液分泌,说明局部病灶尚未控制。血象、C反应蛋白、红细胞沉降率等可作为抗感染疗效参考指标。如患者72小时无发热、前述指标明显转归,可考虑停用静脉制剂,改用口服制剂维持治疗2~4周。

(2)安全性评估:关注抗菌药的常见不良反应。

(3)骨、关节化脓性感染的抗感染疗程较长,较长疗程的抗菌药使用易引起体内菌群失调,导致腹泻或假膜性小肠结肠炎的发生。用药期间可适当补充生理性细菌制剂,调节肠道菌群,但注意与抗菌药间隔使用。

(4)较长疗程的抗菌药使用易导致真菌感染,注意监测与鉴别,对免疫力低下患者可预防性给予抗真菌药,一旦确诊,及早给予足量的抗真菌药治疗。

3. 注意事项和药物相互作用

(1)注意营养评估与对症支持:如贫血、血浆蛋白过低、糖尿病、肝硬化、癌症等慢性消耗性疾病导致营养不良,易造成骨关节感染的疗效不佳。

(2)注意局部病灶的处理:清创不彻底、创口或脓腔引流不畅、存留异物或无效腔等都有助于病原菌入侵和繁殖,导致抗菌治疗失败。

(3)过敏者禁用,特殊人群应慎重使用。

(4)加强个体化用药指导,根据患者情况给予适宜的药物及剂量。对于万古霉素,使用过程中注意监测血药浓度。

(5)加强用药监测,注意药物相互作用,及时评估,避免发展成严重不良反应而造成严重后果。

(6)注意用药安全性监测,及时识别和处理各种并发症。如定期监测肝功能、肾功能、血常规等,发现异常及时处理,必要时停用药物。

4. 药学监护表 见表3-55。

表3-55 骨、关节化脓性感染患者药学监护表

姓名		年龄		性别		体重	
临床诊断							
基础疾病							
感染指标	WBC:_____		N%:_____		CRP:_____		PCT:_____
影像学检查							
病原学检查	标本:_____ 检出菌:_____ 敏感药物:_____						
肝、肾功能	GPT:_____		GOT:_____		Scr:_____		eGFR:_____
药物过敏史	□有_____ □无						
既往使用药物情况	药品名称	用法用量		使用时间	疗效/不良反应		
入院静脉抗菌方案	药品名称	剂量		溶媒	用药日期		
联用药物							

续表

入院第　　天治疗药学监护记录	
症状 □局部疼痛（轻、中、重） □红斑 □肿胀 □渗出 □发热（低、中、高）	疗效评价 □无效 □改善 □痊愈 □优化建议
辅助检查 □血常规 □血沉 □降钙素原 □C反应蛋白 □肝功能 □肾功能 □病原菌镜检 □细菌培养	不良反应与处理 □无 □有_____ 处理： 转归：

三、急性蜂窝织炎

（一）概述

1. 定义和分类　蜂窝织炎是一种真皮深层和皮下组织细菌感染。临床表现为不断扩大、边界不清的急性红斑，皮肤外观表现为经典的炎症体征即红、肿、热、痛。其他临床特征包括皮肤淋巴系统扩张、肿胀导致的橘皮样外观，大疱形成，邻近蜂窝织炎区域的淋巴管炎，淋巴系统的炎症还可导致局部引流淋巴结肿痛。22.5%~77.3%的患者伴有发热。蜂窝织炎易复发，1年内复发率为14%，3年内复发率为45%，平均为22%~49%。目前尚无诊断蜂窝织炎的金标准，主要根据病史和体格检查，患者可出现白细胞计数、血沉、C反应蛋白升高，但无特异性。

根据有无系统性感染，蜂窝织炎可分为轻度、中度和重度。轻度病例无系统感染的体征；中度感染符合全身炎症反应综合征（SIRS）的标准之一：体温＞38℃或＜36℃、心率＞90次/min、呼吸频率＞20次/min、白细胞计数＞12×10^9/L或＜4×10^9/L；重度病例除符合2条以上的SIRS标准外，常伴有低血压或免疫抑制或病情迅速进展。

2. 发病机制和病理生理　蜂窝织炎最常见由A组链球菌（化脓性链球

菌）所致，其次为金黄色葡萄球菌。由于病原菌常难以培养出，大多数病例的致病菌不易确定。

本病的病理变化为真皮及皮下组织有广泛的急性化脓性炎症改变，有中性粒细胞、淋巴细胞浸润，血管及淋巴管扩张，有时可见血管栓塞。毛囊、皮脂腺、汗腺被破坏，晚期可见由成纤维细胞、组织细胞及巨细胞形成的肉芽肿。

丹毒是一种特殊形式的链球菌蜂窝织炎，其特征是受累皮肤呈鲜红色，高出周围的正常皮肤，形成明显的分界线，病变处触诊很热，质软而有光泽。

（二）药物治疗原则

抗菌药治疗是蜂窝织炎的主要治疗手段，根据病情严重程度，可分别选择口服或静脉给药。轻度病例可口服头孢氨苄、双氯西林、青霉素 V 钾、阿莫西林克拉维酸钾；如对青霉素过敏，可使用克林霉素。中度和重度病例需静脉用药。蜂窝织炎的初始治疗应覆盖链球菌和甲氧西林敏感金黄色葡萄球菌（MSSA），在伴有特殊危险因素如运动员、儿童、男同性恋、囚犯、长期在医疗机构的住院医师、既往 MRSA 暴露和静脉吸毒者中，抗菌谱应覆盖 MRSA。

（三）静脉药物启用时机

对于非化脓性蜂窝织炎，符合 2 条以上全身炎症反应综合征（SIRS）标准的中度蜂窝织炎或口服治疗失败时应静脉使用头孢唑林、头孢曲松、青霉素；重度病例应使用广谱抗生素万古霉素加哌拉西林舒巴坦、亚胺培南或美罗培南，并排除可能的坏死性病变。

对于化脓性蜂窝织炎，符合 2 条以上 SIRS 标准的中度病例可静脉注射苯唑西林或头孢唑林；如疑似或确认为 MRSA 感染，应静脉注射万古霉素、利奈唑胺。重度病例可静脉使用万古霉素、克林霉素、利奈唑胺或替加环素。治疗时间应根据临床反应，一般为 5~10 天，免疫抑制患者需 7~14 天。

（四）常用的静脉治疗药物

急性蜂窝织炎的主要致病菌为 A 组溶血性链球菌和葡萄球菌，偶可由其他病原菌引起。应根据患者情况选择相适应的抗菌药进行治疗，早期应用高效足量的抗菌药。可静脉使用的抗菌药有青霉素、头孢唑林、头孢曲松、克林霉素等，对于疑似 MRSA 感染者可使用万古霉素、利奈唑胺等。

1. 用法用量　对于青霉素，推荐每次 200 万~400 万 U，每 4~6 小时给药 1 次，可溶于 0.9% 氯化钠注射液中静脉滴注；头孢唑林每次 1~2g，每 8 小时给药，可溶于 0.9% 氯化钠注射液、5% 葡萄糖注射液中静脉滴注；头孢曲松每次 1~2g，每日 1 次静脉滴注给药，可溶于 0.9% 氯化钠注射液、葡萄糖注射液中，禁止与含钙制剂配伍；对青霉素过敏的患者可以使用克林霉素，每次 600~900mg，每 8 小时 1 次，可溶于 0.9% 氯化钠注射液或 5% 葡萄糖注射液中稀释成浓度 < 6mg/ml 的药液，缓慢静脉滴注，通常不超过 20mg/min。对疑似

或确诊为 MRSA 感染的患者, 静脉滴注万古霉素每次 1g, 每 12 小时给药 1 次, 0.5g 万古霉素应至少在 100ml 0.9% 氯化钠注射液或 5% 葡萄糖注射液中稀释, 静脉滴注时间在 60 分钟以上; 利奈唑胺每次 600mg, 每 12 小时静脉滴注给药, 如果同一静脉通路用于几种药物依次给药, 在应用利奈唑胺注射液前及使用后可使用 0.9% 氯化钠注射液或 5% 葡萄糖注射液冲洗输液管。根据患者的临床反应确定用药疗程, 一般而言, 门诊患者的疗程为 5~10 天, 免疫功能低下的患者可能需要 7~14 天。患者未发热(体温 < 37.8℃)和皮肤炎症消退 48 小时后应将静脉给药改为口服。

2. 注意事项　根据患者的肝、肾功能调整药物剂量。使用利奈唑胺应避免进食大量富含酪胺的食物。万古霉素短时内静脉滴注可使组胺释放, 出现红人综合征(面部、颈、躯干红斑性充血、瘙痒等)、低血压等副作用, 所以应控制好滴注速度。

3. 主要不良反应　一般不良反应包括恶心、呕吐、腹痛、腹泻等; 长期使用抗菌药还可能出现假膜性小肠结肠炎。青霉素偶见过敏性休克, 一旦发生, 必须就地抢救。青霉素大剂量使用可能引起肾衰竭与间质性肾炎, 大剂量滴注可因脑脊液药物浓度过高引起青霉素脑病(表现为肌阵挛、抽搐、昏迷等), 此反应多见于婴儿、老年人和肾功能不全患者。钠盐大剂量给药后可造成高钠血症, 并导致心力衰竭, 少数患者还可出现低血钾、代谢性碱中毒等, 在肾功能减退或心功能不全患者中尤易发生。青霉素钾盐静脉大剂量给药可发生高钾血症或钾中毒反应。头孢唑林和头孢曲松都可能发生严重的过敏性休克反应。头孢唑林偶见白念珠菌感染, 另有口腔黏膜溃疡的报告。头孢曲松在极少数情况下可发生静脉炎, 罕见胆囊中头孢曲松钙盐沉积、假膜性小肠结肠炎、水肿、寒战等, 有急性间质性肾炎并肾衰竭和严重皮肤反应(多形红斑、Stevens-Johnson 综合征、中毒性表皮坏死松解症)的病例报道。克林霉素静脉滴注后可致血栓性静脉炎, 快速静脉给药可导致心搏骤停和低血压, 少数患者可发生一过性碱性磷酸酶、血清氨基转移酶轻度升高及黄疸, 极少数患者可产生假膜性小肠结肠炎。万古霉素偶见急性肾功能不全、间质性肾炎等严重的肾功能损害, 罕见休克、过敏样症状、多种血细胞减少、第八对脑神经损害等, 所以用药过程中应注意监测, 如发现异常则停止给药, 采取适当的处理措施。利奈唑胺滴注过快可导致血药浓度一过性升高, 以致进入脑组织的药物浓度过高, 诱发精神异常; 罕见不良反应包括全血细胞减少、视野缺损变化、牙表面变色等; 另有可能出现视神经病变、Stevens-Johnson 综合征和中毒性表皮坏死松解症的大疱病、血管性水肿等严重不良反应。

（五）药学监护要点

1. 治疗开始前的用药评估

（1）有无上述静脉药物过敏史，过敏者禁用。

（2）有无上述药物的禁忌用药，有禁忌证者禁用使用。

（3）有无使用与上述药物存在相互作用的药物，如有，慎重用药。

（4）肝功能评估，肝病时减量慎用克林霉素、严重肝病时减量慎用头孢曲松。

（5）肾功能评估，肾功能不全者避免应用万古霉素，确有指征应用时需在治疗药物浓度监测下或按内生肌酐清除率调整给药剂量；肾功能减退者需减量使用青霉素、头孢唑林。

（6）孕妇及哺乳期妇女：根据药品说明书中的要求，另外及时有效地获取最新的药品信息，根据患者的具体情况权衡利弊使用。

2. 治疗过程监护

（1）治疗中应根据局部及全身症状和体征改善与否、实验室检查结果的变化等，判断药物治疗方案是否有效。

（2）关注血常规（红细胞计数、血小板计数、白细胞计数），评估患者是否存在血液系统不良反应。

（3）关注肝、肾功能等脏器功能的变化。

（4）关注胃肠功能，警惕腹泻、腹痛等可能的假膜性小肠结肠炎症状。

3. 注意事项和药物相互作用

（1）过敏者禁用，特殊人群应慎重使用。

（2）加强个体化用药指导，根据患者情况给予适宜的药物及剂量。对于万古霉素，使用过程中注意监测血药浓度。

（3）加强用药监测，注意药物相互作用，及时评估，避免发展成严重不良反应而造成严重后果。

（4）注意疗效评价，病情稳定后及时改为口服用药，不宜长期使用抗菌药，使用过程中需要及时全面的药学监护。

（5）注意用药安全性监测，及时识别和处理各种并发症。如定期监测肝功能、肾功能、血常规等，发现异常及时处理，必要时停用药物。

4. 药学监护表　见表3-56。

表 3-56　急性蜂窝织炎患者药学监护表

姓名		年龄		性别		体重	
诊断							
基础疾病							
肝功能							
肾功能							

药物过敏史	□有　　　　　　　　　　　　　　　　□无
	药物

既往使用静脉药物情况	药品名称	剂量	溶媒	使用时间	治疗目的、效果描述及有无不良反应

入院第　　天治疗评估

当前使用静脉药物情况	药品名称	剂量	溶媒	使用时间	治疗效果及有无不良反应

目前联用的其他药物	药品名称	剂量	溶媒	使用时间	药师优化用药建议

入院第　　天治疗监护记录

疗效观察	症状 □局部疼痛（轻、中、重） □红斑 □肿胀 □发热（低、中、高）	
	辅助检查 □血常规 □血沉 □降钙素原 □C反应蛋白	疗效评价 □改善 □有效 □痊愈

	□肝功能	
	□肾功能	
	□病原菌镜检	
	□细菌培养	
不良反应与 处理		

四、急性化脓性腱鞘炎和化脓性滑囊炎

(一)概述

1. 定义和分期 手的掌面屈指肌腱鞘因深部刺伤或附近组织蔓延而引起的感染称为化脓性腱鞘炎。急性化脓性腱鞘炎是一种较常见的手部急性化脓性感染。由于拇指与小指腱鞘分别与桡、尺侧滑囊相通,因此此2处的化脓性腱鞘炎可迅速发展为桡、尺化脓性滑囊炎。

急性化脓性腱鞘感染可使鞘内压升高,压迫营养肌腱的系膜血管和神经,引起剧烈疼痛,病情发展很快,常在12~24小时就出现明显的全身症状。分为4期:

(1)潜在感染期:感染发生在破损的腱鞘外,腱鞘内无明显的炎症改变。表现为伤口局部皮肤红肿、疼痛。

(2)Ⅰ期(化脓期):腱鞘内化脓性炎症,无组织坏死。表现为伤指全长红、肿、疼痛,无张力或稍有张力,沿腱鞘区压痛(+),手指主动被动伸屈痛(+),全身中毒症状较轻或不明显。

(3)Ⅱ期(腱鞘筋膜坏死期):浅筋膜深层及腱鞘部分坏死,肌腱水肿。表现为手指搏动性剧痛,坐卧不宁,拒绝手指主动和被动活动,手指全长红肿呈"腊肠样",红肿波及手及前臂,可伴有局部的浅静脉炎或淋巴管炎,但手及前臂一般无压痛(如有压痛则应考虑伴有间隙感染)。患者高热、白细胞增高等全身中毒症状明显。

(4)Ⅲ期(肌腱坏死、骨髓炎期)(具体见骨髓炎章节):具有肌腱坏死,骨、关节化脓性改变的阶段。临床有2种情况,即Ⅲ期a和Ⅲ期b。Ⅲ期a与Ⅱ期的表现相同,术中见肌腱已坏死,处理同Ⅱ期,也可根据年龄、职业、指别等考虑截指,预后不良;Ⅲ期b皮肤窦道形成,X线片显示骨、关节破坏,应行掌骨水平截指术(但拇指可例外),伤口愈合后半年行掌骨移位术,改善功能及外形。

2. 发病机制和病理生理 急性化脓性腱鞘炎和化脓性滑囊炎是由于手

部的掌面屈指肌腱鞘部位的感染引起的,感染菌主要为葡萄球菌,其次为链球菌。由于感染发生在腱鞘内,疼痛非常剧烈,患者整夜不能入睡,多同时有全身症状。急性化脓性腱鞘炎和化脓性滑囊炎如不及时切开引流减压,鞘内脓液积聚,压力将迅速增高,以致肌腱发生坏死,患指功能丧失。

(二)药物治疗原则

常见于指屈肌腱,发病迅速,整个患指疼痛剧烈、肿胀明显。化脓性腱鞘炎的早期诊断、正确治疗对患指功能的保存至关重要。药物治疗应早期使用抗菌药(如青霉素),休息、平置或抬高患侧前臂和手以减轻疼痛。发病初期可用红外线、超短波理疗。如经治疗仍无好转且局部肿痛明显时需切开引流减压,可在肿胀腱鞘的远端与近端各做纵切形小切口,分别插入一根细塑料管进行对口引流,切口应当避开手指、掌的横纹。

1. 潜在感染期　包括全身用抗生素,伤指制动,必要时行伤口减张。此期为预防化脓性腱鞘炎的重要阶段。

2. Ⅰ期(化脓期)　全身大剂量用抗生素,症状很轻者可行伤指制动,观察8小时,局部症状如减轻可继续观察,症状加重应立即手术切开。因为化脓性腱鞘炎发展迅猛,不可长时间观察,症状明显者应立即行切开引流术。原则上宁可早切,不可延误。

3. Ⅱ期(腱鞘筋膜坏死期)　应立即全身用抗生素,同时行切开、坏死组织清除灌洗术。

4. Ⅲ期(肌腱坏死、骨髓炎期)　具有肌腱坏死,骨、关节化脓性改变的阶段。临床有2种情况,Ⅲ期a与Ⅱ期的表现相同,术中见肌腱已坏死,处理同Ⅱ期,也可根据年龄、职业、指别等考虑截指,预后不良;Ⅲ期b皮肤窦道形成,X线片显示骨、关节破坏,应行掌骨水平截指术(但拇指可例外),伤口愈合后半年行掌骨移位术,改善功能及外形。

当急性炎症控制后,应及早进行手指和手部功能锻炼,以防止肌腱粘连。尺侧滑液囊和桡侧滑液囊感染分别由小指和拇指腱鞘炎引起。桡侧滑液囊感染时拇指肿胀微屈,不能外展和伸直,压痛区在拇指及大鱼际处;尺侧滑液囊感染时小鱼际处和小指腱鞘区压痛,以小鱼际隆起与掌侧横纹交界处最为明显,小指及无名指呈半屈位,如试行伸直可引起剧烈疼痛。

(三)静脉药物启用时机

急性化脓性腱鞘炎和化脓性滑囊炎一经确诊,即应在大量抗生素治疗的同时切开引流,以免发生肌腱缺血、坏死,桡、尺侧滑囊炎。由于感染菌主要为葡萄球菌,其次为链球菌,故推荐使用青霉素。

(四)常用的静脉治疗药物

主要为青霉素类药物。

1. 用法用量　青霉素可静脉滴注给药。

（1）成人：静脉滴注，200万~2 000万 U/d，分2~4次给药。

（2）小儿：静脉滴注，每日5万~20万 U/kg，分2~4次给药。

（3）新生儿（足月产）：每次5万 U/kg，静脉滴注给药；出生第1周每12小时1次，1周以上者每8小时1次，严重感染每6小时1次。

（4）早产儿：每次3万 U/kg，出生第1周每12小时1次，2~4周者每8小时1次，以后每6小时1次。

（5）肾功能减退者：轻至中度肾功能损害者使用常规剂量不需减量，严重肾功能损害者应延长给药间隔或调整剂量。当内生肌酐清除率为10~50ml/min时，给药间期延长至12~18小时或给药间期不变，剂量减少25%；当内生肌酐清除率 < 10ml/min 时，给药间期延长至12~18小时或每次剂量减至正常剂量的25%~50%而给药间期不变。

2. 注意事项

（1）应用青霉素前需详细询问药物过敏史并进行青霉素皮肤试验。皮试液为每1ml含500U青霉素，皮内注射0.05~0.1ml，经20分钟后观察皮试结果，呈阳性反应者禁用。必须使用者脱敏后应用，应随时做好过敏反应的急救准备。

（2）对1种青霉素过敏者可能对其他青霉素类药物、青霉胺过敏，有哮喘、湿疹、花粉症、荨麻疹等过敏性疾病的患者应慎用青霉素。

（3）青霉素水溶液在室温下不稳定，20U/ml青霉素溶液30℃放置24小时效价下降56%，青霉烯酸的含量增加200倍，因此应用青霉素须新鲜配制。

（4）大剂量使用青霉素时应定期检测电解质。

3. 主要不良反应

（1）过敏反应：青霉素过敏反应较常见，包括荨麻疹等各类皮疹、白细胞减少、间质性肾炎、哮喘发作等和血清病型反应；过敏性休克偶见，一旦发生，必须就地抢救，予以保持气道畅通、吸氧及使用肾上腺素、糖皮质激素等治疗措施。

（2）毒性反应：少见，但静脉滴注大剂量青霉素时可因脑脊液浓度过高导致抽搐、肌阵挛、昏迷及严重精神症状等（青霉素脑病），此种反应多见于婴儿、老年人和肾功能不全患者。

（3）二重感染：可出现耐青霉素金黄色葡萄球菌、革兰氏阴性杆菌或念珠菌等二重感染。

（4）应用大剂量青霉素钠可因摄入大量钠盐而导致心力衰竭。

（五）药学监护要点

1. 治疗开始前的用药评估

（1）应用青霉素前需详细询问药物过敏史并进行青霉素皮肤试验。皮试液为每 1ml 含 500U 青霉素，皮内注射 0.05~0.1ml，经 20 分钟后观察皮试结果，呈阳性反应者禁用。必须使用者脱敏后应用，应随时做好过敏反应的急救准备。

（2）肾功能减退者：对于轻、中度肾功能减退者，不需减量；而严重肾功能损害者，应根据内生肌酐清除率延长给药间隔或调整剂量（详见用法用量）。

（3）注意有无使用与其他药物存在相互作用的药物，如有，慎重用药。

2. 治疗过程监护

（1）抗感染疗效评估：感染局部有红、肿、热、痛症状，创口或引流液仍有脓液分泌，判断局部病灶是否得到控制。

（2）注意局部病灶的处理：脓腔引流不畅、存留异物或无效腔等都有助于病原菌入侵和繁殖，导致抗菌治疗失败。

（3）安全性评估：抗感染治疗过程中均应注意药物不良反应。

3. 注意事项和药物相互作用

（1）氯霉素、红霉素、四环素类、磺胺类可干扰本品的活性，故该药不宜与这些药物合用。

（2）丙磺舒、阿司匹林、吲哚美辛、保泰松和磺胺类药减少青霉素的肾小管分泌而延长该药的血清半衰期；青霉素可增强华法林的抗凝作用。

（3）本品与重金属，特别是铜、锌、汞呈配伍禁忌。

（4）青霉素静脉滴注液中加入头孢噻吩、林可霉素、四环素、万古霉素、琥乙红霉素、两性霉素 B、去甲肾上腺素、间羟胺、苯妥英钠、盐酸羟嗪、丙氯拉嗪、B 族维生素、维生素 C 等后将出现混浊。

（5）该药与氨基糖苷类抗生素同瓶滴注可导致两者的抗菌活性降低，因此不能置同一容器内给药。

4. 药学监护表　见表 3-57。

表 3-57　急性化脓性腱鞘炎和化脓性滑囊炎患者药学监护表

姓名		年龄		性别		体重	
诊断							
基础疾病							
肝功能							
肾功能							

续表

药物过敏史	□有　　　　　　　　　　　　□无 药物				
既往使用静脉药物情况	药品名称	剂量	溶媒	使用时间	治疗目的、效果描述及有无不良反应

入院第　　　天治疗评估

当前使用静脉药物情况	药品名称	剂量	溶媒	使用时间	治疗效果及有无不良反应
目前联用的其他药物	药品名称	剂量	溶媒	使用时间	药师优化用药建议

入院第　　　天治疗监护记录

疗效观察	症状 □炎症部位愈合情况 □意识状态 □肢体温度 □脉搏和血压 □患处功能恢复情况 □疼痛评分	其他 □禁食 □进食情况（流质、半流质）
	辅助检查 □血常规 □肝功能 □肾功能 □电解质	疗效评价 □改善 □有效 □痊愈
不良反应与处理		

（黄金路　徐　嵘）

第十节　泌尿系统疾病静脉药物治疗与药学监护

一、急性肾衰竭

(一)概述

1. 定义和分类　急性肾衰竭(ARF)的概念于 1951 年首次正式提出,随后被广泛应用。但由于 ARF 的概念一直缺乏统一的定义和诊断标准,目前已被急性肾损伤(acute kidney injury, AKI)取代。急性肾损伤是由各种病因引起的短时间内肾功能快速减退而导致的临床综合征,表现为肾小球滤过率(glomerular filtration rate, GFR)下降,伴有氮质产物如肌苷、尿素氮等潴留,水、电解质和酸碱平衡紊乱,重者出现多系统并发症。AKI 是常见的危重病症,涉及临床各科,发病率在综合医院为 3%~10%、重症监护病房为 30%~60%,危重 AKI 患者的死亡率高达 30%~80%,存活患者约 50% 遗留永久性肾功能减退,部分需终身透析,防治形势十分严峻。

AKI 的病因众多,根据病因发生的解剖部位可分为肾前性、肾性和肾后性三大类。

2. 发病机制和病理生理　肾前性 AKI 指各种原因引起肾实质血流灌注减少,导致肾小球滤过减少和 GFR 降低,约占 AKI 的 55%;肾性 AKI 指出现肾实质损伤,以肾缺血和肾毒性药物或毒素导致的急性肾小管坏死(acute tubular necrosis, ATN)最为常见,其他还包括急性间质性肾炎(acute interstitial nephritis, AIN)、肾小球疾病和肾血管疾病等,约占 AKI 的 40%;肾后性 AKI 系急性尿路梗阻所致,梗阻可发生在从肾盂到尿道的尿路中的任何部位,约占 AKI 的 5%。按照国际 AKI 临床实践指南,符合以下情况之一者即可临床诊断为 AKI:① 48 小时内 Scr 升高 ≥ 26.5μmol/L(0.3mg/dl);②确认或推测 7 天内 Scr 较基础值升高 ≥ 50%;③尿量减少 [< 0.5ml/(kg · h)],持续 ≥ 6 小时。

(二)药物治疗原则

AKI 的总体治疗原则是尽早识别并纠正可逆性病因,及时采取干预措施避免肾脏进一步损伤,维持水、电解质和酸碱平衡,适当营养支持,积极防治并发症,适时进行肾脏替代治疗。

(三)静脉药物启用时机

AKI 的主要并发症包括容量超负荷(液体过剩)、高钾血症、代谢性酸中毒、低钙血症及高磷血症,病情严重的患者可能出现精神状态的改变,也可能出现高尿酸血症及高镁血症。所有 AKI 患者均应进行容量状态的评估,因为纠正容量不足或容量超负荷(尤其当与心输出量恶化相关时)可能会逆转或改善 AKI。早期病因干预治疗强调尽快纠正可逆性病因和肾前性因素,包括扩容、维持血流动力学稳定、改善低蛋白血症、降低后负荷以改善心输出量、停用影响肾灌注的药物、调节外周血管阻力至正常范围等。继发于肾小球肾炎、小血管炎的 AKI 需要应用糖皮质激素和 / 或免疫抑制剂治疗。临床上怀疑 AIN 时,需尽快明确并停用可疑药物,确诊为药物所致者及时给予糖皮质激素治疗,起始剂量为 1mg/(kg·d),总疗程为 1~4 个月。肾后性 AKI 应尽早解除尿路梗阻。

(四)常用的静脉治疗药物

1. 营养支持治疗　不能通过胃肠道提供营养者需静脉营养。营养支持的主要目标是提供足够的能量、蛋白质和营养素。营养需求取决于基础疾病的严重程度、机体营养状况及共存疾病。营养需求会根据基础分解代谢状态而变化,总能量摄入为 20~30kcal/(kg·d)(1kcal=4.186kJ),严重高分解代谢患者则可给予 40kcal/(kg·d)。能量供给包括糖类 3~5g/(kg·d)[最高 7g/(kg·d)]、脂肪 0.8~1.0g/(kg·d),蛋白质或氨基酸 0.8~1.0g/(kg·d),高分解代谢、接受肾脏替代治疗(renal replacement therapy, RRT)、连续性肾脏替代治疗(continuous renal replacement therapy, CRRT)者的蛋白质或氨基酸摄入量酌情增加,病情危重患者或接受透析治疗的患者其蛋白质需求量一般为 1.2~1.5g/(kg·d)或更多。静脉补充脂肪乳剂以中、长链混合液为宜,氨基酸补充则包括必需和非必需氨基酸。危重病患者的血糖目标应低于 8.3mmol/L(150mg/dl)。由于 AKI 患者常伴有糖代谢紊乱,高分解状态易引起机体对胰岛素的拮抗、肝葡萄糖产生增加以及葡萄糖转化为糖原的能力减退,这些均可增加高血糖症,故若接受 25%~50% 葡萄糖注射液静脉滴注,可很快产生或加重高血糖症,可酌情从 10%~15% 开始,均匀等量给予,并密切随访血糖浓度。

2. 纠正容量状态　所有 AKI 患者均应进行容量状态的评估,使用液体治疗时应密切关注净液体评估并避免超负荷。液体治疗的总体目标是在前负荷依赖性或容量反应性患者中增加心输出量,改善组织氧合。补液治疗应以生理学终点(平均动脉压或尿量)为目标。每日补液量应为显性失液量加上非显性失液量减去内生水量,每日大致进液量可按前一日尿量加 500ml 计算,肾脏替代治疗时补液量可适当放宽。

因抗生素治疗、输注血液制品、其他静脉内用药及营养支持而不可避免地摄入液体,这可能导致进行性容量扩张和肺水肿。若评估发现血容量过多,AKI 患者可使用利尿药来缓解血容量过多。首选袢利尿药,因为其尿钠排泄作用比噻嗪类利尿药更强,通常从呋塞米 40~80mg 静脉给药开始。袢利尿药的剂量可逐渐增加,并应对患者进行定期评估以观察尿量方面是否有反应,同时可加用 1 种噻嗪类利尿药来增强利尿作用。如果患者对大剂量袢利尿药

（呋塞米＞ 80~120mg）联合 1 种噻嗪类利尿药的反应极小，那么应考虑透析 /
超滤。

3. 纠正高钾血症　高钾血症特异性治疗的目的是拮抗钾的细胞膜作用、
驱动细胞外的钾进入细胞内，或者去除体内过量的钾。对于需要采用迅速起
效治疗的高钾血症患者，需要进行持续心电监测和连续监测心电图。应在开
始治疗后的 1~2 小时检测血清钾浓度，此后的检测时间由血清钾浓度和患者
对治疗的反应来决定。

（1）钙剂

1）用法用量：静脉应用钙剂可在数分钟内起效，但药效持续时间相对较
短（30~60 分钟），因此钙剂不应单独用于治疗高钾血症，而应该与促使细胞
外钾进入细胞内的治疗联合应用。若高钾血症紧急情况持续存在且血清钙
并未出现升高，则可每 30~60 分钟重复给予钙剂。可采用葡萄糖酸钙或氯化
钙来给予钙剂，氯化钙所含的钙元素浓度为葡萄糖酸钙的 3 倍（10ml 浓度为
10% 的溶液中，钙离子含量为 13.6mEq *vs* 4.6mEq）。葡萄糖酸钙的常用剂量
为 1 000mg（10ml 浓度为 10% 的溶液），给药方式为静脉注射 2~3 分钟，同时持
续进行心电监测。氯化钙的常用剂量为 500~1 000mg（5~10ml 浓度为 10% 的
溶液），给药方式同样为静脉注射 2~3 分钟，同时持续进行心电监测。如果心
电图改变持续存在或再次发生，则可在 5 分钟后选取上述 2 种制剂之一重复
用药。

2）注意事项：高浓度的钙剂（尤其是氯化钙）注射对静脉有刺激作用，并
且药物外渗可引起组织坏死，因此氯化钙给药首选中心静脉或深静脉。葡萄
糖酸钙可外周给药，理想的给药方式为采用小针头或导管经大静脉给药。钙
剂不应加入含有碳酸氢盐的溶液中给药，这会导致产生碳酸钙沉淀。

3）主要不良反应：可引起发热、高钙血症、血清淀粉酶升高，静脉注射过
快可引起心律失常、心脏停搏、恶心、呕吐。

（2）胰岛素

1）用法用量：应用胰岛素可通过促使钾离子进入细胞内而降低血清钾浓
度，这主要是通过增强骨骼肌的 Na^+，K^+-ATP 酶泵活性来实现的。通常会在
给予胰岛素的同时给予葡萄糖以避免发生低血糖。然而，如果血清葡萄糖浓
度 ≥ 13.9mmol/L（250mg/dl），则应单用胰岛素。常用的用药方案为 10~20U 普
通胰岛素加入 10% 葡萄糖注射液 500ml 中静脉给药，给药时间为 60 分钟。胰
岛素于给药后的 10~20 分钟起效，30~60 分钟达到峰值，药效可持续 4~6 小
时。几乎所有患者的血清钾浓度均可下降 0.5~1.2mEq/L。

2）注意事项：鉴于有低血糖风险者，在给予胰岛素后，应持续 5~6 小时每
小时检测 1 次血清葡萄糖。

（3）碳酸氢钠：高钾血症伴代谢性酸中毒者可给予 5% 碳酸氢钠注射液 250ml 静脉滴注。

4. 纠正代谢性酸中毒　AKI 患者的治疗选择取决于是否有容量超负荷，以及酸中毒的基础病因和严重程度。代谢性酸中毒的常用治疗方法包括透析和给予碳酸氢盐。一般对存在有机酸中毒（即乳酸或酮酸酸中毒）且 pH < 7.1 的 AKI 患者进行透析治疗（即使他们不存在容量超负荷），尤其是对于少尿或无尿的患者，因为这类患者接受碳酸氢盐治疗会有发生容量超负荷的风险。当血浆实际碳酸氢根低于 15mmol/L 时，应予 5% 碳酸氢钠注射液 100~250ml 静脉滴注，根据心功能情况控制滴注速度，并动态监测血气分析。对 AKI 患者，给予碳酸氢盐可能会引起严重的副作用，因为钙与白蛋白的结合呈 pH 依赖性增加，故给予碳酸氢盐可能会引起离子钙或游离钙水平降低。

5. 抗菌药　感染是 AKI 的常见并发症，也是死亡的主要原因之一，应尽早使用抗菌药。根据细菌培养和药敏试验结果选用对肾脏无毒或低毒的药物，并按肌酐清除率调整用药剂量。

（五）药学监护要点

1. 治疗开始前的用药评估

（1）有无上述静脉药物过敏史，过敏者禁用。

（2）心电图、血压、血氧饱和度的持续监测和尿量的监测可以帮助评估判断患者的容量状况。

（3）凝血功能、肝功能评估：AKI 可引起质量上的血小板功能障碍，继而造成出血。其主要临床表现为皮肤出血，但也可出现胃肠道出血。如果没有症状，通常不评估 AKI 患者的血小板功能。

（4）肾功能评估：了解患者的肾功能损伤程度。

（5）血 pH、电解质水平：评估高钾血症、低钙血症、高磷血症、代谢性酸中毒的程度。

2. 治疗过程监护

（1）治疗中关注尿量、肾功能，评估患者的容量状态是否改善和纠正，判断是否存在容量超负荷、是否对利尿药有反应。

（2）注意心电监护，生命体征、中枢神经系统体征是否改变，观察电解质、酸碱平衡等生化指标，判断代谢性酸中毒和电解质紊乱是否得到纠正。

（3）密切观察注射部位，防止药物外渗。

3. 注意事项和药物相互作用

（1）过敏者禁用。

（2）注意用药安全性监测，及时识别和处理各种并发症。

（3）若注射时钙剂漏出血管外，应立即停止注射，用氯化钠注射液进行局部冲洗注射,局部给予氢化可的松、1% 利多卡因,并抬高局部肢体及热敷。

4. 药学监护表　见表 3-58。

表 3-58　急性肾衰竭患者药学监护表

姓名		年龄		性别		体重	
诊断							
基础疾病							
肝功能							
肾功能							
药物过敏史	□有　　　　　　　　　　　　　　□无 药物						

既往使用静脉药物情况	药品名称	剂量	溶媒	使用时间	治疗目的、效果描述及有无不良反应

入院第　　天治疗评估

当前使用静脉药物情况	药品名称	剂量	溶媒	使用时间	治疗效果及有无不良反应

目前联用的其他药物	药品名称	剂量	溶媒	使用时间	药师优化用药建议

入院第　　天治疗监护记录

疗效观察	症状 □尿量,尿色 □消化系统症状(食欲减退、恶心、呕吐、腹胀、腹泻等) □肢体温度 □平均动脉压	体征 □心脏听诊 □双肺听诊(湿啰音) □日出入量 □体重

	辅助检查	疗效评价
	□血常规(Hb)	□改善
	□尿常规	□有效
	□肾功能	□痊愈
	□心电图	
	□电解质(血钠、血钾、血钙、血磷、碳酸氢根、pH)	
	□动脉血气分析	
	□胸片	
	□中心静脉压	
不良反应与处理		

二、复杂性尿路感染

(一)概述

1. 定义和分型　尿路感染(urinary tract infection, UTI),是指病原体在尿路中生长、繁殖而引起的感染性疾病。病原体可包括细菌、真菌、支原体、衣原体、病毒等。尿路感染根据患者的基础疾病,可分为复杂性和非复杂性(单纯性)尿路感染。复杂性尿路感染指患者同时伴有尿路功能性或结构性异常或免疫低下。

2. 发病机制和病理生理　尿路感染主要是由病原菌经由尿道上行至膀胱、输尿管、肾盂引起的,占尿路感染的95%;其他感染途径如血行感染、周围器官直接感染、淋巴道感染的情况较为罕见。复杂性尿路感染的危险因素包括结构性尿路梗阻,如结石、先天异常、尿路狭窄、前列腺增大、肿瘤、外源性梗阻等;功能性梗阻,如神经源性膀胱、膀胱输尿管反流、妊娠等;泌尿道介入,如放置导尿管、输尿管支架、膀胱镜等;先天性疾病,如多囊肾、髓质海绵肾、肾钙化等;免疫抑制,如肾移植等。对于尿路感染患者,了解感染部位、是否反复发作、是否有复杂感染的危险因素、有无尿路感染症状对治疗和预后判断有重要意义。复杂性尿路感染常以肾盂肾炎为主要表现,严重时可发生败血症、肾损伤甚至死亡。

(二)药物治疗原则

抗感染治疗是复杂性尿路感染的主要治疗手段,推荐根据尿培养和药敏试验结果选择敏感抗菌药。对于有症状的复杂性尿路感染的经验性治疗需要了解可能的病原菌谱和当地的耐药情况,还要对基础泌尿系统疾病的严重程度进行评估(包括对肾功能的评估)。抗菌药的经验性治疗需根据临床反应和尿培养结果及时进行修正。给药前留取清洁中段尿,进行尿常规和尿培养及药敏试验,既是诊断的必要环节,又能明确病原菌进行有针对性的治疗。无病原学结果前,一般首选对革兰氏阴性菌有效的抗生素,尤其是首发尿路感染。治疗3天症状无改善,应按药敏试验结果调整用药,建议选择在尿和肾内浓度高、肾毒性小、副作用少的抗菌药。若单一药物治疗失败、严重感染、混合感染、耐药菌株出现时,应考虑联合用药。

(三)静脉药物启用时机

对于上尿路感染,初始治疗多选用静脉用药,病情稳定后可酌情改为口服药物。下尿路感染患者应予口服治疗,不能口服或不能耐受口服给药的患者(如吞咽困难者)、患者存在可能明显影响口服药物吸收的情况(如呕吐、严重腹泻、胃肠道病变或肠道吸收功能障碍等)、所选的药物有合适的抗菌谱但无口服剂型、患者对治疗的依从性差时可使用注射给药。复杂性尿路感染患者需要接受及时、足量、足疗程的抗菌药治疗。抗菌药需依据培养及药敏试验结果来选用,同时需要全面检查尿路系统,以发现尿路解剖或功能异常、尿路结石、肿瘤等,予以矫正或相应处理。若尿路感染的复杂因素不纠正,感染很难完全控制,易转为慢性。引起复杂性尿路感染的病原菌以肠杆菌科细菌、铜绿假单胞菌、肠球菌属多见,宜选用敏感的抗菌药如氨苄西林联合庆大霉素、头孢噻肟、环丙沙星等氟喹诺酮类药物,也可选哌拉西林他唑巴坦、氨苄西林舒巴坦等药物,均静脉滴注给药。抗菌治疗的总时程通常为5~14日,具体取决于临床反应速度和完成疗程所选的抗菌药。氟喹诺酮类药物的疗程为5~7日,β-内酰胺类药物的疗程为10~14日。若存在无法清除的感染灶(如非梗阻性结石),则可能需要更长的疗程。对于没有其他复杂因素的菌血症,无须延长抗菌疗程。

(四)常用的静脉治疗药物

主要为抗菌药。

1. 氟喹诺酮类药物

(1)用法用量:各代喹诺酮类药物对革兰氏阴性菌均有效。第三代喹诺酮类有亲水性强、蛋白结合率低、生物利用度增加、抗菌活性增强的特点,对铜绿假单胞菌更有效,对球菌及支原体、厌氧菌也有效,是目前临床治疗尿路感染的主要用药。最常选择的是环丙沙星(500mg q.12h 静脉滴注)或左氧氟沙星(750mg q.d. 静脉滴注)等。

(2)注意事项:莫西沙星的尿液药物水平比其他同类药物更低,不应使用;不推荐18岁以下的儿童使用全身性氟喹诺酮类药物,因为动物实验显示该类药物会导致幼龄动物的负重关节出现软骨侵蚀的关节病；接受氟喹诺酮类药物治疗时，由于该类药物存在光毒性反应，患者应避免过度阳光曝晒和接受人工紫外线照射。

（3）主要不良反应：最常见的不良反应包括胃肠道和中枢神经系统毒性，其他不良反应包括皮疹、肌腱炎和肌腱断裂、Q-T间期延长、光毒性、肝毒性、血糖异常、血液系统毒性等。此类药物也有可能造成视网膜脱落。

2. β- 内酰胺类药物

（1）用法用量：阿莫西林、阿莫西林克拉维酸、氨苄西林舒巴坦等对大肠埃希菌、变形杆菌及非溶血性链球菌引起的尿路感染效果较好。第一、第二和第三代头孢菌素对尿路感染均有较好的治疗效果。第三代头孢菌素的抗菌谱更广、抗菌活性更强，对肾脏基本无毒性，常用药物有头孢唑林钠、头孢拉定、头孢哌酮、头孢呋辛、头孢曲松钠、头孢他啶等。第四代头孢菌素头孢吡肟主要经泌尿道排泄，在泌尿道中的浓度较高，可用于严重尿路感染或尿路感染合并肾乳头坏死及肾周围脓肿等并发症的治疗，但疗程不宜过长，防止发生霉菌感染。对于病情不危重且没有疑似尿路梗阻的急性复杂性尿路感染患者，若患者没有耐多药革兰氏阴性微生物感染的危险因素，可选择头孢曲松（1g q.d. 静脉给药）或哌拉西林他唑巴坦（3.375g q.6h 静脉给药）；若有感染铜绿假单胞菌的风险（如根据先前的尿液分离株或发热性中性粒细胞减少），应选用较高剂量的哌拉西林他唑巴坦（4.5g q.8h 静脉给药），其他可用的抗假单胞菌药包括头孢吡肟（2g q.8h 静脉给药）和头孢他啶（2g q.8h 静脉给药）。

（2）注意事项：在使用本类药品前，应详细询问患者过去有无对 β- 内酰胺抗菌药的过敏史；青霉素类药物在使用前均需做皮肤过敏试验，皮试阴性方可应用，停药72小时以上应重新皮试。头孢曲松不得使用含钙的溶液（如林格液或哈特曼液）复溶或稀释，以免发生沉淀；头孢菌素类药物与庆大霉素等氨基糖苷类抗菌药或强效利尿药合用时需密切监测肾功能，以免发生肾功能损害；所有头孢菌素类都能抑制肠道菌群产生维生素 K，可延长 PT，对有影响凝血酶原活性的危险因素（包括肝、肾功能损害，营养状况差，长期接受抗菌治疗）的患者应监测 PT，并根据指征补充维生素 K；头孢菌素类药物可引起双硫仑样反应，应在使用该类药期间和停药 1 周内禁止服用含乙醇的药物、食物。

（3）主要不良反应：青霉素类药物的主要不良反应是过敏性休克、血清病型反应等过敏反应；头孢菌素类药物的主要不良反应是过敏、凝血功能障碍、双硫仑样反应等。

3. 碳青霉烯类药物

（1）用法用量：对于病情危重（即存在脓毒症或其他需入住 ICU 的情况）、

当前治疗下病情加重或疑似有尿路梗阻（如肾功能降至基线水平以下或尿量减少）的急性复杂性尿路感染患者，可采用碳青霉烯类药物进行经验性治疗，常用药物有亚胺培南（500mg q.6h 静脉给药）、美罗培南（1g q.8h 静脉给药）。

（2）注意事项：在使用本类药物前，应详细询问患者过去有无对 β- 内酰胺抗生素的过敏史；合并碳青霉烯类用药，患者使用丙戊酸或双丙戊酸钠会导致丙戊酸的浓度降低，因此增加癫痫发作的风险。

（3）主要不良反应：恶心、呕吐、腹泻、便秘等胃肠道反应；皮疹、瘙痒；头痛、嗜睡；中性粒细胞减少、血小板减少、血清氨基转移酶、胆红素和 / 或血清碱性磷酸酶升高等；亚胺培南可能引起癫痫、肌阵挛、意识障碍等神经系统反应，尤其是易发生于有中枢神经系统基础疾病、肾功能减退或剂量过大者。

4. 氨基糖苷类药物

（1）用法用量：这类药物的杀菌作用强，主要对革兰氏阴性菌包括大肠埃希菌、克雷伯菌、肠杆菌属、变形杆菌等有明显作用，但有较强的肾毒性和耳毒性，应谨慎选择。一般仅用于已知对氟喹诺酮类药物耐药，患者又不能选择头孢菌素类药物或碳青霉烯类药物时（如过敏），一般可选择庆大霉素或妥布霉素 5mg/kg 静脉给药或肌内给药，1 次 /d。

（2）注意事项：为防止和减少耳毒性反应，疗程中应密切观察耳鸣、眩晕等早期症状，并根据患者的肾功能调整给药方案，有条件时应定期监测血药浓度，包括血药峰浓度（静脉滴注后 15~30 分钟、肌内注射后 1 小时）和谷浓度（下次给药前），以便调整用量。应避免与利尿药或其他肾毒性、耳毒性药物合用，疗程一般不宜超过 14 天。如果因病情需要延长疗程，应定期进行电测听及前庭功能试验。氨基糖苷类具有神经肌肉阻滞作用，可引起心肌抑制、周围血管性血压下降和呼吸衰竭等，每次静脉滴注 30 分钟以上可能避免此反应发生。

（3）主要不良反应：主要的过敏反应如嗜酸性粒细胞增多、各种皮疹、发热等，但比较少见，发生率为 1%~3%；最主要的毒性作用为对肾脏、听力、前庭器官的损害和神经肌肉阻滞作用。氨基糖苷类无肝毒性、光毒性，对造血系统及凝血机制基本无影响。

（五）药学监护要点

1. 治疗开始前的用药评估

（1）有无上述静脉药物过敏史，过敏者禁用。

（2）尿常规白细胞计数、清洁中段尿培养明确诊断和明确感染菌。

（3）肝、肾功能评估。

（4）孕妇及哺乳期妇女：根据各类药物的妊娠安全性和孕妇的具体情况谨慎用药。孕妇及哺乳期妇女可选择的静脉用抗菌药有青霉素类药物、头孢菌素类药物、碳青霉烯类药物和磷霉素。

2. 治疗过程监护

（1）治疗中评估临床症状，关注尿白细胞及细菌学检查，判断使用目前的治疗方案是否有效。

（2）关注抗菌药的不良反应，使用头孢菌素要定期监测凝血功能，使用氨基糖苷类药物要注意监测耳毒性、肾功能等脏器功能的变化。

3. 注意事项和药物相互作用

（1）过敏者禁用，特殊人群应慎重选择抗菌药。

（2）对患者进行常规用药教育，告知所使用的药物、目的、用法用量和可能的不良反应及处理等，提高用药依从性。

（3）加强用药监测，注意药物相互作用。如氨基糖苷类药物的耳毒性、肾毒性症状与体征的监测，有条件定期做血药浓度监测，避免发展成严重不良反应而造成严重后果。

（4）注意疗效评价。症状消失、尿菌阴性、疗程结束后2和6周复查尿菌仍阴性，为治愈；治疗后尿菌仍阳性，或治疗后尿菌阴性，但2或6周复查尿菌转为阳性，且为同一种菌株，提示治疗失败。

4. 药学监护表 见表3-59。

表3-59 复杂性尿路感染患者药学监护表

姓名		年龄		性别		体重	
诊断							
基础疾病							
肝功能							
肾功能							
药物过敏史	□有 药物			□无			
既往使用静脉药物情况	药品名称	剂量	溶媒	使用时间	治疗目的、效果描述及有无不良反应		
入院第　　天治疗评估							

续表

当前使用静脉药物情况	药品名称	剂量	溶媒	使用时间	治疗效果及有无不良反应
目前联用的其他药物	药品名称	剂量	溶媒	使用时间	药师优化用药建议

入院第　　天治疗监护记录

疗效观察	症状 □下尿路症状（尿频、尿急、尿痛、排尿不畅等） □腰痛、肾区叩痛、压痛点压痛（肋脊角、输尿管） □体温 □全身症状（寒战）	其他
	辅助检查 □尿常规 □尿细菌学(中段尿培养) □肝功能 □肾功能 □血常规 □电解质	疗效评价 □改善 □无效 □痊愈
不良反应与处理		

（张　海　朱　瑜）

第十一节　外科术后疾病静脉药物治疗与药学监护

一、低血容量性休克

(一)概述

1. 定义和分类　低血容量性休克(hypovolemic shock)是指各种原因引起循环容量丢失而导致有效循环血量与心输出量减少、组织灌注不足、细胞代谢紊乱和功能受损的病理生理过程,包括大血管破裂或脏器出血引起的失血性休克及各种损伤或大手术引起血液、体液丢失的创伤性休克。

2. 发病机制和病理生理　低血容量性休克常因大量出血或体液丢失,或液体存积于第三间隙,导致有效循环量降低引起。主要表现为中心静脉压(CVP)降低、回心血量减少、心输出量下降所造成的低血压,经神经内分泌机制引起的外周血管收缩、血管阻力增加和心率加快,以及由微循环障碍造成的组织损害和器官功能不全。低血容量性休克的主要病理生理改变是有效循环血容量急剧减少,导致组织低灌注、无氧代谢增加、乳酸酸中毒、再灌注损伤以及内毒素移位,最终导致MODS。

(二)药物治疗原则

1. 失血性休克　治疗主要包括补充血容量和积极处理原发病、控制出血2个方面,应同时进行以避免病情进展引起器官损害。补充血容量方面应快速建立补液通路进行液体复苏,液体种类的选择可以是晶体液(平衡盐溶液)以及胶体液(白蛋白、人工胶体液),适时给予碳酸氢钠纠正酸中毒,同时注意电解质紊乱的发生。输入液体的量应根据病因、尿量和血流动力学进行评估。临床上常以血压结合CVP测定指导补液。在补充血容量的同时,应尽快纠正原发病,判断是否存在活动性出血,必要时紧急手术止血。

2. 创伤性休克　治疗的重点在于及时控制全身炎症反应的进展与恶化。手术和较复杂的其他处理一般应在血液稳定后或初步回升后进行,这与单纯的失血性休克的处理有区别。创伤或大手术引起的休克建议使用抗生素。

(三)静脉药物启用时机

发生低血容量性休克时,如创伤导致出血或潜在出血风险的患者,创伤后的3小时内尽早止血,可使用氨甲环酸。对于出血已控制者,进行液体复苏刻不容缓,可选择晶体液或者胶体液,迅速补充丢失的液体,以改善组织灌注。低血容量性休克患者一般不常规使用血管活性药,通常仅对于足够的液体复苏后仍存在低血压或者输液还未开始的严重低血压患者才开始应用血管活性药与正性肌力药。

（四）常用的静脉治疗药物

1. 止血药　创伤性休克患者如存在出血或出血风险可采用氨甲环酸止血，采用"1+1"方案。即首剂 1g，滴注时间不能少于 10 分钟；然后追加 1g，滴注时间至少持续 8 小时。氨甲环酸偶有药物过量所致的颅内血栓形成和出血，可有腹泻、恶心及呕吐。药物可进入脑脊液，注射后可有视物模糊、头痛、头晕、疲乏等中枢神经系统症状，与注射速度有关，但很少见。

2. 液体复苏　液体复苏可选择晶体液（乳酸钠林格液、0.9% 氯化钠注射液、碳酸氢钠注射液）和胶体液（白蛋白和人工胶体液）。一般遵循先快后慢、先晶后胶的原则，补液量视失液量决定。应注意低血容量性休克时若以大量晶体液进行复苏，可以引起血浆蛋白稀释以及胶体渗透压下降而出现组织水肿。另外，0.9% 氯化钠注射液的特点是等渗但含氯高，大量滴注可引起高氯性代谢性酸中毒；乳酸钠林格液的特点在于电解质组成接近生理，但含有少量乳酸。一般情况下，其所含的乳酸可在肝脏迅速代谢，大量滴注乳酸钠林格液应该考虑到其对血乳酸水平的影响，存在严重酸中毒（pH < 7.1）时可给予 5% 碳酸氢钠注射液。

（1）乳酸钠林格液

1）用法用量：用量由估计的体液流失量计算。补充体液时，一般用量为每小时 20~30ml/kg。

2）注意事项：电解质浓度上，乳酸钠林格液含钠过多而含钾不足，故不宜用于长期输液，特别是对儿童患者。

（2）人血白蛋白注射液

1）用法用量：一般采用静脉滴注或静脉注射。为防止大量注射时机体组织脱水，可采用 5% 葡萄糖注射液或氯化钠注射液适当稀释后静脉滴注。滴注速度应以不超过 2ml/min 为宜，但在开始的 15 分钟内应特别注意速度缓慢，逐渐加速至上述速度。剂量根据临床实际而定，一般因严重烧伤或失血等所致的休克可直接注射 5~10g，隔 4~6 小时重复注射 1 次。

2）注意事项：药液呈现混浊、沉淀、异物等情况不可使用；开启后应一次滴注完毕；有明显脱水者应同时补液；贮存过程中严禁冻结。

3）主要不良反应：快速滴注可引起血管超负荷，导致肺水肿。

（3）羟乙基淀粉酶

1）用法用量：根据临床实际情况补液。治疗和预防循环血量不足或休克（容量替代治疗）的日最大剂量为 33ml/kg，最大滴注速度为每小时 20ml/kg。开始的 10~20ml 应缓慢输入，并密切观察患者（可能发生过敏性反应）。每日用量和滴注速度取决于失血量、血液浓缩程度及其血液稀释效应。心、肺功能正常的患者使用胶体扩容剂时,血细胞比容应不低于 30%。必须避免因滴注过快和用量过大导致的循环超负荷。

2)注意事项:定期监测血清肌酐水平、血清电解质水平及液体出入量平衡。使用羟乙基淀粉后,血清淀粉酶浓度可能会升高。严重的充血性心力衰竭、心功能不全、肾衰竭、严重的凝血功能障碍、液体负荷过重或严重缺乏、脑出血患者禁用。

3)主要不良反应:可能会发生过敏性样反应,如不耐受应立即停止滴注并采取急救措施。长期中、高剂量滴注常出现一种难治性瘙痒,停药数周后仍可能发生该症状,并可能持续数月。

3. 血管活性药

(1)去甲肾上腺素

1)用法用量:用 5% 葡萄糖注射液或葡萄糖氯化钠注射液稀释,开始以 8~12μg/min 的速度滴注,调整滴注速度使血压升到理想水平;维持剂量为 2~4μg/min。必要时可按医嘱超量,但需保持或补足血容量。

2)注意事项:缺氧、高血压、动脉硬化、甲状腺功能亢进症、糖尿病、闭塞性血管炎、血栓病患者慎用。用药过程中必须监测动脉压、中心静脉压、尿量、心电图。

3)主要不良反应:药液外漏可引起局部组织坏死。强烈的血管收缩可以使重要脏器器官的血流减少,肾血流锐减后尿量减少,组织供血不足导致缺氧和酸中毒;持久或大量使用时可使回心血流量减少,外周血管阻力升高,心输出量减少,后果严重。静脉滴注时沿静脉径路皮肤发白,注射局部皮肤破溃、发绀、发红,严重眩晕,虽少见,但后果严重。

(2)多巴胺

1)用法用量:静脉注射开始时每分钟 1~5μg/kg,10 分钟内以每分钟 1~4μg/kg 的速度递增,以达到最大疗效。多数患者每分钟 1~3μg/kg 即可生效。危重病例先按每分钟 5μg/kg 滴注,然后以每分钟 5~10μg/kg 递增至 20~50μg/kg,以达到满意的效应。或多巴胺 20mg 加入 5% 葡萄糖注射液 200~300ml 中静脉滴注,开始时按 75~100μg/min,后根据血压情况加快速度和加大浓度,最大剂量不超过 500μg/min。

2)注意事项:应用前必须先纠正低血容量。滴注前必须稀释,静脉滴注时应控制每分钟滴注速度。选用粗大的静脉注射或静脉滴注,应防止药液外溢及产生组织坏死;如确已发生液体外溢,可用 5~10mg 酚妥拉明稀释溶液在注射部位浸润注射。休克纠正时即减慢滴注速度。遇有血管过度收缩引起舒张压不成比例升高和脉压减小、尿量减少、心率增快或出现心律失常时,滴注速度必须减慢或暂停滴注。突然停药可产生严重低血压，故停用时应逐渐递减。滴注时须进行血压、心输出量、心电图及尿量监测。

3）主要不良反应：常见的有胸痛、呼吸困难、心悸、心律失常（尤其用大剂量）、全身软弱无力感；心跳缓慢、头痛、恶心、呕吐者少见。长期大剂量或小剂量用于外周血管病患者可有手足疼痛或手足发凉；外周血管长时期收缩可能导致局部坏死或坏疽。

（3）多巴酚丁胺

1）用法用量：于5%葡萄糖注射液或0.9%氯化钠注射液中稀释，每分钟2.5~10μg/kg，在每分钟15μg/kg以下的剂量时心率和外周血管阻力基本无变化，偶用每分钟＞15μg/kg，需注意过大剂量仍然有可能加快心率并产生心律失常。

2）注意事项：用药前应先补充血容量、纠正血容量。药液浓度随用量和患者所需的液体量而定。治疗时间和给药速度按患者的治疗效应调整，可依据心率、血压、尿量以及是否出现异位搏动等情况调整。

3）主要不良反应：如出现收缩压增加或心率增快，考虑与剂量有关时应减量或暂停用药。

（五）药学监护要点

1. 治疗开始前的用药评估

（1）对上述静脉药物过敏者禁用。

（2）特殊人群慎用，如老年人、婴幼儿、哺乳期妇女、孕妇。特殊人群的临床使用中需根据实际风险评估，权衡利弊后谨慎使用。哺乳期妇女应考虑药物是否进入乳汁以及进入量的多少。

（3）肝、肾功能评估。使用前评估患者的肝、肾功能，选择合适的静脉药物。如羟乙基淀粉酶的使用会对肾功能有影响。

2. 治疗过程监护

（1）疗效评价：对于低血容量性休克，患者神志、心率、血压、尿量的改善往往提示复苏有效。此外，患者的氧供情况、血乳酸水平、酸碱平衡等对复苏也有十分重要的意义，可用于评价患者的液体复苏治疗是否有效。

（2）器官功能监护：循环血容量不足往往造成组织低灌注，导致细胞死亡，并带来多器官功能损伤。因此，药物治疗过程中注意监测患者的肺部氧合情况、组织水肿程度、肝肾功能、电解质稳态等。

3. 注意事项和药物相互作用

（1）过敏者禁用，特殊人群应慎重使用。

（2）加强药物安全性监测，监测输液过程中是否存在不良反应。如去甲肾上腺素药液外漏可引起局部组织坏死，同时静脉滴注时可能沿静脉径路皮肤发白,注射局部皮肤破溃、发绀、发红,严重眩晕等。

（3）监测使用药物之间有无相互作用。如氨甲环酸与凝血酶原复合物浓缩剂合用有增加血栓形成的风险;乳酸钠林格液应注意药物因 pH 及离子强度变化而产生的配伍禁忌,其中钠离子与含枸橼酸钠的血液混合时会产生沉淀。

4. 药学监护表　见表 3-60。

表 3-60　低血容量性休克患者药学监护表

姓名		年龄		性别		体重	
诊断							
基础疾病							
肝功能							
肾功能							
药物过敏史	□有 药物			□无			
既往使用静脉药物情况	药品名称	剂量	溶媒	使用时间	治疗目的、效果描述及有无不良反应		
入院第　　天治疗评估							
当前使用静脉药物情况	药品名称	剂量	溶媒	使用时间	治疗效果及有无不良反应		
目前联用的其他药物	药品名称	剂量	溶媒	使用时间	药师优化用药建议		
入院第　　天治疗监护记录							
疗效观察	症状 □皮温与色泽 □意识状态				其他		

续表

	□心率 □血压	
	辅助检查 □中心静脉压 □尿量 □乳酸 □电解质	疗效评价 □痊愈 □有效 □无效 □死亡
不良反应与 处理		

二、营 养 不 良

(一)概述

1. 定义和分类 营养不良(malnutrition)是指能量、蛋白质或其他营养素缺乏或过度,对机体功能乃至临床结局产生不良影响。定义标准:①体重指数 $< 18.5kg/m^2$;②无意识体重丢失(必备项,无时间限定情况下体重丢失 $> 10\%$ 或 3 个月内丢失 $> 5\%$)的情况下,出现体重指数降低(< 70 岁者 $< 20kg/m^2$ 或 ≥ 70 岁者 $< 22kg/m^2$)或去脂肪体重指数降低(女性 $< 15kg/m^2$,男性 $< 17kg/m^2$)的任意一项。营养状况的评价有多种方式,其中被公认为反映营养不良及肥胖的可靠指标为体重指数(BMI),BMI 的正常值为 18.5~$24kg/m^2$, $< 18.5kg/m^2$ 为营养不良,25~$30kg/m^2$ 为超重, $> 30kg/m^2$ 为肥胖。营养不良的分类参照理想体重法,实际体重为理想体重的 90%~109% 为适宜,80%~89% 为轻度营养不良,70%~79% 为中度营养不良,60%~69% 为重度营养不良。

2. 发病机制和病理生理 营养不良的发生原因主要是各类急、慢性疾病所致的进食不足,手术创伤应激,胃肠功能不全及各种治疗的不良反应等。这些因素均可引起机体分解代谢增加、自身组织消耗,从而产生营养不良。

(二)药物治疗原则

营养不良治疗的基本要求应该是满足能量、蛋白质、液体及微量营养素的目标需要量。当患者无法进行口服或者全肠内方式摄入营养时,可以采用部分肠外营养(partial parenteral nutrition, PPN)或者全肠外营养(total parenteral nutrition, TPN)。肠外营养液的处方常包括水、基本营养素(如葡萄糖、蛋白质、脂肪、电解质、维生素、微量元素)、药理营养素(如左卡尼汀、果糖)、药物(如胰岛素)。碳水化合物是肠外营养的主要供能物质,应占总非蛋白热量的 60%~75%。重症患者普遍存在应激性高血糖，应避免葡萄糖摄入过量进而加重代谢紊乱及脏器功能损害，葡萄糖的滴注速度应控制在 22.5mg/（kg·min），同时应注意配合应用胰岛素控制血糖。脂肪乳剂是肠外营养的理想供能物质，可提供 25%~40% 的非蛋白热量（严重高脂血症患者除外）。适当的蛋白质补充可有效减轻负氮平衡，修复损伤的组织。氨基酸溶液是肠外营养配方中蛋白质的供给形式，一般平衡型氨基酸溶液能满足大部分重症患者对氮的需求。电解质是体液和组织的重要组成部分，维生素及微量元素也是维持人体正常代谢和生理功能所不可缺少的营养素。

（三）静脉药物启用时机

合理的肠外营养给予时机应根据患者的营养风险大小而决定。对于高风险患者，如果肠内营养在 48~72 小时无法达到目标能量及蛋白质需要量的 60% 时，应早期开启部分或全肠外营养。对于那些肠道功能衰竭或障碍患者、无法通过肠内营养进行营养支持者，则应尽早开启肠外营养。

（四）常用的静脉治疗药物

1. 脂肪乳　主要包括脂肪乳注射液、中长链脂肪乳、结构脂肪乳、ω-3 鱼油脂肪乳。

（1）用法用量：脂肪乳注射液静脉滴注提供的能量可占总能量的 70%，按脂肪量计最大推荐剂量为一日 3g（甘油三酯）/kg；10%、20% 脂肪乳注射液（C14~24）500ml 的滴注时间不少于 5 小时，30% 脂肪乳注射液（C14~24）250ml 的滴注时间不少于 4 小时。中长链脂肪乳的建议剂量为一日 1~2g（2g 为最大推荐剂量）脂肪 /kg，最大滴注速度为 1 小时静脉滴注 0.125g 脂肪 /kg；在开始行肠外营养治疗时用较慢的速度，即 1 小时 0.05g 脂肪 /kg 进行滴注。结构脂肪乳的推荐剂量为一日静脉滴注 5~7.5ml/kg，相当于 1~1.5g 甘油三酯 /kg，一般于 10~24 小时滴注完毕；滴注速度不超过 1 小时 0.75ml/kg，相当于 0.15g 甘油三酯 /kg。ω-3 鱼油脂肪乳的剂量一日 1~2ml/kg，相当于鱼油 0.1~0.2g；滴注速度 1 小时不可超过 0.5ml/kg，相当于不超过鱼油 0.05g/kg；应与其他脂肪乳同时使用，提供的鱼油应占一日脂肪输入量的 10%~20%。使用前均需摇匀。

（2）注意事项：对大豆蛋白过敏者慎用；休克和严重脂质代谢紊乱（如高脂血症）患者禁用；脂肪代谢功能减退患者慎用，如肝肾功能不全、糖尿病酮症酸中毒、胰腺炎、甲状腺功能低下（伴有高脂血症）以及败血症。应定期检查血清甘油三酯、血糖、酸碱平衡、血电解质、液体出入量及血常规，脂肪乳滴注过程中应避免血清甘油三酯浓度超过 3mmol/L。

（3）主要不良反应：可引起体温升高、寒战、食欲下降、恶心、呕吐、高血糖；可导致脂肪超载综合征（如肝脾大、凝血功能障碍、高脂血症等），一般停用后症状即可减退。

2. 氨基酸

（1）复方氨基酸注射液（18AA、20AA）

1）用法用量：根据病情需要，每24小时可滴注500~2 000ml。日最大剂量，5%为一日50ml/kg；8.5%为一日29ml/kg；11.4%为一日23ml/kg，约合一日输入0.4g氮/kg。一般剂量为一日输入0.15~0.2g氮/kg。

2）注意事项：肝性脑病和无条件透析的尿毒症患者以及过敏者禁用；肝、肾功能不全者慎用。

3）主要不良反应：恶心、面部潮红、多汗，可能导致血栓性静脉炎；滴注过快或肝、肾功能不全患者使用时有可能导致高氨血症和血浆尿素氮升高；含有抗氧剂焦亚硫酸钠，偶可诱发过敏反应（尤其是哮喘患者）。

（2）丙氨酰谷氨酰胺

1）用法用量：应与可配伍的氨基酸溶液或含有氨基酸的输液相混合一起滴注。1体积与至少5体积的载体溶液混合，最大浓度不应超过3.5%。剂量根据需要量而定，胃肠外营养每天供给氨基酸的最大剂量为2g/kg，丙氨酰谷氨酰胺供给的氨基酸不应超过全部氨基酸供给量的20%。日剂量为1.5~2.0ml/kg，相当于0.3~0.4g丙氨酰谷氨酰胺/kg。滴注速度依载体溶液而定，但不应超过0.1g氨基酸/（kg·h）。连续使用时间不应超过3周。

2）注意事项：严重肾功能不全（肌酐清除率<25ml/min）或严重肝功能不全患者禁用，代偿性肝功能不全患者建议定期监测肝功能。高浓度溶液不可直接滴注。

3）主要不良反应：滴注速度过快时可出现寒战、恶心、呕吐，应立即停药。

3. 维生素

（1）水溶性维生素

1）用法用量：成人和体重10kg以上的儿童一日1瓶，新生儿及体重不满10kg的儿童一日1/10瓶/kg。在可配伍性得到保证时可用下列溶液10ml溶解，如脂溶性维生素注射液（Ⅱ）（供成人和11岁以上的儿童使用）、脂溶性维生素注射液（Ⅰ）（供11岁以下的儿童使用）、脂肪乳注射液，得到的混合液须加入脂肪乳注射液后再经静脉滴注；加入电解质的葡萄糖注射液或注射用水得到的混合液可加入脂肪乳注射液或葡萄糖注射液中再经静脉滴注。

2）注意事项：加入葡萄糖注射液中进行滴注时应注意避光。成分中的维生素B_6能降低左旋多巴的作用，叶酸可降低苯妥英钠的血药浓度和掩盖恶性贫血的临床表现，含有的维生素B_{12}对大剂量羟钴胺治疗某些视神经疾病有不利影响。

（2）脂溶性维生素

1）用法用量：成人和11岁以上的儿童一日使用1支。在无菌条件下用注射器取 2ml 注射用水注入瓶中,缓慢振摇至冻干粉溶解,然后加入 0.9% 氯化钠注射液或 5% 葡萄糖注射液中,轻轻摇匀后即可滴注,并在 8 小时内用完。

2)注意事项:稀释后静脉滴注。应在使用前 1 小时在无菌条件下配制,轻摇混合后滴注。含维生素 K_1,可与香豆素类抗凝血药发生相互作用。

4. 电解质　主要包括氯化钾、葡萄糖酸钙、氯化钙、硫酸镁、门冬氨酸钾镁、甘油磷酸钠、复合磷酸氢钾等。

(1)用法用量:应根据患者的实际检测指标调整剂量。推荐剂量为将 10% 氯化钾注射液 10~15ml 加入 5% 葡萄糖注射液 500ml 中滴注。葡萄糖酸钙注射液可用 10% 葡萄糖注射液稀释后缓慢注射,每分钟不超过 5ml。成人用于低钙血症,一次 1g,需要时可重复;用于高镁血症,一次 1~2g。氯化钙注射液用于低钙或电解质的补充,一次 0.5~1g(136~273mg 元素钙)稀释后缓慢静脉注射(每分钟不超过 0.5ml,即 13.6mg 钙)。门冬氨酸钾镁一次 10~20ml,加入 5% 葡萄糖注射液 250 或 500ml 中缓慢静脉滴注,一日 1 次。甘油磷酸钠周围静脉给药时,在可配伍性得到保证的前提下,本品 10ml 可加入复方氨基酸注射液、5% 或 10% 葡萄糖注射液 500ml 中,于 4~6 小时缓慢静脉滴注。复合磷酸氢钾稀释 200 倍以上,供静脉滴注,一般在完全胃肠外营养疗法中,每 1 000kcal 热量加入 2.5ml(相当于 PO_4 3~8mmol),并控制滴注速度。

(2)注意事项:使用期间定期检查离子浓度。氯化钾注射液中的钾浓度不超过 3.4g/L(45mmol/L),补钾速度不超过 0.75g/h(10mmol/h),补钾量为 3~4.5g/d(40~60mmol/d),急、慢性肾功能不全者禁用,忌直接静脉滴注与静脉注射。葡萄糖酸钙注射液、氯化钙注射液静脉注射时如漏出血管外,可致注射部位皮肤发红、皮疹和疼痛,并可随后出现脱皮和组织坏死;若发现药液漏出血管外,应立即停止注射,并用氯化钠注射液局部冲洗注射,局部给予氢化可的松、1% 利多卡因和透明质酸,并抬高局部肢体及热敷。复合磷酸氢钾仅限于不能进食的患者使用,每支含 K^+ 346mg,限钾患者慎用。

(3)主要不良反应:氯化钾注射液的浓度较高、速度较快或静脉较细时,易刺激静脉内膜引起疼痛。滴注速度较快或原有肾功能损害时,应注意发生高钾血症。葡萄糖酸钙注射液静脉注射可有全身发热,静脉注射过快可产生心律失常甚至心脏停搏、呕吐、恶心,可致高钙血症。复合磷酸氢钾过量使用可出现高磷血症、低钙血症、肌肉颤搐、痉挛、胃肠道不适等,出现中毒症状应立即停药。

(五)药学监护要点

1. 治疗开始前的用药评估

(1)对上述静脉药物过敏者禁用。

(2)特殊人群慎用,如老年人、婴幼儿、哺乳期妇女、孕妇。特殊人群的临床使用中需根据实际风险评估,权衡利弊后谨慎使用。例如对于新生儿长期使用脂肪乳需监测血小板计数、肝功能以及血清甘油三酯浓度;硫酸镁注射液妊娠期、哺乳期禁用,因镁离子可自由透过胎盘,造成新生儿高镁血症。

（3）肝、肾功能评估,肝、肾功能不全者应慎用脂肪乳、氨基酸注射液等。

（4）评估是否存在相互作用和配伍禁忌,避免出现不相容、不稳定、配伍禁忌等情况。例如钙和磷制剂未经充分稀释后混合出现沉淀。

（5）评估是否存在肠外营养的一般禁忌证,如各种原因引起的酸中毒、未治疗的水与电解质代谢紊乱（低渗性脱水、低血钾、水潴留）、代谢不稳定、肝内胆汁淤积。

2. 治疗过程监护

（1）个体化给药指导:不同疾病的患者,机体对于能量的需求不同。例如创伤、感染或者存在机械辅助通气等对能量的需求较高,创伤或烧伤等高代谢患者需要摄入更多的蛋白质来满足机体需求。针对不同的患者,应制订不同的目标需求量,防止喂养不足或者过度喂养。

（2）疗效评价:关注患者的白蛋白、前白蛋白水平,尿量变化,是否有排便等。

（3）疗程监测:对于需要营养支持的患者,在肠道功能逐渐恢复或者条件允许的情况下应尽早转变为肠内营养。

3. 注意事项和药物相互作用

（1）过敏者禁用,特殊人群应慎重使用。

（2）对于"全合一营养液",滴注前应检查是否存在可视颗粒、破乳分层等现象,滴注时间应在 24 小时内。

（3）监测输液过程中的不良反应。使用过程中应监测药品本身的不良反应、输液不良反应,如复方氨基酸注射液使用过程中可能导致血栓性静脉炎、过敏等不良反应。

（4）监测药物使用过程中有无相互作用。例如门冬氨酸钾镁注射液与留钾利尿药或血管紧张素转换酶抑制药（ACEI）配伍时可能会发生高钾血症;脂溶性维生素含维生素 K_1,可与香豆素类抗凝血药发生相互作用。

4. 药学监护表　见表 3-61。

表 3-61　营养不良患者药学监护表

姓名		病历号		性别		年龄	
诊断							
BMI		进食情况（近 1 个月）			体重改变（近 1 个月）		
基础疾病							
肝功能							

续表

肾功能					
药物过敏史	□有　　　　　　　　　　　　　□无 药物				
既往使用静脉药物情况	药品名称	剂量	溶媒	使用时间	治疗目的、效果描述及有无不良反应

入院第　　　天治疗评估

当前使用静脉药物情况	药品名称	剂量	溶媒	使用时间	治疗效果及有无不良反应
目前联用的其他药物	药品名称	剂量	溶媒	使用时间	药师优化用药建议

入院第　　　天治疗监护记录

疗效观察	症状 □白蛋白 □前白蛋白 □尿量	其他 □体重 □肌力
	辅助检查 □尿量 □电解质 □肾功能 □肝功能 □血糖	疗效评价 □痊愈 □有效 □无效 □死亡
不良反应与处理		

三、脓 毒 症

(一)概述

1. 定义和分型 脓毒症(sepsis)是指因感染引起的宿主反应失调导致的危及生命的器官功能障碍。应注意脓毒症不是一种疾病,而是一种综合征。当脓毒症合并严重的循环、细胞和代谢紊乱时,称为脓毒症休克(septic shock),其死亡风险较单纯脓毒症更高。临床上常使用菌血症(bacteremia)的概念描述血培养结果阳性者,应注意与脓毒症的概念相区别。

2. 发病机制和病理生理 脓毒症常继发于严重创伤后的感染和各种化脓性感染,如大面积烧伤创面感染、开放性骨折合并感染、急性弥漫性腹膜炎、急性梗阻性化脓性胆管炎等。同时,一些潜在的感染途径需要注意,如静脉留置导管导致的血流感染、肠黏膜屏障功能受损时导致的肠源性感染。机体免疫力低下者也较易发生脓毒症,如糖尿病、尿毒症、长期或大量应用皮质激素或抗肿瘤药的患者。脓毒症的常见表现包括发热,可伴寒战;心率加快、脉搏细速、呼吸急促或困难;神志改变,如淡漠、烦躁、谵妄、昏迷;肝脾可肿大,可出现皮疹。脓毒症休克是在脓毒症的基础上出现持续性低血压,在充分容量复苏后仍需血管活性药来维持平均动脉压 ≥ 65mmHg,以及血乳酸水平 > 2mmol/L。

(二)药物治疗原则

1. 早期液体复苏治疗 患者一旦诊断为脓毒症或脓毒症休克,应立即进行液体复苏。液体复苏首选晶体液,不建议使用羟乙基淀粉酶进行严重脓毒症和脓毒症休克的液体复苏。在早期复苏及随后的容量替代治疗阶段,当需要大量的晶体溶液时,可加用白蛋白。

2. 抗感染治疗 抗菌药的尽早使用对脓毒症或者脓毒症休克患者的预后至关重要。对于怀疑脓毒症或脓毒症休克的患者,在不显著延迟启动抗菌药治疗的前提下,推荐常规进行微生物培养。对于脓毒症或脓毒症休克患者,推荐经验性使用可能覆盖所有病原体的抗菌药,在病原学诊断及药敏试验结果明确或临床症状充分改善后推荐进行降阶梯治疗。对于脓毒症休克患者的早期处理推荐经验性联合使用抗菌药,初始应用联合治疗后临床症状改善或感染缓解推荐降阶梯治疗,停止联合治疗。

3. 血管活性药使用原则 血管活性药的使用必须建立在液体复苏的前提下,使平均动脉压 ≥ 65mmHg,以提高和保持组织器官灌注压。去甲肾上腺素为首选,对于快速型心律失常风险低或心动过缓患者,多巴胺可作为替代药物。可在去甲肾上腺素的基础上加用抗利尿激素,以达到目标平均动脉压或降低去甲肾上腺素的用量。对于脓毒症休克患者,在使用血管活性药的基础上加用参附注射液以增加提升血压的效果、稳定血压和减少血管活性药的用量。不推荐低剂量多巴胺作为肾脏保护剂。经过充分的液体复苏以及使用血管活性药后仍持续低灌注,可使用正性肌力药多巴酚丁胺。

4. 其他治疗

(1)脓毒症休克患者在经过充分的液体复苏及血管活性药治疗后,如果血流动力学仍不稳定,可静脉使用氢化可的松。

(2)如果存在消化道出血的危险因素,推荐使用质子泵抑制剂(PPI)或H_2受体拮抗剂进行应激性溃疡的预防,首选PPI。

(3)无禁忌证的情况下,推荐使用肝素预防深静脉血栓。在脓毒症合并凝血功能障碍或发生DIC时,可使用血必净注射液治疗。

(4)对于ICU脓毒症患者,推荐采用程序化血糖管理方案,连续2次测定血糖＞10mmol/L时启用胰岛素治疗,目标控制为≤10mmol/L。推荐每1~2小时监测1次血糖,血糖水平及胰岛素用量稳定后每4小时监测1次。建议对有动脉置管的患者采集动脉血测定血糖。

(三)静脉药物启用时机

脓毒症患者应早期开启液体复苏与抗感染治疗。对脓毒症所致的低灌注,推荐在拟诊为脓毒症休克后的3小时内滴注至少30ml/kg晶体液进行初始复苏,后续评估血流动力学状态以指导下一步的液体使用。对于需使用血管活性药的脓毒症休克患者,初始复苏目标是平均动脉压为65mmHg;对于血乳酸水平升高的患者,建议以乳酸指导复苏,将乳酸恢复至正常。抗菌药启用的最佳时间在1小时内,延迟不超过3小时,疗程一般为7~10天。部分患者需要血管活性药以维持最低限度的灌注压和血流量,可在液体复苏的同时考虑合并应用血管活性药。

(四)常用的静脉治疗药物

1. 液体复苏 液体复苏主要分晶体液和胶体液。晶体液包括乳酸钠林格液、0.9%氯化钠注射液、碳酸氢钠注射液(低灌注导致的高乳酸血症患者,当pH≥7.15时,不建议使用)。胶体液包括白蛋白、低分子右旋糖酐(由于过敏反应和对凝血功能的影响,限制了其在临床的应用)、羟乙基淀粉酶(由于其肾毒性,目前临床已不推荐使用)。一般遵循先快后慢、先晶后胶的原则,液体复苏需根据临床实际情况进行动态监测,判断液体复苏的反应性以及耐受性。

(1)乳酸钠林格液

1)用法用量:用量由估计的体液流失量计算。补充体液时,一般用量为每小时20~30ml/kg。

2)注意事项:电解质浓度上,乳酸钠林格液含钠过多而含钾不足,故不宜用于长期输液,特别是对儿童患者。与其他药物合用时,注意药物(如大环内酯类抗生素、生物碱、磺胺类)因 pH 及离子强度变化而产生配伍禁忌。

3)主要不良反应:低钙血症者纠正酸中毒后易出现手足发麻、疼痛、搐搦和呼吸困难等症状,还可出现血压升高、血钾下降、水肿等。

(2)人血白蛋白注射液

1)用法用量:一般采用静脉滴注或静脉注射。为防止大量注射时机体组织脱水,可采用 5% 葡萄糖注射液或氯化钠注射液适当稀释后静脉滴注。滴注速度应以不超过 2ml/min 为宜,但在开始的 15 分钟内应特别注意速度缓慢,逐渐加速至上述速度。剂量根据临床实际而定,一般因严重烧伤或失血等所致的休克可直接注射 5~10g,隔 4~6 小时重复注射 1 次。

2)注意事项:药液呈现混浊、沉淀、异物等情况不可使用;开启后应一次滴注完毕;有明显脱水者应同时补液;贮存过程中严禁冻结。

3)主要不良反应:偶可出现寒战、发热、颜面潮红、皮疹、恶心、呕吐等症状;快速滴注可引起血管超负荷,导致肺水肿;偶有过敏反应。

2. 抗菌药 初始经验性抗感染应体现"广覆盖"的原则,考虑常见的细菌或真菌感染。如细菌感染常包括革兰氏阳性菌(如金黄色葡萄球菌、凝固酶阴性葡萄球菌或者耐甲氧西林金黄色葡萄球菌)、大肠埃希菌及其他革兰氏阴性杆菌、铜绿假单胞菌、厌氧菌等导致的感染,可结合可疑的感染原、针对感染部位的流行病学特点进行抗菌药选择,常见药物有碳青霉烯类(美罗培南、亚胺培南西司他丁)、β- 内酰胺酶抑制剂类(哌拉西林钠他唑巴坦、头孢哌酮钠舒巴坦)、万古霉素、利奈唑胺等。真菌感染包括曲霉菌、念珠菌等导致的感染,常见于免疫力低下和长期应用广谱抗菌药的患者以及留置导管、术后、肠外高营养患者,常用药物有氟康唑、卡泊芬净等。一旦找到病原学培养结果,应根据药敏试验结果进行相应调整。

(1)碳青霉烯类

1)用法用量:治疗的剂量和疗程需根据感染的类型和严重程度及患者的情况决定。美罗培南静脉注射时应使用无菌注射用水调配,浓度约 50mg/ml,注射时间 > 5 分钟;静脉滴注时,100ml 以上的液体溶解 0.25~0.5g 美罗培南,0.5~1g/ 次,q.8h,最大日剂量可达 6g。亚胺培南西司他丁静脉滴注的浓度为 10mg/ml,正常人群的给药剂量根据感染情况,轻度日剂量可 1g 按 q.6h 给药,最大日剂量可达到 4g。

2)注意事项:碳青霉烯类和 β- 内酰胺类抗生素、青霉素和头孢菌素有局部交叉过敏反应。对于肾功能损害患者,碳青霉烯类可通过减少给药剂量或延长给药间隔等措施给药。有癫痫史或中枢神经系统功能障碍患者发生痉挛、意识障碍等中枢神经系统症状的可能性增加。避免与丙戊酸钠同时使用,会降低后者的血药浓度而达不到临床抗癫痫效果。

3）主要不良反应：常见皮疹、腹泻、氨基转移酶 GOT 或 GPT 升高。严重可能导致急性肾衰竭等严重的肾功能障碍、痉挛、意识障碍等中枢神经系统症状，血栓性静脉炎。美罗培南给药后的第 3~5 天应特别注意观察皮疹等不良反应。

（2）β-内酰胺酶抑制剂类

1）用法用量：治疗的剂量和疗程需根据感染的类型和严重程度及患者的情况决定。头孢哌酮钠舒巴坦按 2g/d q.12h 给药，需要时日剂量可增加至 8g。静脉给药浓度头孢哌酮和舒巴坦分别为 10~250mg/ml 和 5~125mg/ml，静脉滴注时间应至少为 15~60 分钟。哌拉西林他唑巴坦的常规剂量为每 8 小时给予 4.5g，每日总剂量根据感染的严重程度和部位增减，2.25~4.5g/ 次，可每 6、8 或 12 小时 1 次。2.25g 可用 10ml 相容的复溶稀释液来复溶，复溶后进一步稀释，推荐每次给药的体积为 50~150ml。静脉滴注给药时间至少为 30 分钟。

2）注意事项：接受 β-内酰胺类或头孢菌素类抗生素治疗的患者可发生严重的、偶可致死的超敏（过敏）反应。与氨基糖苷类药物存在物理配伍禁忌，应分开给药。需监测出血、血小板减少和凝血功能障碍，如果有不明原因的持续性出血，应立即停药。严重胆道梗阻、严重肝脏疾病或同时合并肾功能障碍时，头孢哌酮舒巴坦需要调整用药剂量。使用头孢哌酮舒巴坦期间及停药后的 5 天内饮酒可能导致双硫仑样反应。肾功能不全患者（肌酐清除率 ≤ 40ml/min）或者血液透析患者，哌拉西林他唑巴坦需要调整剂量。哌拉西林与维库溴铵合用时，可延长维库溴铵对神经肌肉的阻滞作用。由于对肾脏分泌的竞争，哌拉西林与甲氨蝶呤合用可能降低甲氨蝶呤的清除率。

3）主要不良反应：常见皮疹、腹泻、发热、氨基转移酶 GOT 或 GPT 升高。此外，可发生假膜性小肠结肠炎、间质性肺炎等。

（3）万古霉素

1）用法用量：常规用量按 1g/ 次 q.12h 给药，每次静脉滴注时间在 60 分钟以上。使用过程中应进行血药浓度监测，避免浓度过低引起的耐药性以及浓度过高导致的肾毒性。重症患者的血药浓度一般维持在 10~20mg/ml。万古霉素 0.5g 加入 10ml 注射用水中溶解，用至少 100ml 0.9% 氯化钠注射液或 5% 葡萄糖注射液稀释。为降低相关不良反应（如红人综合征、低血压等），万古霉素的滴注速度应维持在 10~15mg/min（给药 1g 的时间应 > 1 小时）。如因滴注过快或剂量过大出现红人综合征，或发生过敏反应的风险较高，可延长滴注时间至 2 小时，或采用负荷剂量前给予抗组胺药。肥胖患者因需要的剂量更大，滴注时间应维持在 2~3 小时。

2）注意事项：禁用于对糖肽类过敏的患者。本药具有肾毒性、耳毒性，用药期间应定期复查尿常规与肾功能；注意听力改变，必要时监测听力。肾功能不全者需根据肾功能减退程度调整剂量，同时监测血药浓度，疗程一般不超过 14 天。应避免与各种肾毒性、耳毒性药物（如氨基糖苷类药物、两性霉素 B）合用；与麻醉药合用时可能引起血压下降，必须合用时两药应分瓶滴注，并减缓滴注速度，注意观察血压。

3）主要不良反应：常见腹胀、腹泻、过敏、红人综合征、三系下降、氨基转移酶上升。此外，还可导致急性肾功能不全、第八对脑神经损伤、假膜性小肠结肠炎等。

（4）利奈唑胺

1）用法用量：600mg/ 次 q.12h 给药，应在 30~120 分钟内静脉滴注完毕。利奈唑胺注射液可呈黄色且随着时间延长可加深，但对药物含量没有不良影响。

2）注意事项：正在或 2 周内使用过单胺氧化酶抑制剂的患者不应使用利奈唑胺，与 5- 羟色胺类药物联用时注意监测避免发生 5- 羟色胺综合征；可能会使肾上腺素能药物的加压作用可逆性地增加。

3）主要不良反应：骨髓抑制、假膜性小肠结肠炎、低血糖、乳酸酸中毒、线粒体功能障碍、惊厥、周围神经病变和视神经病变。

（5）抗真菌药

1）用法用量：氟康唑 0.2~0.8g q.d. 给药。部分感染的治疗，如侵袭性念珠菌病需首剂负荷。静脉滴注速度不宜超过 10ml/min。氟康唑氯化钠注射液以 0.9% 氯化钠注射液配制，每 200mg（100ml 瓶）含 Na^+ 和 Cl^- 各 15mmol，因注射用制剂是经氯化钠稀释的溶液，所以对于需要限制钠或液体摄入的患者应考虑液体滴注速度。卡泊芬净的首日负荷剂量为 70mg，继以维持剂量 50mg/d 缓慢静脉滴注 1 小时，不能用葡萄糖注射液稀释。疗程依据患者的临床及微生物学反应而定，一般为末次血培养结果阴性后至少 14 天。

2）注意事项：氟康唑在肌酐清除率 ≤ 50ml/min 时剂量需减半，透析患者每次透析后应接受 100% 的推荐剂量治疗。氟康唑为强效 CYP2C9 抑制剂和中效 CYP3A4 抑制剂，禁止同时服用延长 Q-T 间期和经过 CYP3A4 酶代谢的药物，如西沙必利、阿司咪唑、匹莫齐特、奎尼丁。卡泊芬净不推荐用于 18 岁以下的患者。

3）主要不良反应：常见头痛、腹痛、腹泻、恶心、呕吐、谷丙转氨酶升高、谷草转氨酶升高、碱性磷酸酶升高和皮疹。

3. 血管活性药

（1）血管加压药

1）用法用量：去甲肾上腺素用 5% 葡萄糖注射液或葡萄糖氯化钠注射液稀释，开始以 8~12μg/min 的速度滴注，调整滴注速度使血压升到理想水平；维持剂量为 2~4μg/min。必要时可按医嘱超量,但需保持或补足血容量。多巴胺静脉注射开始时每分钟 1~5μg/kg,10 分钟内以每分钟 1~4μg/kg 的速度递增,以达到最大疗效。多数患者每分钟 1~3μg/kg 即可生效。危重病例先按每分钟 5μg/kg 滴注,然后以每分钟 5~10μg/kg 递增至 20~50μg/kg,以达到满意的效应。或多巴胺 20mg 加入 5% 葡萄糖注射液 200~300ml 中静脉滴注,开始时按 75~100μg/min,后根据血压情况加快速度和加大浓度,最大剂量不超过 500μg/min。多巴酚丁胺加入 5% 葡萄糖注射液或 0.9% 氯化钠注射液中稀释,每分钟 2.5~10μg/kg,在每分钟 15μg/kg 以下的剂量时心率和外周血管阻力基本无变化,偶用每分钟 > 15μg/kg,需注意过大剂量仍然有可能加速心率并产生心律失常。小剂量抗利尿激素 0.03U/min 用于其他升压药治疗无效的脓毒症休克患者,可提高平均动脉压或减少去甲肾上腺素的用量。

2)注意事项:用药过程中需予以心电监测。

3)主要不良反应:去甲肾上腺素静脉滴注时沿静脉径路皮肤发白,注射局部皮肤破溃、发绀、发红,严重眩晕,虽少见,但后果严重。多巴胺长期应用大剂量或小剂量用于外周血管病患者可有手足疼痛或手足发凉;外周血管长时期收缩可能导致局部坏死或坏疽。去甲肾上腺素、多巴胺药液外漏可引起局部组织坏死。

（2）参附注射液

1)用法用量:静脉滴注一次 20~100ml(用 5%~10% 葡萄糖注射液 250~500ml 稀释),静脉注射一次 5~20ml(用 5%~10% 葡萄糖注射液 20ml 稀释)。糖尿病等特殊情况可改为用 0.9% 氯化钠注射液稀释。滴注速度不宜过快,儿童及年老体弱者以 20~40 滴 /min 为宜,成年人以 40~60 滴 /min 为宜。一般连续使用不宜超过 20 天。

2)注意事项:配制好后 4 小时内使用。滴注前后用适量稀释液冲洗输液管道。因含有皂苷,摇动时产生泡沫是正常现象,不影响疗效。使用前须对光检查,如出现混浊、沉淀、变色、漏气或瓶身细微破裂等异常情况,均不能使用。

3)主要不良反应:偶有心动过速、过敏反应、皮疹、头晕、头痛、呃逆、震颤、呼吸困难、恶心、视觉异常、肝功能异常、尿潴留等。

4. 辅助药物

（1）肝素

1)用法用量:早期给予肝素治疗可显著抑制血小板减少,进而改善组织灌注,降低活动性出血的风险。剂量的个体差异较大,使用时必须监测凝血功能。一般静脉持续给药,起始剂量为 80~100U/kg 静脉注射,之后以 10~20U/(kg · h)静脉泵入,以后每 4~6 小时根据 APTT 再做调整。

2)注意事项:肝素可引起血小板减少症,常于应用后 5 天出现,应定期复查血小板计数。

3）主要不良反应：用药过多可出现自发性出血，偶见一次性脱发和腹泻。

（2）血必净注射液

1）用法用量：在脓毒症合并凝血功能障碍或发生 DIC 时，可使用血必净注射液治疗。用于全身炎症反应综合征可 50ml 加入 0.9% 氯化钠注射液 100ml 中静脉滴注，30~40 分钟滴毕，一天 2 次，病情重者一天 3 次。用在多器官功能障碍综合征中可加量至 100ml，一天 2 次，病情重者一天 3~4 次。孕妇、14 岁（含）以下的儿童禁用。

2）注意事项：应单独使用，禁止与其他药物混合配伍使用。联合使用其他药物时，须用 0.9% 氯化钠注射液 50ml 间隔。

3）主要不良反应：常见过敏、恶心、呕吐、头晕等。

（3）糖皮质激素：对于脓毒症休克患者，在经过充分的液体复苏及血管活性药治疗后，如果血流动力学仍不稳定，建议静脉使用氢化可的松，剂量为 200mg/d。

（五）药学监护要点

1. 治疗开始前的用药评估

（1）对上述静脉药物过敏者禁用。

（2）特殊人群慎用，如老年人、婴幼儿、哺乳期妇女、孕妇。特殊人群应慎用中药注射剂。孕妇使用抗菌药时，应选用安全性较高的药物，如美罗培南、β- 内酰胺酶抑制剂。哺乳期妇女应考虑药物是否进入乳汁以及进入量的多少。老年人由于代谢缓慢、肝肾功能下降，使用药物期间应注意药物剂量调整，避免药物蓄积导致的不良反应。

（3）肝、肾功能评估。脓毒症往往合并多器官功能障碍，用药过程中需监测患者的肝、肾功能指标，避免药物进一步加重患者的肝、肾功能损害。对于肝功能损害患者，在选择合适的药物同时可给予保肝治疗；对于肾功能不全患者，考虑选择肾毒性小的药物或者降低给药剂量和给药频次。例如美罗培南可能会引起氨基转移酶一过性升高，停药或者减量即可缓解；万古霉素经肾脏代谢，具有肾毒性，需根据肾功能调整剂量。

（4）评估是否存在相互作用和配伍禁忌。例如美罗培南与丙戊酸钠联合使用会降低丙戊酸钠的血药浓度；抗菌药原则上不能与其他药物同瓶滴注。

2. 治疗过程监护

（1）个体化给药指导：建议对治疗窗窄的药物进行血药浓度监测，例如对万古霉素进行血药浓度监测，避免剂量过低引起的耐药性以及剂量过高引起的肾毒性。可对患者进行基因监测以确定有效的治疗方案，如细菌的二代基因测序和药物相关的基因检测。

（2）疗效评价：评估药物治疗过程中患者是否存在呼吸频率、意识、血压的改善,器官功能的恢复,感染的控制是否好转。

（3）疗程监测:早期液体复苏后可根据血流动力学评估结果指导进一步补液。液体复苏策略处于一个动态评估状态。抗感染治疗的疗程一般为7~10天,感染缓解后可降阶梯治疗。当存在重症感染如感染原难以控制、免疫缺陷、金黄色葡萄球菌相关(尤其是 MRSA)的脓毒症以及某些真菌病毒感染时,长时程(＞10天)的抗菌药治疗是合理的。

3. 注意事项和药物相互作用

（1）注意监测患者的临床指标,评估治疗的有效性和安全性。

1)组织灌注相关指标:如平均动脉压、血乳酸。

2)氧代谢相关指标:如血氧饱和度、氧分压、二氧化碳分压等。

3)脏器功能相关指标:如胆红素、谷草转氨酶、谷丙转氨酶、肌酐、尿量、血压、心率、呼吸频率、格拉斯哥昏迷指数(GCS)评分、序贯器官衰竭(SOFA)评分等。

4)感染相关指标:如C反应蛋白、PCT、白细胞计数、中性粒细胞百分比等。

5)凝血功能相关指标:如D-二聚体、APTT、PT等。

（2）监测输液过程中的不良反应。使用过程中应监测药品本身的不良反应、输液不良反应如静脉炎等。例如肝素使用过程中发生的出血可使用鱼精蛋白急救,此外肝素可引起 HIT,使用中应监测血小板和凝血功能。万古霉素滴注过快或剂量过大出现红人综合征。去甲肾上腺素药液外漏可引起局部组织坏死,同时静脉滴注时可能沿静脉径路皮肤发白,注射局部皮肤破溃、发绀、发红,严重眩晕等。

（3）监测使用药物中有无相互作用。例如万古霉素、氨基糖苷类药物应避免与肾毒性大的药物同时使用;肝素与香豆素类、非甾体抗炎药、右旋糖酐等联用时可加重出血风险。

4. 药学监护表 见表3-62。

表3-62 脓毒症患者药学监护表

姓名		年龄		性别		体重	
诊断							
基础疾病							
肝功能							
肾功能							
药物过敏史	□有 药物			□无			

续表

既往使用静脉药物情况	药品名称	剂量	溶媒	使用时间	治疗目的、效果描述及有无不良反应

入院第　　天治疗评估

当前使用静脉药物情况	药品名称	剂量	溶媒	使用时间	治疗效果及有无不良反应
目前联用的其他药物	药品名称	剂量	溶媒	使用时间	药师优化用药建议

入院第　　天治疗监护记录

疗效观察	症状 □意识状态（GCS评分） □序贯器官衰竭评分（SOFA评分） □呼吸频率 □血压和心率	其他 □液体平衡 □组织水肿 □通气状态
	辅助检查 □平均动脉压 □感染指标 □肝功能 □肾功能 □凝血功能 □电解质	疗效评价 □痊愈 □有效 □无效 □死亡
不良反应与处理		

（李　　洁）

第十二节　中毒的静脉药物治疗与药学监护

一、阿片类药物中毒

（一）概述

1. 临床表现　阿片类药物急性中毒表现为对中枢神经系统先兴奋后抑制，以抑制为主，首先抑制大脑皮质的高级中枢，继之影响延髓，抑制呼吸中枢和兴奋催吐化学感受区；患者可能出现恶心、呕吐、头晕、无力、呼吸浅慢、瞳孔极度缩小、血压下降、各种反射减弱或消失，而后完全昏迷、潮式呼吸，最终呼吸衰竭而死亡。慢性中毒时通常表现为食欲缺乏、便秘、消瘦、早衰等症状。戒断药物时可有精神萎靡、打哈欠、流泪、失眠或意识丧失等症状。

2. 发病机制和病理生理　阿片类药物能兴奋脊髓，提高平滑肌及其括约肌张力，减低肠蠕动。大剂量阿片类药物可抑制延髓血管运动中枢，使周围血管扩张，导致低血压和心动过缓。一次大量误用或频繁使用阿片类药物可致中毒。吗啡的中毒量成人为 0.06g，致死量为 0.25g；可待因的毒性为吗啡的 1/4，中毒量为 0.2g，致死量为 0.8g。原有慢性病如肝病、肺气肿、支气管哮喘、贫血、甲状腺或慢性肾上腺皮质功能减退症等患者更易发生中毒。与含乙醇的饮料同服，即使治疗剂量，也有发生中毒的可能性。巴比妥类及其他催眠药与本类药物均有协同作用，合用时要谨慎。

（二）解救原则及药物治疗

1. 保护呼吸道和维持通气，药物对呼吸的抑制是造成发病和死亡的主要原因，应根据需要使用氧气面罩保持患者有足够的氧和通风。有呼吸抑制时，可行人工呼吸，交替给予戊四氮和尼可刹米等药物对症治疗。

2. 洗胃，导泻。

3. 静脉滴注葡萄糖氯化钠注射液，促进排泄，防止脱水。

4. 如果摄入阿片类药物在 1 小时内，完全清醒或昏迷患者气管插管保护后，可给予口服单剂量药用炭 1g/kg。

5. 应用阿片类药物解毒药。

（三）静脉药物启用时机

应及早使用纳洛酮。纳洛酮为阿片类药物中毒的首选拮抗剂，化学结构与吗啡相似，但与阿片受体的亲和力大于阿片类药物，阻止药物与受体结合，从而起到解救作用。由于其口服的生物利用度差，纳洛酮可经皮下、肌内、静脉、气管或鼻腔途径给药。静脉注射后，1~2 分钟开始发挥阿片受体拮抗作用，疗效可维持 1~4 小时。

（四）常用的静脉治疗药物

常用的静脉治疗药物为纳洛酮。

1. 用法用量　纳洛酮的初始剂量取决于中毒药物的剂量和对阿片受体的亲和力，首次可静脉注射 0.4~2mg，如果未获得呼吸功能的理想改善和对抗作用，可隔 2~3 分钟重复注射给药。纳洛酮 0.4mg 静脉剂量可扭转大多数阿片类药物的呼吸抑制作用，是非阿片类物质依赖患者的适当起始剂量。然而，此剂量通常会对阿片类药物依赖患者产生戒断反应，应尽量避免使用。治疗目标是使中毒患者产生一个自发且充分的换气，而不会产生显著或突然的阿片戒断反应。因此，对大多数中毒患者可滴定剂量给药。滴定剂量给药方式为起始 0.04mg，如果患者的呼吸频率未有改善，每隔 2~3 分钟按 0.4、2、4、10mg 最后增加到 15mg 给药。这样的给药方式可减少停药引起的不良反应，如呕吐及吸入性肺炎的可能性，以及由于儿茶酚胺激增可能引起的心律失常和急性肺损伤。

2. 注意事项　如果总剂量为 15mg 时仍然无效，应考虑阿片类药物过量的诊断问题。使用低剂量纳洛酮来逆转阿片类药物过量，可能会延长患者换气改善的时间，在此期间患者可能需要辅助换气。需注意的是，纳洛酮的半衰期要短于大多数阿片类药物的半衰期，需要连续监测评价患者可能重复出现的呼吸抑制和镇静，因此需要纳洛酮重复给药。如患者服用过量长效阿片类药物，可采用纳洛酮连续静脉滴注，每小时静脉滴注剂量可为导致逆转阿片类药物过量所需的纳洛酮总负荷剂量的 2/3 剂量。对成人而言，可以采用有效纳洛酮注射剂量乘以 6.6，使用 0.9% 氯化钠注射液或 5% 葡萄糖注射液稀释到 1 000ml，并以 100ml/h 的滴注速度来给药。这种给药方式可通过剂量上下滴定来实现，很容易保持患者足够的换气并避免戒断反应。纳洛酮连续静脉滴注不能代替对患者继续保持观察。救治期间，禁用中枢兴奋剂（士的宁等）催醒，因其可与吗啡类对中枢神经的兴奋作用相加而诱发惊厥。亦不可用阿扑吗啡催吐，以免加重中毒。

3. 主要不良反应　纳洛酮的主要不良反应是阿片类药物依赖患者可能出现的急性戒断反应。逆转阿片类药物的镇静效果可以放大其他药物的毒性作用，例如"强效兴奋剂"（海洛因加可卡因或甲基苯丙胺）成瘾患者使用纳洛酮后发生的焦虑、高血压和心室应激。在突然逆转阿片类药物抑制时可能会引起恶心、呕吐、出汗、发抖、癫痫发作、肺水肿，甚至可能导致死亡。

（五）药学监护要点

1. 治疗开始前的用药评估

（1）有无纳洛酮过敏史，过敏者禁用。监测心电图、血压、血氧饱和度可以帮助判断患者的循环状况。

（2）肝功能异常、肾功能不全/衰竭患者使用纳洛酮的安全性和有效性尚未确立，应慎用该药物。

（3）目前无足够的证据证明孕妇使用纳洛酮的安全性，因此孕妇仅在必要时用药。由于纳洛酮可透过胎盘诱发孕妇或其胎儿出现戒断症状，因此当孕妇，尤其是对阿片类药物耐受的孕妇使用纳洛酮时，应进行风险和效益治疗评估。由于纳洛酮可能通过母乳分泌，哺乳期妇女在使用纳洛酮时应权衡利弊。

2. 治疗过程监护

（1）对患者进行评估，关注相关症状如恶心、呕吐、头晕、无力、呼吸浅慢、瞳孔极度缩小、血压下降等情况，判断目前的方案是否有效，扭转中毒症状。

（2）关注患者的精神状态、血压变化以及心电图状态，判断是否有不良反应出现，及时给予相关对症处理。

（3）关注肝、肾等脏器功能的变化。

3. 注意事项和药物相互作用

（1）过敏者禁用。

（2）加强个体化用药指导，由于肝功能异常、肾功能不全/衰竭患者使用纳洛酮的安全性和有效性尚未确立，应慎用该药物，同时严密监测相关指标。

（3）用药期间注意不良反应的监测，及时判断并处理各种药物相关问题，如血压情况、心电图变化、神经系统影响等，发现异常及时处理，必要时停用药物。

4. 药学监护表见表 3-63。

表 3-63　阿片类药物中毒患者药学监护表

姓名		年龄		性别		体重	
诊断							
基础疾病							
肝功能							
肾功能							
药物过敏史	□有 药物			□无			
既往使用静脉药物情况	药品名称	剂量	溶媒	使用时间		治疗目的、效果描述及有无不良反应	
入院第　　天治疗评估							

续表

当前使用静脉药物情况	药品名称	剂量	溶媒	使用时间	治疗效果及有无不良反应
目前联用的其他药物	药品名称	剂量	溶媒	使用时间	药师优化用药建议

入院第　　天治疗监护记录

疗效观察	症状 □恶心、呕吐 □意识状态 □肢体温度 □脉搏和血压 □呼吸状况 □瞳孔形态	其他 □食欲、进食情况 □二便情况 □精神状态（打哈欠、流泪等）
	辅助检查 □血常规 □肝功能 □肾功能 □电解质	疗效评价 □改善 □有效 □痊愈
不良反应与处理		

二、酒 精 中 毒

（一）概述

1. 定义和分型

（1）急性酒精中毒：急性酒精中毒（acute alcoholism）是指由于短时间内摄入大量酒精或含酒精的饮料后出现的中枢神经系统功能紊乱状态，多表现行为和意识异常，严重者损伤脏器功能，导致呼吸和循环衰竭，进而危及生命，也称为急性乙醇中毒（acute ethanol intoxication）。

（2）慢性酒精中毒：慢性酒精中毒主要表现在脑部，是指由于长期饮酒造成酒精作用于脑组织产生的慢性、容易复发的脑部疾病，是长期过量饮酒导致的中枢神经系统严重中毒，而且几乎所有患者都存在慢性酒精依赖综合征的发病机制。

2. 发病机制和病理生理

（1）急性酒精中毒：酒精具有脂溶性，可迅速透过脑中的神经细胞膜，并作用于膜上的某些酶而影响细胞功能，对中枢神经系统产生抑制作用。酒精还能作用于小脑而引起共济失调，作用于网状结构而引起昏睡和昏迷，甚至抑制延髓中枢而引起呼吸和循环衰竭。

（2）慢性酒精中毒：酒精能影响和抑制维生素 B_1 的吸收以及在肝脏内的储存，导致患者体内的维生素 B_1 水平下降，进而减少神经组织的能量。此外，由于维生素 B_1 缺乏，使得磷酸戊糖代谢途径障碍，影响磷脂类合成，导致周围和中枢神经组织出现脱髓鞘和轴索变性样改变。

（二）药物治疗原则

1. 单纯急性轻度酒精中毒不需治疗，居家观察，有肥胖通气不良等基础疾病要嘱其保暖、侧卧位防止呕吐误吸等并发症，双硫仑样反应严重者宜早期对症处理。病情严重的患者需要进行药物治疗。

2. 慢性酒精中毒性脑病的首要治疗方法就是戒酒。治疗一般分为 2 个阶段：一是戒酒阶段，也称为解毒阶段；二是康复治疗阶段。积极的药物治疗能够帮助患者戒断对酒精的依赖，防止疾病复发。

（三）静脉药物启用时机

1. 急性酒精中毒时应尽早使用静脉药物，可选用促酒精代谢药、促醒药、镇静药、胃黏膜保护剂。对昏迷患者维持水、电解质及酸碱平衡，纠正低血糖症状，可给予醒脑静注射液、复方麝香注射液或参麦注射液等中成药注射剂。单纯急性酒精中毒无应用抗生素的指征，除非有明确合并感染的证据，如呕吐误吸导致肺部感染。

2. 慢性酒精中毒需要帮助患者进行戒酒、病因治疗、纠正营养失调、脑保护治疗、各型综合征的治疗，视患者病情的严重程度决定是否需要启用静脉药物。

（四）常用的静脉治疗药物

1. 急性酒精中毒

（1）纳洛酮

1）用法用量：纳洛酮能解除酒精中毒的中枢抑制，缩短昏迷时间，疗效不同可能与种族差异、用量有关。建议中度中毒首剂用 0.4~0.8mg 加入 0.9% 氯化钠注射液 10~20ml 中静脉注射，必要时加量重复。重度中毒时则首剂用

0.8~1.2mg 加入 0.9% 氯化钠注射液 20ml 中静脉注射,用药后 30 分钟神志未恢复可重复 1 次;或 2mg 加入 5% 葡萄糖注射液或 0.9% 氯化钠注射液 500ml 中,以 0.4mg/h 的速度静脉滴注或微量泵注入,直至神志清醒为止。

2)注意事项:纳洛酮慎用于已知或可疑的阿片类药物躯体依赖患者;偶见低血压、高血压、室性心动过速,有心血管疾病史,或接受其他有严重的心血管不良反应的药物治疗的患者应慎用纳洛酮;伴有肝脏疾病、肾功能不全 / 衰竭患者使用纳洛酮的安全性和有效性尚未确立,应慎用。

3)主要不良反应:纳洛酮的主要不良反应是阿片类药物依赖患者可能出现的急性戒断反应。逆转阿片类药物的镇静效果可以放大其他药物的毒性作用,例如"强效兴奋剂"(海洛因加可卡因或甲基苯丙胺)成瘾患者使用纳洛酮后发生的焦虑、高血压和心室应激。在突然逆转阿片类药物抑制时可能会引起恶心、呕吐、出汗、发抖、癫痫发作、肺水肿,甚至可能导致死亡。

(2)H$_2$ 受体拮抗剂

1)用法用量:法莫替丁一次 20mg 用 5% 葡萄糖注射液 250ml 稀释后静脉滴注,滴注时间维持 30 分钟以上;或加入 0.9% 氯化钠注射液 20ml 中缓慢静脉注射(不少于 3 分钟),一日 2 次(间隔 12 小时),疗程为 5 日;一旦病情许可,应迅速将静脉用药改为口服给药。雷尼替丁一次 50mg,稀释后缓慢静脉滴注(1~2 小时)或缓慢静脉注射(超过 10 分钟)或肌内注射 50mg,以上方法可一日 2 次或每 6~8 小时给药 1 次。西咪替丁 200mg 应用 0.9% 氯化钠注射液稀释至 20ml 后缓慢静脉注射,注射时间不应短于 5 分钟,200mg 剂量可间隔 3~6 小时重复使用;200mg 用 5% 葡萄糖注射 100ml 或其他配伍静脉溶液稀释后静脉滴注 15~20 分钟,每 4~6 小时重复 1 次,不超过 2g/d。

2)注意事项:雷尼替丁能减少肝血流量,当与某些经肝代谢、受肝血流影响较大的药物如华法林、利多卡因、环孢素、地西泮、普萘洛尔(心得安)等联用时,可增加上述药物的血药浓度,延长其作用时间和强度,有可能增加某些药物的毒性。由于西咪替丁与香豆素类可存在相互作用,当西咪替丁与香豆类同时使用时,建议密切监测凝血酶原时间。西咪替丁与治疗指数狭窄的药物如苯妥英或茶碱合用,在初始使用或停药时可能需要调整剂量。肝、肾功能不全者慎用 H$_2$ 受体拮抗剂。

3)主要不良反应:H$_2$ 受体拮抗剂的主要不良反应常见皮疹,主要引起肾功能、性腺功能和中枢神经系统不良反应。

(3)质子泵抑制剂(PPI)

1)用法用量:埃索美拉唑 20~40mg 静脉滴注,一日 1 次;泮托拉唑 40mg,一日 1 次稀释后缓慢静脉注射或静脉滴注,仅短期(一般不超过 7~10 日)用于不宜口服药物的患者;奥美拉唑应溶于 100ml 0.9% 氯化钠注射液或 5% 葡萄糖注射液中静脉滴注,一次40mg,应在20~30分钟或更长时间内静脉滴注,一日1~2次;兰索拉唑等通常成年人一次30mg,用0.9%氯化钠注射液100ml溶解后静脉滴注,一日2次,推荐滴注时间为30分钟,疗程不超过7日。

2)注意事项:严重肝功能障碍者需酌情减量,严重肝功能损害患者的埃索美拉唑剂量不应超过20mg/d;不宜与香豆素类抗凝血药(华法林)和氯吡格雷等药物合用。

3)主要不良反应:一般不良反应包括头痛、腹泻、恶心、胃肠道胀气、腹痛、便秘,头晕等,发生率为1%~5%,这些不良反应通常较为轻微,为自限性。偶有文献报道PPI导致过敏性休克、全血细胞减少症、血管炎等严重不良反应。

(4)头孢呋辛

1)用法用量:头孢呋辛一般成人用量为一次1.5g,每8或12小时给药1次,总剂量为3~6g/d(具体见抗菌药章节)。

2)注意事项:可能与青霉素存在交叉过敏反应,对于有青霉素过敏史的患者需特别注意。应用抗生素时注意可诱发双硫仑样反应,其中以β-内酰胺类中的头孢菌素类多见,又以头孢哌酮最常见。

3)主要不良反应:一般包括皮疹,胃肠道反应,血常规变化如白细胞、中性粒细胞减少和嗜酸性粒细胞增多,血清氨基转移酶升高等。

(5)甲硝唑

1)用法用量:常用剂量为首次15mg/kg(70kg的成人为1g),维持剂量按7.5mg/kg,每6~8小时静脉滴注1次,一般疗程为5~7日(具体见抗菌药章节)。

2)注意事项:应用抗生素时注意可诱发双硫仑样反应,用药期间宜留院观察。

3)主要不良反应:一般包括皮疹,胃肠道反应,口内有金属味,头痛、眩晕,血常规变化如白细胞、中性粒细胞减少等。

(6)醒脑静注射液

1)用法用量:静脉滴注,成人10~20ml/d加入5%葡萄糖注射液或0.9%氯化钠注射液100~250ml中滴注。

2)注意事项:对上述药物过敏者禁用,运动员慎用。醒脑静注射液为芳香性药物,开启后应立即使用,放置后挥发。中药注射剂应单独使用,不可与其他药物配伍使用。不得超高剂量、高浓度使用,儿童及老年人应按年龄或体质情况酌情减量。如在配制过程中出现混浊,不得使用。

3)主要不良反应:一般不良反应包括过敏、高热、寒战、面部潮红、出汗、咳嗽、烦躁、精神紧张等。

(7)复方麝香注射液

1)用法用量:静脉滴注,成人10~20ml/d加入5%或10%葡萄糖注射液、

0.9% 氯化钠注射液 250~500ml 中稀释后滴注。

2）注意事项：对复方麝香注射液过敏者禁用，运动员慎用。应单独使用，不可与其他药物配伍使用。不得超高剂量、高浓度使用，儿童及老年人应按年龄或体质情况酌情减量。如在配制过程中出现混浊，不得使用。

（8）参麦注射液

1）用法用量：静脉滴注，成人 20~100ml/d 加入 5% 葡萄糖注射液或 0.9% 氯化钠注射液 250~500ml 中稀释后滴注。

2）注意事项：对参麦注射液过敏者禁用，运动员慎用。应单独使用，不可与其他药物配伍使用。不得超高剂量、高浓度使用，儿童及老年人应按年龄或体质情况酌情减量。如在配制过程中出现混浊，不得使用。

2. 慢性酒精中毒

（1）维生素 B_1

1）用法用量：慢性酒精中毒性脑病患者胃肠吸收不良，口服维生素 B_1 的效果也不佳，故一般选择非肠道给药。可选择静脉注射，500mg/d，连续用 3 日。

2）注意事项：维生素 B_1 注射液偶见过敏反应，个别可发生过敏性休克，使用前应用 10 倍稀释液 0.1ml 进行皮试，以防过敏反应。大剂量应用时，测定血清茶碱浓度可受干扰；测定尿酸浓度可呈假性增高；尿胆原可呈假阳性。

3）主要不良反应：大剂量肌内注射时需注意过敏反应，表现为吞咽困难，皮肤瘙痒，面、唇、眼睑浮肿，喘鸣等。

（2）甲钴胺注射液

1）用法用量：肌内注射或静脉注射 1 000μg，1 次 /d。

2）注意事项：如果使用 1 个月后仍不见效，则不必继续无目的地使用。使用时应注意避光，避免在同一部位反复使用。可能引起血压下降、呼吸困难等过敏症状，应密切观察。避开神经分布密集的部位，针扎入时如有剧烈疼痛、血液逆流的情况，应立即拔出针头，更换部位注射。

3）主要不良反应：严重反应包括过敏反应如血压降低、呼吸困难等，另外可能出现皮疹、头痛、发热感、出汗、肌内注射疼痛、硬结等。

（五）药学监护要点

1. 治疗开始前的用药评估

（1）有无上述药物过敏史，过敏者禁用。监测心电图、血压、血氧饱和度可以帮助判断患者的循环状况。

（2）对肝功能异常患者，PPI 和 H_2 受体拮抗剂酌情减量使用；对严重肝功能损害患者，泮托拉唑、埃索美拉唑减至 20mg/d。中药注射剂的安全性和有效性尚未确立，肝功能异常者应慎用上述药物。

（3）肾功能不全 / 衰竭患者使用纳洛酮及中药注射剂的安全性和有效性尚

未确立,应慎用上述药物。

(4)必须对孕妇,尤其是那些对阿片类药物耐受的孕妇及其新生儿进行风险和效益治疗评估。应当避免纳洛酮的使用对母亲产生阿片戒断,因为这可能也会诱发胎儿戒断反应。纳洛酮可能与母乳喂养兼容。中药注射剂和甲钴胺及维生素 B_1 对孕妇的安全性和有效性尚未确立,应慎用上述药物。

2. 治疗过程监护

(1)对患者进行评估,关注相关症状如恶心、呕吐、头晕、无力、呼吸浅慢、血压等情况,判断目前的方案是否有效,扭转中毒症状。

(2)关注患者的精神状态、血压变化、过敏情况、注射部位反应等,判断是否有不良反应出现,及时给予相关对症处理。

(3)关注肝、肾等脏器功能的变化。

3. 注意事项和药物相互作用

(1)过敏者禁用。

(2)加强个体化用药指导。由于每位患者的中毒情况及程度均不同,所需的剂量和疗程亦不相同,应严密监测相关指标对患者病情进行判断,及时调整剂量或方案。

(3)用药期间注意不良反应的监测,及时判断并处理各种药物相关问题,如血压情况、神经系统影响、肝肾功能变化等,发现异常及时处理,必要时停用药物。

4. 药学监护表见表3-64。

表3-64 酒精中毒患者药学监护表

姓名		年龄		性别		体重	
诊断							
基础疾病							
肝功能							
肾功能							
药物过敏史	□有 药物			□无			
既往使用静脉药物情况	药品名称	剂量	溶媒	使用时间	治疗目的、效果描述及有无不良反应		
	入院第　　天治疗评估						

续表

	药品名称	剂量	溶媒	使用时间	治疗效果及有无不良反应
当前使用静脉药物情况					
	药品名称	剂量	溶媒	使用时间	药师优化用药建议
目前联用的其他药物					

入院第　　天治疗监护记录		
疗效观察	症状 □呕吐(频度、颜色、性状、总量) □意识状态 □肢体温度 □脉搏和血压	其他 □营养状态 □进食情况 □精神状态
	辅助检查 □血常规 □肝功能 □肾功能 □电解质	疗效评价 □改善 □有效 □痊愈
不良反应与处理		

（苏　瑞）

参 考 文 献

[1] 中华医学会呼吸病学分会肺栓塞与肺血管病学组,中国医师协会呼吸医师分会肺栓塞与肺血管病工作委员会,全国肺栓塞与肺血管病防治协作组.肺血栓栓塞症诊治与预防指南.中华医学杂志,2018,98(14):1060-1087.

[2] 中国医师协会急诊医师分会,中国高血压联盟,北京高血压防治协会.中国急诊高血压诊疗专家共识(2017版).中国实用内科杂志,2018,38(5):421-433.

[3] 中华医学会外科学分会胆道外科学组.胆道外科抗菌药物规范化应用专家共识(2019

版). 中华外科杂志, 2019, 57(7): 481-487.

[4] 中华医学会糖尿病学分会. 中国 2 型糖尿病防治指南(2017 年版). 中华糖尿病杂志, 2018, 10(1): 4-67.

[5] 中华医学会神经病学分会, 中华医学会神经病学分会脑血管病学组. 中国急性缺血性脑卒中诊治指南 2014. 中华神经科杂志, 2015, 48(4): 246-257.

[6] 中华医学会, 中华医学会肿瘤学分会. 中华医学会肺癌临床诊疗指南(2018 版). 中华肿瘤杂志, 2018, 40(12): 935-964.

[7] 中华医学会风湿病学分会. 2018 中国类风湿关节炎诊疗指南. 中华内科杂志, 2018, 57 (4): 242-251.

[8] 2015 Infectious Diseases Society of America(IDSA) Clinical Practice Guidelines for the Diagnosis and Treatment of Native Vertebral Osteomyelitis in Adults. J Clin Infect Dis, 2015, 61(6): 26-46.

[9] DOI K, NISHIDA O, SHIGEMATSU T, et al. The Japanese clinical practice guideline for acute kidney injury 2016. Clinical and Experimental Nephrology, 2018, 22(5): 985-1045.

[10] 中国医师协会急诊医师分会, 中国研究型医院学会休克与脓毒症专业委员会. 中国脓毒症/脓毒性休克急诊治疗指南(2018). 中国急救医学, 2018, 38(9): 741-756.

第四章　常用静脉药物概述与药学监护

第一节　抗微生物静脉药物

青霉素钠（benzylpenicillin sodium）

【适应证】适用于敏感菌所致的各种感染，如脓肿、菌血症、肺炎和心内膜炎等。其中青霉素为以下感染的首选药物：溶血性链球菌感染、肺炎链球菌感染、不产青霉素酶葡萄球菌感染、炭疽、破伤风、气性坏疽等梭状芽孢杆菌感染、梅毒（包括先天性梅毒）、钩端螺旋体病、回归热、白喉。青霉素与氨基糖苷类药物联合用于治疗草绿色链球菌心内膜炎。除脆弱拟杆菌以外的许多厌氧菌感染。风湿性心脏病或先天性心脏病患者进行口腔、牙科、胃肠道或泌尿生殖道手术和操作前，可用青霉素预防感染性心内膜炎发生。

【用法用量】

1. 成人　200 万~2 000 万 U/d，分 2~4 次给药。

2. 小儿　静脉滴注，每日 5 万~20 万 U/kg，分 2~4 次给药。

3. 新生儿（足月产）　每次 5 万 U/kg，静脉滴注给药；出生第 1 周每 12 小时 1 次，1 周以上者每 8 小时 1 次，严重感染每 6 小时 1 次。

4. 早产儿　每次 3 万 U/kg，出生第 1 周每 12 小时 1 次，2~4 周者每 8 小时 1 次，以后每 6 小时 1 次。

5. 肾功能减退者　轻至中度肾功能损害者使用常规剂量不需减量，严重肾功能损害者应延长给药间隔或调整剂量。当内生肌酐清除率为 10~50ml/min 时，给药间期自 8 小时延长至 8~12 小时或给药间期不变、剂量减少 25%；当内生肌酐清除率< 10ml/min 时，给药间期延长至 12~18 小时或每次剂量减至正常剂量的 25%~50% 而给药间期不变。

【调配方法】临用前配制。

【混合液的稳定性】青霉素水溶液在室温下不稳定，20U/ml 青霉素溶液 30℃放置 24 小时效价下降 56%，青霉烯酸的含量增加 200 倍，因此应用本品须新鲜配制。

【禁忌证】有青霉素类药物过敏史或青霉素皮肤试验阳性患者禁用。

【药学监护】

1. 滴注速度：静脉滴注时给药速度不能超过 50 万 U/min，以免发生中枢神经系统毒性反应。

2. 应用本品前需详细询问药物过敏史并进行青霉素皮肤试验。皮试液为每 1ml 含 500U 青霉素，皮内注射 0.05~0.1ml，经 20 分钟后观察皮试结果，呈阳性反应者禁用。必须使用者脱敏后应用，应随时做好过敏反应的急救准备。

3. 对 1 种青霉素过敏者可能对其他青霉素类药物、青霉胺过敏，有哮喘、湿疹、花粉症、荨麻疹等过敏性疾病的患者应慎用本品。

4. 药物相互作用：氯霉素、红霉素、四环素类、磺胺类可干扰本品的活性，故本品不宜与这些药物合用；丙磺舒、阿司匹林、吲哚美辛、保泰松和磺胺类药减少青霉素的肾小管分泌而延长本品的血清半衰期；青霉素可增强华法林的抗凝作用。

5. 孕妇及哺乳期妇女用药：动物生殖试验未发现本品引起胎儿损害，但尚未在孕妇进行严格的对照试验以除外这类药物对胎儿的不良影响，所以孕妇应仅在确有必要时使用本品；少量本品从乳汁中分泌，哺乳期妇女用药时宜暂停哺乳。

【配伍禁忌】不应以葡萄糖为溶剂。青霉素静脉滴注液中加入头孢噻吩、林可霉素、四环素、万古霉素、琥乙红霉素、两性霉素 B、去甲肾上腺素、间羟胺、苯妥英钠、盐酸羟嗪、丙氯拉嗪、异丙嗪、B 族维生素、维生素 C 等后将出现混浊。本品与氨基糖苷类抗生素同瓶滴注可导致两者的抗菌活性降低，因此不能置同一容器内给药。

本品与重金属，特别是铜、锌、汞呈配伍禁忌。

头孢唑林钠（cefazolin sodium）

【适应证】适用于治疗敏感菌所致的中耳炎，支气管炎、肺炎等呼吸道感染，尿路感染，皮肤软组织感染，骨和关节感染，败血症，感染性心内膜炎，肝胆系统感染及眼、耳、鼻、喉科等感染。本品也可作为外科手术前的预防用药。本品不宜用于中枢神经系统感染。对慢性尿路感染，尤其伴有尿路解剖异常者的疗效较差。本品不宜用于治疗淋病和梅毒。

【用法用量】成人的常用剂量为缓慢静脉注射、静脉滴注或肌内注射，一次 0.5~1g，一日 2~4 次；严重感染可增加至一日 6g，分 2~4 次静脉给予。儿童的常用剂量为一日 50~100mg/kg，分 2~3 次缓慢静脉注射、静脉滴注或肌内注射。肾功能减退者的肌酐清除率 ≥ 55ml/min 时，仍可按正常剂量给药；肌酐清除率为 35~54ml/min 时，每 8 小时 0.5g；肌酐清除率为 11~34ml/min 时，每 12 小时 0.25g；肌酐清除率 ≤ 10ml/min 时，每 18~24 小时 0.25g；所有不同程度肾功能减退者的首次剂量均为 0.5g。小儿肾功能减退者应用头孢唑林时,先给予 12.5mg/kg,继以维持剂量;肌酐清除率在 70ml/min 以上时,仍可按正常剂量给予;肌酐清除率为 40~70ml/min 时,每 12 小时 12.5~30mg/kg;肌酐清除率为 20~40ml/min 时,每 12 小时 3.1~12.5mg/kg;肌酐清除率为 5~20ml/min 时,每 24 小时 2.5~10mg/kg。

本品用于预防外科手术后感染时,一般为术前 0.5~1 小时肌内注射或静脉给药 1g,手术时间超过 6 小时者术中加用 0.5~1g,术后每 6~8 小时 0.5~1g,至手术后 24 小时止。

【调配方法】

1. 静脉注射液　临用前,本药粉针剂以 5~10ml 灭菌注射用水复溶。

2. 静脉滴注液　临用前,本药粉针剂先以 5~10ml 灭菌注射用水复溶,再以 50~100ml 0.45% 或 0.9% 氯化钠注射液、5% 或 10% 葡萄糖注射液、林格注射液稀释。

【混合液的稳定性】配制后尽快使用。

【禁忌证】对头孢菌素过敏者及有青霉素过敏性休克或即刻反应史者禁用。

【药学监护】

1. 滴注速度未见特殊要求。

2. 约 1% 的用药患者可出现直接和间接 Coombs 试验阳性及尿糖假阳性反应(硫酸铜法)。

3. 药物相互作用

(1)与庆大霉素或阿米卡星联合应用,在体外能增强抗菌作用。

(2)与强效利尿药合用有增加肾毒性的可能性,与氨基糖苷类抗生素合用可能增加后者的肾毒性。

(3)丙磺舒可使本品的血药浓度升高,血半衰期延长。

4. 孕妇及哺乳期妇女用药:孕妇的任何用药都应小心,只有当潜在的优势大于潜在的风险时才用于孕妇;本品在乳汁中的含量低,但哺乳期妇女用药时仍宜暂停哺乳。

【配伍禁忌】本品与下列药物有配伍禁忌,不可同瓶滴注:硫酸阿米卡星、硫酸卡那霉素、盐酸金霉素、盐酸土霉素、盐酸四环素、红霉素、硫酸多黏菌素 B、黏菌素甲磺酸钠、葡萄糖酸钙。

头孢呋辛钠(cefuroxime sodium)

【适应证】适用于敏感菌所致的下列感染:呼吸系统感染,耳、鼻、喉科感染,泌尿生殖系统感染,皮肤和软组织感染,骨和关节感染,女性生殖系统感染,性病(淋病),其他感染如新生儿感染、败血症、细菌性心内膜炎、脑膜炎、腹膜炎等。

头孢呋辛钠还可用于外科与产科疾病的预防。

【用法用量】静脉注射或静脉滴注,成人 1.5~3g/d,儿童 30~100mg/(kg·d)。

【调配方法】静脉注射液:1.5g 用 15.0ml 灭菌注射用水溶解,摇匀后再缓慢静脉注射,也可加入静脉滴注管内滴注。

【混合液的稳定性】配制后尽快使用。

【禁忌证】对头孢菌素类抗生素过敏者禁用。

【药学监护】

1. 滴注速度未见特殊说明。

2. 在使用过程中需要注意观察有无对青霉素和头孢菌素部分交叉过敏反应的发生。

3. 同时使用氨基糖苷类药物会增加肾脏毒性,应监测肾功能。

4. 药物相互作用:对于合并强效利尿药如呋塞米或氨基糖苷类抗生素治疗的患者,给予大剂量的头孢菌素类抗生素应特别注意,因为曾有合并治疗引起肾功能损害的报告。临床经验表明,在推荐剂量范围内用药不会产生上述问题。

5. 孕妇及哺乳期妇女用药:无实验证据证实本品对胚胎或胎儿畸形的影响,但妊娠早期、哺乳期妇女应慎用。

【配伍禁忌】不应与氯化钙配伍。74% 碳酸氢钠注射液的 pH 对本品溶液颜色的影响很大,故不推荐用此溶液稀释本品。如正接受碳酸氢钠注射液滴注的患者需用本品,则可将本品加入输液管给药。本品不应在注射器内与氨基糖苷类抗生素混合。

头孢曲松钠(ceftriaxone sodium)

【适应证】适用于对本药敏感的致病菌引起的感染。

【用法用量】静脉注射或静脉滴注。成人及 12 岁以上的儿童一次 1~2g,一日 1 次;危重病例或由中度敏感菌引起的感染可增至 4g,一日 1 次。儿童一日 1 次;14 日以下一日 20~50mg/kg,不超过 50mg/kg;15 日 ~12 岁一日 20~80mg/kg;体重 50kg 或 50kg 以上的儿童剂量同成人。

【调配方法】

1. 静脉注射液 本品 0.25 或 0.5g 溶于 5ml 注射用水中,1g 溶于 10ml 注射用水中。

2. 静脉滴注液 本品 2g 溶于 40ml 无钙注射液中。

【混合液的稳定性】溶液在室温下稳定 6 小时或在 5℃稳定 24 小时；依浓度及保存时间不同，溶液呈淡黄色到琥珀色。

【禁忌证】

1. 有过敏反应者、早产儿、高胆红素血症新生儿禁用。

2. 如果新生儿（≤ 28 天）需要（或预期需要）使用含钙的静脉输液，包括含钙的静脉滴注营养液治疗如肠外营养，则禁止使用本品，因为有产生头孢曲松 - 钙沉淀物的风险。

【药学监护】

1. 患有高胆红素血症的新生儿慎用，不应用于可能发展为脑黄疸的新生儿（尤其是早产儿）。

2. 与其他头孢菌素类抗生素一样，本品亦不排除导致过敏性休克的可能性，过敏性休克需要紧急处理。

3. 本品不能加入含有钙的溶液中使用。

【配伍禁忌】不能加入哈特曼液以及林格液等含有钙的溶液中使用。

头孢噻肟钠（cefotaxime sodium）

【适应证】适用于对头孢噻肟敏感的病原菌所引起的严重感染。

【用法用量】静脉注射或静脉滴注。成人及 12 岁以上的儿童每次 1~2g，每 8~12 小时 1 次；重症每日 6~12g。婴儿和 12 岁及 12 岁以下的儿童每日 50~100mg/kg，间隔 6~12 小时等剂量使用；严重感染者每日 150~200mg/kg；早产儿不超过每日 50mg/kg。静脉注射于 3~5 分钟内注射完毕；快速静脉滴注约 20 分钟滴完；持续静脉滴注在 50~60 分钟内滴完。

【调配方法】

1. 静脉注射液　0.5g 本品至少溶于 2ml 注射用水中，1.0g 至少溶于 4ml 注射用水中。

2. 静脉滴注液　快速静脉滴注，2g 本品溶于 40ml 注射用水或常用溶剂中；持续静脉滴注，2g 溶于 100ml 常用溶剂中。

【混合液的稳定性】水溶液在室温（< 25℃）下稳定 12 小时；2~8℃，避光条件下稳定 24 小时；溶液呈淡黄色不影响抗菌效果。常用溶剂配制的溶液在室温（< 25℃）下稳定 12 小时，10% 葡萄糖注射液配制的溶液室温下稳定 6 小时；如在 2~8℃，避光条件下可贮藏 24 小时。

【禁忌证】对头孢菌素过敏者及有青霉素过敏性休克或即刻反应史者禁用。

【药学监护】

1. 头孢噻肟严格禁用于对头孢菌素曾有速发型超敏反应的患者。对青

霉素或其他 β- 内酰胺类抗生素过敏的患者可能发生交叉过敏反应。

2. 如果诊断怀疑是假膜性小肠结肠炎，应立即停止使用头孢噻肟，并马上开始应用其他适当的特效抗生素治疗。

3. 与氨基糖苷类联合治疗的患者必须监测肾功能。

4. 当疗程超过 10 日时应监测血象，如出现中性粒细胞减少症应停用本药。

5. 不能与其他抗生素或其他注射液混用。

【配伍禁忌】与氨基糖苷类不可同瓶滴注。

头孢他啶钠（ceftazidime sodium）

【适应证】适用于敏感菌株所致的感染。

【用法用量】静脉注射或静脉滴注。一般常用剂量为成人一次 1g，每 8 或 12 小时 1 次。儿童 0~4 周一次 30mg/kg，每 12 小时 1 次；1 个月 ~12 岁一次 30mg/kg，每 8 小时 1 次；最大剂量为 6g/d。静脉注射应缓慢注射 3~5 分钟；静脉滴注时溶于 100ml 稀释液中，于 20~30 分钟内滴完。

【调配方法】

1. 静脉注射液　0.5g 用 5ml 注射用水或相应的溶媒，1g 用 10ml 注射用水或相应的溶媒稀释后静脉注射。

2. 静脉滴注液　用 10ml 灭菌注射用水溶解后，再用稀释液 100~250ml 稀释后静脉滴注。

【混合液的稳定性】溶液于室温下稳定 18 小时，于 4℃稳定 7 日。

【禁忌证】对头孢菌素类抗生素过敏的患者禁用。

【药学监护】有胃肠病史特别是结肠炎的患者应用本品时应谨慎。

【配伍禁忌】不推荐碳酸氢钠注射液作稀释液。头孢他啶与氨基糖苷类抗生素不应混合在同一给药系统或注射器内。

头孢吡肟（cefepime）

【适应证】可用于治疗由敏感菌引起的中至重度感染。

【用法用量】静脉滴注。成人和 16 岁以上的儿童或体重为 40kg 或 40kg 以上的儿童患者每次 1~2g，每 12 小时 1 次，疗程为 7~10 日。2 月龄 ~12 岁儿童的最大剂量不可超过成人剂量（即每次 2g），一般每次 40mg/kg，每 12 小时 1 次，疗程为 7~14 日；2 个月以下儿童慎用，可使用 50mg/kg 或每次 30mg/kg，每 8~12 小时 1 次。

【调配方法】静脉滴注液：可将本品 1~2g 溶于 50~100ml 输液中滴注，药物浓度不应该超过 40mg/ml。

【混合液的稳定性】于 20~25℃稳定 24 小时，冷藏稳定 7 日。

【禁忌证】对头孢吡肟或 L- 精氨酸、头孢菌素类药物、青霉素或其他 β- 内酰胺类抗生素有即刻过敏反应的患者禁用。

【药学监护】

1. 在用本品治疗期间患者出现腹泻时应考虑假膜性小肠结肠炎发生的可能性。

2. 头孢菌素可能与凝血酶原活性下降有关。在肝、肾损害，或营养不良和延长抗菌治疗的患者需要监测凝血酶原时间，必要时给予外源性维生素 K。

3. 对肾功能不全（肌酐消除率不超过 60ml/min）患者，应根据肾功能调整本品的剂量或给药间歇时间。

4. 本药与氨基糖苷类药物或强效利尿药合用时应加强临床观察，并监测肾功能，避免引发氨基糖苷类药物的肾毒性或耳毒性作用。

【配伍禁忌】由于药物相互作用，头孢吡肟溶液不可加至甲硝唑、万古霉素、庆大霉素、妥布霉素或硫酸奈替米星、氨茶碱溶液中。

阿莫西林钠克拉维酸钾
（amoxicillin sodium and clavulanate potassium）

【适应证】可用于短期治疗如下感染：上呼吸道感染、下呼吸道感染、生殖泌尿道感染、皮肤及软组织感染、骨和关节感染、其他感染如腹腔感染等。

【用法用量】静脉注射或静脉滴注。

1. 成人和 12 岁以上的儿童　常用剂量为每次 1.2g，每 8 小时 1 次；严重感染者可增加至每次 1.2g，每 6 小时 1 次。

2. 3 个月 ~12 岁儿童　常用剂量为每次 30mg/kg，每 8 小时 1 次；严重感染者可增加至每次 30mg/kg，每 6 小时 1 次。

3. 0~3 个月婴儿　围生期的早产儿及足月新生儿每次 30mg/kg，每 12 小时给药 1 次；随后增加至每次 30mg/kg，每 8 小时 1 次。

4. 肾功能不全患者　轻度损害（肌酐清除率 > 30ml/min），用量不变。中度损害（肌酐清除率为 10~30ml/min），开始给予本品 1.2g，然后每 12 小时给予 600mg。重度损害（肌酐清除率 < 10ml/min），开始给予本品 1.2g，以后每 24 小时给予 600mg；采用透析法降低血中本品的浓度，并在透析中或透析后补充给予本品 600mg。

【调配方法】取本品一次用量溶于 50~100ml 氯化钠注射液中，静脉滴注 30 分钟。

【混合液的稳定性】

1. 静脉注射液　配制好的本品注射液应在 20 分钟内立即使用。

2. 静脉滴注液　配制好的滴注液应在 4 小时以内，用 30~40 分钟的时间完成滴注。

【禁忌证】既往曾出现对 β- 内酰胺类抗生素（如青霉素或头孢菌素）过敏的患者禁用；既往曾出现与本品相关的黄疸或肝功能改变者禁用；使用本品前需做青霉素钠皮内敏感试验，阳性反应者禁用。

【药学监护】

1. 给药速度 静脉注射时，配制好的本品注射液应用 3~4 分钟内缓慢注射；静脉滴注时，配制好的滴注液用 30~40 分钟的时间完成滴注。

2. 在使用本品前，应仔细询问患者过敏史及是否对头孢菌素或其他变应原过敏。

3. 药物相互作用

（1）不推荐本品与丙磺舒合用，丙磺舒可降低肾小管对阿莫西林的分泌，联合用药可导致阿莫西林的血药浓度增加和半衰期延长，但不影响克拉维酸的血药浓度。

（2）阿莫西林与别嘌醇合用可增加发生过敏性皮肤反应的可能性。

（3）若需要与华法林合并用药，在加用或停用阿莫西林时仔细监控 PT 或 INR。

4. 孕妇及哺乳期妇女用药：动物生殖毒性试验示无致畸作用。本品用于孕妇病例有限，除非医师认为有必要，否则孕妇应避免使用本品，尤其是妊娠3 个月内。哺乳期可以使用本品，分泌到乳汁中的微量本品除过敏风险外，对哺乳期的婴儿没有危害。

【配伍禁忌】本品在含有葡萄糖、葡聚糖或酸性碳酸盐的溶液中会降低稳定性，故本品不能与含有上述物质的溶液混合；本品溶液在体外不可与血液制品、含蛋白质的液体（如水解蛋白等）混合，也不可与静脉脂质乳化液混合；本品不能与氨基糖苷类抗生素在体外混合，因为本品可使后者丧失活性。

哌拉西林钠他唑巴坦钠
（piperacillin sodium and tazobactam sodium）

【适应证】适用于治疗下列由已检出或疑为敏感菌所致的全身和 / 或局部细菌感染：下呼吸道感染、泌尿道感染（混合感染或单一细菌感染）、腹腔内感染、皮肤及软组织感染、细菌性败血症、妇科感染、骨与关节感染、多种细菌混合感染；也适用于治疗多种细菌混合感染，包括怀疑感染部位（腹腔内，皮肤和软组织，上、下呼吸道，妇科）存在需氧菌和厌氧菌的感染。

【用法用量】静脉注射或静脉滴注，肾功能正常的成人与 12 岁及 12 岁以上的青少年其常用剂量为每 8 小时 4.5g。每日的用药总剂量根据感染的严重程度和部位增减，剂量范围为 2.25~4.5g，每 6、8 或 12 小时 1 次。

【调配方法】静脉滴注液：本药粉针剂每克（以哌拉西林计）可用 0.9% 氯化钠注射液、灭菌注射用水（推荐每次用药的灭菌注射用水的最大体积为 50ml）、5% 葡萄糖注射液、抑菌盐水 / 对羟基苯甲酸酯、抑菌水 / 对羟基苯甲酸酯、抑菌盐水 / 苯甲醇、抑菌水 / 苯甲醇 5ml 复溶。复溶后的药物可用 0.9% 氯化钠注射液、灭菌注射用水（推荐每次用药的灭菌注射用水的最大体积为 50ml）、5% 葡萄糖注射液、6% 右旋糖酐氯化钠注射液、乳酸钠林格注射液、哈特曼液、醋酸钠林格液、苹果酸醋酸钠林格液稀释（推荐每次给药的体积为 50~150ml）。

【混合液的稳定性】复溶后的药物应立即使用，未使用部分于室温（20~25℃）下保存不得超过 24 小时，或冷藏（2~8℃）保存不得超过 48 小时，不得冷冻。

【禁忌证】对任一 β- 内酰胺类药物包括青霉素类和 / 或头孢菌素类药物，或 β- 内酰胺酶抑制剂有过敏史的患者禁用。

【药学监护】

1. 给药速度　哌拉西林他唑巴坦必须通过缓慢静脉注射（至少 3~5 分钟）或缓慢静脉滴注（滴注时间为 20~30 分钟以上）给药。

2. 接受青霉素类药物的患者发生严重、偶尔是致命性的过敏反应曾见于报道，这类反应在对多种变应原（抗原）有过敏史的患者中更易发生。

3. 长期用药时建议定期检查包括肾功能、肝功能以及造血功能等诸器官系统的功能状况。

4. 药物相互作用

（1）合用丙磺舒：可使哌拉西林的半衰期延长 21%，他唑巴坦的半衰期延长 71%。不应合用，除非利大于弊。

（2）合用万古霉素：可增加急性肾损伤的发生率，但对两者的药动学无影响。合用时应监测肾功能。

（3）合用维库溴铵：可延长维库溴铵对神经肌肉的阻滞作用。合用时应监测与神经肌肉阻滞相关的不良反应。

（4）合用甲氨蝶呤：可减少甲氨蝶呤的清除。若必须合用，应频繁监测甲氨蝶呤的血药浓度及是否有甲氨蝶呤中毒的症状和体征。

（5）合用氨基糖苷类：需血液透析的终末期肾病患者合用本药和氨基糖苷类时，应监测氨基糖苷类的血药浓度。

5. 孕妇及哺乳期妇女用药：尚未确定妊娠期间用药的安全性，因此孕妇及计划怀孕者慎用；动物实验表明本品在乳汁中有排泄，因此哺乳期妇女用药时应暂停哺乳。

【配伍禁忌】本品不得注入仅含碳酸氢钠的溶液中使用；不得加入血液制品或白蛋白水解产物中应用。

头孢哌酮钠舒巴坦钠
（cefoperazone sodium and sulbactam soduim）

【适应证】单独应用本药适用于治疗由敏感菌所引起的感染。

【用法用量】

1. 成人　1.5~3g/d(头孢哌酮钠：舒巴坦钠为2：1)分等量给药，每12小时1次；严重感染或难治性感染时可增至12g/d，舒巴坦不超过4g/d。

2. 儿童　一日30~60mg/kg(头孢哌酮钠：舒巴坦钠为2：1)分等量给药，每6~12小时1次；严重感染或难治性感染时可增至一日240mg/kg分等量给药，一日2~4次，舒巴坦不超过一日80mg/kg；出生第1周每12小时1次；早产儿、新生儿慎用。

【调配方法】在头孢哌酮10~250mg/ml和舒巴坦5~125mg/ml范围可与相应的稀释液配伍，每瓶用适量5%葡萄糖注射液或0.9%氯化钠注射液或灭菌水溶解，再用相同的溶液稀释后使用；用乳酸钠林格液必须先用灭菌水（6.2ml）溶解。

【混合液的稳定性】药液在避光及阴凉处应在24小时内使用。

【禁忌证】已知对青霉素类、舒巴坦、头孢哌酮及其他头孢菌素类抗生素过敏或对本品成分有休克史者禁用。

【药学监护】肝功能障碍患者用药：遇到严重胆道梗阻、严重肝脏疾病或合并肾功能障碍时，可能需要调整用药剂量。同时合并肝功能障碍和肾功能损伤的患者应检测头孢哌酮的血清浓度，根据需要调整用药剂量；对这些患者如未密切监测本品的血清浓度，头孢哌酮的剂量不应超过2g/d。

【配伍禁忌】氨基糖苷类抗生素：2种药液不能直接混合；乳酸钠林格注射液：避免在最初溶解时使用该溶液；也不可用偏酸性液体溶解。

头孢美唑钠（cefmetazole sodium）

【适应证】适用于治疗由对头孢美唑钠敏感的金黄色葡萄球菌、大肠埃希菌、肺炎杆菌、变形杆菌属、摩氏摩根菌、普罗威登斯菌属、消化链球菌属、拟杆菌属、普雷沃菌属（双路普雷沃菌除外）所引起的感染。

【用法用量】静脉注射或静脉滴注。成人1~2g/d，分2次给药；小儿25~100mg/(kg·d)，分2~4次给药。难治性或严重感染可随症状将剂量增至成人4g/d、小儿150mg/(kg·d)，分2~4次给药。

【调配方法】静脉注射时，本品1g溶于注射用蒸馏水、0.9%氯化钠注射液或葡萄糖注射液10ml中缓慢滴注。另外，本品还可加入补液中静脉滴注，此时不得用注射用蒸馏水溶解，因溶液渗透压不等张。

【混合液的稳定性】配制后尽快使用。

【禁忌证】对本品成分有过敏性休克史的患者禁用。对本品所含的成分或头孢菌素类抗生素有过敏史的患者原则上不给药,不得不使用时应慎用。

【药学监护】

1. 滴注速度未见特殊要求。

2. 有本药或其他头孢菌素类药过敏史者不应使用本药,必须用药时应谨慎。

3. 本人或双亲、兄弟姐妹等亲属属于过敏体质,易发作支气管哮喘、皮疹、荨麻疹等过敏症状的患者谨慎使用。

4. 药物相互作用:与利尿药合用有可能增强肾损害。

5. 孕妇及哺乳期妇女用药:孕妇或可能妊娠的妇女仅在治疗的有益性超过危险性时方可给药,尚未确立妊娠期用药的安全性。

【配伍禁忌】头孢菌素类药物的静脉滴注液中加入维生素 C 时可出现混浊。

美罗培南(meropenem)

【适应证】适用于单一或多种对美罗培南敏感的细菌引起的感染:肺炎(包括医院获得性肺炎)、尿路感染、腹腔内感染、妇科感染(例如子宫内膜炎和盆腔炎)、皮肤或软组织感染、脑膜炎、败血症。

【用法用量】肺炎、尿路感染、妇科感染(如子宫内膜炎)、皮肤或软组织感染:每次 500mg,每 8 小时给药 1 次,静脉滴注;医院获得性肺炎、腹膜炎、中性粒细胞减少患者合并感染、败血症的治疗:每次 1g,每 8 小时给药 1 次,静脉滴注;脑膜炎患者:推荐每次 2g,每 8 小时给药 1 次,静脉滴注或静脉注射。

美罗培南静脉注射的时间应 > 5 分钟,静脉滴注的时间为 15~30 分钟。美罗培南静脉注射时,应使用无菌注射用水配制(每 5ml 含 250mg 该药),浓度约 50mg/ml。

【调配方法】美罗培南可使用下列输液溶解:0.9% 氯化钠注射液、5% 葡萄糖注射液、葡萄糖氯化钠注射液。

【混合液的稳定性】配制好的静脉滴注液应立即使用,使用前先将溶液振荡摇匀。如有特殊情况需放置,仅能用 0.9% 氯化钠注射液溶解,室温下应于 6 小时内使用(本药溶液不可冷冻)。

【禁忌证】对该药成分及其他碳青霉烯类抗生素过敏者、使用丙戊酸的患者禁用。

【药学监护】

1. 可导致惊厥、意识水平下降等中枢神经系统症状,应密切观察,如有上述症状出现时应立即采取停药等适当措施。

2. 可导致急性肾衰竭等严重肾功能障碍，定期检查肾功能，应密切观察，发现肾功能异常时应停药并进行适当处理。

3. 可导致伴有便血的重症结肠炎例如假膜性小肠结肠炎等，应密切观察，出现腹痛、频繁腹泻等症状时应立即停药并进行适当处理。

4. 可导致血栓性静脉炎，应密切观察，如有异常现象发生时应停药并进行适当处理。

5. 对肾功能正常或肌酐清除率＞50ml/min的老年人不必调整用量。但老年患者的生理功能下降，易出现不良反应，同时老年患者易出现因维生素 K 缺乏发生的出血倾向，因此应慎用。

亚胺培南西司他丁钠（imipenem and cilastatin sodium）

【适应证】

1. 适用于由敏感菌所引起的下列感染：腹腔内感染、下呼吸道感染、妇科感染、败血症、泌尿生殖道感染、骨关节感染、皮肤软组织感染、心内膜炎。

2. 适用于治疗由敏感的需氧菌/厌氧菌株所引起的混合感染。

【用法用量】见表4-1和表4-2。

表 4-1 肾功能正常和体重 ≥ 70kg 的成年患者使用该药静脉滴注的剂量

感染程度	剂量（亚胺培南）	给药间隔时间	每日总剂量
轻度	250mg	6 小时	1.0g
中度	500mg	8 小时	1.5g
	1 000mg	12 小时	2.0g
严重的敏感菌感染	500mg	6 小时	2.0g
由不太敏感的病原菌所引起的严重和 / 或威胁生命的感染（主要为某些铜绿假单胞菌株）	1 000mg	8 小时	3.0g
	1 000mg	6 小时	4.0g

表 4-2 肾功能损害和体重 ≥ 70kg 的成年患者使用该药静脉滴注的剂量调整

表 4-1 所示的每日总剂量	肌酐清除率		
	41~70ml/（min · 1.73m²）	21~40ml/（min · 1.73m²）	6~20ml/（min · 1.73m²）
1.0g	250mg 每 8 小时	250mg 每 12 小时	250mg 每 12 小时
1.5g	250mg 每 6 小时	250mg 每 8 小时	250mg 每 12 小时

续表

表 4-1 所示的每日总剂量	肌酐清除率		
	41~70ml/ (min · 1.73m²)	21~40ml/ (min · 1.73m²)	6~20ml/ (min · 1.73m²)
2.0g	500mg 每 8 小时	250mg 每 6 小时	250mg 每 12 小时
3.0g	500mg 每 6 小时	500mg 每 8 小时	500mg 每 12 小时
4.0g	750mg 每 8 小时	500mg 每 6 小时	500mg 每 12 小时

【调配方法】静脉滴注用的该药以碳酸氢钠为缓冲剂，使其溶液的 pH 在 6.5~8.5，若按说明来配制和使用，则 pH 并无明显变化。静脉滴注用的该药每瓶含钠 37.5ml（1.6mEq）。

120ml 玻璃瓶（输液瓶）中的内容物必须先配制成混悬液，再转移至 100ml 合适的滴注液中。注意混悬液不能直接用于输液。

20ml 玻璃瓶（非输液瓶）也必须先配制成混淆液，再转移至 100ml 合适的输注液中，保证 20ml 玻璃瓶中的内容物完全转移至滴注溶液中，充分振摇滴注容器直至溶液澄清。

【混合液的稳定性】不同滴注溶液配制成的该药静脉滴注液，分别在室温下可稳定保存 4 小时或冷藏条件下可稳定保存 24 小时。

【禁忌证】对本品中的任何成分过敏的患者禁用。

【药学监护】

1. 当该药静脉滴注的剂量 ≤ 500mg/ 次时，静脉滴注时间应不少于 20~30 分钟；如剂量 > 500mg/ 次，静脉滴注时间应不少于 40~60 分钟。如患者在滴注时出现恶心症状，可减慢滴注速度。

2. 可产生中枢神经系统副作用，如肌阵挛、精神错乱或癫痫发作，尤其当使用剂量超过根据体重和肾功能状态所推荐的剂量时。已有癫痫发作的患者，应继续使用抗惊厥药来治疗。

3. 如发生病灶性震颤、肌阵挛或癫痫时，应进行神经病学检查评价；如原来未进行抗惊厥治疗，应给予治疗；如中枢神经系统症状持续存在，应减少该药的剂量或停药。

4. 肌酐清除率 ≤ 5ml/(min · 1.73m²)的患者不应使用该药，除非在 48 小时内进行血液透析。血液透析患者亦仅在使用该药的益处大于癫痫发作的风险时才可考虑。

5. 合并碳青霉烯类用药，包括亚胺培南，患者接受丙戊酸或双丙戊酸钠会导致丙戊酸的浓度降低。

【配伍禁忌】静脉滴注用的该药其化学特性与乳酸盐不相容,因此使用的稀释液不能含有乳酸盐,但可经正在进行乳酸盐滴注的静脉输液系统中给药。

静脉滴注不能与其他抗生素混合或直接加入其他抗生素中使用。

阿米卡星(amikacin)

【适应证】适用于铜绿假单胞菌及部分其他假单胞菌、大肠埃希菌、变形杆菌属、克雷伯菌属、肠杆菌属、沙雷菌属、不动杆菌属等敏感革兰氏阴性杆菌与葡萄球菌属(甲氧西林敏感株)所致的严重感染,如菌血症或败血症、细菌性心内膜炎、下呼吸道感染、骨关节感染、胆道感染、腹腔感染、复杂性尿路感染、皮肤软组织感染等。

【用法用量】静脉滴注。

1. 成人　单纯性尿路感染对常用的抗菌药耐药者每 12 小时 0.2g;用于其他全身性感染每 12 小时 7.5mg/kg 或每 24 小时 15mg/kg,不超过 1.5g/d,疗程不超过 10 天。

2. 小儿　首剂 10mg/kg,继以每 12 小时 7.5mg/kg 或每 24 小时 15mg/kg。

3. 肾功能减退患者　肌酐清除率 > 50~90ml/min 者,每 12 小时给予正常剂量(7.5mg/kg)的 60%~90%;肌酐清除率为 10~50ml/min 者,每 24~48 小时用 7.5mg/kg 的 20%~30%。

【调配方法】配制静脉用药时,每 500mg 加入氯化钠注射液或 5% 葡萄糖注射液或其他灭菌稀释液 100~200ml 中。成人应在 30~60 分钟内缓慢静脉滴注,婴儿患者稀释的液量相应减少。

【禁忌证】对阿米卡星或其他氨基糖苷类过敏的患者禁用。

【药学监护】

1. 在用药过程中应注意进行下列检查:①尿常规和肾功能测定,以防止出现严重的肾毒性反应;②听力检查或听电图检查,尤其注意高频听力损害,这对老年患者尤为重要。

2. 新生儿、老年人和肾功能减退患者应监测血药浓度。每 12 小时给药 7.5mg/kg 者的 C_{max} 应保持在 15~30μg/ml,C_{min} 为 5~10μg/ml;一日 1 次给药 15mg/kg 者的血药峰浓度应维持在 56~64μg/ml,C_{min} 应 < 1μg/ml。

3. 下列情况应慎用该药:①失水,可使血药浓度增高,易产生毒性反应;②第八对脑神经损害,因该药可导致前庭神经和听神经损害;③重症肌无力或帕金森病,因本病可引起神经肌肉阻滞作用,导致骨骼肌软弱;④肾功能损害者,因该药具有肾毒性。

4. 氨基糖苷类与 β- 内酰胺类(头孢菌素类与青霉素类)混合时可导致相互失活,该药与上述抗生素联合应用时必须分瓶滴注。阿米卡星亦不宜与其他药物同瓶滴注。

5. 应给予患者足够的水分,以减少肾小管损害。

克林霉素磷酸酯(clindamycin phosphate)

【适应证】

1. 用于革兰氏阳性菌引起的下列各种感染性疾病:扁桃体炎、化脓性中耳炎、鼻窦炎等;急性支气管炎、慢性支气管炎急性发作、肺炎、肺脓肿和支气管扩张合并感染等;皮肤和软组织感染,如疖、痈、脓肿、蜂窝织炎及创伤、烧伤和手术后感染等;泌尿系统感染,如急性尿道炎、急性肾盂肾炎、前列腺炎等;其他,如骨髓炎、败血症、腹膜炎和口腔感染等。

2. 用于厌氧菌引起的各种感染性疾病:脓胸、肺脓肿、厌氧菌性肺炎;皮肤和软组织感染;败血症;腹腔内感染,如腹膜炎、腹腔内脓肿;女性盆腔及生殖器感染,如子宫内膜炎、非淋球菌性输卵管及卵巢脓肿、盆腔蜂窝织炎及妇科手术后感染等。

【用法用量】静脉滴注。

1. 轻至中度感染　成人一日 0.6~1.2g,分 2~4 次给药;儿童一日 15~25mg/kg,分 2~4 次给药。

2. 重度感染　成人一日 1.2~2.7g,分 2~4 次给药;儿童一日 25~40mg/kg,分 2~4 次给药。

【调配方法】静脉滴注时,每 0.3g 需用 50~100ml 0.9% 氯化钠注射液或 5% 葡萄糖注射液稀释成浓度 < 6mg/ml 的药液,缓慢滴注,不超过 20mg/min。

【禁忌证】对克林霉素或林可霉素有过敏史者禁用。

【药学监护】

1. 胃肠道反应常见恶心、呕吐、腹痛、腹泻等;严重者有腹绞痛、腹部压痛、严重腹泻(水样或脓血样),伴发热、异常口渴和疲乏(假膜性小肠结肠炎)。

2. 血液系统偶可发生白细胞减少、中性粒细胞减少、嗜酸性粒细胞增多和血小板减少等;罕见再生障碍性贫血。

3. 静脉滴注可能引起静脉炎;肌内注射局部可能出现疼痛、硬结和无菌性脓肿。

4. 如出现假膜性小肠结肠炎,可选用万古霉素 0.125~0.5g,一日 4 次口服进行治疗。

【配伍禁忌】禁与氨苄西林、苯妥英钠、巴比妥类、氨茶碱、葡萄糖酸钙及硫酸镁配伍。

氨曲南（aztreonam）

【适应证】适用于治疗敏感需氧革兰氏阴性菌所致的各种感染，如尿路感染、下呼吸道感染、败血症、腹腔内感染、妇科感染、术后伤口及烧伤、溃疡等皮肤软组织感染等。亦用于治疗医院内感染中的上述类型感染（如免疫缺陷患者的医院内感染）。

【用法用量】见表4-3。

表4-3　氨曲南在不同感染类型中的用法用量

感染类型	剂量/g	间隔时间/小时
尿路感染	0.5 或 1	8 或 12
中至重度感染	1 或 2	8 或 12
危及生命或铜绿假单胞菌严重感染	2	6 或 8

对肌酐清除率＜10~30ml/（min·1.73m²）的肾功能损害者，首次用量为1 或 2g，以后用量减半；对肌酐清除率＜10ml/（min·1.73m²），如依靠血液透析的严重肾衰竭者，首次用量为0.5、1 或 2g，维持剂量为首次剂量的1/4，间隔时间为6、8 或 12小时；对严重或危及生命的感染者，每次血液透析后，在原有的维持剂量上增加首次用量的1/8。

【调配方法】

1. 静脉滴注液　每1g氨曲南至少用注射用水3ml溶解，再用适当输液（0.9% 氯化钠注射液、5% 或 10% 葡萄糖注射液或林格注射液）稀释，氨曲南的浓度不得超过2%，滴注时间为20~60分钟。

2. 静脉注射液　每瓶用注射用水6~10ml溶解，于3~5分钟内缓慢静脉注射。

【禁忌证】对氨曲南有过敏史者禁用。

【药学监护】

1. 静脉给药可发生静脉炎或血栓性静脉炎。

2. 肝、肾功能受损患者在治疗期间应观察其动态变化。

3. 氨曲南与氨基糖苷类抗生素联合使用，特别是氨基糖苷类药物的使用量大或治疗期长时应监测肾功能。

4. 能通过胎盘进入胎儿循环，对孕妇或有妊娠可能性的妇女仅在必要时方可给药。

5. 可经乳汁分泌，浓度不及母体血浓度的1%，哺乳期妇女使用该药时应暂停哺乳。

【配伍禁忌】氨曲南与萘夫西林、头孢拉定、甲硝唑有配伍禁忌。

阿奇霉素（azithromycin）

【适应证】

1. 由肺炎衣原体、流感嗜血杆菌、嗜肺军团菌、卡他摩拉菌、肺炎支原体、金黄色葡萄球菌或肺炎链球菌引起的需要首先采取静脉滴注治疗的社区获得性肺炎。

2. 由沙眼衣原体、淋病奈瑟球菌、人型支原体引起的需要首先采取静脉滴注治疗的盆腔炎。

【用法用量】

1. 治疗社区获得性肺炎　成人一次 0.5g，一日 1 次，至少连续用药 2 日；继之换用阿奇霉素口服制剂一日 0.5g，7~10 日为 1 个疗程。

2. 治疗盆腔炎　成人一次 0.5g，一日 1 次，用药 1 或 2 日后，改用阿奇霉素口服制剂一日 0.25g，7 日为 1 个疗程。

【调配方法】将该药用适量注射用水充分溶解，配制成 0.1g/ml，再加入 250 或 500ml 0.9% 氯化钠注射液或 5% 葡萄糖注射液中，最终阿奇霉素的浓度为 1.0~2.0mg/ml，然后静脉滴注。浓度为 1.0mg/ml，滴注时间为 3 小时；浓度为 2.0mg/ml，滴注时间为 1 小时。

【禁忌证】对阿奇霉素、红霉素、其他大环内酯类或酮内酯类药物过敏的患者禁用；以前使用阿奇霉素后有胆汁淤积性黄疸 / 肝功能不全病史的患者禁用。

【药学监护】

1. 该药的每次滴注时间不得少于 60 分钟，滴注液的浓度不得高于 2.0mg/ml。

2. 应用其他大环内酯类抗生素包括阿奇霉素可引起心室复极化和 Q-T 间期延长，从而有发生心律失常和尖端扭转型室性心动过速的风险。

3. 按治疗剂量使用时，阿奇霉素与阿托伐他汀、卡马西平、西替利嗪、氟康唑、茶碱、复方磺胺甲噁唑或齐多夫定合用时，无须调整任一药物的剂量。

4. 阿奇霉素可使地高辛、特非那定、环孢素、海索比妥和苯妥英的血药浓度升高，合用应严密观察。

左氧氟沙星（levofloxacin）

【适应证】本品注射剂用于治疗敏感菌引起的下列轻、中和重度感染：

1. 医院获得性肺炎、社区获得性肺炎、急性细菌性鼻窦炎、慢性支气管炎急性细菌性发作。

2. 非复杂性皮肤及皮肤结构感染(包括脓肿、蜂窝织炎、疖、脓疱病、脓皮病、伤口感染)、复杂性皮肤及皮肤结构感染。

3. 慢性细菌性前列腺炎、复杂性尿路感染、非复杂性尿路感染、急性肾盂肾炎。

4. 吸入性炭疽(暴露后)。

【用法用量】静脉滴注,成人一次 0.5g,一日 1 次。

【调配方法】静脉滴注液:①本品粉针剂先用注射用水溶解,再用 0.9% 氯化钠注射液、5% 葡萄糖注射液稀释至 5mg/ml;②本品小容量注射液以 0.9% 氯化钠注射液或 5% 葡萄糖注射液稀释至 5mg/ml。

【混合液的稳定性】稀释后,在 25℃ 及低于 25℃ 的条件下可保存 72 小时,在 5℃ 条件下可保存 14 日,在 –20℃ 条件下可保存 6 个月。静脉滴注液冷冻后可置于 25℃ 或 8℃ 条件下融化,勿用微波或水浴加速其融化,融化后不能再次冻融。

【禁忌证】

1. 对喹诺酮类药物过敏者禁用。

2. 18 岁以下的儿童禁用本品全身制剂(除用于吸入性炭疽外)。

3. 孕妇、哺乳期妇女禁用。

【药学监护】不良反应的处理方法如下:

1. 若出现肌腱疼痛、肿胀、炎症或断裂,应立即停药。出现肌腱炎或肌腱断裂后,不可再次使用本药。

2. 若出现中枢神经系统症状,应停药,并给予适当治疗。

3. 若出现周围神经病变症状[包括疼痛、灼烧感、刺痛、麻木、无力或其他感觉改变(包括对轻触、疼痛、温度、位置、振动的感觉改变)],应立即停药,且应避免再次使用氟喹诺酮类药物(包括本药)。

4. 若出现腹泻,应考虑是否为艰难梭菌相关性腹泻(CDAD)。若疑似或确诊为 CDAD,可能需停用非针对艰难梭菌的抗生素,根据需要补充适当的液体、电解质、蛋白质,给予针对艰难梭菌的抗生素,并进行手术评估。

5. 若出现肝炎的症状和体征,应立即停药。

6. 若出现低血糖症,应停药,并立即给予适当治疗。

7. 若出现皮疹或其他过敏反应体征,应立即停药,并给予支持治疗;若出现严重的急性过敏反应,可能需给予肾上腺素或其他复苏措施(包括供氧,静脉补液,给予抗组胺药、皮质激素、胺类升压药,气道管理)。

8. 若出现光毒性,应停药。

【配伍禁忌】单独使用;左氧氟沙星注射剂不能与任何含有多价阳离子(如镁离子)的溶液通过同一条静脉通路同时给药。

莫西沙星（moxifloxacin）

【适应证】

1. 用于治疗敏感菌所致的呼吸道感染，如急性鼻窦炎、慢性支气管炎急性发作、社区获得性肺炎。

2. 用于治疗敏感菌所致的皮肤和皮肤组织感染。

3. 用于治疗敏感菌所致的复杂性腹腔感染，包括腹腔脓肿。

4. 用于预防和治疗鼠疫（包括肺鼠疫和暴发性鼠疫）。

【用法用量】成人的推荐剂量为一次 0.4g，一日 1 次（一次 1 瓶，一日 1 次），静脉给药 0.4g 的时间应为 90 分钟。

【调配方法】下列注射液与莫西沙星注射液的混合液在室温条件下可保持稳定 24 小时以上，因此被认为可以合并给药：注射用水；0.9% 氯化钠注射液；1mol 氯化钠注射液；5% 葡萄糖注射液；10% 葡萄糖注射液；40% 葡萄糖注射液；20% 木糖醇注射液；林格液；乳酸钠林格液。

【禁忌证】

1. 对本药或其他喹诺酮类药过敏者。

2. 重度肝功能损害者（Child-Pugh 分级为 C 级）或氨基转移酶高于正常值上限（ULN）的 5 倍者。

3. 既往因使用喹诺酮类药出现肌腱疾病的患者。

4. 有症状性心律失常病史者。

5. 先天性或获得性 Q-T 间期延长患者。

6. 心动过缓患者。

7. 心力衰竭伴左心室射血分数降低的患者。

8. 电解质紊乱（尤其是未纠正的低钾血症）患者。

9. 18 岁以下的儿童。

10. 孕妇。

11. 哺乳期妇女。

【药学监护】

1. 应避免用于 Q-T 间期延长的患者、患有低钾血症的患者及接受 Ⅰa 类（如奎尼丁、普鲁卡因胺）或 Ⅲ 类（如胺碘酮、索他洛尔）抗心律失常药治疗的患者。在致心律失常的条件存在时慎用。有中枢神经系统疾病及癫痫、癫痫史的患者慎用。

2. 本药与可能延长 Q-T 间期的药物如西沙必利、红霉素、抗精神病药和三环类抗抑郁药联合用药时可能存在累加效应，所以应慎重与这些药物合用。

【配伍禁忌】配伍结论：盐酸莫西沙星氯化钠注射液与 0.9% 氯化钠注射

液相容,比例在1∶10~10∶1,两者的混合液在室温条件下可保持稳定24小时以上,可以合用。

莫西沙星静脉滴注不能与其他抗生素混合或直接加入其他抗生素中使用。

替考拉宁(teicoplanin)

【适应证】可用于治疗各种严重的革兰氏阳性菌感染,包括不能用青霉素类及头孢菌属类抗生素治疗或用上述抗生素治疗失败的严重葡萄球菌感染,或对其他抗生素耐药的葡萄球菌感染。

【用法用量】

1. 肾功能正常的成人和老年人　中度感染的负荷剂量为第1天只1次400mg静脉注射或静脉滴注;维持剂量为每日1次200mg静脉注射或静脉滴注。严重感染的负荷剂量为头3剂400mg静脉注射或静脉滴注,每12小时1次;维持剂量为每日1次400mg静脉注射或静脉滴注。

2. 肾功能不全的成人和老年人　前3天按常规剂量,第4天起根据血药浓度测定结果调整治疗用量。

3. 儿童　>2个月的患儿10mg/kg,前3剂负荷剂量为每12小时1次,以后每日1次;<2个月的婴儿第1天只1剂16mg/kg,以后每日1次8mg/kg。

【调配方法】慢慢将所附的全部注射用水沿瓶壁注入小瓶内,轻轻滚动小瓶直至药粉完全溶解,注意避免产生泡沫,慢慢抽出替考拉宁溶液,此时浓度应为100mg/1.5ml。配制好的溶液为pH 7.5的等渗液,可直接静脉注射,也可用稀释液稀释后静脉滴注。

【混合液的稳定性】配制好的替考拉宁溶液应立即使用,未用完的部分应丢弃。少数情况下配制好不能立即使用,则将配制好的替考拉宁溶液在4℃条件下保存,但不得超过24小时。

【禁忌证】对本品有过敏史者禁用。

【药学监护】

1. 本品与万古霉素可能有交叉过敏反应,故对万古霉素过敏者慎用。但使用万古霉素曾发生红人综合征者非本品的禁忌证。

2. 应用本品时应当对听力、血液学、肝和肾功能进行检测,特别是肾功能不全、接受长期治疗,以及用本品期间同时和相继使用可能有听神经毒性和/或肾毒性的其他药物,如氨基糖苷类、多黏菌素、两性霉素B、环孢素、顺铂、呋塞米、依他尼酸。

3. 与其他抗生素联合长期使用时,可能会导致不敏感菌过度生长。如果在治疗期间发生二重感染,应进行适当调整。

4. 溶解药粉时应避免产生泡沫,如出现泡沫可将溶液静置15分钟,待其消泡。非常重要的是正确配制溶液,并用注射器小心抽取,配制不小心将会导致给药剂量低于50%。

【配伍禁忌】替考拉宁静脉滴注不能与其他抗生素混合或直接加入其他抗生素中使用。

盐酸万古霉素(vancomycin hydrochloride)

【适应证】

1. 用于治疗耐甲氧西林葡萄球菌所致的严重感染,亦用于不能使用其他抗生素(包括青霉素、头孢菌素类)或使用其他抗生素无效的葡萄球菌、肠球菌等敏感菌所致的感染。

2. 用于防治血液透析患者由葡萄球菌属所致的动静脉分流感染。

3. 口服用于治疗因长期服用广谱抗生素引起的难辨梭状杆菌所致的假膜性小肠结肠炎或葡萄球菌性肠炎。

【用法用量】通常用盐酸万古霉素每天2g(效价),可分为每6小时500mg或每12小时1g,每次静脉滴注时间在60分钟以上,可根据年龄、体重、症状适量增减。老年人每12小时500mg或每24小时1g,每次静脉滴注时间在60分钟以上。儿童、婴儿每天40mg/kg,分2~4次静脉滴注,每次静脉滴注时间在60分钟以上。新生儿每次给药量为10~15mg/kg,出生1周内的新生儿每12小时给药1次,出生1周~1个月的新生儿每8小时给药1次,每次静脉滴注时间在60分钟以上。

【调配方法】配制方法为在含有本品0.5g的小瓶中加入10ml注射用水溶解,再以至少100ml 0.9%氯化钠注射液或5%葡萄糖注射液稀释,静脉滴注时间在60分钟以上。成人的给药浓度为5mg/ml;对于需限制液体者,给药浓度不应超过10mg/ml。

【混合液的稳定性】室温(1~30℃)下保存。配制后的溶液应尽早使用,若必须保存,则可保存于室温、冰箱内,在24小时内使用。

【禁忌证】对本品有既往过敏性休克史的患者禁用。

【药学监护】

1. 快速静脉注射或短时内静脉滴注本药可使组胺释放出现红人综合征(面部、颈、躯干红斑性充血、瘙痒等)、低血压等副作用,所以每次静脉滴注时间应在60分钟以上。

2. 对肾功能损害及老年患者应调整用药量和用药间隔,监测血中的药物浓度,慎重给药。

3. 为防止使用本药后产生耐药菌,原则上应明确细菌的敏感性,治疗时应在必要的最小期间内用药。

4. 因可引起血栓性静脉炎,所以应十分注意药液浓度和静脉滴注速度,再次静脉滴注时应更换静脉滴注部位。

5. 药液渗漏于血管外可引起坏死,所以在给药时应慎重,不要渗漏于血管外。

6. 用药前后及用药时需进行细菌培养明确致病菌,并测定其对本药的敏感度;密切监测听力;肾功能不全或与氨基糖苷类药合用时,应密切监测肾功能。

7. 长期用药或与可致中性粒细胞减少的药物合用时,应定期监测白细胞计数。

8. 应注意监测血药浓度,尤其是肾功能变化较大的严重患者。

【配伍禁忌】本药与其他具神经毒性和/或肾毒性的药物(如两性霉素 B、氨基糖苷类、杆菌肽、多黏菌素 B、黏菌素、紫霉素或顺铂)合用时,应密切观察。

利奈唑胺(linezolid)

【适应证】适用于治疗敏感菌引起的下列感染:医院获得性肺炎、社区获得性肺炎;复杂性皮肤和皮肤软组织感染,包括未并发骨髓炎的糖尿病足部感染,由金黄色葡萄球菌(甲氧西林敏感和耐药菌株)、化脓性链球菌或无乳链球菌引起的复杂性皮肤和皮肤软组织感染以及非复杂性皮肤和皮肤软组织感染;万古霉素耐药的屎肠球菌感染,包括伴发的菌血症。

【用法用量】静脉滴注。成人及 12 岁和 12 岁以上的青少年 600mg,每 12 小时 1 次;出生至 11 岁儿童 10mg/kg,每 8 小时 1 次。

【调配方法】利奈唑胺静脉注射剂型为单次使用的即用型输液袋。利奈唑胺注射液应在 30~120 分钟内静脉滴注完毕,不能将此静脉输液袋串联在其他静脉给药通路中,不可在此溶液中加入其他药物。如果利奈唑胺注射液需与其他药物合并应用,应根据每种药物的推荐剂量和给药途径分别应用。

可配伍的静脉注射液有 5% 葡萄糖注射液、0.9% 氯化钠注射液、乳酸钠林格液。

【混合液的稳定性】在使用时方可拆除输液袋的外包装袋。应避光、密闭,在 15~30℃保存,避免冷冻。利奈唑胺注射液可呈黄色,且随着时间延长可加深,但对药物含量没有不良影响。

【禁忌证】

1. 已知对利奈唑胺或本品中的其他成分过敏的患者禁用。

2. 正在使用单胺氧化酶抑制剂、任何能抑制单胺氧化酶 A 或 B 的药物(如苯乙肼、异卡波肼)的患者,或 2 周内曾经使用过这类药物的患者不应使用利奈唑胺。

【药学监护】

1. 利奈唑胺的不良反应有骨髓抑制(包括贫血、白细胞减少、各类血细胞减少和血小板减少)。使用利奈唑胺的患者应每周进行全血细胞计数检查,尤其是用药超过 2 周,或以前有过骨髓抑制病史,或合并使用能诱导发生骨髓抑制的其他药物,或患慢性感染既往或目前合并接受其他抗菌药治疗的患者。对发生骨髓抑制或骨髓抑制发生恶化的患者,应考虑停用利奈唑胺。

2. 血小板减少症是利奈唑胺所致的严重不良反应之一,血小板计数基础值低的患者应尽量避免使用;尽量避免与其他可引起血小板减少症的药物联用,确需联用时应权衡利弊、谨慎给药。

3. 有周围神经病变和视神经病变(有的进展至失明),不论其接受利奈唑胺治疗的时间长短,应当进行视觉功能监测,出现视觉改变时应当告知医师。如发生周围神经病变和视神经病变,应进行用药与潜在风险评价,以判断是否继续用药。患者原有严重的周围神经病变和视神经病变时,建议不选用利奈唑胺。

4. 有乳酸酸中毒的患者,乳酸酸中毒一旦发生,病死率极高,对治疗反应不佳。对存在乳酸酸中毒风险的患者应先权衡利弊,再决定是否选用利奈唑胺治疗。有各种易引起血乳酸水平升高而导致乳酸酸中毒的因素时都应慎用利奈唑胺,包括糖尿病急性并发症,如感染、酮症酸中毒、糖尿病非酮症高渗综合征可造成乳酸堆积而诱发乳酸酸中毒;重要脏器疾病,如脑血管意外、心肌梗死等可加重组织器官血液灌注不良,导致低氧血症和乳酸酸中毒;同时应用可诱发乳酸酸中毒的药物,如双胍类、乙醇、烟酸、山梨醇、肠外营养、乳糖等;遗传性疾病,如葡萄糖-6-磷酸脱氢酶缺乏、果糖 1,6-二磷酸酶缺乏、丙酮酸羧化酶缺乏、丙酮酸脱氢酶缺乏及氧化磷酸化缺陷。

【配伍禁忌】尤其应注意,利奈唑胺注射液与下列药物通过 Y 型接口联合给药时可导致物理性质不配伍。这些药物包括两性霉素 B、盐酸氯丙嗪、地西泮、喷他脒异硫代硫酸盐、乳糖酸红霉素、苯妥英钠和复方磺胺甲噁唑。此外,利奈唑胺注射液与头孢曲松钠合用可致两者的化学性质不配伍。

如果同一静脉通路用于几种药物依次给药,在应用利奈唑胺注射液前及使用后,应使用与利奈唑胺注射液和其他药物可配伍的溶液进行冲洗。

甲硝唑(metronidazole)

【适应证】适用于治疗和预防敏感厌氧菌导致的感染。

【用法用量】

1. 治疗厌氧菌感染 成人的负荷剂量为 15mg/kg(70kg 的成人约为 1g),

静脉滴注 1 小时；维持剂量为 7.5mg/kg（70kg 的成人约为 500mg），静脉滴注 1 小时，每 6 小时 1 次。应在负荷剂量给药开始后的 6 小时开始第 1 次维持剂量，24 小时期间内最高不应超过 4g。通常治疗持续时间为 7~10 天，但骨和关节、下呼吸道及心内膜感染可能需要更长时间的治疗。

2. 预防厌氧菌感染　对于外科预防性使用，为预防污染性或潜在污染性结直肠手术发生术后感染，推荐的成人剂量方案为 15mg/kg，静脉滴注 30~60 分钟，并在术前约 1 小时完成；或首次剂量后的 6 和 12 小时给予 7.5mg/kg，静脉滴注 30~60 分钟。

【调配方法】静脉滴注液：本药磷酸二钠粉针剂 0.915g 用 100ml 氯化钠注射液或 5% 葡萄糖注射液复溶。

【混合液的稳定性】在使用时方可拆除输液袋的外包装袋。在室温下贮藏，避免冷冻。

【禁忌证】有甲硝唑或其他硝基咪唑类衍生物过敏史的患者禁用；有活动性中枢神经系统疾病和血液病者禁用。

【药学监护】不良反应的处理方法如下：

1. 若出现异常的神经病学症状，应仔细观察患者并立即评估继续用药的利弊。

2. 若使用本药外用制剂时出现皮炎，可能需停用。

3. 若使用本药阴道制剂时，用药部位出现烧灼感、红肿等，应停药并将局部药物洗净。

4. 若已知或之前未被识别的念珠菌病的症状加重，需给予抗念珠菌药物。

5. 若 Cockayne 综合征患者出现肝功能检查结果升高，应停药，并监测肝功能直至恢复至用药前的水平。

6. 若 Cockayne 综合征患者出现潜在肝损伤症状（如腹痛、恶心、粪便颜色改变或黄疸），应立即停药。

【配伍禁忌】甲硝唑氯化钠注射液只能作为连续性或间歇性输液通过缓慢静脉滴注给药。不应向甲硝唑氯化钠注射液中加入添加物。如果使用原来的静脉输液系统，滴注甲硝唑期间应停止使用原来的溶液。不要使用会与药品溶液接触的含铝装置（例如针头、套管）。

氟康唑（fluconazole）

【适应证】适用于深部真菌感染，如隐球菌病、全身性念珠菌病。

【用法用量】静脉滴注，氟康唑的日剂量应根据真菌感染的性质和严重程度确定。成人 50~400mg，每日 1 次；不推荐用于 16 岁以下的儿童，如必须使用，则 3~6mg/kg，每日 1 次；< 2 周的患儿应每 72 小时给药 1 次；3~4 周的患儿每 48 小时给药 1 次。

【调配方法】氟康唑注射液可与下列注射用溶液配伍：20% 葡萄糖注射液、林格注射液、哈特曼液、葡萄糖氯化钾注射液、4.2% 碳酸氢钠注射液、混合氨基酸注射液、0.9% 氯化钠注射液。虽然尚未发现有特殊的配伍禁忌，但不推荐在静脉滴注氟康唑前与其他任何药物混合。氟康唑注射液由 0.9% 氯化钠注射液配制而成，每 200mg（每瓶 200mg/100ml）中分别含 15mmol 钠离子和氯离子。由于氟康唑注射液为盐水稀释液，对需要限制钠盐或液体摄入量的患者应考虑液体滴注速度。本药静脉滴注时的最大滴注速度约为 200mg/h。

【混合液的稳定性】0.9% 氯化钠注射液稀释后的本品应在 12 小时内使用。

【禁忌证】对氟康唑及其无活性成分、其他唑类药物过敏的患者禁用。

【药学监护】

1. 滴注速度：静脉滴注速度不超过 10ml/min。

2. 过敏反应表现为皮疹，偶可发生严重的剥脱性皮炎、渗出性多形红斑。氟康唑治疗过程中偶有患者出现剥脱性皮肤反应，如 Stevens-Johnson 综合征及中毒性表皮坏死松解症等。如浅部真菌感染患者服用氟康唑后出现皮疹，应停药。如侵入性 / 系统性真菌感染患者出现皮疹，应对其严密监测，一旦出现大疱性损害或多形红斑，应立即停用氟康唑。

3. 消化道反应有恶心、呕吐、腹痛或腹泻等。

4. 肝毒性：氟康唑治疗过程中可发生轻度的一过性血清氨基转移酶升高，偶可出现肝毒性症状。因此在氟康唑治疗开始前、治疗中应定期检查肝功能，如肝功能出现持续异常或加剧，或出现肝毒性的临床症状时均需终止治疗。

5. 周围血象中性粒细胞减少和血小板减少偶可发生，多呈一过性。

6. 某些唑类抗真菌药包括氟康唑与心电图 Q-T 间期延长有关。对使用氟康唑的患者进行上市后安全性监测发现，极少数病例报道有 Q-T 间期延长和尖端扭转型室性心动过速。已有潜在引起心律失常病情的患者应慎用氟康唑。根据多剂量药物相互作用的研究结果，多剂量接受氟康唑 400mg/d 或更高剂量治疗的患者禁止同时服用特非那定。接受氟康唑治疗的患者禁止同时服用延长 Q-T 间期和经过 CYP3A4 酶代谢的药物，如西沙必利、阿司咪唑、匹莫齐特、红霉素、奎尼丁。

7. 氟康唑为强效 CYP2C9 抑制剂和中效 CYP3A4 抑制剂，使用氟康唑治疗的患者如同时使用经 CYP2C9 及 CYP3A4 代谢且治疗窗较窄的药物需密切监测。

【配伍禁忌】虽然尚未发现有特殊的配伍禁忌，但不推荐在静脉滴注氟康唑前与其他任何药物混合。

伏立康唑（voriconazole）

【适应证】主要用于侵袭性曲霉病；对氟康唑耐药的念珠菌（包括克柔念珠菌）引起的严重侵袭性感染；由足放线病菌属和镰刀菌属引起的严重感染；非中性粒细胞减少患者的念珠菌血症。

【用法用量】静脉滴注。①负荷剂量（第 1 个 24 小时给予）：一次 6mg/kg，每 12 小时 1 次。②维持剂量（开始用药 24 小时后给予）：一次 4mg/kg，一日 2 次；如不耐受，可减至一次 3mg/kg，一日 2 次。

【调配方法】伏立康唑粉针剂使用时先用 19ml 注射用水或 19ml 0.9% 氯化钠注射液溶解成 20ml 的澄清溶液，溶解后的浓度为 10mg/ml。稀释后摇动药瓶直至药物粉末溶解。

只有清澈、无颗粒的溶液才能使用。用药时，最终配成含量为 0.5~5mg/ml 的伏立康唑溶液。

伏立康唑可以采用下列注射液稀释：0.9% 氯化钠注射液，复方乳酸钠注射液，5% 葡萄糖和复方乳酸钠注射液，5% 葡萄糖和 0.45% 氯化钠注射液，5% 葡萄糖注射液，含有 20mEq 氯化钾的 5% 葡萄糖注射液，0.45% 氯化钠注射液，5% 葡萄糖和 0.9% 氯化钠注射液。

【混合液的稳定性】注射用伏立康唑为无防腐剂的单剂无菌冻干粉针剂，稀释后必须立即使用。如果不立即滴注，保存在 2~8℃下，保存时间不得超过 24 小时。

【禁忌证】对其活性成分或其赋形剂过敏者禁用。

【药学监护】

1. 该药在静脉滴注前先溶解成 10mg/ml，再稀释至不高于 5mg/ml 的浓度。静脉滴注速度最快不超过每小时 3mg/kg，每瓶滴注时间须 1~2 小时。

2. 伏立康唑粉针剂不可用于静脉注射。

3. 静脉用药的疗程不宜超过 6 个月。

4. 伏立康唑与 Q-Tc 间期延长有关。在使用伏立康唑治疗前或治疗期间应当监测血电解质，如存在低钾血症、低镁血症和低钙血症等电解质紊乱则应纠正。

5. 患者接受伏立康唑治疗时必须仔细监测肝毒性、肾毒性。

6. 对于 6 个月以上的长期暴露（治疗或预防），需仔细评估效益与风险平衡。

7. 该药应尽量避免与苯妥英合用，权衡利弊后必须同时应用时，建议密切监测苯妥英的浓度。

8. 与利福布汀合用时需密切监测全血细胞计数以及利福布汀的不良反应。除非利大于弊,否则应避免同时应用这2种药物。

9. 伏立康唑应当避免与低剂量利托那韦(每次100mg,每日2次)合用,除非对患者的利益与风险评估证明应该使用伏立康唑;禁与高剂量利托那韦(每次400mg及400mg以上,每日2次)联合使用。

10. 美沙酮当与伏立康唑合用时,需要密切监测美沙酮的不良反应和毒性,包括Q-Tc间期延长。可能需要降低美沙酮的剂量。

11. 短效阿片类药物与伏立康唑合用时,应考虑减少阿芬太尼、芬太尼和其他与阿芬太尼结构类似并且通过CYP3A4代谢的短效阿片类药物(如舒芬太尼)的剂量;长效阿片类药物与伏立康唑合用时,应考虑降低羟考酮和其他通过CYP3A4代谢的长效阿片类药物(如氢可酮)的剂量,并密切监测阿片类药物的相关不良反应。

12. 禁与CYP3A4底物包括特非那定、阿司咪唑、西沙必利、匹莫齐特和奎尼丁等联合使用;禁与西罗莫司联合使用;禁与利福平、卡马西平和苯巴比妥联合使用;禁以标准剂量与400mg(每日1次)或更高剂量的依非韦伦联合使用;禁与麦角生物碱类药物包括麦角胺、二氢麦角胺等联合使用;禁与圣约翰草联合使用。

【配伍禁忌】

1. 禁与其他药物包括肠道外营养剂(如Aminofusin 10% Plus)在同一静脉输液通路中同时滴注。伏立康唑与Aminofusin 10% Plus物理不相容,两者在4℃储存24小时后可产生不溶性微粒。该药滴注结束后,其静脉输液通路可能可用于其他药物的滴注。

2. 即使是各自使用不同的输液通路,该药也禁止和血液制品或短期滴注的电解质浓缩液同时滴注。

3. 该药禁止用4.2%碳酸氢钠注射液稀释。

卡泊芬净(caspofungin)

【适应证】

1. 用于经验性治疗中性粒细胞减少,伴发热患者的可疑真菌感染。

2. 用于治疗念珠菌血症及念珠菌引起的腹腔脓肿、腹膜炎、胸膜腔感染。

3. 用于治疗食管念珠菌病。

4. 用于治疗对其他疗法(如两性霉素B、两性霉素B脂质体、伊曲康唑)不能耐受或其他疗法难治的侵袭性曲霉病。

【用法用量】本药应缓慢静脉滴注约 1 小时,不得静脉注射。第 1 日单次给予负荷剂量 70mg;第 2 日开始给予一次 50mg,一日 1 次。疗程应根据患者的临床反应而定,经验性治疗应持续至中性粒细胞恢复正常。确诊为真菌感染的患者,应连用本药至少 14 日;中性粒细胞恢复正常和临床症状消失后继续用药至少 7 日。若对 50mg 剂量的耐受性好,但缺乏有效的临床反应,可将剂量增加至 70mg/d。

【调配方法】静脉滴注液:本药粉针剂可用 0.9% 氯化钠注射液、灭菌注射用水、含对羟基苯甲酸甲酯和对羟基苯甲酸丙酯的抑菌注射用水、含 0.9% 苯甲醇的抑菌注射用水 10.8ml 复溶,50mg 粉针剂复溶后浓度为 5mg/ml,70mg 粉针剂复溶后浓度为 7mg/ml。本药复溶液在不超过 25℃ 的条件下最长可保存 1 小时。本药复溶液可用 0.9%、0.45% 或 0.225% 氯化钠注射液或乳酸钠林格注射液 250ml 稀释,或用更少容积的 0.9%、0.45% 或 0.225% 氯化钠注射液或乳酸钠林格注射液稀释,但稀释后的终浓度不得超过 0.5mg/ml。

【混合液的稳定性】药瓶中溶解液的贮藏:在制备患者的滴注液之前,溶解液可储存在 25℃ 或 25℃ 以下维持 24 小时;稀释后用于患者的滴注液:在静脉注射袋或瓶中的最终用于患者的滴注液可储存在 25℃ 或 25℃ 以下维持 24 小时,而在 2~8℃ 冰箱中可维持 48 小时。

【禁忌证】对本药过敏者禁用。

【药学监护】

1. 过敏反应。本品使用过程中有出现过敏反应的报道。如果出现过敏症状,应停止使用本品治疗并进行适当处理。

2. 皮肤和皮下组织疾病。上市后使用本品有 Stevens-Johnson 综合征(SJS)和中毒性表皮坏死松解症(TEN)不良反应的病例报告。有皮肤过敏反应史的患者应谨慎使用。

3. 合并使用环孢素。只应在潜在获益超过潜在风险的患者中进行本品和环孢素联合治疗。在伴随治疗过程中应对肝功能检查异常的患者进行监测并评价继续治疗的风险与获益。

4. 对肝脏功能的影响。在接受本品治疗的健康志愿者以及成人和儿童患者中已发现肝功能实验室检查异常。在本品治疗期间应对肝功能检查异常的患者进行监测,以判断肝功能的变化并评价是否继续使用本品。

【配伍禁忌】只能用 0.9% 氯化钠注射液稀释,并单独使用。

第二节 呼吸系统静脉药物

盐酸溴己新(bromhexine hydrochloride)

【适应证】适用于在口服给药困难的情况下,慢性支气管炎及其他呼吸道疾病如哮喘、支气管扩张、硅沉着病等有黏痰不易咳出的患者。

【用法用量】静脉滴注,一次4mg(1支),一日8~12mg(2~3支)。

【调配方法】用5%葡萄糖注射液稀释后静脉滴注。

【禁忌证】对本品过敏者禁用。

【药学监护】

1. 胃溃疡患者应慎用。

2. 主要不良反应包括震颤、休克、类过敏症状休克、过敏症状(皮疹、血管神经性水肿、支气管痉挛、呼吸困难、瘙痒等)。

3. 对于孕妇或可能怀孕的妇女,只有当判定获益超过风险时才可以给药。妊娠期间的用药安全性尚未确定。

4. 儿童慎用本药注射剂,不推荐婴幼儿使用本药注射剂。

5. 老年人的各项生理功能下降,注意减少用量。

【配伍禁忌】

1. 本品溶液显酸性,与多种碱性药物有配伍反应,临床使用应单独给药;需合并使用其他药物时应单独溶解稀释,单独滴注;如与本品共用同一输液通道,两组药物之间需用5%葡萄糖注射液充分冲管或更换输液管。

2. 研究显示,在特定的环境条件下,三层共挤输液用袋与聚丙烯输液瓶对盐酸溴己新均有不同程度的吸附作用,配液时首选玻璃输液瓶装葡萄糖注射液溶解本品。

3. 研究显示,乳胶管、聚氨酯类热塑性弹性体输液器(TPU)、聚氯乙烯输液器(PVC)对盐酸溴己新有较强的吸附作用;因接触层材料为低密度聚乙烯(PE)的输液器对本品的吸附作用较小,建议临床使用时应首选接触层材料为PE的输液器。

盐酸氨溴索(ambroxol hydrochloride)

【适应证】适用于伴有痰液分泌不正常及排痰功能不良的急、慢性呼吸道疾病的祛痰治疗;术后肺部并发症的预防性治疗;早产儿及新生婴儿呼吸窘迫综合征的治疗。

【用法用量】

1. 预防治疗　缓慢静脉注射。成人及 12 岁以上的儿童每次 15mg，每日 2~3 次；严重病例可以增至每次 30mg。6~12 岁儿童每次 15mg，每日 2~3 次；2~6 岁儿童每次 7.5mg，每日 3 次；2 岁以下儿童每次 7.5mg，每日 2 次。

2. 婴儿呼吸窘迫综合征（IRDS）的治疗　每日用药总量为 30mg/kg，分 4 次给药，应使用注射泵给药，静脉注射时间至少 5 分钟。

【调配方法】本品每 15mg 用 5ml 无菌注射用水溶解后缓慢静脉注射，亦可与葡萄糖注射液、果糖注射液、0.9% 氯化钠注射液或林格液混合后静脉滴注。

【禁忌证】已知对盐酸氨溴索或其他配方成分过敏者禁用。

【药学监护】

1. 警告　该品种在上市后安全性监测中有严重过敏性休克的报告，故对特殊人群、有过敏史和高敏状态（如支气管哮喘等气道高反应）的患者应慎用本品。用药后如出现过敏反应须立即停药，并根据反应的严重程度给予对症治疗。一旦出现过敏性休克，应立即给予急救。

2. 以下情况慎用本品　①肝、肾功能不全者；②胃溃疡患者；③支气管纤毛运动功能受阻及呼吸道出现大量分泌物的患者（恶性纤毛综合征患者等，可能有出现分泌物阻塞气道的风险）；④青光眼患者。

3. 注意事项　①禁止本品与其他药物在同一容器内混合，注意配伍用药，应特别注意避免与头孢菌素类抗生素、中药注射剂等配伍应用。②若静脉用药时注射速度过快，极少数患者可能会出现头痛、疲劳、精疲力竭、下肢沉重等感觉。③在极少数病例出现严重的皮肤反应，如 Stevens-Johnson 综合征和 Lyell's 综合征 [中毒性表皮坏死松解症（TEN）]，这些症状的出现都与患者使用时的状态相关。上述病例中的大部分都是由潜在疾病或者伴随用药引起的。如果患者在用药后新出现皮肤或者黏膜损伤，应及时报告医师，并停用本品。

本品与抗生素（阿莫西林、头孢呋辛、红霉素、多西环素）协同治疗可导致抗生素在肺组织中的浓度升高，与其他药物合用所致的临床相关不良影响未见报道。

4. 临床前试验及用于妊娠 28 周后的大量临床试验显示对妊娠无不良影响，但妊娠期间应慎用药物，特别是妊娠前 3 个月应注意观察；药物可进入乳汁，但治疗剂量对婴儿应无影响。

【配伍禁忌】本品不宜与碱性溶液混合，在 pH > 6.3 的溶液中可能会导致产生氨溴索游离碱沉淀。禁止本品与其他药物在同一容器内混合，注意配伍用药，应特别注意避免与头孢菌素类抗生素、中药注射剂等配伍应用。

硫酸沙丁胺醇（salbutamol sulfate）

【适应证】适用于治疗支气管哮喘或喘息性支气管炎等伴有支气管痉挛的呼吸道疾病。

【用法用量】静脉注射，一次 0.4mg，稀释后缓慢注射；静脉滴注，一次 0.4mg，稀释后滴注。

【调配方法】

1. 静脉注射液　以 5% 葡萄糖注射液 20ml 或氯化钠注射液 20ml 稀释。

2. 静脉滴注液　5% 葡萄糖注射液 100ml 稀释。

【禁忌证】对其任何成分曾有过敏记录的患者禁用。

【药学监护】

1. 长期使用可形成耐药性，不仅疗效降低，且有加重哮喘的风险，应考虑开始施行或增加皮质激素治疗。

2. 同时应用其他肾上腺素受体激动剂者其作用可增加，不良反应也可能加重；并用茶碱类药物时可增加松弛支气管平滑肌的作用，也可能增加不良反应。

3. 本药可能会造成骨骼肌轻微震颤，双手最明显，该作用呈剂量相关性。其他不良反应包括恶心、头痛、头晕、心悸等。剂量过大时可见心动过速和血压波动。建议监测第 1 秒用力呼气容积（FEV_1）、最大呼气量和 / 或其他肺功能检查、血压、心率、血糖、血钾、哮喘症状、动脉或毛细血管血气分析（如患者状态允许）。

4. 孕妇及哺乳期妇女不宜注射本药，如有必要，应在医师指导下使用。儿童应在医师指导下使用。

硫酸特布他林（terbutaline sulfate）

【适应证】适用于预防和缓解支气管哮喘、与支气管和肺气肿有关的可逆性支气管痉挛。

【用法用量】缓慢静脉滴注，成人 0.5~0.75mg/d，分 2~3 次给药；或遵医嘱。

【调配方法】硫酸特布他林注射液 0.25mg 加入 0.9% 氯化钠注射液 100ml 中，以 0.002 5mg/min 的速度缓慢静脉滴注。

【禁忌证】对拟交感胺类药和本品中的任何成分过敏者禁用。

【药学监护】

1. 本品应慎用于对拟交感胺类药的易感性增高者，如未经适当控制的甲亢患者。

2. $β_2$ 受体激动剂有增高血糖的作用，因此糖尿病患者用本品时应特别注意控制血糖。

3. β₂ 受体激动剂已成功用于严重缺血性心功能衰竭的急性治疗,但这类药物有致心律失常的可能性,应慎用。

4. 高血压、癫痫患者慎用。

5. 与其他拟交感神经药合用可加重副作用。

6. 不宜与 β 肾上腺素受体拮抗剂合用。

7. 本品在临床使用时,雾化吸入和静脉滴注不建议同时使用,以防药性叠加产生不良后果。

8. β 肾上腺素受体激动剂应用于正在接受单胺氧化酶抑制剂和三环类抗抑郁药治疗的患者时应谨慎,因为联用会使用 β 肾上腺素受体激动剂对心血管系统的作用加强。

9. 按所推荐的剂量,不良反应发生率低,多为轻度,可耐受,不影响继续治疗。主要有中枢神经系统症状如震颤、神经质、头晕、头痛,偶有嗜睡;心血管系统症状如心悸、心动过速。

10. 孕妇确有需要时方可考虑应用并应仔细权衡利弊;本品是否排入人乳尚不明确,哺乳期妇女慎用。

11. 由于没有足够的临床试验证实该药在儿童使用的安全性和有效性,因此本品静脉滴注时不推荐在 < 12 岁的儿童中使用。

12. 由于没有足够的临床试验证实该药在老年人使用的安全性和有效性,本品静脉滴注时不推荐在 > 60 岁的老年人中使用。

氨茶碱(aminophylline)

【适应证】适用于支气管哮喘、慢性喘息性支气管炎、慢性阻塞性肺疾病等缓解喘息症状;也可用于心功能不全和心源性哮喘。

【用法用量】

1. 成人的常用剂量　静脉注射,一次 0.125~0.25g 用 50% 葡萄糖注射液稀释至 20~40ml,一日 0.5~1g,注射时间不得短于 10 分钟;静脉滴注,一次 0.25~0.5g 以 5%~10% 葡萄糖注射液稀释后缓慢滴注,一日 0.5~1g;注射给药的极量为一次 0.5g,一日 1g。

2. 小儿的常用剂量　静脉注射,一次 2~4mg/kg 以 5%~25% 葡萄糖注射液稀释后缓慢注射。

【禁忌证】对本品过敏的患者、活动性消化溃疡和未经控制的惊厥性疾病患者禁用。

【药学监护】

1. 应定期监测血清茶碱浓度,以保证最大疗效而不发生血药浓度过高。

2. 肾功能或肝功能不全患者、年龄超过 55 岁、特别是男性和伴发慢性肺部疾病的患者、任何原因引起的心功能不全患者、持续发热患者、使用某些药物的患者及茶碱清除率减低者，血清茶碱浓度的维持时间往往显著延长，应酌情调整用药剂量或延长用药间隔时间。

3. 茶碱制剂可致心律失常和 / 或使原有的心律失常加重，患者心率和 / 或节律的任何改变均应进行监测。

4. 有高血压或者非活动性消化道溃疡病史的患者慎用本品。

5. 药物相互作用

（1）地尔硫䓬、维拉帕米可干扰茶碱在肝内的代谢，合用可增加本品的血药浓度和毒性。

（2）西咪替丁可降低本品的肝清除率，合用时可增加茶碱的血清浓度和 / 或毒性。

（3）某些抗菌药，如大环内酯类的红霉素、罗红霉素、克拉霉素，氟喹诺酮类的依诺沙星、环丙沙星、氧氟沙星、左氧氟沙星，克林霉素、林可霉素等可降低茶碱的清除率，增高其血药浓度。其中尤以红霉素、依诺沙星为著，当茶碱与上述药物伍用时，应适当减量或监测茶碱的血药浓度。

（4）苯巴比妥、苯妥英、利福平可诱导肝药酶，加快茶碱的肝清除，使茶碱的血清浓度降低；茶碱也干扰苯妥英的吸收，两者的血浆浓度均下降，合用时应调整剂量，并监测血药浓度。

（5）与锂盐合用，可使锂的肾排泄增加，影响锂盐的作用。

（6）与美西律合用，可减低茶碱的清除率，增加血浆中的茶碱浓度，需调整剂量。

（7）与咖啡因或其他黄嘌呤类药并用，可增加其作用和毒性。

6. 茶碱的毒性常出现在血清浓度为 15~20μg/ml，特别是在治疗开始时，早期多见的有恶心、呕吐、易激动、失眠等；当血清浓度超过 20μg/ml 时，可出现心动过速、心律失常；当血清中的茶碱超过 40μg/ml 时，可发生发热、失水、惊厥等症状，严重的甚至引起呼吸、心跳停止而致死。

7. 本品可通过胎盘屏障，也能分泌入乳汁，随乳汁排出，孕妇、产妇及哺乳期妇女慎用。

8. 新生儿的血浆清除率可降低，血清浓度增加，应慎用。

9. 老年人因血浆清除率降低，潜在毒性增加，55 岁以上的患者慎用或酌情减量。

【配伍禁忌】静脉用药时，应避免与维生素 C、促皮质激素、去甲肾上腺素、四环素类盐酸盐配伍。

二羟丙茶碱(diprophylline)

【适应证】适用于支气管哮喘、喘息性支气管炎、阻塞性肺气肿等以缓解喘息症状;也用于心源性肺水肿引起的哮喘。

【用法用量】静脉滴注,一次 0.25~0.75g。

【调配方法】以 5% 或 10% 葡萄糖注射液稀释。

【禁忌证】对本品过敏的患者、活动性消化性溃疡和未经控制的惊厥性疾病患者禁用。

【药学监护】

1. 哮喘急性严重发作患者不首选本品。

2. 茶碱类药物可致心律失常和/或使原有的心律失常恶化,若患者心动过速和/或心律有任何异常改变均应密切注意。

3. 有高血压或者消化道溃疡病史的患者慎用本品。

4. 大剂量可致中枢兴奋,预服镇静药可防止。

5. 药物相互作用:与锂盐合用,可使锂的肾排泄增加,影响锂盐的作用;与咖啡因或其他黄嘌呤类药并用,可增加其作用和毒性。

6. 不良反应类似于茶碱,剂量过大时可出现恶心、呕吐、易激动、失眠、心动过速、心律失常,甚至可发生发热、脱水、惊厥等症状,严重的甚至呼吸、心搏骤停。

7. 本品可通过胎盘屏障,也能分泌入乳汁,随乳汁排出,孕妇、产妇及哺乳期妇女慎用。

8. 新生儿的血浆清除率可降低,血清浓度增加,应慎用。

9. 老年人因血浆清除率降低,潜在毒性增加,55 岁以上的患者慎用。

多索茶碱(doxofylline)

【适应证】适用于支气管哮喘、慢性喘息性支气管炎及其他支气管痉挛引起的呼吸困难。

【用法用量】成人每次 200mg,每 12 小时 1 次,以 25% 葡萄糖注射液稀释至 40ml 后缓慢静脉注射,时间应在 20 分钟以上,5~10 日为 1 个疗程或遵医嘱;也可将本品 300mg 加入 5% 葡萄糖注射液或 0.9% 氯化钠注射液 100ml 中缓慢静脉滴注,每日 1 次。

【禁忌证】凡对多索茶碱或黄嘌呤衍生物类药物过敏者、急性心肌梗死患者及哺乳期妇女禁用。

【药学监护】

1. 茶碱类药物的个体差异较大,多索茶碱剂量要视个体病情变化选择最佳剂量和用药方法,并监测血药浓度。

2. 心脏病患者、高血压患者、老年人及严重血氧供应不足、甲状腺功能亢进症、慢性肺心病、心脏供血不足、心律失常、肝病、消化道溃疡、肾功能不全或合并感染的患者须慎用。

3. 多索茶碱不得与其他黄嘌呤类药物同时使用,建议不要同时饮用含咖啡因的饮料及同食含咖啡因的食品。与麻黄素或其他肾上腺素类药物同用时须慎重。

4. 在增大使用剂量时,应注意监测血药浓度(在 10μg/ml 范围内治疗有效,20μg/ml 以上为中毒浓度)。

5. 药物过量:如过量使用会出现严重心律不齐、阵发性痉挛等,此表现为初期中毒症状,此时应暂停用药,请医师诊断,监测血药浓度,但在上述中毒迹象和症状完全消失后仍可继续使用。

6. 不良反应包括使用黄嘌呤衍生物可能引起恶心、呕吐、上腹部疼痛、头痛、失眠、易怒、心动过速、期外收缩、呼吸急促、高血糖、蛋白尿等。

7. 由于没有在妊娠期间进行足够的临床试验,所以孕妇慎用;哺乳期妇女禁用。

8. 儿童用药尚不明确。

9. 老年人慎用。

【配伍禁忌】与苯扎氯铵、碘、硼砂有配伍禁忌。

第三节 心血管系统静脉药物

盐酸肾上腺素(epinephrine hydrochloride)

【适应证】主要适用过敏性休克和心搏骤停。

【用法用量】皮下注射,常用剂量为一次 0.25~1mg,极量为一次 1mg。

1. 过敏性休克 可用 0.1~0.5mg 缓慢静脉注射(以 0.9% 氯化钠注射液稀释到 10ml);如疗效不好,可改用 4~8mg 静脉滴注(溶于 5% 葡萄糖注射液 500~1 000ml 中)。

2. 心搏骤停 0.25~0.5mg 以 10ml 氯化钠注射液稀释后静脉(或心内)注射。

【混合液的稳定性】pH 影响本品的稳定性,pH 为 3~4 时较为稳定;当 pH＞5.5 时则不稳定,此时药液外观虽无变化,但会发生明显失活。

【禁忌证】

高血压、器质性心脏病、冠状动脉疾病、糖尿病、甲状腺功能亢进症、洋地黄中毒、外伤性及出血性休克、心源性哮喘等患者禁用。

【药学监护】

1. α受体拮抗剂以及各种血管扩张药可对抗本品的加压作用。

2. 与全麻药合用易产生心律失常。

3. 与洋地黄、三环类抗抑郁药合用可致心律失常。

4. 与麦角制剂合用可致严重高血压和组织缺血。

5. 与利血平、胍乙啶合用可致高血压和心动过速。

6. 与β受体拮抗剂合用，两者的β受体效应互相抵消，可出现血压异常升高、心动过缓和支气管收缩。

7. 与其他拟交感胺类药合用，心血管作用加剧，易出现副作用。

8. 与硝酸酯类药物合用，本品的升压作用被抵消，硝酸酯类药物的抗心绞痛作用减弱。

9. 本药用于治疗过敏时，最适合的注射部位为大腿外侧（股外侧肌），不推荐于较小肌肉（如三角肌）注射，因可能有吸收差异。重复注射时，不得在同一部位注射，因可导致血管收缩而致组织坏疽。不得于臀部注射，因臀部注射可能无法有效治疗过敏，且可能与出现气性坏疽有关。乙醇不能杀除细菌孢子，因此不能降低坏疽风险。不得于手指/脚趾、手部、足部注射，因本药为强效血管收缩药，意外注射入手指/脚趾、手部、足部可导致该部位的血流减少，出现组织坏疽。

10. 甲状腺功能亢进症、帕金森病、糖尿病、嗜铬细胞瘤患者以及老年人、孕妇用药需谨慎。帕金森病患者可能出现精神运动激越或症状暂时性恶化，糖尿病患者可能出现暂时性血糖升高。

【配伍禁忌】不宜与碱性药物配伍使用。

重酒石酸去甲肾上腺素（norepinephrine bitartrate）

【适应证】适用于治疗低血压以及作为急救时补充血容量的辅助治疗。

【用法用量】静脉滴注。成人开始以8~12μg/min的速度滴注，调整滴注速度以达到血压升到理想水平；维持剂量为2~4μg/min。在必要时可按医嘱超越上述剂量，但需注意保持或补足血容量。儿童开始以每分钟0.02~0.1μg/kg的速度滴注，按需要调节滴注速度。

【混合液的稳定性】用5%葡萄糖注射液或葡萄糖氯化钠注射液稀释后静脉滴注。

【禁忌证】可卡因中毒及心动过速患者禁用。

【药学监护】

1. 与全麻药如三氯甲烷、环丙烷、氟烷等同用，可使心肌对拟交感胺类药的反应更敏感,容易发生室性心律失常,不宜同用,必须同用对应减量给药;禁止与含卤素的麻醉药和其他儿茶酚胺类药物合并使用。

2. 与β受体拮抗剂同用,各自的疗效降低,β受体拮抗后α受体的作用突出,可发生高血压、心动过缓。

3. 与抗高血压药同用可抵消或减弱抗高血压药的作用,与甲基多巴同用还使本品的降压作用增强。

4. 与洋地黄类药同用易致心律失常,需严密注意心电监测。

5. 与其他拟交感胺类药同用,心血管作用增强。

6. 与麦角制剂如麦角胺、麦角新碱或缩宫素同用,促使血管收缩作用加强,引起严重高血压、心动过缓。

7. 与三环类抗抑郁药合用,由于抑制组织吸收本品或增强肾上腺素受体的敏感性,可加强本品的心血管作用,引起心律失常、心动过速、高血压或高热。如必须合用,则开始本品的用量需小,并监测心血管作用。

8. 与甲状腺激素同用,使两者的作用均加强。

9. 缺氧、高血压、动脉硬化、甲状腺功能亢进症、糖尿病、闭塞性血管炎、血栓病患者慎用。

10. 药液外漏可引起局部组织坏死。

11. 用药过程中必须监测动脉压、中心静脉压、尿量、心电图。

【配伍禁忌】不宜用氯化钠注射液稀释;不宜与偏碱性药物配伍注射,在碱性溶液中如与含铁离子杂质的药物(如谷氨酸钠、乳酸钠等)相遇,则变成紫色,升压作用降低。

盐酸去氧肾上腺素(epinephrine hydrochloride)

【适应证】适用于治疗休克及麻醉时维持血压,也用于控制阵发性室上性心动过速发作。

【用法用量】成人的常用剂量如下:

1. 血管收缩时,局麻药液中每 20ml 可加本品 1mg,达到 1∶20 000 的浓度;蛛网膜下腔阻滞时,每 2~3ml 达到 1∶1 000 的浓度。

2. 升高血压,轻至中度低血压肌内注射 2~5mg,再次给药间隔不短于 10~15 分钟;静脉注射一次 0.2mg,按需每隔 10~15 分钟给药 1 次。

3. 阵发性室上性心动过速,初始剂量为静脉注射 0.5mg,于 20~30 秒内注入,以后用量递增,每次加药量不超过 0.1~0.2mg,一次量以 1mg 为限。

4. 严重低血压和休克(包括与药物有关的低血压)可静脉给药,5% 葡萄糖注射液或 0.9% 氯化钠注射液每 500ml 中加本品 10mg(1∶50 000 的浓度),开始时滴注速度为 100~180 滴 /min,血压稳定后递减至 40~60 滴 /min,必要时浓度可加倍,滴注速度则根据血压调节。

5. 为了预防蛛网膜下腔阻滞期间出现低血压,可在阻滞前 3~4 分钟肌内注射本品 2~3mg。

【混合液的稳定性】用 5% 葡萄糖注射液或 0.9% 氯化钠注射液稀释。

【禁忌证】高血压、冠状动脉硬化、甲状腺功能亢进症、糖尿病、心肌梗死者禁用;近 2 周内用过单胺氧化酶抑制剂者禁用。

【药学监护】

1. 防止药液漏出血管,出现缺血性坏死。

2. 持续头痛以及异常心率缓慢、呕吐、头胀或手足麻刺痛感,提示血压过高而逾量,应立即重视,调整用药量;反射性心动过缓可用阿托品纠正,其他逾量表现可用 α 受体拮抗剂如酚妥拉明治疗。

【配伍禁忌】忌与碱性溶液配伍,pH 超过 9 时降解速度加快;不能与含铁离子和其他金属离子的溶液配伍。

盐酸异丙肾上腺素(isoprenaline hydrochloride)

【适应证】适用于治疗心源性或感染性休克,治疗完全性房室传导阻滞、心搏骤停。

【用法用量】

1. 救治心搏骤停,心腔内注射 0.5~1mg。

2. 三度房室传导阻滞,心率低于 40 次 /min 时,本品 0.5~1mg 加入 5% 葡萄糖注射液 200~300ml 内缓慢静脉滴注。

【混合液的稳定性】用 5% 葡萄糖注射液或 0.9% 氯化钠注射液稀释。

【禁忌证】心绞痛、心肌梗死、甲状腺功能亢进症及嗜铬细胞瘤患者禁用。

【药学监护】

1. 与其他拟肾上腺素药物合用可增效,但不良反应增多。

2. 并用普萘洛尔时本品的作用受到拮抗。

盐酸多巴胺(dopamine hydrochloride)

【适应证】适用于心肌梗死、创伤、内毒素血症、心脏手术、肾衰竭、充血性心力衰竭等引起的休克综合征;补充血容量后休克仍不能纠正者,尤其有少尿及周围血管阻力正常或较低的休克。由于本品可增加心输出量,也用于洋地黄和利尿药无效的心功能不全。

【用法用量】静脉滴注,成人的常用剂量为开始时每分钟 1~5μg/kg,10 分钟以内以 1~4μg/(kg·min)的速度递增,以达到最大疗效。

用于慢性顽固性心力衰竭,静脉滴注开始时,每分钟 0.5~2μg/kg,逐渐递增。多数患者按 1~3μg/(kg·min)给予即可生效。

用于闭塞性血管病变患者,静脉滴注开始时 1μg/kg,渐增至 5~10μg/(kg·min),以达到最满意的效应。

如危重病例,先按 5μg/(kg·min)滴注,然后以每分钟 5~10μg/kg 递增至 20~50μg/(kg·min),以达到满意的效应;或本品 20mg 加入 5% 葡萄糖注射液 200~300ml 中静脉滴注,开始时按 75~100μg/min 滴入,以后根据血压情况,可加快速度和加大浓度,但最大剂量不超过 500μg/min。

【混合液的稳定性】用 5% 葡萄糖注射液或 0.9% 氯化钠注射液稀释。

【禁忌证】对盐酸多巴胺及本品中的任何成分过敏者禁用。

【药学监护】

1. 下列情况应慎用

(1)嗜铬细胞瘤患者不宜使用。

(2)闭塞性血管病(或有既往史者),包括动脉栓塞、动脉粥样硬化、血栓闭塞性脉管炎、冻伤(如冻疮)、糖尿病性动脉内膜炎、雷诺病等慎用。

(3)对肢端循环不良患者须严密监测,注意坏死及坏疽的可能性。

(4)频繁的室性心律失常时应用本品也须谨慎。

2. 在滴注本品时须进行血压、心输出量、心电图及尿量监测。

3. 给药说明

(1)应用多巴胺治疗前必须先纠正低血容量。

(2)在滴注前必须稀释,稀释液的浓度取决于剂量及个体需要的液量。若不需要扩容,可用 0.8mg/ml 的溶液;如有体液潴留,可用 1.6~3.2mg/ml 的溶液。中、小剂量对周围血管阻力无作用,用于处理低心输出量引起的低血压;较大剂量则用于提高周围血管阻力以纠正低血压。

(3)选用粗大的静脉进行静脉注射或静脉滴注,以防药液外溢及产生组织坏死;如确已发生液体外溢,可用 5~10mg 酚妥拉明稀释溶液在注射部位浸润。

(4)静脉滴注时应控制滴注速度,滴注速度和时间需根据血压、心率、尿量、外周血管灌流情况、异位搏动出现与否等而定,可能时应做心输出量测定。

(5)休克纠正时即减慢滴注速度。

(6)遇有血管过度收缩引起舒张压不成比例升高和脉压减小、尿量减少、心率增快或出现心律失常,滴注速度必须减慢或暂停滴注。

(7)如在滴注多巴胺时血压继续下降或经调整剂量仍持续低血压,应停用多巴胺,改用更强的血管收缩药。

(8)突然停药可产生严重低血压。

【配伍禁忌】本品在碱性溶液中不稳定,遇碱分解。

盐酸多巴酚丁胺（dobutamine hydrochloride）

【适应证】适用于器质性心脏病时心肌收缩力下降引起的心力衰竭。

【用法用量】成人：将本品加入 5% 葡萄糖注射液或 0.9% 氯化钠注射液稀释后静脉滴注，一般从小剂量开始，视病情调节剂量。

【混合液的稳定性】用 5% 葡萄糖注射液或 0.9% 氯化钠注射液稀释。

【禁忌证】对盐酸多巴酚丁胺过敏者禁用。

【药学监护】

1. 必须严密监测心率和节律、血压以及滴注速度。

2. 药液浓度随用量和患者所需的液体量而定，但不超过 5mg/ml。

3. 使用盐酸多巴酚丁胺治疗前必须对血容量不足进行纠正。

4. 对于存在明显的机械性阻塞，例如严重的主动脉瓣狭窄患者，本品无明显疗效。

5. 心房颤动、室性心律失常、高血压、心肌梗死、严重的机械性梗阻、低血容量、最近接受过 β 肾上腺素受体拮抗剂治疗的患者在用药过程中应加强监测。

【配伍禁忌】本品不可溶于碱性溶液中。

重酒石酸间羟胺（metaraminol bitartrate）

【适应证】防治椎管内阻滞麻醉时发生的急性低血压；由于出血、药物过敏、手术并发症及脑外伤或脑肿瘤合并休克而发生的低血压，本品可用于辅助性对症治疗；也可用于心源性休克或败血症所致的低血压。

【用法用量】

1. 成人　静脉注射的初始剂量为 0.5~5mg，继而间羟胺 15~100mg 加入 5% 葡萄糖注射液或氯化钠注射液 500ml 中静脉滴注，调节滴注速度以维持合适的血压；极量为一次 100mg，0.3~0.4mg/min。

2. 儿童　静脉滴注 0.4mg/kg 或 12mg/m^2，用氯化钠注射液稀释至每 25ml 中含间羟胺 1mg 的溶液，滴注速度以维持合适的血压水平为度。

【混合液的稳定性】配制好的静脉输液必须在 24 小时内使用。

【禁忌证】尚不明确。

【药学监护】

1. 甲状腺功能亢进症、高血压、冠心病、充血性心力衰竭、糖尿病患者和有疟疾病史者慎用。

2. 血容量不足者应先纠正后再用本品。

3. 本品有蓄积作用，如用药后血压上升不明显，须观察 10 分钟以上再决定是否增加剂量,以免贸然增量致使血压上升过高。

4. 给药时应选用较粗大的静脉注射,并避免药液外溢。

5. 短期连续应用可出现快速耐受性。

【配伍禁忌】本品不可溶于碱性溶液和含亚硫酸盐、乙醇的溶液中。

甲磺酸酚妥拉明(phentolamine mesylate)

【适应证】适用于诊断嗜铬细胞瘤及治疗其所致的高血压发作,包括手术切除时出现的高血压,也可根据血压对本品的反应用于协助诊断嗜铬细胞瘤;治疗左心室衰竭;治疗去甲肾上腺素静脉给药外溢,用于防止皮肤坏死。

【用法用量】

1. 成人

(1)用于酚妥拉明试验,静脉注射 5mg(0.5 支),也可先注入 1mg,若反应阴性,再给 5mg(0.5 支),如此假阳性结果可以减少,也可降低血压剧降的风险。

(2)用于防止皮肤坏死,在每 1 000ml 含去甲肾上腺素溶液中加入本品 10mg(1 支)静脉滴注,作为预防之用。已经发生去甲肾上腺素外溢,用本品 5~10mg(0.5~1 支)加 10ml 氯化钠注射液局部浸润,此法在外溢后的 12 小时内有效。

(3)用于嗜铬细胞瘤手术,术时如血压升高,可静脉注射 2~5mg 或静脉滴注 0.5~1mg/min,以防肿瘤手术时出现高血压危象。

(4)用于心力衰竭时减轻心脏负荷,静脉滴注 0.17~0.4mg/min。

2. 儿童

(1)用于酚妥拉明试验,静脉注射一次 1mg,也可 0.15mg/kg 或 3mg/m²。

(2)用于嗜铬细胞瘤手术,术中血压升高时可静脉注射 1mg,也可 0.1mg/kg 或 3mg/m²,必要时可重复或持续静脉滴注。

【混合液的稳定性】配制好的静脉输液必须在 24 小时内使用。

【禁忌证】严重动脉硬化及肾功能不全者、低血压、冠心病、心肌梗死、胃炎或胃溃疡以及对本品过敏者禁用。

【药学监护】做酚妥拉明试验时,在给药前、静脉给药后至 3 分钟内每 30 秒、以后 7 分钟内每分钟测 1 次血压,或在肌内注射后的 30~45 分钟内每 5 分钟测 1 次血压。对诊断的干扰,抗高血压药、巴比妥类药物、鸦片类镇痛药、镇静药都可以造成酚妥拉明试验假阳性,故试验前 24 小时应停用。用抗高血压药必须待血压回升至治前水平方可给药。

【配伍禁忌】本药禁与碱性溶液、铁剂配伍使用。

去乙酰毛花苷(deslanoside)

【适应证】主要用于心力衰竭,也可用于控制伴快速心室率的心房颤动、心房扑动患者的心室率。

【用法用量】

1. 成人　用 5% 葡萄糖注射液稀释后首剂 0.4~0.6mg,后每 2~4 小时可再加 0.2~0.4mg,总量为 1~1.6mg。

2. 儿童　分 2~3 次,间隔 3~4 小时给予。早产儿和足月新生儿或肾功能减退、心肌炎患儿静脉注射 0.022mg/kg,2 周 ~3 岁 0.025mg/kg。

【调配方法】用 5% 葡萄糖注射液稀释。

【禁忌证】预激综合征伴心房颤动或扑动,任何强心苷制剂中毒,室性心动过速、心室颤动,梗阻性肥厚型心肌病(若伴收缩功能不全或心房颤动仍可考虑)禁用。

【药学监护】

1. 常见不良反应包括新出现的心律失常、胃纳不佳或恶心、呕吐(刺激延髓中枢)、下腹痛、异常无力、软弱;少见的不良反应包括视物模糊或"黄视"(中毒症状)、腹泻、中枢神经系统反应如精神抑郁或错乱。在洋地黄中毒的表现中,心律失常最重要,最常见者为室性期前收缩,约占心脏反应的33%。

2. 滴注速度:缓慢静脉注射,注射时间不少于5分钟。

3. 用药期间应注意随访检查:①血压、心率及心律;②心电图;③心功能监测;④电解质,尤其是钾、钙、镁;⑤肾功能;⑥疑有洋地黄中毒时,应测定地高辛的血药浓度。

4. 过量时,由于蓄积性小,一般停药后的 1~2 日中毒表现可消退。

5. 禁与钙注射剂合用。

6. 本药可通过胎盘屏障,妊娠晚期妇女用量可能需适当增加,分娩后6 周需减量。

【配伍禁忌】不宜与酸、碱类配伍。

氨力农(amrinone)

【适应证】适用于对洋地黄、利尿药、血管扩张药治疗无效或效果欠佳的各种原因引起的急、慢性顽固性充血性心力衰竭。

【用法用量】负荷剂量为 0.5~1.0mg/kg,于 5~10 分钟内缓慢静脉注射,继以每分钟 5~10μg/kg 静脉滴注,单次剂量最大不超过 2.5mg/kg,日最大剂量 < 10mg/kg;疗程不超过 2 周。

【调配方法】加本品溶剂 1 支温热,振摇,完全溶解后用适量 0.9% 氯化钠注射液稀释,终浓度为 1~3mg/ml。

【禁忌证】严重低血压禁用。

【药学监护】

1. 不良反应可有胃肠反应、血小板减少(用药后 2~4 周)、室性心律失常、低血压及肝肾功能损害。

2. 用药期间应监测心率、心律、血压,必要时调整剂量。

3. 不宜用于严重瓣膜狭窄病变及梗阻性肥厚型心肌病患者;急性心肌梗死或其他急性缺血性心脏病患者、肝肾功能损害者慎用。

4. 氨力农成盐慢,需 40~60℃,加入专用溶剂温热、振摇,待溶解完全,方可用 0.9% 氯化钠注射液稀释后使用。

5. 合用强效利尿药时可使左室充盈压过度下降,且易引起水、电解质失衡。

6. 对心房扑动、心房颤动患者,因可增加房室传导作用导致心室率过快,宜先用洋地黄控制心率。

【配伍禁忌】禁用含右旋糖酐或 GS 的溶液稀释;与呋塞米混合立即产生沉淀。

米力农(milrinone)

【适应证】适用于对洋地黄、利尿药、血管扩张药治疗无效或效果欠佳的各种原因引起的急、慢性顽固性充血性心力衰竭。

【用法用量】负荷剂量为 25~75μg/kg,于 5~10 分钟内缓慢静脉注射,以后每分钟 0.25~1.0μg/kg 维持,日最大剂量不超过 1.13mg/kg;疗程不超过 2 周。

【调配方法】可用 0.45% 氯化钠注射液或 5% 葡萄糖注射液稀释。

【禁忌证】对本药过敏者禁用。

【药学监护】

1. 不良反应较氨力农少见,少数有头痛、室性心律失常、无力、血小板计数减少等。

2. 用药期间应监测心率、心律、血压,必要时调整剂量。

3. 不宜用于严重瓣膜狭窄病变及梗阻性肥厚型心肌病患者;急性心肌梗死或其他急性缺血性心脏病患者、肝肾功能损害者慎用。

4. 合用强效利尿药时可使左室充盈压过度下降,且易引起水、电解质失衡。

5. 对心房扑动、心房颤动患者,因可增加房室传导作用导致心室率过快,宜先用洋地黄控制心率。

6. 低血压、心动过速、心肌梗死者慎用;肾功能不全者宜减量。

【配伍禁忌】与呋塞米混合立即产生沉淀。

酒石酸美托洛尔（metoprolol tartrate）

【适应证】适用于室上性快速型心律失常；预防和治疗确诊或可疑急性心肌梗死患者的心肌缺血、快速型心律失常和胸痛。

【用法用量】

1. 室上性快速型心律失常　开始时以 1~2mg/min 的速度静脉给药，用量可达 5mg；如病情需要，可间隔 5 分钟重复注射，总剂量为 10~15mg。

2. 预防和治疗确诊或可疑急性心肌梗死患者的心肌缺血、快速型心律失常和胸痛　立即静脉给药 5mg，这一剂量可在间隔 2 分钟后重复给予，直到最大剂量 15mg。

【调配方法】本品注射液的浓度为 1mg/ml，最大剂量可用至 40mg，可加入 1 000ml 0.9% 氯化钠注射液、5% 或 10% 葡萄糖注射液、林格注射液等中稀释。

【混合液的稳定性】注射液稀释后应在 12 小时内使用。

【禁忌证】心源性休克患者、不稳定的失代偿性心功能不全患者、病态窦房结综合征患者、二或三度房室传导阻滞患者、治疗室上性快速型心律失常时收缩压＜110mmHg 的患者禁用。

【药学监护】

1. 不良反应：个别病例有低血压、心动过缓、头晕不适感。

2. 酒石酸美托洛尔静脉内给药必须缓慢，以 1~2mg/min 的速度注射，并在心电图与血压的密切观察下使用。

3. 本品应避免与巴比妥类药物、普罗帕酮、维拉帕米合并使用；与单胺氧化酶抑制剂合用可致极度低血压，应禁止合用。

【配伍禁忌】酒石酸美托洛尔不应加入右旋糖酐 70 等血浆代用品中滴注。

盐酸普罗帕酮（propafenone hydrochloride）

【适应证】适用于阵发性室性心动过速、阵发性室上性心动过速及预激综合征伴室上性心动过速、心房扑动或心房颤动的预防；也可用于各种期前收缩的治疗。

【用法用量】

1. 成人　常用剂量为 1~1.5mg/kg 或以 70mg 加入 5% 葡萄糖注射液中稀释，于 10 分钟内缓慢静脉注射，必要时每 10~20 分钟可重复 1 次，总量不超过 210mg。静脉注射起效后改为静脉滴注，滴注速度为 0.5~1.0mg/min。

2. 儿童　本药 1mg/kg，静脉注射 5 分钟，必要时每 20 分钟重复给药 1 次。

【调配方法】加入 5% 葡萄糖注射液中稀释。

【禁忌证】无起搏器保护的窦房结功能障碍、严重房室传导阻滞、双束支传导阻滞患者、严重的充血性心力衰竭、心源性休克、严重低血压及对该药过敏者禁用。

【药学监护】

1. 不良反应较少,主要为口干、舌唇麻木,可能是由于其局部麻醉作用所致。

2. 如出现高度窦房或房室传导阻滞时,可静脉注射乳酸钠、阿托品、异丙肾上腺素或间羟肾上腺素等解救。

【配伍禁忌】盐酸西咪替丁、呋塞米、地塞米松、维生素 C、头孢匹胺钠、氨苄西林钠、头孢他啶、头孢哌酮钠与普罗帕酮混合后容易产生沉淀或发生理化性质改变,不推荐配伍;盐酸普罗帕酮不推荐加入乳酸钠林格液中滴注。

盐酸艾司洛尔(esmolol hydrochloride)

【适应证】适用于室上性快速型心律失常、围手术期高血压或心动过速。

【用法用量】

1. 成人 ①控制心房颤动、心房扑动时的心室率:先静脉注射负荷剂量0.5mg/(kg·min),约 1 分钟,随后静脉滴注维持剂量,自 0.05mg/(kg·min)开始,4 分钟后若疗效理想则继续维持,若疗效不佳可重复给予负荷剂量并将维持剂量以 0.05mg/(kg·min)的幅度递增。维持剂量最大可至 0.3mg/(kg·min)。②围手术期高血压或心动过速:即刻控制剂量为 1mg/kg,30 秒内静脉注射,继续予 0.15mg/(kg·min)静脉滴注,最大维持剂量为 0.3mg/(kg·min)。

2. 儿童 按 0.3mg/(kg·min)静脉滴注,持续监测心率、血压,必要时每隔 10 分钟将用量增加 0.05~0.1mg/(kg·min)。平均有效剂量为每分钟0.535mg/kg,比成人高得多。

【调配方法】可稀释于 5% 葡萄糖注射液、5% 葡萄糖氯化钠注射液、0.9%氯化钠注射液、林格注射液中。

【禁忌证】支气管哮喘或有支气管哮喘病史、严重的慢性阻塞性肺疾病、窦性心动过缓、二~三度房室传导阻滞、难治性心功能不全、心源性休克、对本品过敏者禁用。

【药学监护】

1. 大多数不良反应为轻度、一过性,最重要的不良反应是低血压。

2. 本药的临床作用快而强,因此推荐开始剂量宜小,严格控制滴注速度,最好采用定量输液泵。

3. 高浓度给药(> 10mg/ml)会造成严重的静脉反应,包括血栓性静脉炎;20mg/ml 的浓度在血管外可造成严重的局部反应,甚至坏死,故药液浓度一般不宜＞10mg/ml,且应尽量经大静脉给药。

4. 用药期间监测血压、心率、心功能变化。

【配伍禁忌】地西泮、呋塞米、酒石酸美托洛尔、尼莫地平、盐酸异丙肾上腺素、盐酸多巴酚丁胺、苯巴比妥钠、地塞米松磷酸钠与盐酸艾司洛尔混合后容易产生沉淀或发生理化性质改变,不推荐配伍。

盐酸胺碘酮(amiodarone hydrochloride)

【适应证】当不宜口服给药时应用本品治疗严重心律失常,尤其适用于下列情况:房性心律失常伴快速型室性心律失常、W-P-W综合征的心动过速、严重的室性心律失常。

【用法用量】负荷剂量为5mg/kg加于葡萄糖注射液中,用电子泵在20分钟~2小时滴注,24小时内可重复2~3次。维持剂量为每日10~20mg/kg(通常每24小时0.6~0.8g,可增至每24小时1.2g),加入250ml葡萄糖注射液中维持数日。

【调配方法】加入5%葡萄糖注射液中稀释。

【禁忌证】严重的窦房结功能异常者、二或三度房室传导阻滞、双束支传导阻滞(除非已有起搏器)者、心动过缓引起晕厥者、各种原因引起的弥漫性肺间质纤维化者、对本品或碘过敏者、妊娠4~9个月及哺乳期妇女、严重低血压、循环衰竭、3岁以下的儿童禁用。

【药学监护】

1. 常见不良反应有心动过缓、甲状腺功能异常、恶心、肝脏功能受损。

2. 用药期间应定期监测肝功能、心电图、甲状腺功能、血压。

3. 500ml中少于2安瓿的浓度(＜0.6mg/ml)不宜使用;如滴注超过1小时,不应超过2mg/ml;浓度超过2mg/ml应采用中心静脉导管给药。

4. 一般情况下不建议静脉注射,在紧急情况下,滴注无效时方可考虑静脉注射,静脉注射时间不得短于3分钟,15分钟内不可重复,并须在心电监护下进行。

5. 与其他可延长Q-T间期的药物合用时应权衡利弊。

【配伍禁忌】只能用等渗葡萄糖注射液稀释,并单独使用。

盐酸维拉帕米(verapamil hydrochloride)

【适应证】适用于阵发性快速型室上性心动过速的转复;心房扑动或心房颤动心室率的暂时控制,心房扑动或心房颤动合并房室旁路通道时除外。

【用法用量】

1. 成人　一般起始剂量为5~10mg(或按0.075~0.15mg/kg),稀释后缓慢静脉注射至少 2 分钟；静脉滴注给药每小时 5~10mg，加入氯化钠注射液或 5% 葡萄糖注射液中滴注，总量不超过 50~100mg/d。

2. 儿童　0~1 岁的起始剂量为 0.1~0.2mg/kg（通常单剂 0.75~2mg），在持续心电监测下，稀释后静脉注射至少 2 分钟；1~15 岁 0.1~0.3mg/kg（通常单剂 2~5mg），总量不超过 5mg，静脉注射至少 2 分钟。

【调配方法】加入氯化钠注射液或 5% 葡萄糖注射液中。

【禁忌证】心源性休克、严重低血压、重度充血性心力衰竭、左心衰竭、急性心肌梗死并发心动过缓、严重的心脏传导功能障碍、病态窦房结综合征、预激综合征并发心房颤动或心房扑动患者禁用。

【药学监护】

1. 发生率 ≥ 1% 的不良反应包括症状性低血压、心动过缓、眩晕、头痛、皮疹、严重心动过速。

2. 已用 β 受体拮抗剂或洋地黄中毒者不能静脉注射本品。

3. 必须在持续心电图监测和血压监测下缓慢静脉注射至少 2 分钟。

【配伍禁忌】氨茶碱、氨苄西林钠、阿莫西林克拉维酸钾、哌拉西林钠、头孢哌酮钠、头孢他啶、苯巴比妥钠、奥美拉唑钠、呋塞米、甘露醇、氢化可的松、葡萄糖酸钙与盐酸维拉帕米混合后容易产生沉淀或发生理化性质改变，禁止配伍。

盐酸拉贝洛尔（labetalol hydrochloride）

【适应证】适用于治疗各种类型的高血压，尤其是高血压危象。也适用于伴有冠心病的高血压、外科手术前控制血压、嗜铬细胞瘤的降压治疗、妊娠高血压。

【用法用量】

1. 静脉注射　一次 25~50mg 加入 10% 葡萄糖注射液 20ml 中缓慢静脉注射，如降压效果不理想可于 15 分钟后重复 1 次，直至产生理想的降压效果。总剂量不应超过 200mg。

2. 静脉滴注　有效剂量为 50~200mg，但对嗜铬细胞瘤患者可能需 300mg 以上。

【调配方法】

1. 静脉注射液　本品 25~50mg 加入 10% 葡萄糖注射液 20ml 中。

2. 静脉滴注液　本品 100mg 加入 5% 葡萄糖注射液或 0.9% 氯化钠注射液中稀释至 250ml。

【禁忌证】支气管哮喘、心源性休克、心脏传导阻滞（二～三度房室传导阻滞）、重度或急性心力衰竭、窦性心动过缓等患者禁用。

【药学监护】

1. 患者偶有头晕、胃肠道不适、疲乏、感觉异常、哮喘加重等症，个别患者有直立性低血压。

2. 与三环类抗抑郁药同时应用可产生震颤。

3. 静脉用药应于卧位，滴注时切勿过速，以防降压过快。注射完毕后应静卧 10~30 分钟。

4. 用药期间应监测血压、心电图。

【配伍禁忌】地塞米松、氢化可的松、胰岛素、青霉素钠、头孢西丁钠、头孢曲松钠、头孢哌酮钠、头孢美唑钠、氢化可的松、碳酸氢钠与盐酸拉贝洛尔混合后容易产生沉淀或发生理化性质改变，不推荐配伍。

盐酸乌拉地尔（urapidil hydrochloride）

【适应证】适用于治疗高血压危象、重度和极重度高血压，以及难治性高血压。用于控制围手术期高血压。

【用法用量】

1. 成人　静脉注射：缓慢静脉注射 10~15mg 本品，监测血压变化，降压效果通常在 5 分钟内显示；若效果不够满意，可重复用药。静脉滴注：本品在静脉注射后，为了维持其降压效果，可持续静脉滴注，将 250mg 本品加入静脉滴注液中；如果使用输液泵，可将 100mg 本品注入输液泵中，再用稀释液稀释到 50ml。静脉滴注的最大药物浓度为 4mg/ml。

2. 儿童　心血管手术以后，静脉滴注的初始速度为 3.5mg/(kg·h)，范围为 1~14mg/(kg·h)；以后维持静脉滴注的速度为 1.1mg/(kg·h)，范围为 0.2~3.3mg/(kg·h)。婴儿剂量略减，初始剂量为 2.1mg/(kg·h)，以后以 0.8mg/(kg·h) 的滴注速度维持。

【调配方法】通常将 250mg 乌拉地尔（相当于 10 支 25mg 盐酸乌拉地尔注射液）加入静脉滴注液如 0.9% 氯化钠注射液、5% 或 10% 葡萄糖注射液中。如果使用输液泵，可将 20ml 注射液（=100mg 乌拉地尔）注入输液泵中，再将上述液体稀释到 50ml。静脉输液的最大药物浓度为 4mg/ml 乌拉地尔。

【禁忌证】主动脉峡部狭窄患者、动静脉分流患者、哺乳期妇女、孕妇禁用。

【药学监护】

1. 用药后，患者可能出现的不良反应有血管性水肿、荨麻疹、鼻塞、阴茎异常勃起、头痛、头晕、恶心、呕吐、出汗、烦躁、乏力、心悸、心律不齐、心动过速或过缓、呼吸困难、上胸部压迫感或疼痛等症状，多为血压降得太快所致，通常在数分钟内即可消失，一般无须中断治疗。

2. 初始输入速度可达 2mg/min，维持给药的速度为 9mg/h。

3. 使用疗程一般不超过 7 天。

4. 不宜与血管紧张素转换酶抑制药合用。

【配伍禁忌】盐酸乌拉地尔注射液不能与碱性液体混合,因其酸性性质可能引起溶液混浊或絮状物形成。

硝普钠(sodium nitroprusside)

【适应证】

1. 用于高血压急症。

2. 用于急性心力衰竭,包括急性肺水肿;也可用于急性心肌梗死或瓣膜关闭不全时的急性心力衰竭。

【用法用量】

1. 成人 开始每分钟 0.5μg/kg,根据治疗反应以每分钟 0.5μg/kg 递增,逐渐调整剂量,常用剂量为每分钟 3μg/kg,极量为每分钟 10μg/kg,总量为 3.5mg/kg。

2. 儿童 每分钟 1.4μg/kg,按效应逐渐调整剂量。

【调配方法】用前将本品 50mg 溶解于 5ml 5% 葡萄糖注射液中,再稀释于 250~1 000ml 5% 葡萄糖注射液中。

【混合液的稳定性】水溶液不稳定,光照下加速分解,溶液应新鲜调配并注意避光滴注。新配溶液为淡棕色,如变为暗棕色、橙色或蓝色,应弃去。溶液的保存与应用不应超过 24 小时。

【禁忌证】代偿性高血压患者禁用。

【药学监护】

1. 短期应用适量不致发生不良反应。

2. 最好使用输液泵,以便精确调节滴注速度。

3. 药液有局部刺激性,谨防外渗,推荐自中心静脉给药。

4. 应用本品的过程中应经常测血压、心率,最好在监护室内进行。

5. 本品只宜静脉滴注,长期使用应置于重症监护室内。用药不宜超过 72 小时。

【配伍禁忌】注射用硝普钠应单独使用。

硝酸甘油(nitroglycerin)

【适应证】适用于冠心病心绞痛的治疗及预防,也可用于降低血压及治疗充血性心力衰竭。

【用法用量】成人:初始 5μg/min,用输液泵恒速输入。用于控制性降压或治疗心力衰竭时,可每 3~5 分钟增加 5μg/min,以后可 20μg/min 维持。患者对本药的个体差异很大,静脉滴注无固定的适合剂量,应根据个体的血压、心率和其他血流动力学参数来调整用量。

【调配方法】用5%葡萄糖注射液或0.9%氯化钠注射液稀释。

【禁忌证】心肌梗死早期(有严重低血压及心动过速时)、严重贫血、青光眼、颅内压增高和已知对硝酸甘油过敏的患者禁用。还禁用于使用枸橼酸西地那非的患者,后者增强硝酸甘油的降压作用。

【药学监护】

1. 治疗剂量可发生明显的低血压反应,剂量过大可引起剧烈头痛。

2. 静脉滴注时塑料输液器可吸附,应采用非吸附性输液器如玻璃瓶。

3. 使用时须避光。

4. 本药注射液须用5%葡萄糖注射液或0.9%氯化钠注射液稀释混合后静脉滴注,不得直接静脉注射,且不能与其他药物混合。

【配伍禁忌】硝酸甘油注射液应单独使用。

硝酸异山梨酯(isosorbide dinitrate)

【适应证】主要适用于心绞痛和充血性心力衰竭的治疗。

【用法用量】开始剂量为30μg/min,观察0.5~1小时,如无不良反应可加倍,1次/d,10天为1个疗程。

【调配方法】最适浓度为1支10ml安瓿注入200ml 0.9%氯化钠注射液或5%葡萄糖注射液中,或者5支5ml安瓿注入500ml 0.9%氯化钠注射液或5%葡萄糖注射液中,振摇数次,得到50mg/ml的浓度;亦可用10ml安瓿5支注入500ml输液中,得到100mg/ml的浓度。

【禁忌证】贫血、头部创伤、脑出血、严重低血压或血容量不足、对硝酸盐类药物敏感的患者,孕妇及哺乳期妇女禁用。

【药学监护】

1. 常见不良反应有头痛、低血压和/或直立性头晕。若出现严重低血压,必须立即停止给药。

2. 合并使用西地那非、伐地那非或他达那非,会导致严重低血压,禁止合用。

3. 应用本品时必须密切观察脉搏及血压,以便及时调整剂量。

4. 用药期间保持卧位,站起时应缓慢,以防突发直立性低血压。

【配伍禁忌】应单独使用。

单硝酸异山梨酯(isosorbide mononitrate)

【适应证】适用于冠心病的长期治疗;心绞痛的预防;心肌梗死后持续心绞痛的治疗;与洋地黄和/或利尿药联合应用,治疗慢性充血性心力衰竭。

【用法用量】静脉滴注,每小时 1~2mg,可调整最大剂量为 8~10mg。

【调配方法】用 5% 葡萄糖注射液稀释。

【禁忌证】急性循环衰竭、严重低血压(收缩压 < 90mmHg)、急性心肌梗死伴低充盈压(除非在有持续血流动力学监测的条件下)、梗阻性肥厚型心肌病、缩窄性心包炎或心脏压塞、严重贫血、青光眼、颅内压增高、对硝基化合物过敏者禁用。

【药学监护】

1. 常见不良反应有头痛(所谓的硝酸盐性头痛),血压降低和 / 或直立性低血压并伴有反射性脉率增加以及乏力、头晕的感觉。

2. 滴注速度:快速静脉滴注,约 20 分钟滴完;持续静脉滴注,在 50~60 分钟内滴完。

3. 禁止合并使用西地那非。因西地那非可明显增强单硝酸异山梨酯的降血压作用。

4. 用药期间应监测血压和心率。

盐酸地尔硫䓬(diltiazem hydrochloride)

【适应证】适用于室上性心动过速、手术时异常高血压的急救处置、高血压急症、不稳定型心绞痛。

【用法用量】成人①室上性心动过速:单次静脉注射,本品 10mg 约缓慢静脉注射 3 分钟。②手术时异常高血压的急救处置:单次静脉注射,一次约 1 分钟内缓慢注射 10mg;静脉滴注,以每分钟 5~15μg/kg 的速度滴注。③高血压急症:以每分钟 5~15μg/kg 的速度静脉滴注本品。④不稳定型心绞痛:以每分钟 1~5μg/kg 的速度静脉滴注本品,应从小剂量开始,根据病情适当增减,最大用量为每分钟 5μg/kg。

【调配方法】将本品用 5ml 以上的 0.9% 氯化钠注射液或葡萄糖注射液溶解。

【禁忌证】严重低血压或心源性休克患者、二和三度房室传导阻滞或病态窦房结综合征、严重的充血性心力衰竭患者、严重的心肌病患者、孕妇或可能妊娠的妇女禁用。

【药学监护】

1. 常见不良反应有心动过缓、房室传导阻滞、低血压、房室交界性心律、期前收缩、窦性停搏、面部发热、颜面潮红,以及 GOT、GPT、LDH 升高等。

2. 停药时应逐渐减量,不能突然停药,以避免发生高血压反跳、心绞痛。

3. 仅限于治疗上必需的最小用量或静脉滴注时必需的最短用药时间。

4. 用药期间需连续监测心电图和血压。

5. 与其他药剂混合时,若 pH 超过 8,盐酸地尔硫草可能析出。

【配伍禁忌】注射用盐酸地尔硫草应单独使用。

第四节　消化系统静脉药物

法莫替丁(famotidine)

【适应证】适用于消化性溃疡病所致的上消化道出血。

【用法用量】静脉注射或静脉滴注,一次 20mg,一日 2 次(间隔 12 小时),疗程为 5 日。

【调配方法】

1. 静脉注射液　20mg 加入 0.9% 氯化钠注射液 20ml 中。

2. 静脉滴注液　20mg 用 5% 葡萄糖注射液 250ml 稀释。

【混合液的稳定性】注射液配制后尽早实施滴注,并于 24 小时内完成。

【禁忌证】对本品过敏者,孕妇及哺乳期妇女,严重肝、肾功能不全者禁用。

【药学监护】

1. 给药速度

(1)静脉注射:缓慢静脉注射(不少于 3 分钟)。

(2)静脉滴注:时间维持 30 分钟以上。

2. 慎用于肝、肾功能不全者,婴幼儿及高龄者。

3. 应排除胃癌后使用。

【配伍禁忌】

1. 可配伍的溶液有 5% 葡萄糖注射液、0.9% 氯化钠注射液。

2. 来源于参考书籍的配伍禁忌药品有哌拉西林钠他唑巴坦钠、头孢呋辛钠、头孢曲松钠、头孢美唑钠、呋塞米、头孢吡肟、氢化可的松琥珀酸钠、头孢唑林钠、奥美拉唑、地西泮、劳拉西泮、盐酸哌替啶、二羟丙茶碱、华法林钠、丹参。

奥美拉唑(omeprazole)

【适应证】主要适用于十二指肠溃疡、胃溃疡、急性胃黏膜病变、复合性溃疡等造成的急性上消化道出血。

【用法用量】

1. 静脉滴注　一次 40mg,一日 1~2 次。滴注时间不少于 20 分钟。

2. 静脉注射(仅限奥克)　临用前将 10ml 专用溶剂注入冻干粉小瓶内,禁用其他溶剂溶解。溶解后必须在 2 小时内使用。注射时间为 2.5~4 分钟。

【调配方法】静脉滴注液:如配有专用溶剂则只能用专用溶剂溶解。溶解后加入 0.9% 氯化钠注射液或 5% 葡萄糖注射液 100ml 中稀释。

【混合液的稳定性】奥美拉唑溶解和稀释后必须在 4 小时内用完;40mg 奥美拉唑溶于 5% 葡萄糖注射液后应在 6 小时内使用,而溶于 0.9% 氯化钠注射液后可在 12 小时内使用。

【禁忌证】对本品中的任何成分过敏者禁用。

【药学监护】

1. 本品抑制胃酸分泌的作用强、时间长,故应用本品时不宜同时再服用其他抗酸药和抑酸药。

2. 因为本品能显著升高胃内 pH,可能影响许多药物的吸收。

3. 肾功能受损者无须调整剂量;肝功能受损者慎用,根据需要酌情减量。

4. 治疗胃溃疡时应排除胃癌后才能使用本品,以免延误诊断和治疗。

5. 奥美拉唑可能会抑制维生素 B_{12} 的吸收,在体内贮存减少或者有维生素 B_{12} 吸收减少危险因素的患者的长期治疗中需要考虑这些情况。与其他质子泵抑制剂一样,本品不应与阿扎那韦合用。

6. 长期使用奥美拉唑可能会导致胃肠道感染的风险轻微升高,可能出现低镁血症、骨折风险增加。

【配伍禁忌】禁用其他溶剂或药物溶解和稀释。

艾司奥美拉唑(esomeprazole)

【适应证】作为当口服疗法不适用时,胃食管反流病的替代疗法。

【用法用量】每日 1 次注射本品 20~40mg。反流性食管炎患者应使用 40mg,每日 1 次;对于反流疾病的症状治疗应使用 20mg,每日 1 次。

【调配方法】注射液的制备是通过加入 5ml 0.9% 氯化钠注射液至本品小瓶中供静脉使用;滴注液的制备是通过将本品 1 支溶解至 0.9% 氯化钠注射液 100ml 中供静脉使用。

【混合液的稳定性】配制后的注射用或滴注用液体均是无色至极微黄色的澄清溶液,应在 12 小时内使用,保存在 30℃以下。从微生物学的角度考虑,最好立即使用。

【禁忌证】已知对埃索美拉唑、其他苯并咪唑类化合物或本品的任何其他成分过敏者禁用。

【药学监护】

1. 给药速度

(1)注射用药:20 和 40mg 配制的溶液均应在至少 3 分钟以上的时间内静脉注射。

(2)滴注用药:20 和 40mg 配制的溶液均应在 10~30 分钟静脉滴注。

2. 首先排除恶性肿瘤的可能性,因为使用本品治疗可减轻症状,延误诊断。

3. 肾功能损害患者无须调整剂量;由于严重肾功能不全患者使用本品的经验有限,治疗时应慎重。

4. 轻至中度肝功能损害患者无须调整剂量;严重肝功能损害患者的剂量不应超过 20mg/d。

5. 本品通常应短期用药(不超过 7 天),一旦可能,就应转为口服治疗。

6. 本品不能与阿扎那韦合用。

【配伍禁忌】配制溶液的降解对 pH 的依赖性很强,因此药品必须按照使用指导应用。本品只能溶于 0.9% 氯化钠注射液中供静脉使用。配制的溶液不应与其他药物混合或在同一输液装置中合用。

泮托拉唑(pantoprazole)

【适应证】主要用于胃、十二指肠溃疡,消化性溃疡出血,全身麻醉或大手术后以及衰弱昏迷患者防止胃酸反流合并吸入性肺炎,中至重度反流性食管炎。

【用法用量】静脉注射或静脉滴注,成人一次 40~80mg,一日 1~2 次。

【调配方法】

1. 静脉注射液　用 10ml 0.9% 氯化钠注射液稀释。

2. 静脉滴注液　潘妥洛克可用 10ml 0.9% 氯化钠注射液溶解后,与100ml 0.9% 氯化钠注射液、5% 或 10% 葡萄糖注射液混合;泰美尼克临用前用 10ml 注射用水溶解后加入 0.9% 氯化钠注射液 100~250ml 中稀释。潘妥洛克可静脉注射与静脉滴注,泰美尼克仅供静脉滴注。

【混合液的稳定性】调配液须在 3 小时内使用。

【禁忌证】对本品过敏者或对取代苯并咪唑过敏者、孕妇与哺乳期妇女禁用。

【药学监护】

1. 给药速度

(1)静脉注射:至少持续 2 分钟。

(2)静脉滴注:于 15~60 分钟内滴完。

2. 治疗胃溃疡时应排除胃癌后才能使用本品,以免延误诊断和治疗。

3. 老年人和肾功能不良患者的剂量不应超过 40mg/d,严重肝功能损害者的剂量应减至 20mg/d。

4. 本品抑制胃酸分泌的作用强、时间长,故应用本品时不宜同时再服用其他抗酸药和抑酸药。

5. 儿童不宜应用本药。

【配伍禁忌】禁止用上述以外的其他溶剂或其他药物溶解和稀释。

兰索拉唑（lansoprazole）

【适应证】适用于口服疗法不适用的伴有出血的十二指肠溃疡。

【用法用量】静脉滴注，通常成年人一次 30mg，一日 2 次，疗程不超过 7 日。

【调配方法】静脉滴注液：临用前将瓶中的内容物用 5ml 灭菌注射用水溶解，再用 100ml 0.9% 氯化钠注射液稀释。静脉滴注使用时应配有孔径为 1.2μm 的过滤器，以便去除输液过程中可能产生的沉淀物。这些沉淀物有可能引起小血管栓塞而产生严重后果。

【混合液的稳定性】溶解后应尽快使用，勿保存。

【禁忌证】对兰索拉唑及处方中的任一成分过敏的患者禁用；正在使用硫酸阿扎那韦的患者禁用。

【药学监护】

1. 滴注速度：推荐给药时间为 30 分钟。

2. 以下患者慎重用药

（1）有药物过敏症既往史的患者。

（2）肝损伤患者。

3. 本品治疗会掩盖消化道肿瘤的症状，应排除恶性肿瘤后方可用药。

4. 本品目前尚无超过 7 日的用药经验。一旦患者可以口服药物，应改换为兰索拉唑口服剂型。

【配伍禁忌】避免与 0.9% 氯化钠注射液以外的液体和其他药物混合静脉滴注。

异甘草酸镁（magnesium isoglycyrrhizinate）

【适应证】适用于慢性病毒性肝炎和急性药物性肝损伤，改善肝功能异常。

【用法用量】静脉滴注。慢性病毒性肝炎一次 0.1~0.2g，一日 1 次，4 周为 1 个疗程或遵医嘱；急性药物性肝损伤一次 0.2g，一日 1 次，2 周为 1 个疗程或遵医嘱。

【调配方法】以 5% 或 10% 葡萄糖注射液、0.9% 氯化钠注射液 250 或 100ml 稀释后静脉滴注。

【禁忌证】严重低钾血症患者、高钠血症患者、未控制的重度高血压患者、心力衰竭患者、肾衰竭患者禁用。

【药学监护】

1. 治疗过程中应定期测血压和血清钾、钠浓度。

2. 甘草酸制剂可能引起假性醛固酮增多症，如在治疗过程中出现发热、皮疹、高血压、血钠潴留、低血钾等情况，应采用对症治疗，必要时减量，直至停药观察。

3. 与依他尼酸、呋塞米等噻嗪类及三氯甲噻嗪、氯噻酮等降压利尿药并用时，其利尿作用可增强本品的排钾作用，易导致血清钾下降，应注意观察血清钾测定等。

【配伍禁忌】单独使用。

多烯磷脂酰胆碱（polyene phosphatidylcholine）

【适应证】适用于各种类型的肝病；预防胆石症复发；手术前后的治疗，尤其是肝胆手术。

【用法用量】成人及青少年：静脉注射，一般每日 1~2 安瓿，严重病例每日 2~4 安瓿，一次可同时注射 2 安瓿的量；静脉滴注，严重病例每日滴注 2~4 安瓿，如有需要，每日剂量可增加至 6~8 安瓿。

【调配方法】静脉滴注液：只能用不含电解质的葡萄糖注射液稀释。

【混合液的稳定性】只可使用澄清的溶液。

【禁忌证】由于本品含苯甲醇，新生儿和早产儿禁用，禁用于儿童肌内注射。

【药学监护】

1. 严禁用电解质溶液（氯化钠注射液、林格液等）稀释。若用其他输液配制，只能用不含电解质的葡萄糖注射液稀释，混合液的 pH 不得低于 7.5，配制好的溶液在滴注过程中保持澄清。缓慢静脉注射。

2. 注射液中含有苯甲醇，因为苯甲醇可能穿透胎盘，孕妇应该慎用本品。

【配伍禁忌】单独使用。

还原型谷胱甘肽（reduced glutathione）

【适应证】适用于化疗患者、放疗患者，各种低氧血症、肝脏疾病及其他化学物质毒性引起的肝脏损害患者。

【用法用量】

1. 肝脏疾病的辅助治疗 病毒性肝炎，1.2g q.d. i.v.，30 天；重症肝炎，1.2~2.4g q.d. i.v.，30 天；活动性肝硬化，1.2g q.d. i.v.，30 天；脂肪肝：1.8g q.d. i.v.，30 天；酒精性肝炎：1.8g q.d. i.v.，14~40 天；药物性肝炎：1.2~1.8g q.d. i.v.，14~30 天。

2. 疗程　肝脏疾病一般 30 天为 1 个疗程，其他情况根据病情决定。

【调配方法】

1. 肌内注射液　将本品溶解于注射用水中后肌内注射。

2. 静脉滴注液　将本品溶解于注射用水中后，可加入 100ml、250~500ml 0.9% 氯化钠注射液或 5% 葡萄糖注射液中稀释。

【混合液的稳定性】溶解后立即使用。溶解后在室温下可保存 2 小时，在 0~5℃于 0.9% 氯化钠注射液中可保存 8 小时。

【禁忌证】对本品有过敏反应者禁用。

【药学监护】

1. 新生儿、早产儿、婴儿和儿童慎用；老年患者应适当减少用药剂量，并在用药过程中严密监视。

2. 缓慢注射，如在用药过程中出现出疹、面色苍白、血压下降、脉搏异常等症状立即停药。

3. 肌内注射仅限于需要此途径给药时使用，并避免同一部位反复注射。

4. 注射前必须完全溶解，外观澄清、无色，溶解后的药液立即使用，剩余的药液不能再用。

【配伍禁忌】与地西泮、维生素 B_{12}、维生素 K_3、抗组胺药、长效磺胺类药和四环素、磺胺嘧啶钠呈配伍禁忌。

腺苷蛋氨酸（ademetionine）

【适应证】适用于肝硬化前和肝硬化所致的肝内胆汁淤积、妊娠期肝内胆汁淤积。

【用法用量】肌内注射或静脉注射，初始治疗 500~1 000mg/d，共 2 周。

【调配方法】注射用冻干粉针须在临用前用所附溶剂溶解。

【禁忌证】

1. 对本品中的活性成分或任一辅料过敏者禁用。

2. 有影响蛋氨酸循环和 / 或引起高胱氨酸尿和 / 或高同型半胱氨酸血症的遗传缺陷患者（如胱硫醚 β- 合酶缺陷、维生素 B_{12} 代谢缺陷）禁用。

3. 妊娠前 3 个月内不应使用。

【药学监护】

1. 注射速度：静脉注射必须非常缓慢。

2. 请不要使用过期药品，请远离热源。若粉针由于储存不当而有微小裂口或暴露于热源，结晶不是白色时，应将本品连同整个包装去药房退换。应定期监测高危患者血浆中的维生素水平。

3. 监测维生素 B_{12} 和叶酸的浓度，尤其是贫血患者、肝脏疾病患者、孕妇或由于其他疾病或饮食习惯引起的潜在维生素缺乏的患者如素食者。如果显示维生素 B_{12} 和叶酸缺乏，建议在给予腺苷蛋氨酸治疗前或同时给予维生素 B_{12} 和 / 或叶酸治疗。

4. 同时给予腺苷蛋氨酸和选择性 5- 羟色胺再摄取抑制剂（SSRI）、三环类抗抑郁药（包括氯米帕明）以及含有色氨酸基团的药品和植物源性营养补充剂时应谨慎。

5. 本药可发生精神系统不良反应，抑郁症患者可见自杀意识、自杀行为，因此重度抑郁患者使用本品应采取相应的预防措施。

【配伍禁忌】本品不应与碱性溶液或含钙溶液混合。

甲磺酸加贝酯（gabexate mesilate）

【适应证】适用于急性轻型（水肿型）胰腺炎的治疗，也可用于急性出血坏死型胰腺炎的辅助治疗。

【用法用量】静脉滴注，0.1g/ 次，治疗开始的 3 天用量为 0.3g/d，症状减轻后改为 0.1g/d，疗程为 6~10 日。

【调配方法】先以 5ml 注射用水注入盛有加贝酯冻干粉针的瓶内，待溶解后，即移注于 5% 葡萄糖注射液或林格液 500ml 中混匀。

【混合溶液稳定性】药液应新鲜配制，随配随用。

【禁忌证】有过敏史者、孕妇、儿童禁用。

【药学监护】

1. 静脉滴注速度不宜过快，应控制在每小时 1mg/kg 以内，不宜超过每小时 2.5mg/kg。

2. 使用过程中应注意观察，谨防过敏，一旦发现过敏应及时停药或解救。

【配伍禁忌】单独使用。

乌司他丁（ulinastatin）

【适应证】适用于急性胰腺炎、慢性复发性胰腺炎、急性循环衰竭的抢救辅助用药。

【用法用量】静脉注射或静脉滴注，初期 10 万 U/ 次，1~3 次 /d，以后随症状消退而减量。

【调配方法】

1. 静脉注射液 10 万 U 溶于 5~10ml 氯化钠注射液中。

2. 静脉滴注液 10 万 U 溶于 500ml 5% 葡萄糖注射液或氯化钠注射液中。

【混合液的稳定性】溶解后应迅速使用。

【禁忌证】对本品过敏者禁用。

【药学监护】

1. 给药速度

（1）静脉注射：缓慢静脉注射。

（2）静脉滴注：每次静脉滴注 1~2 小时。

2. 本品用于急性循环衰竭时，应注意不能代替一般的抗休克疗法（输液法、吸氧、外科处理、抗生素等），休克症状改善后即终止给药。

3. 有药物过敏史、对食品过敏者或者过敏体质患者慎用，首次用药时建议缓慢滴注，并加强观察。

4. 不建议哺乳期妇女用药，高龄患者应适当减量。

【配伍禁忌】避免与加贝酯或 gelobin 制剂混合使用。

生长抑素（somatostatin）

【适应证】适用于严重的急性食管静脉曲张出血；严重的急性胃或十二指肠溃疡出血，或并发急性糜烂性胃炎或出血性胃炎；胰腺外科手术后并发症的预防和治疗；胰、胆和肠瘘的辅助治疗。

【用法用量】

1. 严重急性上消化道出血包括食管静脉曲张出血的治疗　首先缓慢静脉注射 0.25mg 作为负荷剂量，而后立即以 0.25mg/h 的速度持续静脉给药。当 2 次输液给药间隔大于 3 分钟时，应重新静脉注射本品 0.25mg，以确保给药的连续性。当出血停止后（一般在 12~24 小时），继续用药 48~72 小时，以防再次出血。通常治疗时间为 120 小时。

2. 胰瘘、胆瘘、肠瘘的辅助治疗　以 0.25mg/h 的速度连续静脉滴注，直到瘘管闭合（2~20 日）。当瘘管闭合后应继续用药 1~3 日，而后逐渐停药。

3. 胰腺外科手术后并发症的治疗　在手术开始时，以 0.25mg/h 的速度静脉滴注，术后持续滴注 5 日。

【调配方法】药物冻干粉需在使用前用 0.9% 氯化钠注射液溶解。

1. 静脉注射液　缓慢冲击注射（3~5 分钟）250μg 或以 250μg/h 的速度（约相当于每小时 3.5μg/kg）给药。

2. 静脉滴注液　对于连续静脉滴注给药，须用本品 3mg 配备够使用 12 小时的药液，溶剂可为 0.9% 氯化钠注射液或 5% 葡萄糖注射液。

【禁忌证】对本品过敏者、孕妇及哺乳期妇女禁用。

【药学监护】

1. 给药速度

（1）静脉注射：0.25mg 以 3~5 分钟慢速冲击注射。

（2）静脉滴注：以 0.25mg/h 的速度连续静脉滴注给药（一般是每小时用药

量为 3.5μg/kg）。

2. 在治疗初期会导致血糖水平短暂下降。

3. 胰岛素依赖型糖尿病患者使用本品后应每隔 3~4 小时测 1 次血糖，同时尽可能避免使用葡萄糖。必要的情况下应使用胰岛素。

4. 在连续给药过程中应不间断，换药时间应不超过 3 分钟。有可能时，可通过输液泵给药。

【配伍禁忌】单独使用。

第五节　血液系统静脉药物

蔗糖铁（iron sucrose）

【适应证】适用于口服铁剂效果不好而需要静脉铁剂治疗的患者。

【用法用量】

1. 常用剂量　根据血红蛋白水平每周用药 2~3 次。成年人和老年人每次 5~10ml（100~200mg 铁），儿童每次 0.15ml/kg（=3mg 铁/kg）。

2. 最大耐受单剂量　静脉注射：用至少 10 分钟注射给予 10ml（200mg 铁）；静脉滴注：如果临床需要，给药单剂量可增加到 0.35ml/kg（=7mg 铁/kg），最多不可超过 25ml（500mg 铁），应稀释到 500ml 0.9% 氯化钠注射液中，至少滴注 3.5 小时，每周 1 次。

【调配方法】

1. 静脉注射液　可直接使用。

2. 静脉滴注液　只能用 0.9% 氯化钠注射液稀释 20 倍。

【混合液的稳定性】0.9% 氯化钠注射液稀释后的本品应在 12 小时内使用。

【禁忌证】非缺铁性贫血、铁过量或铁利用障碍、一直对单糖或二糖铁复合物过敏者禁用。

【药学监护】

1. 给药速度

（1）静脉注射：缓慢注射，推荐速度为 1ml/min。

（2）静脉滴注：100mg 铁至少滴注 15 分钟；200mg 至少滴注 30 分钟；300mg 滴注 1.5 小时；400mg 滴注 2.5 小时；500mg 滴注 3.5 小时。

2. 在新患者第 1 次治疗前，应按照推荐的方法先给予一个小剂量进行测试。成人用 1~2.5ml（20~50mg 铁），体重＞14kg 的儿童用 1ml（20mg 铁），体重＜14kg 的儿童用日剂量的一半（1.5mg/kg）。应备有心肺复苏设备。如果在给药 15 分钟后未出现任何不良反应，继续给予余下的药液。

3. 本药首选静脉滴注,以降低低血压和药物外渗的发生风险。一旦静脉外渗应进行如下处理:如针头尚未拔出,可静脉滴注适量 0.9% 氯化钠注射液冲洗;为加速局部铁的清除,可用黏多糖软膏或油膏轻涂于针眼处。

4. 支气管哮喘、铁结合率低、叶酸缺乏症者应注意过敏反应或过敏样反应。免疫性或炎症性疾病、有湿疹或其他特异性变态反应史者用药出现超敏反应的风险增加。如出现轻度过敏反应,可给予抗组胺药;如出现严重的过敏反应,应立即给予肾上腺素。

5. 不可与口服铁剂合用。应在停用本药 5 日后再开始口服铁剂治疗。

【配伍禁忌】只能用 0.9% 氯化钠注射液稀释,并单独使用。

维生素 K₁ (vitamin K₁)

【适应证】适用于维生素 K 缺乏引起的出血,如梗阻性黄疸、胆瘘、慢性腹泻等所致的出血,香豆素类、水杨酸钠等所致的低凝血酶原血症,新生儿出血以及长期应用广谱抗生素所致的体内维生素 K 缺乏。

【用法用量】一次 10mg,一日 1~2 次,24 小时总量不得超过 40mg。预防新生儿出血:可于分娩前 12~24 小时给母亲肌内注射或缓慢静脉注射 2~5mg;也可在新生儿出生后肌内注射或皮下注射 0.5~1mg,8 小时后可重复。

【调配方法】本品可稀释于 5% 葡萄糖注射液、5% 葡萄糖氯化钠注射液或 0.9% 氯化钠注射液中。

【混合液的稳定性】应避免冻结,如有油滴析出或分层则不宜使用,但可在避光条件下加热至 70~80℃,振摇使其自然冷却,如澄明度正常则仍可继续使用。

【禁忌证】严重肝脏疾患或肝功能不全者禁用。

【药学监护】

1. 用于重症患者静脉注射时需缓慢注射,给药速度不超过 1mg/min。

2. 有肝功能损害的患者,本品的疗效不明显,盲目加量可加重肝损伤。

3. 本品对肝素引起的出血倾向无效;外伤无出血不要使用本品。

4. 维生素 K₁ 遇光快速分解,使用过程中应避光。

5. 维生素 K₁ 注射液可能引起严重不良反应如过敏性休克,甚至死亡。给药期间应对患者密切观察,一旦出现过敏症状,应立即停药并进行对症治疗。

【配伍禁忌】与维生素 C、维生素 B₁₂、多柔比星、去甲肾上腺素、青霉素、两性霉素 B、华法林、长春新碱呈配伍禁忌。

氨甲苯酸 (aminomethylbenzoic acid)

【适应证】主要用于因原发性纤维蛋白溶解过度所引起的出血,包括急性和慢性、局限性或全身性的高纤溶出血,后者常见于癌肿、白血病、妇产科意外、严重肝病出血等。

【用法用量】静脉注射或静脉滴注，一次 0.1~0.3g，一日不超过 0.6g。

【调配方法】以 0.9% 氯化钠注射液或 5% 葡萄糖注射液 100ml 溶解或稀释。

【禁忌证】对本药过敏者禁用。

【药学监护】

1. 应用本品的患者要监护血栓形成并发症的可能性，对于有血栓形成倾向者（如急性心肌梗死）宜慎用。

2. 本品一般不单独用于弥散性血管内凝血所致的继发性纤溶性出血，以防进一步血栓形成，影响脏器功能，特别是急性肾衰竭。如有必要，应在肝素化的基础上才应用本品。

3. 如与其他凝血因子（如因子IX）等合用应警惕血栓形成，一般认为在凝血因子使用后 8 小时再用本品较为妥善。

4. 由于本品可导致继发肾盂和输尿管凝血块阻塞，血友病或肾盂实质病变发生大量血尿时要慎用。

5. 对宫内死胎所致的低纤维蛋白原血症出血，用肝素治疗较本品安全。

6. 慢性肾功能不全时用量酌减，给药后尿液浓度常较高。治疗前列腺手术出血时，用量也应减少。

【配伍禁忌】与青霉素、尿激酶等溶栓药呈配伍禁忌。

酚磺乙胺（etamsylate）

【适应证】适用于防治各种手术前后的出血，可用于血小板功能不良、血管脆性增加而引起的出血，也可用于呕血、尿血等。

【用法用量】

1. 静脉注射　一次 0.25~0.5g，一日 0.5~1.5g。

2. 静脉滴注　一次 0.25~0.75g，一日 2~3 次。

预防手术后出血，术前 15~30 分钟静脉滴注或肌内注射 0.25~0.5g，必要时 2 小时后再注射 0.25g。

【调配方法】以 0.9% 氯化钠注射液或 5% 葡萄糖注射液稀释。

【禁忌证】对本药过敏者以及急性卟啉病患者禁用。

【药学监护】

1. 本品的毒性低，可有恶心、头痛、皮疹、暂时性低血压等，偶有静脉注射后发生过敏性休克的报道。

2. 右旋糖酐可抑制血小板聚集，延长出血及凝血时间。如必须合用，应尽量先使用本药，间隔一定时间后再给予右旋糖酐。

【配伍禁忌】本品宜单独使用，不宜与其他药物配伍。

肝素钠（heparin sodium）

【适应证】静脉用药主要用于防治血栓形成或栓塞性疾病；各种原因引起的弥散性血管内凝血；也用于血液透析、体外循环、导管术、微血管手术等操作中及某些血液标本或器械的抗凝处理。

【用法用量】

1. 成人　①静脉注射：首次 5 000~10 000U，之后每 4 小时 100U/kg，用氯化钠注射液稀释后应用。②静脉滴注：一日 20 000~40 000U，加至氯化钠注射液 1 000ml 中持续滴注。滴注前可先静脉注射 5 000U 作为初始剂量。③预防性治疗：高危血栓形成患者大多是用于腹部手术之后，以防止深静脉血栓。在外科手术前 2 小时先给 5 000U 肝素皮下注射，然后每隔 8~12 小时 5 000U，共约 7 日。

2. 儿童　①静脉注射：一次注入 50U/kg，以后每 4 小时给予 50~100U；②静脉滴注：50U/kg，以后的 24 小时给予一日 20 000U/m²，加入氯化钠注射液中缓慢滴注。

【调配方法】用氯化钠注射液稀释。

【禁忌证】对肝素过敏者、有自发性出血倾向者、血液凝固迟缓者、溃疡病患者、创伤患者、产后出血者及严重肝功能不全者禁用。

【药学监护】

1. 本品的主要不良反应是用药过多可致自发性出血，如注射后引起严重出血，可静脉注射硫酸鱼精蛋白进行急救（1mg 硫酸鱼精蛋白可中和 150U 肝素）。偶可引起过敏反应及血小板减少，常发生在用药最初的 5~9 天，故开始治疗 1 个月内应定期监测血小板计数。偶见一次性脱发和腹泻。尚可引起骨质疏松和自发性骨折。肝功能不良者长期使用可引起抗凝血酶Ⅲ耗竭而导致血栓形成倾向。

2. 妊娠后期和产后用药有增加母体出血的风险，须慎用。

3. 用药期间应定时测定凝血时间。

4. 肝素与透明质酸酶混合注射，既能减轻肌内注射痛，又可促进肝素吸收。但肝素可抑制透明质酸酶的活性，故两者应临时配伍使用，药物混合后不宜久置。

5. 肝素可与胰岛素受体作用，从而改变胰岛素的结合和作用。已有肝素致低血糖的报道。

【配伍禁忌】与阿米卡星、柔红霉素、庆大霉素、多黏菌素 B、多柔比星、万古霉素、氯丙嗪、异丙嗪、麻醉性镇痛药呈配伍禁忌。

人凝血酶原复合物（human prothrombin complex）

【适应证】主要用于治疗先天性和获得性凝血因子Ⅱ、Ⅶ、Ⅸ、Ⅹ缺乏症（单独或联合缺乏），包括：

1. 凝血因子Ⅸ缺乏症（乙型血友病），以及Ⅱ、Ⅶ、Ⅹ凝血因子缺乏症。

2. 抗凝血药使用过量、维生素 K 缺乏症。

3. 肝病导致的出血患者需要纠正凝血功能障碍时。

4. 各种原因所致的凝血酶原时间延长而拟做外科手术的患者，但对凝血因子Ⅴ缺乏者可能无效。

5. 治疗已产生因子Ⅷ抑制物的甲型血友病患者的出血症状。

6. 逆转香豆素类抗凝血药诱导的出血。

【用法用量】应根据病情及临床检验结果包括凝血试验指标等来决定给药量。

1. 使用剂量随因子缺乏程度而异，一般静脉滴注 10~20IU/kg，以后凝血因子Ⅸ缺乏者每隔 24 小时，凝血因子Ⅱ和Ⅹ缺乏者每隔 24~48 小时，凝血因子Ⅶ缺乏者每隔 6~8 小时，可减少或酌情减少剂量，一般历时 2~3 天。

2. 在出血量较大或大手术时可根据病情适当增加剂量。

3. 凝血酶原时间延长患者如拟做脾切除术要先于手术前用药，术中和术后根据病情决定。

【调配方法】本品专供静脉滴注，应在临床医师的严格监督下使用。用前应先将本品及其稀释液预温至 20~25℃，按瓶签标示量注入预温的稀释液，轻轻转动直至本品完全复溶（注意勿使产生很多泡沫）。复溶后用带有滤网装置的输血器进行静脉滴注。

【混合物的稳定性】制品一旦开瓶应立即使用（一般不得超过 3 小时），未用完的部分不能保留再用。

【禁忌证】对本品过敏者禁用。

【药学监护】

1. 滴注速度开始要缓慢，约 15 滴/min，15 分钟后稍加快滴注速度（40~60滴/min），一般在 30~60 分钟滴完。

2. 滴注时，要随时注意使用情况，若发现弥散性血管内凝血或血栓的临床症状和体征，要立即终止使用，并用肝素拮抗。本品含有凝血因子Ⅸ的一半效价的肝素，可降低血栓形成的风险。但是一旦发现任何可疑情况，即使患者病情不允许完全停用，也要大幅减低用量。

3. 除肝病出血患者外，在用药前应确诊患者存在凝血因子Ⅱ、Ⅶ、Ⅸ、Ⅹ缺乏症。

【配伍禁忌】阿莫西林克拉维酸、抗人淋巴细胞免疫球蛋白、哌拉西林他唑巴坦、齐多夫定、瑞芬太尼、替卡西林克拉维酸钾、脂肪乳（20%）/氨基酸（15）/葡萄糖（30%）、脂肪乳氨基酸（17）葡萄糖、脂肪乳氨基酸葡萄糖。

第六节　内分泌系统静脉药物

促皮质素（adrenocorticotropine）

【适应证】适用于活动性风湿病、类风湿关节炎、红斑狼疮等结缔组织病；亦用于严重的支气管哮喘、严重皮炎等过敏性疾病及急性白血病、霍奇金病等。

【用法用量】静脉滴注，一次 12.5~25U，一日 25~50U，用 5% 葡萄糖注射液溶解后应用。促皮质素兴奋试验：用 5% 葡萄糖注射液 500ml 溶解注射用促皮质素 20~25U，静脉持续滴注 8 小时，滴注前后采血测血浆皮质醇，观察其变化；或留取滴注促皮质素日的尿液测尿游离皮质醇或 17- 羟皮质类固醇，与前一日的对照值相比较。

【调配方法】临用前，用 5% 葡萄糖注射液溶解。

【混合液的稳定性】临用前配制。

【禁忌证】对本品过敏者禁用。

【药学监护】

1. 由于促皮质素促进肾上腺皮质分泌皮质醇，因此长期使用可产生糖皮质激素的副作用，出现医源性库欣综合征及明显的水钠潴留和相当程度的失钾。

2. 促皮质素的致糖尿病作用、胃肠道反应和骨质疏松等系通过糖皮质激素引起的，但在使用促皮质素时这些副作用的发生相对较轻。

3. 促皮质素刺激肾上腺皮质分泌雄激素，因而痤疮和多毛的发生率较使用糖皮质激素者高。

4. 长期使用促皮质素可使皮肤色素沉着，有时产生过敏反应包括发热、皮疹、血管神经性水肿，偶可发生过敏性休克，这些反应在腺垂体功能减退尤其是原发性肾上腺皮质功能减退者较易发生。在静脉给药对疑有原发性肾上腺皮质功能减退者做促皮质素试验时，宜口服地塞米松 1mg/d，以避免诱发肾上腺危象。

5. 本品粉针剂使用时不可用氯化钠注射液溶解，也不宜加入氯化钠中静脉滴注。

6. 由于促皮质素能使肾上腺皮质增生，因此促皮质素的停药较糖皮质激素容易。但应用促皮质素时,皮质醇的负反馈作用使下丘脑 - 垂体 - 肾上腺皮质轴对应激的反应能力降低。促皮质素突然撤除可引起垂体功能减退,因而停药时也应逐渐减量。

7. 有下列情况应慎用:高血压、糖尿病、结核病、化脓性或霉菌感染、胃与十二指肠溃疡病及心力衰竭患者等。

【配伍禁忌】本品粉针剂使用时不可用氯化钠注射液溶解,也不宜加入氯化钠中静脉滴注。

胰岛素(insulin)

【适应证】静脉注射主要用于糖尿病酮症酸中毒、高血糖高渗性昏迷的治疗。

【用法用量】剂量应根据患者病情个体化,个体胰岛素需要量通常在每日 0.3~1.0IU/kg。

【调配方法】滴注系统中本品的浓度为 0.05~1.0IU/ml。滴注液为 0.9% 氯化钠注射液、5% 葡萄糖注射液或含 40mmol/L 氯化钾的 10% 葡萄糖注射液。

【混合液的稳定性】上述滴注液置于聚丙烯输液袋中,在室温下 24 小时内是稳定的。

【禁忌证】对本品中的活性成分或其他成分过敏者禁用;低血糖发作时禁用。

【药学监护】

1. 可导致过敏反应、低血糖。

2. 在滴注期间必须监测血糖值。

3. 患者伴有下列情况时,胰岛素的需要量减少:肝功能不正常,甲状腺功能减退,恶心、呕吐,肾功能不正常(肾小球滤过率为 10~50ml/min 时,胰岛素的剂量减少到 95%~75%;肾小球滤过率减少到 10ml/min 以下时,胰岛素的剂量减少到 50%)。

4. 患者伴有下列情况时,胰岛素的需要量增加:高热、甲状腺功能亢进症、肢端肥大症、糖尿病酮症酸中毒、严重感染或外伤、重大手术等。

5. 儿童易产生低血糖,血糖波动幅度较大,调整剂量为 0.5~1U,逐步增加或减少;青春期少年适当增加剂量,青春期后再逐渐减少。

6. 糖尿病孕妇在妊娠期间对胰岛素的需要量增加,分娩后需要量减少;如妊娠中发现的糖尿病为妊娠糖尿病,分娩后应终止胰岛素治疗;随访其血糖,再根据有无糖尿病决定治疗。

【配伍禁忌】胰岛素制剂中只能加入已知的与其相容的药物。在本品中加入其他药物(如含有巯基或亚硫酸盐的药物)可导致胰岛素降解。

氢化可的松琥珀酸钠（hydrocortisone sodium succinate）

【适应证】适用于抢救危重患者如中毒性感染、过敏性休克、严重的肾上腺皮质功能减退症、结缔组织病、严重的支气管哮喘等过敏性疾病，并可用于预防和治疗移植物急性排斥反应。

【用法用量】静脉注射，用于治疗成人肾上腺皮质功能减退及腺垂体功能减退危象、严重的过敏反应、哮喘持续状态、休克时，每次游离型 100mg 或氢化可的松琥珀酸钠 135mg 静脉滴注，可用至 300mg/d，疗程不超过 3~5 日。

【调配方法】临用前，用生理氯化钠注射液或 5% 葡萄糖注射液稀释。

【混合液的稳定性】临用前配制。

【禁忌证】严重的精神病（过去或现在）和癫痫，活动性消化性溃疡病，新近胃肠吻合手术，骨折，创伤修复期，角膜溃疡，肾上腺皮质功能亢进症，高血压，糖尿病，孕妇，抗菌药不能控制的感染如水痘、麻疹、霉菌感染，较重的骨质疏松等禁用。

【药学监护】

1. 患者可出现精神症状。

2. 并发感染为肾上腺皮质激素的主要不良反应。

3. 下丘脑 - 垂体 - 肾上腺轴受到抑制为激素治疗的重要并发症。

4. 有糖皮质激素停药综合征。

5. 静脉迅速给予大剂量可能发生全身性过敏反应。

6. 糖皮质激素可以诱发或加重感染。

7. 对一些诊断的干扰。

8. 下列情况应慎用：心脏病或急性心力衰竭、糖尿病、憩室炎、情绪不稳定和有精神病倾向、全身性真菌感染、青光眼、肝功能损害、眼部单纯疱疹、高脂蛋白血症、高血压、甲减（此时糖皮质激素的作用增强）、重症肌无力、骨质疏松、胃溃疡、胃炎或食管炎、肾功能损害或结石、结核病等。

【配伍禁忌】无。

地塞米松磷酸钠（dexamethasone sodium phosphate）

【适应证】主要用于过敏性与自身免疫性炎症性疾病。

【用法用量】静脉注射，2~20mg/ 次；静脉滴注，以 5% 葡萄糖注射液稀释，可 2~6 小时重复给药至病情稳定，但大剂量连续给药一般不超过 72 小时。

【调配方法】用 5% 葡萄糖注射液稀释后使用。

【混合液的稳定性】临用前配制。

【禁忌证】对本品过敏者禁用。

【药学监护】

1. 糖皮质激素可以诱发或加重感染。

2. 对肾上腺皮质激素类药物有过敏史的患者慎用；溃疡性结肠炎、憩室炎、肠吻合术后、肝硬化、肾功能不良、癫痫、偏头痛、重症肌无力、糖尿病、骨质疏松症、甲状腺功能低下患者慎用。

3. 以下疾病患者一般情况下不宜使用，在特殊情况下权衡利弊使用，且应注意病情恶化的可能性：高血压、血栓症、心肌梗死、胃与十二指肠溃疡、内脏手术、精神病、电解质代谢异常、青光眼。

4. 对于眼部单纯疱疹患者，由于可能发生角膜穿孔，因而建议慎用糖皮质激素类药物。

5. 长期使用糖皮质激素可产生后囊下白内障和可能损伤视神经的青光眼。

6. 关节内注射糖皮质激素会增加关节感染的风险。

7. 严重的神经系统损害事件（一些导致死亡）与糖皮质激素硬膜外注射有关。

8. 在使用本品时感染水痘或麻疹，可能加重病情，严重者会危及生命。

9. 长期、大量使用本品，或长期用药后停药 6 个月以内的患者由于免疫力低下，不宜接种减毒活疫苗（如脊髓灰质炎减毒活疫苗糖丸等）。

10. 潜伏性结核或陈旧性结核患者在长期使用糖皮质激素治疗期间，应密切观察病情，必要时接受预防治疗。

11. 乙肝病毒携带者使用肾上腺皮质激素时可能会使乙肝病毒增殖，引发肝炎。在本制剂给药期间及给药结束后，应当继续进行肝功能检查及肝炎病毒标志物监测。

【配伍禁忌】无。

第七节 中枢神经系统静脉药物

苯巴比妥钠（phenobarbital sodium）

【适应证】主要用于抗惊厥、抗癫痫，是治疗癫痫持续状态的重要药物。可用于麻醉前用药。

【用法用量】肌内注射，成人的常用剂量为催眠一次 50~100mg；麻醉前用药一次 100~200mg；术后应用一次 100~200mg，必要时重复，24 小时内总量可达 400mg；极量为一次 250mg，一日 500mg。治疗癫痫持续状态时剂量加大，静脉注射一次 200~300mg（速度不超过 60mg/min），必要时每 6 小时重复 1 次。小儿的常用剂量为镇静或麻醉前应用一次 2mg/kg，抗惊厥或催眠一次 3~5mg/kg

或 125mg/m^2。

【禁忌证】严重肺功能不全、肝硬化、血卟啉病史、哮喘史、未控制的糖尿病、过敏者等禁用。

【药学监护】

1. 给药速度：治疗癫痫持续状态时剂量加大，静脉注射一次 200~300mg，速度不超过 60mg/min。

2. 用于抗癫痫时最常见的不良反应为镇静，但随着疗程持续，其镇静作用逐渐变得不明显，可能引起微妙的情感变化，出现认知和记忆缺损。长期用药偶见叶酸缺乏和低钙血症，罕见巨幼红细胞贫血和骨软化。大剂量时可产生眼球震颤、共济失调和严重的呼吸抑制。用本品的患者中 1%~3% 出现皮肤反应，多见者为各种皮疹以及哮喘，严重者可出现剥脱性皮炎和多形红斑（或 Stevens-Johnson 综合征），中毒性表皮坏死极为罕见。有报道用药者出现肝炎和肝功能紊乱。长时间使用可发生药物依赖性，停药后易发生停药综合征。

3. 对 1 种巴比妥类过敏者可能对本品过敏。作抗癫痫药应用时，可能需 10~30 天才能达到最大效果，需按体重计算药量，如有可能应定期测定血药浓度，以达最大疗效。肝功能不全者的用量应从小量开始。长期用药可产生耐药性。长期用药可产生精神或躯体的药物依赖性，停药需逐渐减量，以免引起撤药症状。与其他中枢神经抑制药合用，对中枢产生协同抑制作用，应注意。下列情况慎用：轻微脑功能障碍（MBD）症患者、低血压患者、高血压患者、贫血患者、甲状腺功能低下患者、肾上腺功能减退患者、心肝肾功能损害患者、高空作业患者、驾驶员、精细和危险工种作业者。

4. 本品为肝药酶诱导剂，提高肝药酶活性，长期用药不但加速自身代谢，还可加速其他药物代谢。如饮酒、全麻药、中枢神经抑制药或单胺氧化酶抑制剂等与巴比妥类药合用时，可相互增强效能。与口服抗凝血药合用时，可降低后者的效应，这是由于肝微粒体酶的诱导加速抗凝血药的代谢，应定期测定凝血酶原时间，从而决定是否调整抗凝血药的用量。与口服避孕药或雌激素合用，可降低避孕药的可靠性，因为酶的诱导可使雌激素的代谢加快。与皮质激素、洋地黄类（包括地高辛）、土霉素或三环类抗抑郁药合用时，可降低这些药物的效应，因为肝微粒体酶的诱导可使这些药物的代谢加快。与环磷酰胺合用，理论上可增加环磷酰胺烷基化代谢产物，但临床上的意义尚未明确。与奎尼丁合用时，由于增加奎尼丁的代谢而减弱其作用，应按需调整后者的用量。与钙通道阻滞剂合用可引起血压下降。与氟哌啶醇合用治疗癫痫，可引起癫痫发作形式改变，需调整用量。与吩噻嗪类和四环类抗抑郁药合用时可降低抽搐阈值，增加抑制作用。与布洛芬类合用，可缩短半衰期而降低作用强度。

5. 15~20 倍的过量药物可能引起昏迷、严重的呼吸和心血管抑制、低血压和休克，继而引发肾衰竭、死亡。深度呼吸抑制是急性中毒的直接死亡原因。可致严重中毒，中毒致死的血药浓度为 6~8mg/100ml。解救措施中最重要的是维持呼吸和循环功能，施行有效的人工呼吸，必要时行气管切开，并辅之以有助于维持和改善呼吸和循环的相应药物。可用碳酸氢钠、乳酸钠碱化尿液加速排泄，如肾功能正常可用呋塞米，严重者可透析。极度过量时，大脑的一切电活动消失，脑电图变为一条平线，并不一定代表临床死亡，若不并发缺氧性损害，尚有挽救的希望。

地西泮（diazepam）

【适应证】

1. 可用于抗癫痫和抗惊厥；静脉注射为治疗癫痫持续状态的首选药，对破伤风轻度阵发性惊厥也有效。

2. 可用于全麻诱导和麻醉前给药。

【用法用量】静脉注射或静脉滴注。

1. 成人　麻醉，10~30mg；镇静、催眠，10mg。24 小时总量以 40~50mg 为限。

2. 儿童　出生 30 天 ~5 岁，每 2~5 分钟 0.2~0.5mg，最大限量为 5mg；5 岁以上每 2~5 分钟 1mg，最大限量为 10mg。

【调配方法】

1. 静脉注射液　可直接使用。

2. 静脉滴注液　10~40mg 用 500ml 0.9% 氯化钠注射液稀释。

【禁忌证】孕妇、新生儿禁用。本品含苯甲醇，禁用于儿童肌内注射。

【药学监护】

1. 注射速度：静脉注射宜缓慢，成人每分钟 2~5mg，小儿 3 分钟内不超过 0.25mg/kg。

2. 慎用于严重的急性乙醇中毒、重症肌无力、急性或隐性发生闭角型青光眼、低蛋白血症、多动症、严重的慢性阻塞性肺疾病、外科或长期卧床患者、有药物滥用和成瘾史者。

3. 肝、肾功能损害者减少剂量。长期使用应逐渐减量，不宜骤停。静脉注射过快可致呼吸暂停、低血压、心动过缓或心脏停搏。

【配伍禁忌】溶媒配伍禁忌：0.9% 氯化钠注射液。

咪达唑仑（midazolam）

【适应证】适用于诊断性或治疗性操作前清醒镇静；麻醉诱导和维持；ICU 患者长程镇静。

【用法用量】静脉注射或静脉滴注。

1. 清醒镇静　60 岁以下成人的初始剂量为 2.5mg，总量不超过 5mg；60 岁以上老年人的初始剂量为 1~1.5mg，总量不超过 3.5mg。

2. 麻醉诱导和维持　60 岁以下成人 0.15~0.2mg/kg，总量不超过 15mg；60 岁以上老年人的剂量应减少。

3. ICU 患者镇静　先静脉注射 2~3mg，继之以每小时 0.03~0.2mg/kg 静脉滴注维持。

【调配方法】可用 0.9% 氯化钠注射液、5% 或 10% 葡萄糖注射液、5% 果糖注射液、林格液稀释。

【禁忌证】已知对本品过敏者、孕妇、哺乳期妇女禁用。苯二氮䓬禁用于急性闭角型青光眼患者，可用于接受适当治疗的开角型青光眼患者。在无眼疾的患者中测量的眼压结果表明，咪达唑仑诱导后有中度降低；未对青光眼患者进行研究。

【药学监护】

1. 注射速度：静脉注射宜缓慢，速度约为 1mg/30s。

2. 慎用于 60 岁以上的老年人，衰弱或慢性病、阻塞性肺疾病、慢性肾衰竭、肝功能损害、充血性心力衰竭、重症肌无力患者等。

3. 药液在室温下 24 小时或 5℃下 3 日保持稳定。

【配伍禁忌】药品配伍禁忌：碱性注射液。

丙戊酸钠（sodium valproate）

【适应证】适用于治疗癫痫，在成人和儿童中，当暂时不能服用口服剂型时，用于替代口服剂型。

【用法用量】静脉注射或静脉滴注。

1. 癫痫持续状态　一次 0.4g，一日 2 次。

2. 临时替代口服给药治疗癫痫发作　口服给药后的 4~6 小时可开始静脉给药，最大剂量范围平均为一日 20~30mg/kg，分 4 次静脉滴注，每次时间需超过 1 小时。

3. 癫痫发作需要快速达到有效血药浓度并维持时　以 15mg/kg 缓慢静脉注射，注射时间超过 5 分钟；然后以每小时 1mg/kg 的速度静脉滴注，使本药的浓度达到 75mg/L，并根据临床情况调整静脉滴注速度。

【调配方法】静脉滴注液：本品 0.4g 加入 500ml 溶媒中。

【混合液的稳定性】本品溶解后的药液应在 24 小时内用完。

【禁忌证】急、慢性肝炎患者禁用。

【药学监护】

1. 给药速度

（1）口服替代：最大剂量范围平均为一日 20~30mg/kg，分 4 次静脉滴注，每次时间需超过 1 小时。

（2）快速起效：以 15mg/kg 缓慢静脉注射，注射时间超过 5 分钟；然后以每小时 1mg/kg 的速度静脉滴注，使本药的浓度达到 75mg/L，并根据临床情况调整静脉滴注速度。

2. 应严格用静脉给药途径，不可肌内注射。治疗前及治疗过程中检测肝功能。肾功能不全者减少剂量。

3. 不建议同时使用丙戊酸钠和碳青霉烯类药物。

【配伍禁忌】与美洛培南呈配伍禁忌。

尼莫地平（nimodipine）

【适应证】适用于预防和治疗动脉瘤性蛛网膜下腔出血后脑血管痉挛引起的缺血性神经损伤。

【用法用量】静脉滴注。体重低于 70kg 或血压不稳定的患者，0.5mg/h 给药 2 小时后，如果耐受性良好，尤其血压无明显下降时，剂量可增至 1mg/h；体重 > 70kg 的患者，剂量宜从 1mg/h 开始，2 小时后无不适可增至 2mg/h。

【禁忌证】已知对本品或本品中的任何成分过敏者禁用。

【药学监护】

1. 滴注速度为每分钟 0.5μg/kg。

2. 尼莫地平注射液经中心静脉插管用输液泵连续静脉滴注，并经过三通阀可与下列任何一种液体（5% 葡萄糖注射液、0.9% 氯化钠注射液、乳酸钠林格液、含镁乳酸钠林格液、右旋糖酐 40 溶液或 6% 的 HAES 聚氧 -2- 羟乙基淀粉）以大致 1 : 4（尼莫地平注射液 : 联合输液）的比例同时滴注；也可与甘露醇、人血白蛋白、血液同时滴注。

3. 严禁将尼莫地平注射液加入其他输液瓶或输液袋中，严禁与其他药物混合。

4. 本品的活性成分有微弱的光敏性，输液过程需避光。

5. 慎用于脑水肿和颅内压明显增高时、低血压患者。

【配伍禁忌】严禁与其他药物混合。

甲钴胺（mecobalamin）

【适应证】

1. 用于周围神经病变。

2. 用于因缺乏维生素 B_{12} 引起的巨幼红细胞贫血的治疗。

【用法用量】静脉注射。

1. 周围神经病变　成人一次 0.5mg，一日 1 次，一周 3 次。

2. 巨幼红细胞贫血　成人一次 0.5mg，一日 1 次，一周 3 次；给药 2 个月后，作为维持治疗每隔 1~3 个月可给予一次 0.5mg。

【药学监护】见光易分解，开封后立即避光使用。

盐酸氯丙嗪（chlorpromazine hydrochloride）

【适应证】

1. 用于精神分裂症、躁狂症或其他精神病性障碍。

2. 止呕，用于各种原因所致的呕吐或顽固性呃逆。

【用法用量】静脉滴注。从 25~50mg 开始，一日 1 次，每隔 1~2 日缓慢增加 25~50mg，治疗剂量为一日 100~200mg。

【调配方法】25~50mg 稀释于 500ml 葡萄糖氯化钠注射液中。

【禁忌证】基底神经节病变、帕金森病、帕金森综合征、骨髓抑制、青光眼、昏迷及对吩噻嗪类药过敏者禁用。

【药学监护】

1. 本品缓慢静脉滴注，不宜静脉注射。

2. 慎用于心血管疾病、癫痫患者、孕妇、儿童、老年患者。

3. 肝、肾功能不全者应减量。

尼可刹米（nikethamide）

【适应证】适用于中枢性呼吸抑制及各种原因引起的呼吸抑制。

【用法用量】静脉注射或静脉滴注。

1. 成人　一次 0.25~0.5g，必要时每 1~2 小时可重复；极量为一次 1.25g。

2. 儿童　6 个月以下的婴儿一次 0.075g，1 岁一次 0.125g，4~7 岁一次 0.175g。

【调配方法】

1. 静脉注射液　0.375g 直接静脉注射或用 5% 葡萄糖注射液 20ml 稀释后缓慢静脉注射。

2. 静脉滴注液　0.375g 用 5% 葡萄糖注射液 200ml 稀释后静脉滴注。

【禁忌证】抽搐、惊厥患者，以及小儿高热而无中枢性呼吸衰竭时禁用。

【药学监护】

1. 给药速度：静脉注射时，缓慢注射；静脉滴注时，25~30 滴 /min。

2. 作用时间短暂，应视病情间隔给药。

盐酸洛贝林（lobeline hydrochlocide）

【适应证】适用于各种原因引起的中枢性呼吸抑制。临床上常用于新生儿窒息，一氧化碳、阿片中毒等。

【用法用量】静脉注射，常用剂量如下：

1. 成人　一次 3mg；极量为一次 6mg，一日 20mg。

2. 小儿　一次 0.3~3mg，必要时每隔 30 分钟可重复使用；新生儿窒息可注入脐静脉 3mg。

【调配方法】静脉注射液：直接静脉注射或 3mg 用 5% 葡萄糖注射液 20ml 稀释后缓慢静脉注射。

【药学监护】静脉给药应缓慢。剂量较大时能引起心动过速、传导阻滞、呼吸抑制，甚至惊厥。

【配伍禁忌】禁止与碘、鞣酸以及铅、银等盐类配伍；与碱性药物配伍可产生酸模素沉淀。

盐酸吗啡（morphine hydrochloride）

【适应证】适用于其他镇痛药无效的急性锐痛。麻醉和手术前给药可保持患者宁静而进入嗜睡状态。

【用法用量】静脉注射，成人镇痛时的常用剂量为 5~10mg；用作静脉全麻不得超过 1mg/kg，不够时加用作用时效短的本类镇痛药，以免苏醒迟延、术后发生血压下降和长时间的呼吸抑制。

【禁忌证】未成熟的新生儿，呼吸抑制已显示发绀、颅内压增高和颅脑损伤、支气管哮喘、肺源性心脏病代偿失调、甲状腺功能减退、皮质功能不全、前列腺肥大、排尿困难及严重肝功能不全、休克尚未纠正控制前、炎性肠梗阻患者等禁用。

【药学监护】

1. 婴幼儿、老年患者慎用。

2. 本品对平滑肌的兴奋作用较强，故不能单独用于内脏绞痛，而应与阿托品等有效的解痉药合用，单独使用反而使绞痛加剧。

【配伍禁忌】与氨茶碱、巴比妥类药钠盐等碱性溶液、溴或碘化物、碳酸氢盐、氧化剂、氢氯噻嗪、肝素钠、苯妥英钠、呋喃妥因、新生霉素、甲氧西林、氯丙嗪、异丙嗪、哌替啶、磺胺嘧啶，以及铁、铝、镁、银、锌化合物呈配伍禁忌。

七叶皂苷钠（sodium aescinate）

【适应证】适用于脑水肿、创伤或手术所致的肿胀，也用于静脉回流障碍性疾病。

【用法用量】静脉注射或静脉滴注。

1. 成人 一日 0.1~0.4mg/kg，稀释后静脉注射或静脉滴注；危象患者如脑外伤、脑出血可多次给药，但剂量不宜超过 20mg/d。疗程为 7~10 日。

2. 儿童 不宜用本品治疗儿童心脏手术后肿胀。儿童 3 岁以下者，0.1mg/kg，3~10 岁，0.2mg/kg。

【调配方法】

1. 静脉注射液 取本品 5~10mg 溶于 10~20ml 10% 葡萄糖注射液或 0.9% 氯化钠注射液中。

2. 静脉滴注液 取本品 5~10mg 溶于 10% 葡萄糖注射液或 0.9% 氯化钠注射液 250ml 中。

【禁忌证】肾损伤、肾衰竭、肾功能不全患者及孕妇禁用。

【药学监护】

1. 慎用于哺乳期妇女。

2. 注射时宜选用较粗的静脉，切勿漏出血管外，如出现红肿用 0.25% 普鲁卡因封闭或热敷。

3. 本品应严格限制日用量。用药前后须检查肾功能，若一旦出现肾功能受损，应立即停止用药。

4. 使用本品时，其他与血清蛋白结合率高的药物应少用或慎用。肾毒性较大的药物也不宜与之配伍使用。

【配伍禁忌】与含碱性基团的药物配伍时可能产生沉淀。

20% 甘露醇注射液（mannitol injection）

【适应证】

1. 组织脱水药。用于治疗各种原因引起的脑水肿，降低颅内压，防止脑疝。

2. 降低眼压。可有效降低眼压，应用于其他降眼压药无效时或眼内手术前准备。

3. 渗透性利尿药。用于鉴别肾前性因素或急性肾衰竭引起的少尿。亦可应用于预防各种原因引起的急性肾小管坏死。

4. 作为辅助性利尿措施治疗肾病综合征、肝硬化腹水，尤其是当伴有低蛋白血症时。

5. 对某些药物逾量或毒物中毒(如巴比妥类药物、锂、水杨酸盐和溴化物等),本药可促进上述物质的排泄,并防止肾毒性。

6. 作为冲洗剂,应用于经尿道内做前列腺切除术。

7. 术前肠道准备。

【用法用量】特定甘露醇浓度的选择、用量及滴注速度取决于患者的年龄、体重和临床状况及合并治疗。必须只经静脉滴注,采用无菌、无热原装置给予甘露醇注射液。高渗性甘露醇注射液可能引起静脉损伤,应经中央静脉给药。

1. 成人的常用剂量

(1)利尿:1~2g/kg,一般用 20% 溶液 250ml 静脉滴注,并调整剂量使尿量维持在 30~50ml/h。

(2)治疗脑水肿、颅内高压和青光眼:0.25~2g/kg,配制为 15%~25% 浓度于 30~60 分钟静脉滴注。当患者衰弱时,剂量应减小至 0.5g/kg。严密随访肾功能。

(3)鉴别肾前性少尿和肾性少尿:0.2g/kg,以 20% 浓度于 3~5 分钟静脉滴注,如用药 2~3 小时后尿量仍低于 30~50ml/h,最多再试用 1 次,如仍无反应则应停药,重新对患者进行评估。已有心功能减退或心力衰竭者慎用或不宜使用。

(4)预防急性肾小管坏死:先给予 12.5~25g,10 分钟内静脉滴注;若无特殊情况,再给 50g,1 小时内静脉滴注。若尿量能维持在 50ml/h 以上,则可继续应用 5% 溶液静脉滴注;若无效,则立即停药。

(5)治疗药物、毒物中毒:50g 以 20% 溶液静脉滴注,调整剂量使尿量维持在 100~500ml/h。

(6)肠道准备:术前 4~8 小时,10% 溶液 1 000ml 于 30 分钟内口服完毕。

2. 小儿的常用剂量

(1)利尿:0.25~2g/kg 或 60g/m²,以 15%~20% 溶液 2~6 小时静脉滴注。

(2)治疗脑水肿、颅内高压和青光眼:1~2g/kg 或 30~60g/m²,以 15%~20% 浓度溶液于 30~60 分钟静脉滴注。患者衰弱时剂量减至 0.5g/kg。

(3)鉴别肾前性少尿和肾性少尿:0.2g/kg 或 6g/m²,以 15%~25% 浓度静脉滴注 3~5 分钟,如用药后 2~3 小时尿量无明显增多,可再用 1 次,如仍无反应则不再使用。

(4)治疗药物、毒物中毒:2g/kg 或 60g/m²,以 5%~10% 溶液静脉滴注。

【调配方法】甘露醇遇冷易结晶,故应用前应仔细检查,如有结晶,可在最高至 70℃ 的条件下加热并振荡注射液,重新溶解。不可在水中或微波炉中加热注射液,否则可能污染或损坏产品。允许注射液冷却至室温或身体温度,但此后需再次检查是否有结晶方可使用。当甘露醇的浓度高于 15% 时,应使用有过滤器的输液器,否则可能形成甘露醇结晶。

【禁忌证】

1. 已确诊为急性肾小管坏死及重度肾脏疾病所致的无尿患者,包括对试用甘露醇无反应者,因甘露醇积聚引起血容量增多,加重心脏负担。

2. 严重失水者。

3. 颅内活动性出血者,因扩容加重出血,但颅内手术时除外。

4. 急性肺水肿或严重肺淤血。

5. 甘露醇治疗开始后出现进行性肾损伤或功能障碍,包括少尿加重和氮质血症。

6. 原有血浆高渗血症。

7. 甘露醇治疗开始后出现进行性心力衰竭或肺充血。

8. 原有重度肺血管充血或肺水肿。

9. 已知对甘露醇存在超敏反应。

【药学监护】

1. 若出现任何疑似超敏反应的症状或体征,必须立即停止输液。根据临床提示,必须采取适当的治疗应对措施。

2. 在甘露醇治疗的患者中曾报道过中枢神经系统毒性,主要表现为意识模糊、嗜睡、昏迷,特别是存在肾功能损伤时。曾报道过死亡结局。较高浓度下,甘露醇可以穿过血脑屏障,干扰脑维持脑脊液 pH 的能力,特别是存在酸中毒时。在原有血脑屏障损伤的患者中,必须根据个体情况权衡多次或持续应用甘露醇时脑水肿(广泛或局部)的发生风险与预期益处。

3. 原有肾脏疾病或正在接受可能具有肾毒性药物的患者,其在甘露醇给药后发生肾衰竭的风险增高,甘露醇应慎用于肾功能损伤患者。如果甘露醇滴注过程中出现尿排出量减少,则应密切审查患者的临床状态,监测是否发生肾损伤,必要时暂停甘露醇滴注。

4. 高剂量和 / 或高速度滴注以及甘露醇蓄积(因甘露醇的肾脏排泄不充分)可能引起高血容量、细胞外液过度膨胀,从而引起或加重原有的充血性心力衰竭。监测血压、心脏和肺脏功能,若患者的心或肺功能恶化,应停止治疗。

5. 甘露醇诱导的渗透性利尿可能引起或加重脱水 / 低血容量及血液浓缩。甘露醇给药可能引起高渗血症。此外,根据用量及给药持续时间的不同,水与电解质的跨细胞转移、渗透性利尿和 / 或其他机制均可能导致电解质和酸 / 碱失衡。该类失衡可能会很严重,甚至可能致死。监测电解质与酸碱平衡,尤其是 Na^+ 和 K^+。

6. 孕妇及哺乳期妇女用药

（1）甘露醇能透过胎盘屏障。

（2）是否能经乳汁分泌尚不清楚。

（3）尚无有关甘露醇注射液用于孕妇或哺乳期妇女中的充足数据。甘露醇注射液给药前，应认真考量每一特定患者的潜在风险与获益。

7. 小儿应用本药无特殊注意事项。

8. 老年人应用本药较易出现肾损害，且随年龄增长，发生肾损害的机会增多。应适当控制用量。

【配伍禁忌】

1. 甘露醇中不宜加入电解质，因易引起沉淀。

2. 与盐酸普鲁卡因、盐酸雷莫司琼、盐酸利多卡因、拉氧头孢钠有配伍禁忌。

第八节　肿瘤静脉药物

环磷酰胺（cyclophosphamide）

【适应证】

1. 用于白血病，如急性或慢性淋巴细胞白血病、髓系白血病。

2. 用于恶性淋巴瘤，如霍奇金淋巴瘤、非霍奇金淋巴瘤、浆细胞瘤。

3. 用于转移性和非转移性恶性实体瘤，如卵巢癌、乳腺癌、小细胞肺癌、神经母细胞瘤、尤因肉瘤、睾丸肿瘤、头颈部鳞癌、鼻咽癌。

4. 用于进行性自身免疫病，如类风湿关节炎、银屑病关节炎、系统性红斑狼疮、硬皮病、全身性脉管炎（如伴有肾病综合征）、某些类型的肾小球肾炎（如伴有肾病综合征）、重症肌无力、自身免疫性溶血性贫血、冷凝集素病。

5. 用于器官移植时的免疫抑制治疗。

6. 用于儿童横纹肌肉瘤、骨肉瘤。

【用法用量】常规剂量如下：

1. 静脉滴注　①持续性治疗：一日 3~6mg/kg；②间断性治疗：一次 10~15mg/kg，每 2~5 日 1 次；③大剂量间断性治疗和大剂量冲击治疗：一次 20~40mg/kg（800~1 600mg/m^2），每 21~28 日 1 次。

2. 静脉注射　①急性淋巴细胞白血病，急、慢性髓系白血病同种异体骨髓移植前预处理：一次 60mg/kg，连用 2 日，联用全身放疗或白消安；②严重再生障碍性贫血同种异体骨髓移植前预处理：一次 50mg/kg，连用 4 日，单用或联用抗胸腺细胞球蛋白。

【调配方法】静脉滴注液：本药粉针剂每 200mg 用 0.9% 氯化钠注射液 10ml 溶解，随后将复溶液用林格液、0.9% 氯化钠注射液或葡萄糖注射液 500ml 稀释。稀释后的溶液在 8℃ 以下最多保存 24 小时。

【混合液的稳定性】对于短时间静脉滴注，可加入林格液、0.9% 氯化钠注射液或葡萄糖注射液 500ml 内进行滴注。滴注持续时间根据容量不同，为 30 分钟~2 小时。

【禁忌证】对环磷酰胺过敏、严重的骨髓功能损害、膀胱炎、尿路梗阻、急性感染患者，以及孕妇和哺乳期妇女禁用。

【药学监护】

1. 使用本药治疗前对男性应告诫进行精子保存；有生育能力的男性和女性患者治疗期间和治疗结束后的至少 6 个月内必须采取避孕措施。

2. 使用足量的美司钠（剂量为本药剂量的 20%）、强化补液和促进利尿可显著降低膀胱毒性的发生率和严重性，故用药前、用药期间和用药后应确保足够的液体摄入和排出。

3. 应考虑给予预防口炎的措施和改善口炎的药物。

4. 糖尿病患者用药期间应密切监测血糖。

5. 定期监测血细胞计数、尿沉渣计数、血尿素氮、血肌酐和电解质。

6. 肾功能损害患者的剂量调整建议如下：严重肝、肾功能损害患者，需减少给药剂量；血浆胆红素为 3.1~5mg/100ml 时，应减少 25% 的剂量；肾小球滤过率低于 10ml/min 时，应减少 50% 的剂量。环磷酰胺可经透析排出。

7. 患者接受环磷酰胺化疗期间，应禁忌饮酒及含乙醇的饮料。由于葡萄柚内含有能与环磷酰胺相互作用的化合物而降低其效用，患者应避免进食葡萄柚或含有葡萄柚的饮料。

【配伍禁忌】苯甲醇（benzyl alcohol）能降低环磷酸胺的稳定性。

顺铂（cisplatin）

【适应证】

1. 单用或与其他化疗药物联用于治疗多种实体瘤，包括小细胞肺癌、非小细胞肺癌、胃癌、食管癌、睾丸癌、卵巢癌、宫颈癌、子宫内膜癌、膀胱癌、前列腺癌、乳腺癌、头颈部鳞癌、非精原细胞性生殖细胞癌、恶性黑色素瘤、骨肉瘤、神经母细胞瘤、肾上腺皮质癌、恶性淋巴瘤。

2. 作为放疗增敏剂，与放疗联用。

【用法用量】静脉滴注。本药 50~100mg/m^2，最大剂量不应超过 120mg/m^2，单次或分 3 日使用，每 3~4 周 1 次；或一日 15~20mg/m^2，连用 5 日，每 3~4 周重复用药。与其他抗肿瘤药联用时，根据具体情况适当调整剂量。

【调配方法】本药小容量注射液和粉针剂用 0.9% 氯化钠注射液或 5% 葡萄糖注射液稀释。

【混合液的稳定性】如储存于室温及避光条件下，化学上可稳定 24 小时。溶液中不含任何抗菌防腐剂，为防止微生物污染的风险，滴注液必须配后即用。滴注必须在 24 小时内完成，任何剩余的药液必须丢弃。

【禁忌证】对本药或其他铂制剂有过敏史者；严重肾功能不全者；骨髓功能减退者；脱水患者；水痘、带状疱疹患者；痛风、高尿酸血症患者；近期感染患者；因本药引起的周围神经病变患者；孕妇及哺乳期妇女禁用。

【药学监护】

1. 为降低肾毒性，用药前和用药后 24 小时内需充分水化。

2. Cr < 0.14mmol/L 或 Bun < 9mmol/L 前，不推荐本药使用多个重复疗程。

3. PLT > 100×10^9/L、WBC > 4×10^9/L 前，不得开始本药下一疗程的治疗。

4. 本药可能升高血尿酸水平，与抗痛风药合用时须调整抗痛风药的剂量。

5. 接受本药化疗后的至少 3 个月后方可接种疫苗。

6. 本药可能导致胃肠道出血，用药期间应避免饮酒和服用阿司匹林。

7. 本药的骨髓抑制作用可能导致微生物感染的发生率升高、伤口愈合延迟和牙龈出血，用药期间应避免牙科操作。

8. 如出现严重的过敏反应，可静脉给予肾上腺素、肾上腺皮质激素及抗组胺药。

【配伍禁忌】氨磷汀能与顺铂迅速形成复合物，影响疗效，故两者应间隔 15 分钟后使用，切勿混合注射。

卡铂（carboplatin）

【适应证】适用于晚期上皮来源的卵巢癌的一线治疗及其他治疗失败后的二线治疗；适用于治疗小细胞肺癌和头颈部鳞癌。

【用法用量】静脉滴注。推荐剂量为 $300\sim400mg/m^2$，单次给药或分 5 次给药 5 日，每 4 周重复 1 次，2~4 个周期为 1 个疗程。老年人应根据肌酐清除率调整剂量。

【调配方法】静脉滴注液：本药粉针剂用 5% 葡萄糖注射液溶解，使浓度为 10mg/ml，再用 5% 葡萄糖注射液 250~500ml 稀释；溶解后应在 8 小时内用完。本药注射液用 5% 葡萄糖注射液 250~500ml 稀释。

【混合液的稳定性】上述方法稀释后的药液在室温下保持 8 小时稳定，冷藏（4℃）保持 24 小时稳定。

【禁忌证】对本药或其他铂类药过敏者，明显的骨髓抑制患者，严重的肝、肾功能损害者，有严重并发症的患者，以及孕妇禁用。

【药学监护】

1. 本药注射剂仅可静脉滴注,滴注时避免漏于血管外。

2. 用药期间应随访检查听力、神经功能。

3. 用药前后应监测血常规、肝肾功能和电解质水平;用药期间每周监测血细胞至少1~2次。

4. 严重的和持续的骨髓功能抑制通常发生于肾功能受损或与其他肾脏毒性药物联合使用时,故避免与其他有肾脏毒性的药物联用。

【配伍禁忌】与其他化疗药物同用,应避免相互接触和置同一容器内给药。

奥沙利铂(oxaliplatin)

【适应证】

1. 适用于转移性结直肠癌的一线治疗。

2. 适用于原发性肿瘤完全切除后的Ⅲ期(Duke's C 期)结肠癌的辅助治疗。

3. 不适合手术切除或局部治疗的局部晚期和转移性肝细胞癌(HCC)的治疗。

【用法用量】静脉滴注。

1. 转移性结直肠癌　推荐剂量为一次 $85mg/m^2$,每 2 周 1 次;或者一次 $130mg/m^2$,每 3 周 1 次,直至疾病进展或出现无法耐受的毒性。

2. 原发性肿瘤完全切除后的Ⅲ期(Duke's C 期)结肠癌的辅助治疗　推荐剂量为一次 $85mg/m^2$,每 2 周 1 次,共 12 个周期(6 个月)。

3. 不适合手术切除或局部治疗的局部晚期和转移性 HCC　推荐剂量为一次 $85mg/m^2$,每 2 周 1 次,直至疾病进展或出现无法耐受的毒性。

4. 肾功能不全时的剂量　轻度和中度肾功能损害者无须调整剂量,重度肾功能损害(Ccr < 30ml/min)者的起始剂量应减至 $65mg/m^2$。

【调配方法】本药粉针剂每 50mg 以 5% 葡萄糖注射液或注射用水 10ml 复溶,使浓度达 5mg/ml,复溶液以 5% 葡萄糖注射液 250~500ml 稀释为 0.2mg/ml 以上浓度的溶液;本药注射液以 5% 葡萄糖注射液 250~500ml 稀释。

【混合液的稳定性】稀释后的溶液于 2~8℃下保存不应超过 24 小时。不得使用盐溶液复溶和稀释,且未经稀释不得使用。

【禁忌证】对本药或其他铂类化合物过敏者、哺乳期妇女禁用。

【药学监护】

1. 如本药以 2 小时滴注完的滴注速度给药时患者出现急性喉痉挛,下次滴注时应将滴注时间延长至 6 小时。为防止出现喉痉挛,滴注期间或滴注后的数小时内,患者应避免暴露于冷环境中,避免进食冰冷食物和 / 或冷饮。

2. 本药与其他已知可导致 Q-T 间期延长的药物合用时应密切监测 Q-T 间期。

3. 在初次治疗前及每个周期治疗前应监测全血细胞计数和血生化。

4. 用药前和用药期间应定期检查神经系统功能（尤其与具有神经毒性的药物合用时）。

5. 与口服抗凝血药合用时应监测 INR 和 PT。

【配伍禁忌】奥沙利铂不要与盐溶液或碱性溶液及碱性药物混合。

表柔比星（epirubicin）

【适应证】

1. 用于治疗恶性淋巴瘤、乳腺癌、肺癌、软组织肉瘤、食管癌、胃癌、肝癌、胰腺癌、黑色素瘤、结肠癌、直肠癌、卵巢癌、多发性骨髓瘤、白血病。

2. 膀胱内给药有助于浅表性膀胱癌、原位癌的治疗和预防其经尿道切除术后的复发。

【用法用量】

1. 静脉滴注　常规剂量为单用时，一次 60~120mg/m²；联用于腋下淋巴结阳性的乳腺癌的辅助治疗时，一次 100~120mg/m²。每个疗程的剂量可 1 次给药或连续 2~3 日分次给药。根据患者的血象可间隔 21 日重复使用。

2. 膀胱内给药　将本药 50mg 溶于 25~50ml 灭菌注射用水中，一周 1 次，灌注 8 次。对有局部毒性（化学性膀胱炎）的患者，可将剂量减少至一次 30mg；或一次 50mg，一周 1 次，共用 4 次，随后的 1 个月 1 次，共用 11 次。

【调配方法】本药粉针剂用灭菌注射用水复溶，浓度不超过 2mg/ml，随后通过 0.9% 氯化钠注射液或 5% 葡萄糖注射液的输液袋进行静脉滴注。

【混合液的稳定性】表柔比星与 0.9% 氯化钠注射液配伍，物理和化学性质稳定，在 8℃放置 84 天，药物没有损失。

【禁忌证】对本药过敏者、因化疗或放疗引起的严重骨髓抑制患者、已使用过大剂量的蒽环类药物的患者、近期或既往有心脏受损病史者、重度黏膜炎患者，以及哺乳期妇女禁用；血尿患者禁用于膀胱内灌注。

【药学监护】

1. 用药前和用药期间监测心功能（如超声心动图或心电图）、肝功能、血清肌酸酐、全血细胞计数。

2. 用药时应水化、碱化尿液，给予别嘌醇，以预防高尿酸血症，减少肿瘤溶解综合征的发生。初始治疗开始后应监测血尿酸、钾、钙、磷。

【配伍禁忌】本品与其他化疗药物同用，应避免相互接触和置同一容器内给药。

甲氨蝶呤（methotrexate）

【适应证】

1. 用于治疗乳腺癌、妊娠性绒毛膜癌、恶性葡萄胎或葡萄胎、卵巢癌、宫颈癌、睾丸癌、多种软组织肉瘤。

2. 用于治疗急性白血病、伯基特淋巴瘤、晚期淋巴肉瘤、多发性骨髓瘤。

3. 大剂量用于治疗成骨肉瘤、急性白血病、支气管肺癌、头颈部表皮癌。

4. 鞘内注射用于脑膜转移癌。

5. 用于治疗对常规疗法不敏感的严重、顽固、致残性银屑病。

【用法用量】

1. 乳腺癌　静脉给药，对淋巴结阳性的早期乳腺癌患者作为乳腺癌根治术后的辅助治疗，可与环磷酰胺、氟尿嘧啶长期联用。本药一次 $40mg/m^2$，于第 1 和第 8 日给予。

2. 绒毛膜癌、类似于滋养细胞疾病　肌内注射，一日 15~30mg，连用 5 日，于毒性反应全部消失后再开始下一疗程，通常使用 3~5 个疗程。

3. 白血病

（1）肌内注射。①诱导缓解治疗：本药一日 $3.3mg/m^2$，联用泼尼松一日 $60mg/m^2$；②巩固维持治疗：单用或与其他化疗药物联用，一次 $30mg/m^2$，一周 2 次。

（2）静脉给药。①诱导缓解治疗：参见"肌内注射"项；②巩固维持治疗：单用或与其他化疗药物联用，一次 2.5mg/kg，每 14 日 1 次。

4. 脑膜白血病　鞘内注射，一次 12mg，最大单次剂量为 15mg，每 2~5 日 1 次，持续用药直至脑脊液中的细胞总数恢复正常，随后建议再给 1 次本药。

5. 银屑病　肌内注射，一次 10~25mg，一周 1 次，根据患者的反应调整剂量，最大剂量为一周 50mg。达到最佳反应时，应减至最低有效剂量和最长停药间隔。

【调配方法】本药注射剂以 0.9% 氯化钠注射液稀释至 1mg/ml 的浓度。

【混合液的稳定性】本品可溶于葡萄糖氯化钠注射液中于 4~6 小时滴完。

【禁忌证】对本药过敏者；严重的肝、肾功能损害者；酒精中毒、酒精性肝病患者；明显的免疫缺陷综合征患者；造血系统疾病患者；严重的急性或慢性感染患者；有消化性溃疡病或溃疡性结肠炎的银屑病患者；全身极度衰竭、恶病质患者；心、肺功能不全者；口腔、胃肠道溃疡患者；有新近手术伤口者；孕妇和哺乳期妇女禁用。

【药学监护】

1. 肿瘤患者 用药前应进行胸部 X 线片检查;用药前和用药期间频繁监测全血细胞计数、血尿素氮、血清肌酸酐、肝功能;大剂量使用时应监测尿 pH;本药体内消除受损的患者应密切监测体液和电解质;疑似出现本药诱导的肺病时应进行肺功能试验。

2. 银屑病患者 用药前和用药期间应进行全血细胞计数、血尿素氮、血清肌酸酐和肝功能检查。另外,用药前特别是疑似出现本药诱导的肺病时应进行胸部 X 线片(用药前)、肺功能试验和 PPD 试验检查潜在的结核病。

3. 类风湿关节炎患者 用药治疗前 1 年内应进行胸部 X 线片检查;用药前和用药期间应经常检测全血细胞计数、血清肌酸酐和肝功能。另外,有肝功能异常或慢性肝病患者应行乙(丙)肝检查、PPD 试验和肝活检。

4. 克罗恩病患者 用药前和用药期间应进行全血细胞计数和肝功能检查,另外,用药前应行胸部 X 线片,特别是肝功能异常或慢性肝病患者应行肝活检。

【配伍禁忌】本品与 5% 果糖注射液有配伍禁忌,不可配伍。

氟尿嘧啶(fluorouracil)

【适应证】

1. 用于治疗消化道肿瘤。

2. 用于治疗乳腺癌、卵巢癌、肺癌、宫颈癌、膀胱癌、皮肤癌。

3. 大剂量用于治疗绒毛膜癌。

【用法用量】

1. 静脉注射 一日 10~20mg/kg,连用 5~10 日,每个疗程 5~7g(甚至 10g)。

2. 静脉滴注 一日 300~500mg/m^2,连用 3~5 日,每次静脉滴注时间不得少于 6~8 小时,可用输液泵连续给药 24 小时。

3. 腹腔内注射 一次 500~600mg/m^2,一周 1 次,2~4 次为 1 个疗程。

【调配方法】本品动静脉给药可用氯化钠注射液稀释,浓度不得高于 50mg/ml。

【混合液的稳定性】本品与大输液(5% 葡萄糖注射液、10% 葡萄糖注射液、0.9% 氯化钠注射液、葡萄糖氯化钠注射液、复方氯化钠注射液)配伍 8 小时以内不发生改变可配;本品在针管内与上述溶媒配伍 2 小时以内不发生改变可配。

【禁忌证】对本药过敏者、水痘或带状疱疹患者、衰弱患者、骨髓抑制患者,以及妊娠早期妇女禁用。

【药学监护】用药前和用药期间定期监测血常规;使用本药时不宜饮酒或

使用阿司匹林类药物,以减少消化道出血的可能性。

【配伍禁忌】不可与亚叶酸钙混合使用,因可能产生沉淀。

吉西他滨(gemcitabine)

【适应证】

1. 用于治疗局部晚期或转移性非小细胞肺癌、胰腺癌。

2. 与紫杉醇联合用于治疗经辅助或新辅助化疗后复发、无法切除的或转移性乳腺癌。

【用法用量】静脉滴注。

1. 非小细胞肺癌 ①单用:本药一次 $1g/m^2$,静脉滴注 30 分钟,一周 1 次,连用 3 周,休息 1 周,每 4 周重复 1 次;②与顺铂联用:3 周疗法为本药一次 $1.25g/m^2$,静脉滴注 30 分钟,每 21 日治疗周期的第 1 和第 8 日给药。

2. 胰腺癌 一次 $1g/m^2$,滴注 30 分钟,一周 1 次,连用 7 周,休息 1 周;随后改为 4 周疗法,即一周 1 次,连用 3 周,休息 1 周。

3. 乳腺癌 与紫杉醇联用,每 21 日治疗周期的第 1 日给予紫杉醇 $175mg/m^2$,静脉滴注约 3 小时,随后在第 1 和第 8 日给予本药 $1.25g/m^2$,静脉滴注 30 分钟。

【调配方法】本药仅可以 0.9% 氯化钠注射液溶解和稀释。将 0.2g 规格的本药以 0.9% 氯化钠注射液 5ml 溶解或将 1g 规格的本药以 0.9% 氯化钠注射液 25ml 溶解,使其溶解后的浓度为 38mg/ml,使用前再以 0.9% 氯化钠注射液进一步稀释,终浓度可能低至 0.1mg/ml。

【混合液的稳定性】配制后的溶液可于室温(20~25℃)下保存 24 小时,不得冷藏(因可能析出结晶)。

【禁忌证】肝、肾功能不全者,骨髓功能损害者,有心血管疾病史者禁用。

【药学监护】

1. 用药前和用药期间定期监测白细胞计数、粒细胞计数、血小板计数和肝肾功能;与顺铂联用时应监测电解质(包括钾、镁、钙)。

2. 如出现严重肺部症状,应考虑停药。

3. 如出现 HUS 或严重肾功能损害,应永久停药。

【配伍禁忌】与其他化疗药物同用,应避免相互接触和置同一容器内给药。

伊立替康(irinotecan)

【适应证】适用于晚期大肠癌患者的治疗;与氟尿嘧啶和亚叶酸联合治疗既往未接受化疗的晚期大肠癌患者;作为单一用药,治疗经含氟尿嘧啶化疗方案治疗失败的患者。

【用法用量】静脉滴注。

1. 单药治疗　一次 125mg/m²，滴注时间为 90 分钟，于第 1、8、15 和 22 日给药，随后停药 2 周，每 6 周为 1 个疗程，于第 43 日开始下一疗程。

2. 联合治疗　第 1 日给予本药 180mg/m²，滴注时间为 30~90 分钟，滴注后立即给予亚叶酸（LV）（于第 1 和第 2 日给予，剂量为一日 400mg/m²，滴注时间为 30~90 分钟），随后再立即给予氟尿嘧啶（于第 1 和第 2 日给予，先静脉注射 400mg/m²，随后持续静脉滴注 600mg/m²，滴注时间为 22 小时），每 2 周重复 1 次。

【调配方法】静脉滴注液：本药注射液应以 5% 葡萄糖注射液或 0.9% 氯化钠注射液稀释至最终浓度为 0.12~2.8mg/ml 的溶液。

【混合液的稳定性】稀释后的溶液应尽快使用，如未立即使用，应在 2~8℃条件下保存不超过 24 小时或 25℃下保存不超过 6 小时。

【禁忌证】对本药过敏者、血胆红素超过 ULN 3 倍的患者、慢性炎性肠病和 / 或肠梗阻患者、严重的骨髓抑制患者、WHO 体力状态评分＞ 2 分的患者，以及孕妇和计划妊娠的妇女、哺乳期妇女禁用。

【药学监护】

1. 用药前和用药期间每月监测全血细胞计数和肝功能；严重腹泻时监测电解质和体液，检测 *UGT1A1* 基因型。

2. 早发性腹泻通常是由胆碱能作用引起的，故用药期间或用药后的短时间内出现胆碱能综合征时，应静脉注射或皮下注射阿托品 0.25~1mg（剂量 ≤ 1mg/d）。

3. 如出现迟发性腹泻，治疗如下：在首次出现大便不成形、稀便或排便频率增加时开始给予洛哌丁胺，首剂 4mg，以后每 2 小时给予 2mg，直至腹泻停止后至少 12 小时；夜间可每 4 小时给予 4mg。不推荐连用 48 小时以上，因有出现麻痹性肠梗阻的风险。不应预防性使用洛哌丁胺。当出现以下情况时，应住院治疗：①腹泻伴发热；②严重腹泻；③给予首剂大剂量洛哌丁胺治疗后，腹泻仍持续超过 48 小时；④迟发性腹泻伴呕吐。

4. 如出现脱水，应补水和电解质；如出现肠梗阻、发热、严重中性粒细胞减少，应给予抗生素治疗。

5. 如出现呕吐，应给予止吐药（如丙氯拉嗪）；如出现过敏反应，应停药；如出现间质性肺病，应停药，并给予适当治疗。

【配伍禁忌】伊立替康与其他化疗药物同用，应避免相互接触和置同一容器内给药。

依托泊苷（etoposide）

【适应证】

1. 用于小细胞肺癌的一线治疗。

2. 用于经手术、化疗及放疗后的难治性睾丸肿瘤。

3. 用于恶性淋巴瘤、神经母细胞瘤、横纹肌肉瘤、卵巢癌、非小细胞肺癌、胃癌、食管癌、白血病。

【用法用量】静脉滴注。

1. 小细胞肺癌　联合化疗时，本药一日 35~50mg/m²，连用 4 或 5 日，每 3~4 周重复给药。

2. 难治性睾丸肿瘤　联合化疗时，本药一日 50~100mg/m²，连用 5 日；或一日 50~100mg/m²，第 1、3 和 5 日给药，每 3~4 周重复给药。

【调配方法】静脉滴注液：①本药粉针剂每 100mg 以无菌注射用水、5% 葡萄糖注射液、0.9% 氯化钠注射液、苯甲醇抑菌注射液或苯甲醇抑菌注射用氯化钠液 5 或 10ml 复溶（复溶后的浓度分别为 20 或 10mg/ml），再以 5% 葡萄糖注射液或 0.9% 氯化钠注射液经一步稀释，使其最低浓度达 0.1mg/ml（稀释后的浓度不应超过 0.25mg/ml）；②本药注射液应以氯化钠注射液稀释，稀释后的浓度不应超过 0.25mg/ml。

【混合液的稳定性】本药粉针剂以无菌注射用水、5% 葡萄糖注射液或 0.9% 氯化钠注射液溶解后的复溶液在 22~25℃室温下可保存 24 小时；以苯甲醇抑菌注射液、苯甲醇抑菌注射用氯化钠液溶解后的复溶液在 22~25℃室温下可保存 48 小时。本药稀释液在 2~8℃冷藏条件下或 22~25℃室温条件下可保存 24 小时。本药溶液冷藏后取至室温下应立即使用。

【禁忌证】对本药过敏者，骨髓抑制（包括白细胞和血小板明显低下）患者，严重心、肝、肾功能障碍者，孕妇禁用。本品含苯甲醇，禁用于儿童肌内注射。

【药学监护】

1. 首次用药前、每个疗程用药前和用药期间应监测血常规及肝、肾功能。

2. 如出现血小板计数低于 50×10^9/L 或中性粒细胞绝对计数低于 0.5×10^9/L，须停用本药，直至恢复后方可继续使用。

3. 如出现过敏反应，应立即停止滴注，并采取对症治疗。

4. 如出现血压升高或降低，应采取适当的治疗措施。

5. 本药磷酸盐与磷酸化酶抑制剂（如盐酸左旋咪唑）合用时应谨慎。

【配伍禁忌】由于本品有明显的骨髓抑制作用，与其他抗肿瘤药联合应用时应注意；本品可抑制机体的免疫防御机制，使疫苗接种不能激发人体抗体产生,化疗结束后的 3 个月以内不宜接种病毒疫苗;本品与血浆蛋白的结合率高,因此与其他血浆蛋白结合的药物合用可影响本品的排泄。

紫杉醇(paclitaxel)

【适应证】

1. 用于进展期卵巢癌的一线治疗和后续治疗。

2. 用于淋巴结阳性的乳腺癌继含多柔比星标准方案联合化疗后的辅助治疗。

3. 用于联合化疗失败的转移性乳腺癌或辅助化疗 6 个月内复发的乳腺癌。

4. 用于非小细胞肺癌的一线治疗。

【用法用量】静脉滴注。

1. 卵巢癌　一次 175mg/m², 滴注 3 小时; 或一次 135mg/m², 滴注 24 小时。每 3 周 1 次, 并联用顺铂 75mg/m²。

2. 淋巴结阳性的乳腺癌的辅助治疗　一次 175mg/m², 滴注 3 小时, 每 3 周 1 次, 共 4 个周期。在含多柔比星的联合化疗后序贯使用。

3. 联合化疗失败的转移性乳腺癌、辅助化疗 6 个月内复发的乳腺癌、非小细胞肺癌　一次 175mg/m², 滴注 3 小时, 每 3 周 1 次。

【调配方法】静脉滴注液:本药注射液滴注前必须加以稀释,临用前将其稀释于 0.9% 氯化钠注射液、5% 葡萄糖注射液、5% 葡萄糖加 0.9% 氯化钠注射液或 5% 葡萄糖林格液中,最终稀释为浓度为 0.3~1.2mg/ml 的溶液。

【混合液的稳定性】不推荐未经稀释的本药接触聚氯乙烯(PVC)器皿,稀释后的溶液应贮藏于玻璃瓶、聚丙烯瓶或塑料袋(聚丙烯袋、聚烯烃袋)中,并通过带有过滤器(过滤器微孔膜的孔径应 ≤ 0.22μm)的输液器给药。稀释后的溶液在约 25℃ 及室内照明条件下可保存 27 小时。

【禁忌证】对本药有过敏史者、中性粒细胞计数低于 1.5×10^9/L 的实体瘤患者、中性粒细胞计数低于 1×10^9/L 的艾滋病相关性卡波西肉瘤患者,以及孕妇、哺乳期妇女禁用。

【药学监护】

1. 患者用药前后及用药时应监测全血细胞计数与肝、肾功能。

2. 如出现严重的过敏反应(呼吸困难、低血压、血管神经性水肿、全身性荨麻疹),应立即停药并给予对症治疗。

3. 如出现高血压初发或复发,可能需中断或停止用药。

4. 如发生明显的传导异常,应给予适当治疗,并于随后的治疗中予以持续的心电监护,某些严重的传导异常患者需安装心脏起搏器。

【配伍禁忌】与其他化疗药物同用,应避免相互接触和置同一容器内给药。

多西他赛(docetaxel)

【适应证】

1. 用于治疗局部晚期或转移性乳腺癌。

2. 与曲妥珠单抗联用于治疗先前未接受过转移性乳腺癌化疗且人表皮生长因子受体-2(HER2)基因过度表达的转移性乳腺癌。

3. 与多柔比星和环磷酰胺联用于淋巴结阳性的乳腺癌患者的术后辅助化疗。

4. 用于治疗局部晚期或转移性非小细胞肺癌,即使是在以顺铂为主的化疗失败后。

5. 与泼尼松或泼尼松龙联用于治疗激素难治性转移性前列腺癌。

【用法用量】静脉滴注:推荐剂量为每 3 周 75mg/m^2,滴注 1 小时。为减轻体液潴留,除有禁忌外,接受多西他赛治疗前患者均必须预服口服糖皮质激素类,如地塞米松,在多西他赛滴注 1 天前服用,每天 16mg,分 2 次,持续 3 天。

【调配方法】静脉滴注液:本药注射液以 0.9% 氯化钠注射液或 5% 葡萄糖注射液稀释(终浓度为 0.3~0.74mg/ml,不得超过 0.74mg/ml)。

【混合液的稳定性】本品稀释后的溶液 6 小时内(含 1 小时的滴注时间)使用。

【禁忌证】对本药过敏者、中性粒细胞计数低于 1.5×10^9/L 者、严重肝功能损害者、孕妇禁用。

【药学监护】

1. 用药前后及用药时应当检查或监测外周血细胞计数及肝、肾功能。本药与曲妥珠单抗联用前应评估心脏状况,用药期间应继续监测心脏功能。

2. 如出现严重的超敏反应,应立即停止滴注,并给予积极治疗,且不应再次用药;如出现轻微的超敏反应(如面部潮红、局部皮肤反应),不必停药。

3. 如出现视力损害,应立即进行全面的眼科检查。如诊断为黄斑囊样水肿,应立即停药,并给予适当治疗,还应考虑以非紫杉烷类抗肿瘤药替代本药。

【配伍禁忌】

1. 与细胞色素 P450(CYP)3A4 抑制剂 [如蛋白酶抑制剂(尤其是利托那韦)] 合用可能增加本药的暴露量,应避免合用。如必须合用,应密切监测毒性反应,并考虑降低本药的剂量。

2. 与卡铂合用可使卡铂的清除率升高约 50%。

长春新碱（vincristine）

【适应证】适用于治疗急性白血病、霍奇金病、非霍奇金恶性淋巴瘤，也用于乳腺癌、支气管肺癌、软组织肉瘤、神经母细胞瘤等。

【用法用量】静脉注射。

1. 成人的常用剂量　一次 1~1.4mg/m^2 或一次 0.02~0.04mg/kg，一次量不超过 2mg，每周 1 次，1 个疗程的总量为 20mg。

2. 小儿的常用剂量　一次 0.05~0.075mg/kg，每周 1 次。

【调配方法】静脉注射液：本药粉针剂临用前用适量氯化钠注射液溶解。

【混合液的稳定性】本品与 10% 葡萄糖注射液混合后的 4 小时内无外观及物理性质改变，可通过同一给药途径给药。

【禁忌证】本品不能肌内注射、皮下注射或鞘内注射。硫酸长春新碱不得用于进行性神经性腓骨肌萎缩症（Charcot-Marie-Tooth 症）患者。

【药学监护】

1. 用药期间定期监测血象、肝肾功能、心率、肠鸣音、肌腱反射。

2. 如出现严重的四肢麻木、膝反射消失、麻痹性肠梗阻、腹部绞痛、心动过速、脑神经麻痹、白细胞过少、肝功能损害，应停药或减量。

3. 药液一旦溅入眼内，应立即用大量 0.9% 氯化钠注射液冲洗，随后给予地塞米松眼膏。

【配伍禁忌】与其他化疗药物同用，应避免相互接触和置同一容器内给药。

长春瑞滨（vinorelbine）

【适应证】适用于治疗非小细胞肺癌、转移性乳腺癌、难治性淋巴瘤、卵巢癌。

【用法用量】本品只能静脉给药。单药治疗：推荐剂量为每周 25~30mg/m^2；联合化疗：一般 25~30mg/m^2。药物必须溶于 0.9% 氯化钠注射液中于短时间内（15~20 分钟）静脉输入，然后静脉滴注 0.9% 氯化钠注射液冲洗静脉。

【调配方法】

1. 静脉注射液　将本药注射剂用 0.9% 氯化钠注射液稀释至 1.5~3.0mg/ml。

2. 静脉滴注液　将本药注射剂用 0.9% 氯化钠注射液稀释至 0.5~2.0mg/ml。

【混合液的稳定性】本品用氯化钠注射液稀释（50~100ml）后在短时间内静脉输入（10 分钟）。

【禁忌证】孕妇、哺乳期妇女及严重肝功能不全者禁用。

【药学监护】

1. 每次用药前应监测血常规和肝功能。

2. 如出现 2 级或 2 级以上的周围神经病变或引起便秘的自主神经病，应停药。

3. 如出现无法解释的呼吸困难、肺部毒性症状，应暂停用药。如确诊为间质性肺炎或急性呼吸窘迫综合征，应永久停药。

4. 避免本药与眼部接触，否则可导致严重的刺激性，甚至角膜溃疡。一旦发生接触，应立即用大量 0.9% 氯化钠注射液冲洗眼部。如接触皮肤，应给予肥皂水处理，然后用水彻底清洗。

【配伍禁忌】

1. 与顺铂、拉帕替尼合用可增加中性粒细胞减少的发生率。

2. 蛋白酶抑制剂可减少长春花生物碱的肝脏代谢，长春花生物碱与蛋白酶抑制剂合用可增加两者的毒性，合用时应进行严密的临床监测，必要时调整给药剂量。

3. 长春花生物碱与丝裂霉素合用可增加发生支气管痉挛和呼吸困难的风险，合用时应谨慎。

4. 与环孢素、他克莫司、依维莫司、西罗莫司合用可导致过度的免疫抑制，从而引起淋巴组织增殖。

5. 与减毒活疫苗（如黄热病疫苗）合用可发生致命性的全身疫苗疾病，故应禁止与黄热病疫苗合用，不推荐与其他减毒活疫苗合用。

6. 与维生素 K 拮抗剂合用可增加发生血栓和出血的风险，且需增加 INR 的监测次数。

7. 与强效细胞色素 P4503A4（CYP 3A4）抑制剂（如伊曲康唑）合用可使本药的血药浓度升高。

8. 与强效 CYP 3A4 诱导剂（如利福平、苯妥英）合用可使本药的血药浓度降低。

曲妥珠单抗（trastuzumab）

【适应证】

1. 用于治疗人表皮生长因子受体 -2（HER2）阳性的转移性乳腺癌，包括单用于接受过 1 种或多种化疗方案的转移性乳腺癌、与紫杉醇或多西他赛联用于未接受过化疗的转移性乳腺癌。

2. 单用于已接受手术、含蒽环类抗生素辅助化疗和放疗的 HER2 阳性的乳腺癌的辅助治疗。

3. 与卡培他滨或氟尿嘧啶（5-FU）和顺铂联用于未接受过转移性疾病治

疗的 HER2 阳性的转移性胃腺癌或胃食管交界腺癌。

【用法用量】

1. 转移性乳腺癌

（1）每周给药方案：建议本品的初始负荷剂量为 4mg/kg，静脉滴注 90 分钟以上；建议本品的维持剂量为每周 2mg/kg。首次滴注时耐受性良好，滴注可改为 30 分钟。

（2）3 周给药方案：初始负荷剂量为 8mg/kg，随后 6mg/kg 每 3 周给药 1 次，且重复 6mg/kg 每 3 周给药 1 次时滴注时间约为 90 分钟。首次滴注时耐受性良好，后续滴注可改为 30 分钟。

2. 乳腺癌的辅助治疗 在完成所有化疗后开始曲妥珠单抗治疗。曲妥珠单抗的给药方案为 8mg/kg 的初始负荷剂量后接着每 3 周 6mg/kg 维持剂量，静脉滴注约 90 分钟。

3. 转移性胃癌 建议采用每 3 周 1 次的给药方案，初始负荷剂量为 8mg/kg，随后 6mg/kg 每 3 周给药 1 次，首次滴注时间约为 90 分钟。首次滴注时耐受性良好，后续滴注可改为 30 分钟。

【调配方法】静脉滴注液：本药粉针剂可用提供的稀释液或无菌注射用水复溶（440mg 规格以 20ml 提供的稀释液或注射用水复溶，150mg 规格以 7.2ml 注射用水复溶），使其浓度为 21mg/ml。取所需量的复溶液，以 0.9% 氯化钠注射液 250ml 稀释。

【混合液的稳定性】以提供的稀释液复溶的溶液可在 2~8℃下保存 28 日，以注射用水复溶的溶液可在 2~8℃下保存 48 小时。稀释后的溶液可在 2~8℃下保存 24 小时。

【禁忌证】已知对曲妥珠单抗过敏或者对任何本品的辅料过敏的患者禁用。本品使用苯甲醇作溶媒，禁用于儿童肌内注射。

【药学监护】

1. 用药前应进行 HER2 检测和妊娠试验。首次用药前应监测心电图、超声心动图、放射性心血管造影，用药期间每 3 个月监测 1 次，停药后每 6 个月监测 1 次，直至停药 24 个月。

2. 用药前应监测 LVEF，用药期间每 3 个月监测 1 次，停药时监测 1 次，停药后的至少 2 年内每 6 个月监测 1 次。如因严重的左心室功能不全而停药，停药后每 4 周监测 1 次。

3. 如出现轻至中度输液反应，应降低滴注速度；如出现呼吸困难或临床明显的低血压，应中断滴注，同时给予药物（包括哌替啶、对乙酰氨基酚、肾上腺素、皮质激素、苯海拉明、支气管扩张药）治疗和氧气；如出现严重和危及生命的输液反应，应永久停药。

4. 本药粉针剂所附的稀释液含苯甲醇,对苯甲醇过敏者应另以注射用水配制。

【配伍禁忌】使用聚氯乙烯、聚乙烯或聚丙烯袋未观察到本品失效。不能使用 5% 葡萄糖注射液,因其可使蛋白聚集。本品不可与其他药物混合或稀释。

贝伐珠单抗(bevacizumab)

【适应证】

1. 与以氟尿嘧啶为基础的化疗方案联用于治疗转移性结直肠癌(mCRC)。

2. 与卡铂、紫杉醇联用于不可切除的、晚期、转移性或复发性非鳞状细胞非小细胞肺癌(NSCLC)的一线治疗。

【用法用量】静脉滴注。

1. mCRC　推荐剂量为一次 5mg/kg,每 2 周 1 次,与 m-IFL(伊立替康、氟尿嘧啶、亚叶酸)化疗方案联用。

2. 不可切除的、晚期、转移性或复发性非鳞状细胞 NSCLC　推荐剂量为一次 15mg/kg,每 3 周 1 次,与卡铂和紫杉醇联用,最多联用 6 个周期,随后单用本药。持续用药直至疾病进展或出现不可耐受的毒性。

【调配方法】静脉滴注液:本药注射液用 0.9% 氯化钠注射液稀释,终浓度为 1.4~16.5mg/ml。

【混合液的稳定性】稀释后的药液在 2~8℃条件下最多保存 8 小时。

【禁忌证】对本药、中国仓鼠卵巢细胞产物或其他重组人源化抗体过敏者禁用。

【药学监护】

1. 用药期间应监测血压、全血细胞计数和尿蛋白。如出现高血压,可给予适当的抗高血压治疗;如出现无法控制的高血压,应暂停用药;如出现高血压危象或高血压脑病,应永久停药。如出现中至重度蛋白尿,应暂停用药;如 24 小时尿蛋白降至 2g 以下,可恢复用药。

2. 如出现胃肠道穿孔、内脏瘘、气管食管瘘、4 级非胃肠道瘘、需医疗干预的伤口愈合并发症、严重出血、严重的动静脉血栓栓塞事件、PRES、肾病综合征、坏死性筋膜炎,应永久停药。

【配伍禁忌】与其他化疗药物同用,应避免相互接触和置同一容器内给药。

唑来膦酸(zoledronic acid)

【适应证】适用于恶性肿瘤溶骨性骨转移引起的骨痛。

【用法用量】静脉滴注。成人每次 4mg,用 100ml 0.9% 氯化钠注射液或 5% 葡萄糖注射液稀释后滴注,滴注时间应不少于 15 分钟,每 3~4 周给药 1 次或遵医嘱。

【调配方法】用 100ml 0.9% 氯化钠注射液或 5% 葡萄糖注射液稀释后静脉滴注。

【禁忌证】对本品或其他双膦酸盐类药物过敏的患者禁用。

【药学监护】

1. 滴注速度：滴注时间应不少于 15 分钟。

2. 对阿司匹林过敏的哮喘患者应慎用本品。

3. 对本品在儿童中使用的安全性及有效性尚未确立，暂不推荐使用。

美司钠（mesna）

【适应证】预防环磷酰胺、异环磷酰胺、氯磷酰胺等药物的泌尿道毒性。

【用法用量】本品的常用剂量为环磷酰胺、异环磷酰胺、氯磷酰胺剂量的 20%，静脉注射或静脉滴注，给药时间为 0 小时（用细胞抑制剂的同一时间）、4 小时后及 8 小时后的时段，共 3 次。对儿童投药应以次数较频密（例如 6 次）及在较短的间隔时段（例如 3 小时）为宜。使用环磷酰胺连续静脉滴注时，在治疗的 0 小时一次大剂量静脉注射本品，然后再将本品加入环磷酰胺滴注液中同时给药（本品剂量可高达环磷酰胺剂量的 100%）；在滴注液用完后的 6~12 小时连续使用本品（剂量可高达环磷酰胺剂量的 50%）以保护尿道。

【禁忌证】已知对美司钠、其他巯醇化合物或任何辅料过敏者禁用。

【药学监护】本品单一剂量超过 60mg/kg 时，可出现恶心、呕吐、痉挛性腹痛及腹泻等。

第九节　风湿性疾病和结缔组织病静脉药物

甲泼尼龙（methylprednisolone）

【适应证】除非用于某些内分泌疾病的替代治疗，糖皮质激素仅仅是一种对症治疗的药物。

1. 抗感染治疗　风湿性疾病，作为短期使用的辅助药物（帮助患者度过急性期或危重期），用于创伤后骨关节炎、骨关节炎引发的滑膜炎；类风湿关节炎；急性或亚急性滑囊炎，上踝炎，急性非特异性腱鞘炎；急性痛风性关节炎，银屑病关节炎，强直性脊柱炎。

2. 结缔组织病（免疫复合物病）　用于下列疾病的危重期或维持治疗：系统性红斑狼疮（狼疮肾炎），急性风湿性心肌炎，全身性皮肌炎（多发性肌炎），结节性多动脉炎，肺出血肾炎综合征（Goodpasture syndrome）。

3. 皮肤疾病 用于治疗天疱疮,严重的多形红斑(Stevens-Johnson 综合征),剥脱性皮炎,大疱疱疹性皮炎,严重的脂溢性皮炎,严重的银屑病,蕈样肉芽肿病,荨麻疹。

4. 过敏状态 用于控制如下以常规疗法难以处理的严重的或造成功能损伤的过敏性疾病:支气管哮喘,接触性皮炎,特应性皮炎,血清病,季节性或全年过敏性鼻炎,药物过敏反应,荨麻疹样输血反应,急性非感染性喉头水肿(肾上腺素为首选药物)。

5. 水肿状态 用于无尿毒症的自发性或狼疮性肾病综合征的利尿及缓解蛋白尿。

6. 免疫抑制治疗 用于器官移植,治疗血液疾病及肿瘤、获得性(自身免疫性)溶血性贫血、成人自发性血小板减少性紫癜(仅允许静脉注射,禁忌肌内注射)、成人继发性血小板减少、幼红细胞减少(巨幼细胞贫血)、先天性(红细胞)再生不良性贫血。

【用法用量】作为对生命构成威胁的情况的辅助药物时,推荐剂量为30mg/kg,应至少用 30 分钟静脉注射。根据临床需要,此剂量可在医院内于 48 小时内每隔 4~6 小时重复 1 次。冲击疗法用于疾病严重恶化和 / 或对常规治疗(如非甾体抗炎药、金盐及青霉胺)无反应的疾病。

1. 类风湿关节炎 每天 1g,静脉注射,用 1、2、3 或 4 天;每个月 1g,静脉注射,用 6 个月。

2. 其他适应证 初始剂量为 10~500mg,依临床疾病而变化。大剂量甲泼尼龙可用于短期内控制某些急性重症疾病,如支气管哮喘、血清病、荨麻疹样输血反应及多发性硬化症急性恶化期。≤ 250mg 的初始剂量应至少用 5 分钟静脉注射;> 250mg 的初始剂量应至少用 30 分钟静脉注射。根据患者的反应及临床需要,间隔一段时间后可静脉注射或肌内注射下一剂量。皮质激素只可辅助,不可替代常规疗法。

婴儿和儿童可减量,但不仅仅是依据年龄和体格大小,而更应考虑疾病的严重程度及患者的反应,每 24 小时总量不应少于 0.5mg/kg。用药数天后,必须逐渐递减用药剂量或逐步停药。如果慢性疾病自发缓解,应停止治疗。

【调配方法】临用前用灭菌注射用水或 5% 葡萄糖注射液或 0.9% 氯化钠注射液溶解。起始治疗方法可能是用至少 5 分钟(剂量 ≤ 250mg)或至少 30 分钟(剂量 > 250mg)静脉注射甲泼尼龙;下一剂量可能减少并用同样的方法给药。如果需要,该药可稀释后给药,方法为将已溶解的药品与 5% 葡萄糖注射液或 0.9% 氯化钠注射液混合,混合后立即使用。

【混合液的稳定性】双室瓶包装配制后的溶液在 48 小时内物理和化学性质保持稳定,小瓶包装配制后的溶液应立即使用。

【禁忌证】全身性霉菌感染及已知对药物成分过敏者禁用。

【药学监护】

1. 免疫抑制剂作用 / 感染的易感性增高　皮质激素可能会增加感染的易感性,可能掩盖感染的一些症状,而且在皮质激素的使用过程中可能会出现新的感染。

2. 免疫系统　可能会发生过敏反应。

3. 内分泌系统　长期给予药理剂量的皮质激素类药物可能会导致下丘脑 - 垂体 - 肾上腺(HPA)抑制(继发性肾上腺皮质功能不全),隔日治疗可能会减小这一影响。糖皮质激素能引发或加重库欣病,所以应避免对库欣病患者使用糖皮质激素。

4. 代谢和营养　包括甲泼尼龙在内的皮质激素能使血糖增加,用药期间应监测血糖。

5. 精神　皮质激素可能会加剧原有的情绪不稳或精神病倾向,全身性皮质激素治疗时可能会发生潜在的严重精神不良反应,在治疗开始后的数天或数周内出现典型的症状。

6. 神经系统　皮质激素应谨慎用于癫痫、重症肌无力患者。

7. 眼部　长期使用皮质激素可能会导致可能损害视神经的青光眼,也可能增加正在接受糖皮质激素治疗的患者的眼部继发性真菌和病毒感染。

8. 心脏　糖皮质激素可能会引起血脂异常和高血压,如果高剂量且长期使用,可能会使原有心血管危险因素的患者易于发生心血管不良反应。

9. 血管　曾报告过使用皮质激素会发生包括静脉血栓栓塞在内的血栓症,用于已患有或可能患上血栓栓塞疾病的患者时应注意监护。

10. 胃肠道　糖皮质激素治疗可能会掩盖消化性溃疡的症状,以至于发生穿孔或者出血而无明显的疼痛。与 NSAID 联合用药时,发生胃肠道溃疡的风险升高。

11. 肝胆　高剂量的皮质激素可能会引发急性胰腺炎。周期性脉冲式静脉注射甲泼尼龙(通常初始剂量 ≥ 1g/d)可能导致包括急性肝炎或氨基转移酶升高在内的药物性肝损伤,需要采取适当的监护。

12. 肌肉骨骼　可能会发生肌酸激酶升高。骨质疏松症是一种常见的但不常被识别的副作用,与长期大剂量使用糖皮质激素有关。

13. 肾和泌尿系统　皮质激素应谨慎用于患有肾功能不全的患者。

14. 对属于下列特殊危险人群的患者,应采取严密的医疗监护,并应尽可能缩短疗程:儿童、糖尿病患者、高血压患者、有精神病病史者、有明显症状的某些感染性疾病如结核病患者、有明显症状的某些病毒性疾病如波及眼部的疱疹及带状疱疹患者。

【配伍禁忌】为了避免相容性和稳定性问题,建议将甲泼尼龙琥珀酸钠与其他那些经由静脉注射给药的化合物分开给药。那些与甲泼尼龙琥珀酸钠在溶液中物理不相容的药物包括但不限于葡萄糖酸钙、维库溴铵、罗库溴铵、苯磺顺阿曲库铵、甘罗溴铵、丙泊酚。

环孢素(ciclosporin)

【适应证】

1. 预防肾、肝、心脏、心肺联合、肺和胰腺移植的排斥反应。

2. 治疗既往接受其他免疫抑制剂治疗但出现排斥反应的患者。

【用法用量】由于存在过敏的风险,只有在不能口服(如刚刚术后)或是胃肠吸收受损的情况下才可静脉滴注本品,此类患者应尽可能快地转向口服制剂(环孢素软胶囊)治疗。

静脉滴注,建议剂量为 3~5mg/kg,约相当于口服剂量的 1/3。对血中环孢素水平的日常监测至关重要。

当环孢素与其他免疫抑制剂(如皮质激素,或作为 3~4 种药物治疗方案中的 1 种药物)联合应用时,应给予较小剂量 [如静脉滴注 1~2mg/(kg·d),然后口服 3~6mg/(kg·d)],患者应尽早进行口服环孢素的治疗。

【调配方法】浓缩液应用 0.9% 氯化钠注射液或 5% 葡萄糖注射液按 1∶20 或 1∶100 的比例稀释,然后缓慢静脉滴注,滴注时间应为 2~6 小时。

操作建议:应使用玻璃滴注瓶。塑料瓶必须符合《欧洲药典》关于血液制品用塑料容器的规定,且不含聚氯乙烯(PVC)。滴注用浓缩液中包含的聚氧乙烯化蓖麻油能导致 PVC 中的邻苯二甲酸酯剥离。瓶子和瓶塞应不含硅油和任何脂类物质。

【混合液的稳定性】一经稀释,溶液必须于 24 小时内使用或遗弃。

【禁忌证】对环孢素或辅料中的任何成分过敏(如对聚氧乙烯化蓖麻油具高敏感性)者、3 岁以下的儿童禁用。

【药学监护】

1. 监护指标

(1)肾功能:在治疗前应至少测量 2 次血浆肌酐值。在治疗的前 3 个月,应该每 2 周进行 1 次血清肌酐监测。此后,如果血清肌酐水平在可接受的范围内或者保持稳定,可以考虑延长血清肌酐检测的时间。

(2)血压:治疗期间可能会出现高血压,注意血压监测。

(3)淋巴细胞增殖紊乱和实质器官肿瘤的早期检查:使用环孢素可导致淋巴细胞增殖紊乱和实质器官肿瘤的风险增加,长期使用本品的患者必须严密监测。

（4）血管病变：患者可能已经出现由血小板减少和微血管病溶血性贫血组成的综合征，该综合征可以导致移植失败。

（5）电解质：有个别患者出现过严重的高血钾（有时合并高氯性代谢性酸中毒）和高尿酸血症的报道。

（6）肝功能：肝脏毒性通常出现在剂量较高的环孢素治疗的第 1 个月，表现为氨基转移酶和胆红素升高。这些化验指标在剂量下调后常可下降。

（7）恶性肿瘤：接受环孢素治疗的患者发生淋巴瘤和其他恶性肿瘤，特别是皮肤恶性肿瘤的风险会有所增加。

（8）感染：接受包括环孢素在内的免疫抑制剂治疗的患者发生细菌、病毒、真菌和原虫感染的风险升高，包括机会性感染。

（9）过敏反应：较少（大约为千分之一）患者接受环孢素注射液后会发生过敏反应，患者在接受环孢素注射液滴注后应该持续严密观察至少 30 分钟。如果出现过敏反应迹象，应立即停止静脉输液。在滴注本品前通过预防性地应用抗组胺药有可能防止过敏反应的发生。

2. 食物或药物对环孢素的影响　环孢素不能与他克莫司同时服用。

（1）食物对环孢素的影响：同时摄取柚子汁可增加环孢素的生物利用度。

（2）提高环孢素浓度的药物：见表 4-4。

表 4-4　提高环孢素浓度的药物

钙通道阻滞剂	抗真菌药	抗生素	糖皮质激素	其他药物
地尔硫草	氟康唑	阿奇霉素	甲泼尼龙	别嘌醇
尼卡地平	伊曲康唑	克拉霉素		胺碘酮
维拉帕米	伏立康唑	红霉素		溴隐亭
		奎奴普丁／达福普丁		秋水仙碱
				达那唑
				伊马替尼
				甲氧氯普胺
				奈法唑酮
				口服避孕药

（3）降低环孢素浓度的药物／膳食补充剂：见表 4-5。

表 4-5　降低环孢素浓度的药物 / 膳食补充剂

抗生素	抗惊厥药		其他药物 / 膳食补充剂
萘夫西林	卡马西平	波生坦	贯叶连翘提取物
利福平	奥卡西平	奥曲肽	
	苯巴比妥	奥利司他	
	苯妥英	磺吡酮	
		特比萘芬	
		噻氯匹定	

他克莫司（tacrolimus）

【适应证】预防肝脏或肾脏移植术后的移植物排斥反应。治疗肝脏或肾脏移植术后应用其他免疫抑制剂无法控制的移植物排斥反应。

【用法用量】以下推荐起始剂量仅作一般指导。给药剂量主要基于对个体患者排斥和耐受性的临床评价辅以血药浓度监测。如果排斥反应的临床症状明显，则应考虑改变免疫抑制治疗方案。本药可通过静脉给药或口服给药。通常先口服给药，必要时将胶囊内容物悬浮于水中鼻饲给药。在术后早期，本药通常与其他免疫抑制剂联合应用，剂量依所选的免疫抑制方案的不同而改变。

1. 给药时限　只要患者情况允许，应尽早从静脉给药转为口服给药。静脉给药治疗时间不能超过 7 天。

2. 成人术后接受本品静脉治疗的推荐起始剂量

（1）对肝移植患者，静脉初始推荐剂量应为 0.01~0.05mg/（kg·d）持续静脉滴注，并超过 24 小时。已有的使用剂量在 0.01~0.10mg/（kg·d），术后约 6 小时开始使用。

患者情况允许应尽快转为口服用药，口服初始剂量应为按 0.10~0.20mg/（kg·d），分 2 次服用（如早晨和晚上）。

（2）对肾移植患者，口服初始剂量应为按 0.15~0.3mg/（kg·d），分 2 次服用（如早晨和晚上）。如果患者的临床情况不允许口服，则采取静脉给药，起始剂量为 0.05~0.10mg/（kg·d），术后 24 小时内持续静脉滴注。患者情况允许应尽快转为口服给药。

3. 移植术后的剂量调整　通常在移植术后降低本品的给药剂量，在某些情况下可停止联合免疫抑制治疗而改用他克莫司单独治疗。移植后患者情况的改善可能改变他克莫司的药动学，可能需要进一步调整剂量。

4. 治疗排斥反应　增加本品的剂量、补充类固醇激素治疗、介入短期的单克隆或多克隆抗体都可用于控制排斥反应。如果出现中毒征兆,可能需要减少本品的剂量。由其他治疗转换为本品治疗,应以推荐的术后口服起始剂量开始治疗。患者由环孢素转换成本品,本品的首次给药间隔时间不超过 24 小时。如果环孢素的血药浓度过高,应进一步延缓给药时间。

【调配方法】本品只能用 5% 葡萄糖注射液和 0.9% 氯化钠注射液稀释后方可用于静脉滴注。稀释后溶液的浓度应在 0.004~0.100mg/ml,24 小时总输液量应在 20~250ml。稀释后的溶液不能用于静脉注射。

【混合液的稳定性】本品稀释后应立即使用。如不立即使用,使用者应注意使用前的贮藏时间和条件。已证实 25℃条件下稀释后使用时的化学和物理稳定性可维持 24 小时。

【禁忌证】对他克莫司或其他大环内酯类药物过敏者、对本品中的任何辅料尤其是聚氧乙烯氢化蓖麻油或在结构上与其相关的化合物过敏者禁用。

【药学监护】

1. 监护指标　移植术后早期应对下列参数进行常规监测,包括血压、心电图、神经和视力状态、空腹血糖、电解质(特别是血钾)、肝肾功能参数、血液学参数、凝血值、血浆蛋白测定值。如上述参数发生临床相关变化,应考虑调整免疫抑制治疗方案。

2. 胃肠道　腹泻期间他克莫司的血药浓度可能发生显著改变,推荐在腹泻发作期间应严密监测他克莫司的血药浓度。

3. 心脏　偶见心室肥厚或室间隔肥厚等心肌病。应在移植前后(例如最初在 3 个月,之后在 9~12 个月)采用超声心动图或心电图对高风险患者,特别是低龄儿童和接受大剂量免疫抑制剂的患者进行监测。

4. 淋巴增殖性疾病和恶性肿瘤　接受本品治疗的患者可发生 EB 病毒相关淋巴细胞增殖性疾病,建议在治疗期间进行仔细的 EBV-PCR 监测。

5. 严重感染　使用免疫抑制剂的患者发生细菌、病毒、真菌和原虫感染的风险增加,包括机会性感染。

6. 移植后新发糖尿病　肾、肝和心脏移植的临床试验表明本品可引起新发糖尿病,应密切监测血糖浓度。

7. 肾毒性　和其他钙调磷酸酶抑制剂一样,本品可引起急性或慢性肾毒性,尤其是高剂量使用时。对肾功能损害患者应密切监测,因为可能需要减少剂量。对于调整剂量没反应而血清肌酐持续性升高的患者,应考虑改用另一种免疫抑制剂治疗。

8. 高钾血症　应监测血钾水平,高钾摄入或留钾利尿药应当避免。

9. 高血压　高血压是使用本品治疗的常见不良反应,可能需要抗高血压治疗,在使用与导致高钾血症有关的抗高血压药(留钾利尿药、血管紧张素转换酶抑制药和血管紧张素受体拮抗剂)前要慎重考虑。钙通道阻滞剂可能会增加他克莫司的血药浓度,因此应减少本品的剂量。

10. 食物或药物对他克莫司的影响

(1)食物对他克莫司的影响:葡萄柚汁能增加他克莫司的血药浓度,应避免同时服用。

(2)增加他克莫司血药浓度的药物:与抗真菌药如氟康唑、伊曲康唑和伏立康唑,大环内酯类如红霉素,HIV蛋白酶抑制剂如利托那韦或HCV蛋白酶抑制剂如替拉瑞韦合用时,几乎所有患者都需要降低他克莫司的剂量;与克霉唑、克拉霉素、硝苯地平、尼卡地平、地尔硫䓬、维拉帕米、胺碘酮、达那唑、炔雌醇、奥美拉唑、奈法唑酮和含有华中五味子提取物的中药发生较弱的相互作用,也会增加他克莫司的浓度;兰索拉唑和环孢素能潜在抑制由CYP3A4介导的他克莫司的代谢,使其全血浓度升高。

(3)降低他克莫司血药浓度的药物:与利福平、苯妥英或贯叶连翘发生较强的相互作用,几乎所有患者可能都需要增加他克莫司的剂量;苯巴比妥也为肝药酶诱导剂,可加快他克莫司的代谢;维持剂量的激素能降低他克莫司的血药浓度,给予高剂量的泼尼松龙或甲泼尼龙治疗急性排斥能潜在增加或降低他克莫司的血药浓度;卡马西平、异烟肼能潜在降低他克莫司的血药浓度。

【配伍禁忌】稀释时,本品不能与其他药物混合。他克莫司可被聚氯乙烯(PVC)吸收,用于本品制备和给药的导管、注射器和其他设备不能含有PVC。他克莫司在碱性条件下不稳定,与本品稀释后的溶液混合后可产生明显碱性溶液的药物(如阿昔洛韦和更昔洛韦)应避免与本品合用。

利妥昔单抗(rituximab)

【适应证】

1. 与甲氨蝶呤联用,治疗对一种或多种肿瘤坏死因子拮抗剂无充分应答的中至重度活动性类风湿关节炎(RA)(FDA批准的适应证)。

2. 与糖皮质激素联用,治疗Wegener肉芽肿(WG)和显微镜下多血管炎(MPA)(FDA批准的适应证)。

3. 用于治疗慢性难治性移植物抗宿主病。

4. 用于治疗难治性特发性膜性肾病。

5. 用于治疗难治性狼疮肾炎。

6. 用于治疗获得性血栓性血小板减少性紫癜。

7. 用于治疗儿童难治性重度肾病综合征。

【用法用量】静脉滴注。

1. RA 首次 1 000mg,2 周后再次给予 1 000mg。每次静脉滴注前 30 分钟给予糖皮质激素(如静脉给予甲泼尼龙 100mg 或其等效药)。随后每 24 周或根据临床评估结果重复给药,间隔不应短于 16 周。

2. WG 和 MPA 每次 375mg/m^2,每周 1 次,共使用 4 周。严重血管炎时,给予糖皮质激素 [如静脉给予甲泼尼龙 1 000mg/d,连用 1~3 日;随后口服泼尼松每日 1mg/kg(不超过 80mg/d,并视临床需要逐渐减量)];在开始使用本药前 14 日内或开始使用本药时开始给予糖皮质激素,在使用本药期间和停用本药后可能需持续使用糖皮质激素。

3. 慢性难治性移植物抗宿主病 每次 375mg/m^2,每周 1 次,共使用 4 剂,如初始治疗未缓解或未完全缓解,8 周后可能需重复给予 1 次;或每次 375mg/m^2,每周 1 次,共使用 4~8 剂。

4. 难治性特发性膜性肾病 每次 375mg/m^2,每周 1 次,共使用 4 剂,第 6 个月时重复 1 次;或每次 1 000mg,于第 1 和第 15 日给予,可能需在第 6 个月时重复 1 次;或每次 375mg/m^2,每周 1 次,共使用 2 剂;或每次 375mg/m^2,每周 1 次,共使用 4 剂;或单次 375mg/m^2,仅在循环 B 细胞 > 5 × 10^6/L 至少 1 周后重复 1 次。

5. 难治性狼疮肾炎 每次 375mg/m^2,每周 1 次,共使用 4 剂;或每次 1 000mg,于第 0 和第 15 日给予;或每次 500~1 000mg,于第 1 和第 15 日给予。

6. 获得性血栓性血小板减少性紫癜 每次 375mg/m^2,每周 1 次,共使用 4 剂,与血浆置换联用。

7. 难治性重度肾病综合征 每次 375mg/m^2,每周 1 次,共使用 2~4 剂;或单次 375mg/m^2(最大剂量为 500mg)。

【调配方法】静脉滴注液:将本药注射液用 0.9% 氯化钠注射液或 5% 葡萄糖注射液稀释,稀释后的浓度为 1mg/ml。

【混合液的稳定性】配制后的注射液在室温下可保存 12 小时,在冷藏(2~8℃)条件下可保存 24 小时。

【禁忌证】

1. 已知对本药的任何组分和鼠蛋白过敏的患者禁用。

2. 对处方中的活性成分或任何辅料过敏者禁用。

3. 严重的活动性感染或免疫应答严重损害(如低 γ- 球蛋白血症、CD4 或 CD8 细胞计数严重下降)的患者不应使用利妥昔单抗治疗。

4. 严重心力衰竭(NYHA 分级Ⅳ级)患者不应使用利妥昔单抗治疗。

【药学监护】

1. 每次滴注本药前应预先使用解热镇痛药(如对乙酰氨基酚)和抗组胺药(如苯海拉明),还应预先使用糖皮质激素,尤其治疗方案不包括皮质激素时。少于 1% 的患者会出现严重的输液反应，其中大部分发生在首个治疗周期的第 1 次滴注期间，根据输液反应的严重程度和所需的干预治疗，暂时或永久停止利妥昔单抗治疗。在大多数情况下，当症状和体征完全消退后可通过降低 50% 的滴注速度（如从 100mg/h 降低至 50mg/h）继续进行滴注。对于 GPA 和 MPA 患者，利妥昔单抗联合高剂量糖皮质激素治疗可能降低这类事件的发生率和严重程度。

2. 利妥昔单抗滴注期间可能发生低血压，因此在利妥昔单抗滴注的 12 小时内不应使用抗高血压药。患者使用利妥昔单抗可出现原有的缺血性心脏病加重并引起诸如心绞痛、心肌梗死、心房颤动、心室颤动和心房扑动症状。因此，有心脏病病史的患者在开始使用利妥昔单抗治疗前应考虑由输液反应引起的心血管并发症风险，并对这样的患者进行密切监察。

3. 使用利妥昔单抗治疗可能增加感染的风险，活动性感染或免疫应答严重损害（如 CD4 或 CD8 细胞计数严重下降）的患者不应使用利妥昔单抗。有复发性或慢性感染史，或有易引起严重感染的基础疾病的患者应慎用利妥昔单抗。不应对活动性乙型肝炎患者使用利妥昔单抗进行治疗。

4. 注意严重药物不良反应，如严重的皮肤反应（中毒性表皮坏死松解症和 Stevens-Johnson 综合征）。若出现疑似与利妥昔单抗有关的此类事件，治疗应永久停止。

5. 妊娠期间禁止利妥昔单抗与甲氨蝶呤联合用药。

（李　方　陆晓彤）

参 考 文 献

[1] 国家药典委员会. 中华人民共和国药典临床用药须知：化学药和生物制品卷. 2015 年版. 北京：中国医药科技出版社，2017.

[2]《中国国家处方集》编委会. 中国国家处方集：化学药品与生物制品卷 儿童版. 北京：人民军医出版社，2013.

[3] 李方，张健. 临床静脉输注药物使用手册. 北京：人民军医出版社，2009.

59检